国家卫生和计划生育委员会 "十三五" 规划教材

全国高等学校教材

供精神医学及其他相关专业用

会诊联络精神病学

Consultation Liaison Psychiatry

主　编　王高华　曾　勇

副主编　陈晋东　李　平　欧红霞

编　者（按姓氏笔画排序）

王高华（武汉大学人民医院）

成　敬（武汉大学人民医院）

毕　波（中国医科大学附属第一医院）

刘　波（湖北省荆州市精神卫生中心）

刘　薇（哈尔滨医科大学附属第一医院）

许秀峰（昆明医科大学第一附属医院）

杜爱玲（新乡医学院第二附属医院）

李　平（齐齐哈尔医学院）

李文飞（安徽医科大学）

陈晋东（中南大学湘雅二医院）

苑　杰（华北理工大学）

欧红霞（南京脑科医院）

钱丽菊（济宁医学院第二附属医院）

韩笑乐（北京大学回龙观临床医学院）

曾　勇（昆明医科大学第一附属医院）

谭立文（中南大学湘雅二医院）

秘　书　成　敬（兼）

人民卫生出版社

图书在版编目（CIP）数据

会诊联络精神病学/王高华,曾勇主编.—北京:人民卫生出版社,2016

全国高等学校精神医学专业第二轮规划教材

ISBN 978-7-117-23245-6

Ⅰ.①会…　Ⅱ.①王…②曾…　Ⅲ.①精神病学-高等学校-教材　Ⅳ.①R749

中国版本图书馆 CIP 数据核字（2016）第 225963 号

人卫智网	**www.ipmph.com**	医学教育、学术、考试、健康, 购书智慧智能综合服务平台
人卫官网	**www.pmph.com**	人卫官方资讯发布平台

会诊联络精神病学

主　　编：王高华　曾　勇

出版发行：人民卫生出版社（中继线 010-59780011）

地　　址：北京市朝阳区潘家园南里 19 号

邮　　编：100021

E - mail：pmph @ pmph. com

购书热线：010-59787592　010-59787584　010-65264830

印　　刷：北京汇林印务有限公司

经　　销：新华书店

开　　本：850×1168　1/16　印张：16

字　　数：473 千字

版　　次：2016 年 12 月第 1 版　2016 年 12 月第 1 版第 1 次印刷

标准书号：ISBN 978-7-117-23245-6/R·23246

定　　价：46.00 元

打击盗版举报电话：**010-59787491**　**E- mail：WQ @ pmph. com**

（凡属印装质量问题请与本社市场营销中心联系退换）

全国高等学校精神医学专业第二轮规划教材
修订说明

全国高等学校精神医学专业第一轮国家卫生和计划生育委员会规划教材于 2009 年出版,结束了我国精神医学专业开办 30 年没有规划教材的历史。经过 7 年在全国院校的广泛使用,在促进学科发展、规范专业教学及保证人才培养质量等方面,都起到了重要作用。

当前,随着精神卫生事业的不断发展,人民群众对精神健康的需求逐年增长,党和政府高度重视精神卫生工作。特别是"十二五"期间,精神卫生工作作为保障和改善民生及加强和创新社会管理的重要举措,被列入国民经济和社会发展总体规划。世界卫生组织《2013—2020 年精神卫生综合行动计划》中提出:"心理行为问题在世界范围内还将持续增多,应当引起各国政府的高度重视。"

2015 年 6 月,国家卫生和计划生育委员会、中央综治办、国家发展和改革委员会、教育部等十部委联合发布《全国精神卫生工作规划(2015—2020 年)》,为我国"十三五"期间精神卫生工作指明了方向。文件明确提出精神卫生专业人员紧缺的现况,而高素质、高质量的专业人才更是严重匮乏,并要求到 2020 年,全国精神科执业(助理)医师拟从目前的 2 万多名增至 4 万名,要求加强精神医学等精神卫生相关专业的人才培养,鼓励有条件的地区和高等院校举办精神医学本科专业,并在医学教育中保证精神病学、医学心理学等相关课程的课时,为我国精神医学专业教育提出了明确要求。

为此,人民卫生出版社和全国高等学校精神医学专业第二届教材评审委员会共同启动全国高等学校精神医学专业第二轮国家卫生和计划生育委员会规划教材,并针对目前全国已经开展或正在申请精神医学专业办学的 60 余所医学院校的课程设置和教材使用情况进行了调研,组织召开了多次精神医学专业培养目标和教材建设研讨会,形成了第二轮精神医学五年制本科"十三五"规划教材的编写原则与特色:

1. 坚持本科教材的编写原则　教材编写遵循"三基""五性""三特定"的编写要求。

2. 坚持必须够用的原则　满足培养精神科住院医师的最基本需要。

3. 满足执业医师考试的原则　合理的知识结构将为学生毕业后顺利通过执业医师考试奠定基础。

4. 坚持整体优化的原则　不同教材之间的内容尽量避免不必要的重复。将原《老年精神病学》内容合并到《临床精神病学》中;将原《行为医学》内容合并到《临床心理学》中;增加《精神疾病临床案例解析》《会诊联络精神病学》。

5. 坚持教材数字化发展方向　在纸质教材的基础上,配有丰富数字化教学内容,帮助学生提高自主学习能力。

第二轮规划教材全套共 11 种,适用于本科精神医学专业及其他相关专业使用,将于 2016 年年底前全部出版发行。希望全国广大院校在使用过程中提供宝贵意见,为完善教材体系、提高教材质量及第三轮规划教材的修订工作建言献策。

目　录

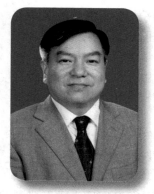

　　王高华,教授,一级主任医师,精神病学博士生导师,享受国务院特殊津贴专家,现为武汉大学人民医院副院长,神经精神研究所所长。兼任中国医师协会精神科医师分会候任会长,中华医学会心身医学分会副主任委员,中国研究型医院学会心理与精神病学专业委员会副主任委员,湖北省医学会精神病学专业委员会主任委员,国家临床重点专科学科带头人,湖北省医学领军人才,武汉大学珞珈杰出学者。担任人民卫生出版社出版的八年制《精神病学》教材副主编,《中华精神科杂志》副总编辑,《中国神经精神疾病杂志》编委,*Psychiatry Research* 评审专家,《临床精神医学杂志》编委,《中华行为医学与脑科学杂志》编委。

　　长期从事精神病学、医学心理学的医疗、教学、科研工作,研究方向为精神药物与代谢性疾病,抑郁症与神经再生。培养博士研究生、硕士研究生30余名,主持"十二五"支撑计划课题、国家自然科学基金、美国 Stanley 基金课题多项,发表 SCI 论文30余篇。曾获中华精神卫生一等奖,湖北省科技进步二等奖两项。

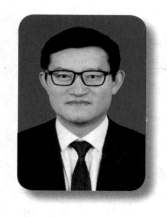

　　曾勇,教授,博士毕业,曾留学泰国、美国及德国,博士研究生导师,昆明医科大学第一附属医院副院长,云南省中青年学术和技术带头人,昆明医科大学心理学硕士点负责人。系中华医学会精神科分会第五届至第七届全国委员,中国医师协会精神科分会第三届、第四届全国委员,中国心理卫生协会心理治疗与心理咨询第五届全国委员、常委,中国心理卫生协会心理评估专业委员会第四届、第五届全国委员,中国心理卫生协会残疾人心理卫生分会第四届全国委员、第五届副理事长,中国医师协会云南省分会精神病学第一届、第二届主任委员,云南省医学会精神病学第四届、第五届副主任委员,云南省性学会第二届理事会副会长。连续五年被上海复旦大学医院管理研究所聘为中国医院最佳专科声誉排行榜项目组专家。

　　长期从事精神病学、医学心理学的医、教、研工作,发表论文90余篇,英文专著1部,译著1部,参编著作5部,获云南省科学技术进步奖二等奖1项,三等奖5项。获云南省教育厅多媒体软件比赛一等奖1项。培养已毕业硕士研究生24名,主持或参与国家自然科学基金、科技部及省科研课题16项。

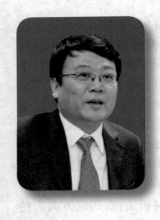

陈晋东,教授,主任医师,博士生导师,现任中南大学湘雅二医院副院长,精神疾病诊疗技术国家地方联合工程实验室主任,国家卫生计生委全国精神卫生综合管理工作专家组副组长,中国神经科学学会精神病学基础与临床分会委员,海峡两岸医药卫生交流协会精神卫生与精神病专家委员会委员,湖南省心理咨询师协会副理事长,湖南省医院协会精神病管理专业委员会副主任委员。

从事精神病学与精神卫生学的医疗、教学、科研工作三十余年,在国内外学术期刊上发表论文150余篇,主编著作5部。获教育部科技进步奖、省科技进步奖等科研成果12项次,获省教学成果奖1项。主持或作为主要研究者获得国家"十一五"攻关、国家自然科学基金、国家卫生计生委及省科研课题20余项,培养研究生30余名。

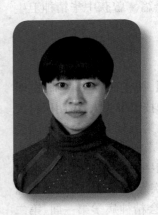

李平,副教授,硕士研究生导师,齐齐哈尔医学院精神卫生学院副院长。齐齐哈尔市精神医学会理事长,北方精神医学论坛常务理事,黑龙江省心理咨询师协会理事,齐齐哈尔市心理学会理事。

从事教学工作15年,先后负责精神病学、医学心理学、社会心理学、大学生心理卫生等课程的教学。主要研究领域:精神障碍的神经影像学。主持或参与国家级课题2项、省部级课题4项。目前已发表论著20余篇,其中SCI收录论文5篇[第一作者和(或)通讯作者],获各类优秀论文奖5次;参与教材编写6部,其中副主编1部。

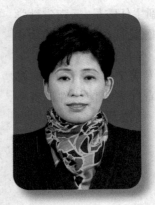

欧红霞,南京医科大学附属脑科医院医学心理科主任医师、副教授、硕士生导师,兼江苏省心理学会医学心理分会副主任委员,中华医学会精神病学分会妇女精神病学组委员,江苏省医学会心身与行为医学分会委员,江苏省和南京市计划生育指导委员会委员,临床精神医学杂志编委等多项学术职务。

长期从事精神医学、应用心理学的临床和教学工作,擅长抑郁症、焦虑障碍、青少年情绪障碍等常见心理疾病的诊断、药物治疗和心理干预、家庭干预。主要从事抑郁症、神经症的神经生理心理方面的研究。已经在国内以第一作者发表论文50余篇,作为副主编、编者参编和参译过多部专业书籍。参与过国家863攻关项目和其他国家项目的研究,主持过江苏省教委、江苏省卫生厅、南京市卫生局多项课题,多次获得南京市卫生局南京市科技局科技进步奖。

前　言

　　根据第二届全国精神医学专业教材评审委员第一次会议暨全国高等学校本科精神医学专业国家卫生计生委"十三五"规划教材编写论证会的会议精神,我们编写了国内第1版《会诊联络精神病学》教材。

　　会诊联络精神病学是临床精神病学的一个重要分支,在国外也称综合性医院精神病学。其主要内容是精神科医生在综合性医院中开展临床、教学和科研工作,重点研究心理社会因素、躯体疾病和精神障碍之间的关系,从心理、社会和生物医学等多方面来多维诊断和处理病人。会诊联络精神病学可对患者提供更人性化的服务,更能体现生物-心理-社会模式,也是减少医患冲突、防范医疗事故的重要手段。然而迄今为止,我国尚无会诊联络精神病学的规划教材。因此,这本教材的编写在我国精神病学专业教材史上具有里程碑式的意义。

　　本书的编写遵循"三基五性"的原则。"三基":基本知识、基本理论、基本技能;"五性":思想性、科学性、先进行、启发性、适用性。并充分考虑到各院校的专业设置情况和学生的就业等问题。

　　全书共七章。第一章到第三章是总论部分,分别介绍了会诊联络精神病学的发展概况、工作内容和工作流程。第四章到第七章是各论部分,分别介绍了会诊联络精神病学常见综合征及精神行为问题、在不同系统疾病中的应用、在特定人群中的应用,以及精神障碍患者躯体疾患的会诊联络问题。第四章到第六章中的患者一般都首诊或反复求医于综合医院非精神科,是会诊联络精神病学中的重要内容。第七章中的患者一般就诊于精神科或临床心理科,这类患者躯体疾患的会诊联络也是精神医学专业学生必须掌握的一个重要内容,但在国内外的会诊联络精神病学专著中甚少纳入,教材编写团队经过充分论证,确定增加这一章内容的编写,也是本教材的亮点及创新点。根据会诊联络精神病学的特点,我们在教材中插入了案例和分析,以助于学生认识并解决学习和工作中的实际问题。我们还编写了本教材的配套用书,如学习指导、网络增值服务等供学生和教师参考。

　　参加本书编写的人员均有丰富的精神医学教学经验,是活跃在会诊联络精神病学临床第一线的专家学者,在编写过程中,各位编者精益求精、一丝不苟、竭尽全力,力争把本书打造成科学性、实用性、权威性兼顾的经典教材,本书的编写自始至终得到了人民卫生出版社及各编者单位的大力支持,在此一并表示诚挚的感谢!

　　因本书是国内第一本会诊联络精神病学教材,如有不妥之处诚请各位读者和专家在使用过程中提出宝贵的意见,使之不断完善。

王高华　曾　勇

2016 年 7 月

目　录

第一章

绪 论

随着医学模式向生物-心理-社会医学模式转变,综合医院精神卫生问题日益得到重视。心理社会因素对患者的治疗、预后、康复和生活质量方面具有重要的影响。由于历史文化及医疗知识缺乏等原因,许多有精神障碍的患者在综合医院非精神科诊疗。但是基层医疗保健、综合医院的非精神科医护人员常常缺乏精神科领域的相关知识,患者的精神卫生问题没有得到早期诊断和及时有效的处理,造成病情延误、医疗费用增加和医疗卫生资源的浪费。会诊联络精神病学(consultation liaison psychiatry,CLP)就是为解决这一临床问题而诞生并逐步发展的一门学科。会诊联络精神病学是临床精神病学的一个重要分支,是连接精神病学和其他医学学科的一座桥梁。综合性医院必须重视会诊联络精神病学工作,以拓宽疾病诊疗思路,提高诊疗水平。

第一节 会诊联络精神病学概述

一、会诊联络精神病学概念

会诊联络精神病学主要内容是精神科医生在综合性医院开展临床、教学和科研工作,重点探讨心理社会因素对躯体疾病发生、发展、疗效和预后等方面的影响,以及躯体疾病引起精神障碍或躯体疾病共病精神障碍的识别与处理,从心理、社会和生物医学等多方面为临床各科患者和医生提供服务。目前,会诊联络精神病学的概念及范围仍在不断发展完善中。国内许多学者建议将精神障碍患者躯体问题的会诊联络也纳入会诊联络精神病范畴,本书第七章精神障碍患者合并躯体疾病的会诊联络就是基于此观点进行编写的。

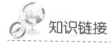 知识链接

20 世纪 80 年代后,传统的精神病学受到了严峻的挑战。精神病学(psychiatry)逐渐由内涵和外延更广泛、内容更为丰富的精神医学(psychological medicine)所替代。精神医学的主要内容有两个方面:一是研究精神疾病和精神障碍的发生、发展、诊断、治疗和预防;二是研究心理、社会因素对人体健康和疾病的作用及影响。前者主要是传统精神病学范畴的扩大,后者则属于精神卫生(mental health)。鉴于医学模式的改变,精神医学概念的更新,有专家呼吁用会诊联络精神医学替代会诊联络精神病学。

会诊联络精神病学主要包括临床医疗服务、教学培训、科学研究三方面的工作内容。
(一)临床医疗服务
精神科医师或心理工作者协同其他各科医师解决日常医疗实践中患者的精神心理问题,从心理、

社会、生物等多角度综合诊断和处理患者；为非精神科如内科、外科、儿科、产科等有精神症状或心理问题的患者及其医生提供精神科会诊或联络服务，协助指导非精神科医师对患者伴发的社会心理问题或精神问题的识别和处理。例如烦躁不安、自杀患者的紧急处理，企图放弃医疗的重病患者的干预都是会诊联络精神病学工作中经常要处理的问题。当医生与患者沟通出现障碍时，会诊联络精神病学工作可以帮助协调处理医患之间的僵局。

（二）教学培训

对医学生及各专业医务人员进行心理社会知识及精神科知识的教育，提高他们对各科患者心理或精神问题的识别和处理能力。

（三）科学研究

研究患者对疾病的心理反应、异常疾病行为、心理和行为治疗对躯体疾病的疗效，以及会诊联络精神病学医疗及教学工作的综合评估等。

会诊联络精神病学有两种工作模式：即会诊模式（consulation model）和联络模式（liaison model）。会诊模式是指精神科医生应其他科医生邀请，对患者的临床问题给予精神科专业的诊断意见，治疗和处理建议。在会诊模式中，会诊医师不是该患者医疗小组的成员，一般不对邀请会诊的非精神科人员进行系统教学。联络模式是指精神科医师与非精神科医师进行定期接触，帮助非精神科医务人员识别、处理患者的精神心理问题，并开展精神病学教学和科研工作。在联络模式中，联络医师作为医疗小组的成员之一，与其他相关专业人员密切配合，对患者的疾患提供治疗意见，对患者家属及其他医务人员提供医疗教育，也对医务人员与患者之间的相互关系提供建议，预防和处理医患之间的冲突。

会诊联络精神病学早期介入临床工作中，可及时识别处理患者的精神或社会心理问题，提高医疗质量，缩短住院时间，降低医疗成本。会诊联络精神病学在医学伦理学中也承担重要角色。新的医疗药物和技术的发展，可延长患者的生命并提高患者的生活质量，但相关的心理社会问题也越来越多。如血液透析、心脏外科、癌症治疗、器官移植等都能引起精神病学问题以及伦理问题，这些情况都需要会诊联络精神病学工作者给予建议或干预方案。

会诊联络精神病学医生通常由精神病学专业内的一组医生构成，有处理重病患者的丰富知识和熟练的临床经验，在诊断和治疗并发躯体和精神疾病患者的精神障碍方面接受过特定的培训和有相应的专长。通常会诊联络精神病学专家具备以下职能：医学专家，沟通者，合作者，管理者，健康倡导者。

1. 医学专家 会诊联络精神病学专家为精神障碍、躯体疾病共病患者、心身疾病患者，及心理生理障碍患者提供符合伦理的、有效的诊断和治疗方案。对承认或提及有自杀或自伤或攻击行为、意图或风险的患者进行风险评估。推荐和执行治疗干预措施，如药物治疗、短暂的心理治疗、电休克治疗，以及协调一般医学和精神病学服务活动，尽力确保躯体疾病和精神障碍共病患者和心身疾病患者的安全。开展科普宣传及继续医学教育，向患者、家属及其他医务人员普及精神卫生知识，使相关人员能获得会诊联络精神病学的足够信息。

2. 沟通者 会诊联络精神病学专家与患者和家属沟通；与其他医生、护士和其他参与病人护理的人员沟通。沟通过程中需注意文化和性别因素，将临床发现和医疗建议，向患者、家属和医疗团队的其他人员进行有效简明地沟通，以增强他们对治疗建议的依从性。当相关的道德和法医学问题出现时作为专家参与沟通。在所有书面和口头沟通中需注意保密，遵守隐私法规。

3. 合作者 会诊联络精神病学专家应注意兼顾医疗团队中每个成员（包括其他心理卫生工作者、医疗护理团队成员及相关学科人员）的知识水平，整合治疗团队成员的建议，为医疗团队提供有效的教育，有效地互动。

4. 管理者 会诊联络精神病学专家需有效利用各种资源，以平衡躯体及精神疾患共病患者或心身障碍患者医疗的各个方面；识别并管理医疗服务中可能导致医患冲突的反应。关注会诊联络精神病学临床服务的成本效益及证据基础等,促进对该领域的关注、教育和研究。

5. 健康倡导者　会诊联络精神病学专家在工作实践中积极倡导根据生物-心理-社会模式识别和应对患者的社会心理问题,为有效改善各级卫生服务机构中患者的健康水平服务。

组织服务、团队经验、干预的一致性和与其他科专家建立良好沟通的能力等许多变量都会影响会诊联络精神病学工作的效果。每一个会诊联络专家都只是擅长某个特殊领域,须承认自己在精神病学和其他医学学科的能力局限,将自己的角色恰当定位,以有效地开展会诊联络工作。

二、综合性医院的精神卫生问题

由于患者及家属缺乏心理卫生知识,以及受传统文化的影响,普通人群对患"精神病"感到羞耻,许多心理疾病患者,或躯体疾病与精神障碍共病患者"不知道"或"不愿意"到精神卫生专科求医,而是就诊综合性医院的非精神科。在综合性医院日常门诊和病房工作中,临床各科医生可以接触到各种各样的精神卫生问题。相关研究的总体资料显示,综合医院初诊患者分类中,约1/3的患者是与心理因素密切相关的躯体疾病。综合医院住院患者中精神障碍患病率为20%左右,其中绝大部分为焦虑性障碍、抑郁性障碍和器质性脑病综合征。

当某些患者具有明显的精神行为异常症状,容易被识别时,非精神科医生会请精神专科医生进行会诊或建议患者转诊精神科诊治。但有相当多的情况,患者的心理社会问题或精神障碍未予以恰当处理或未被发现。其中比较重要的原因是非精神卫生专科的临床医生对精神卫生知识不熟悉,把精神病理现象当做正常的心理反应,或按生物学模式对待患者,忽略患者的社会心理问题。患者的心理社会变量对"多病状态"和"不明原因的医学症状"的治疗、患者对治疗的反应、患者的疾病行为、躯体疾病的精神并发症的发生、医患关系等至关重要。社会心理问题和精神障碍会使患者预后不佳,住院时间延长,死亡率增加,卫生服务资源消耗增加。所以通过会诊联络精神病学工作,提高临床医生对精神卫生问题的识别及干预能力意义重大。

在会诊联络精神病学实践中经常遇到的精神卫问题有以下几种类型:

1. 躯体疾病所致精神障碍　躯体疾病所导致的精神障碍是指患者脑部器质性疾病(如脑部感染、脑血管病等)直接影响脑的结构或功能导致精神障碍,或者是躯体疾病(如肝脏疾病、肾脏疾病等)以及治疗药物影响,继发脑的功能异常,导致精神障碍。患者可表现为意识障碍、智能障碍、情绪障碍、精神病性障碍、睡眠障碍等。这类躯体疾病所致精神障碍是精神科医生会诊的一类常见状况。

2. 躯体疾病伴发的心理反应　躯体疾病患者会伴发各种各样的心理反应,患者的健康行为、认知功能、社会状况或人格特质会影响疾病的有效治疗。躯体疾病患者,除了遭受躯体疾病本身所带来的痛苦外,还有各种心理上的压力或异常情绪反应。如有的癌症患者对治疗绝望,有的患者对治疗效果期望过度,期望不切实际的治疗方案。患者对疾病本身比较恐惧害怕,对诊疗环境和诊疗过程不熟悉,忧虑诊疗的经济负担及预后,许多患者会出现焦虑、抑郁、烦躁、敏感、失眠等心理反应,甚至在就医过程中出现试图自杀、故意自我伤害、或者伤害其他人员。因此诊疗过程中患者的各种心理反应务必引起医护人员重视,及时申请会诊联络精神病学干预。

3. 抑郁障碍、焦虑障碍、疑病障碍、躯体形式障碍等患者的躯体化症状　抑郁障碍、焦虑障碍、疑病障碍、躯体形式障碍等患者,常常因其各种躯体化症状,如无力、消化不良、心悸、胸闷或对患躯体疾病的担心等,到综合性医院非精神专科反复就诊,试图解决其各种不适的感觉,或反复检查试图消除或确认自己是否患躯体疾病。其中,各种类型的躯体形式障碍患者是综合性医院各科中经常遇到而又让临床医师感到非常棘手的患者。躯体形式障碍(somatoform disorders)是以各种躯体不适症状为主诉,这些躯体症状用生物医学理论无法解释,经各种医学检查证实无器质性损害或明确的病理生理机制存在,但仍不能打消患者疑虑的一类神经症。单纯的生物学诊疗方法对这些患者通常收效甚微、甚至是无效,患者仍然担忧,躯体不适仍持续存在或反复发生。会诊联络精神病学早期介入可显著改善这些患者的症状及预后,降低医疗成本。

4. 心身疾病　心身疾病是指心理社会因素起着重要致病作用的躯体器官病变或功能障碍。经典的心身疾病有原发性高血压、冠心病、消化性溃疡、支气管哮喘、神经性皮炎、糖尿病和甲状腺功能亢进。这类躯体疾病的发生、发展中有明显的社会心理因素参与,通常涉及自主神经系统所支配的系统和器官。随着现代对心理生理反应机制的深入研究,心身疾病的范畴也扩展了,目前几乎涉及综合性医院的各个专科领域,包括消化系统、心血管系统、呼吸系统、皮肤、内分泌代谢性系统、神经系统、泌尿和骨骼肌系统等。这些系统的许多的疾病都和社会心理因素有着密切的关系。临床医生除了要掌握疾病本身的资料,以及针对疾病所采取的诊断治疗手段以外,还需要了解与疾病发生、发展、康复和转归相关的社会心理因素、情绪状况以及精神活动等,把以往简单的对于疾病的关注扩大到对患者的关注,全面了解患者的状况,对其治疗提供帮助。

5. 躯体疾病共病精神障碍　患者同时患有躯体疾病和精神障碍,导致治疗处理复杂化。一部分患者因躯体症状较重,就诊于非精神专科,通常由该专科提出会诊联络申请,由精神科医生到该专科会诊,协助诊断治疗。另一部分患者则因精神症状较重,或有冲动、自伤或攻击行为,在非精神科难以管理时,在精神科治疗,这种情况下由精神科医生提出会诊联络申请,由躯体疾病的专科医生到精神科会诊,或送患者到躯体疾病专科会诊。

6. 医务人员心理卫生问题　生物体之间千差万别以及诊疗过程中不可控因素太多,医疗风险无处不在。医护人员面临着来自于患方、医院、社会各种各样的压力。近年来医疗纠纷、诉讼案件及暴力伤医事件大幅增加,已经成为严重困扰、压抑医务人员执业积极性的现实问题。积极开展针对医务人员的会诊联络精神病学工作,帮助医务人员疏导不良情绪,恰当处理医患关系,有利于重建医务人员的职业自尊和积极心态,更好地为患者服务。

三、会诊联络精神病学在不同类型医院的实际应用

遵照医疗卫生服务工作的科学规律与特点,实行医院标准化管理和目标管理,对医院实行分级管理。对医院分级管理的依据是医院的功能、任务、设施条件、技术建设、医疗服务质量和科学管理的综合水平。

医院按功能、任务不同划分为一级医院、二级医院和三级医院。一级医院是直接向一定人口的社区提供预防、医疗、保健、康复服务的基层医院、卫生院。二级医院是向多个社区提供综合医疗卫生服务和承担一定教学、科研任务的地区性医院。三级医院是向几个地区提供高水平专科性医疗卫生服务和执行高等教学、科研任务的区域性以上的医院。

知识链接

医院等级由卫生行政部门按地方政府的区域卫生规划来统一规划确定。分等的标准和指标主要有五个方面内容:①医院的规模:包括床位数、建筑、人员配置、科室配置等四方面的要求和指标;②医院的技术水平;③医疗设备;④医院的管理水平:包括院长的素质、从事管理、信息管理、现代管理技术、医院感染控制、资源利用、经济效益等七个方面的要求和指标;⑤医院的质量:包括诊断质量、治疗质量、护理质量、工作质量、综合质量等几个方面的要求和指标。

一级医院、二级医院和三级医院按照《医院分级管理办法》标准进行评审,分别确定为甲、乙、丙三个等级,三级医院增设特等等级,共分三级十等。在卫生行政部门的规划与指导下,一、二、三级医院之间应建立与完善双向转诊制度和逐级技术指导关系。由于不同等级医院的医疗设备及医疗水平的不同,会诊联络精神病学工作在具体应用时,相应的也有区别。

目前一级医院主要是社区卫生中心和乡村卫生院,他们是公共卫生服务的主力,但没有精神专科医师,精神卫生知识匮乏。因此在一级医院,会诊联络精神病学工作应着重于对医务人员进行精神卫生知识培训,在乡村、社区进行精神卫生科普宣传,提高患者及医疗卫生服务者对心理问题或精神障碍的早期识别及心理干预能力,力争使患者能及时获得精神专科服务。

通常县、区、市级医院都是二级以上医院。二级医院里有许多焦虑抑郁患者,随着我国精神卫生事业的发展,二级医院的医师一般了解一些精神卫生知识,对心理精神问题有一定认识,但缺乏应对处理能力。在二级医院,会诊联络精神病学工作除了对医务人员及患者进行精神卫生知识教育外,还需加强会诊联络工作,对二级医院的医师识别及治疗患者心理问题和精神障碍给予指导协助,最好能给予常规定期的随访。现在我国越来越多的二级医院开始设立精神科或心理科,在医院中配备专门的精神科医师或临床心理科医师,这使得二级医院的会诊联络精神病学工作能更加及时深入地开展。

三级医院的医疗设备齐全,医务人员医疗水平较高,这里有会诊联络精神病学工作中的各种类型的患者。还有许多有躯体症状的患者因在一、二级医院治疗无效,或因患者的躯体症状伴发严重精神症状在一、二级医院无相应治疗措施,而转诊到三级医院。三级医院的科室划分较细,医务人员对其他科知识缺乏,对患者心理问题及精神障碍的识别能力仍然非常有限。在三级医院中会诊联络精神病学服务应早期全面系统的介入,应推行以精神病学专家为媒介的多学科团队协作模式,建立专门针对缓解医务人员职业压力的培训和研讨小组,如巴林特小组等。

现阶段,各级医院会诊联络精神病学的会诊申请、联络协作、教育培训尚缺乏标准的工作程序、指导方针和质量指标,这些是会诊联络精神病学工作尚需发展完善的重要部分。

第二节 会诊联络精神病学与心身医学的关系

会诊联络精神病学在发展上与心身医学之间有着密切的关系,在很多地方,会把会诊联络精神病学与心身医学当作同义词看待,但两者并不完全相同。

心身医学(psychosomatic medicine)是研究精神和躯体相互关系的一个医学科学分支,涉及医学、生物学、心理学、教育学、社会学等多学科,含义非常广泛,在概念、研究范围方面迄今仍有很大分歧。精神与身体的关系在几千年前原始古老的社会已有涉及。现代医学界已公认患者的心理社会特征影响许多慢性疾病,如缺血性心脏病、糖尿病、癌症等的病理机制和预后。广义的心身医学是研究人类同疾病斗争中一切心身相关的现象。狭义的心身医学是指研究心身疾病的病因、病理、临床表现、诊治和预防的学科。

心身疾病(psychosomatic disorder),亦称心理生理疾病(psychophysiological disease),是一组与精神因素密切相关的躯体疾病,它们具有器质性病变的表现或确定的病理生理过程,心理社会因素在疾病的发生、诊断、治疗和预后中有相对重要的作用。在美国精神障碍诊断统计手册(DSM-Ⅵ)中,心身疾病被称为"心理因素影响的医学情况"。

心身疾病的发病过程主要包括心理应激和心身反应两个环节,遗传、个性特征、社会特征也与心身疾病的发生有一定关系。心理应激是机体通过认知、评价而察觉到应激原的威胁时引起的心理、生理机能改变的过程,是个体对面临的威胁或挑战做出适应和应对的过程。心理应激通过自主神经系统、神经内分泌系统和免疫系统影响身体状况,从而由心理变化伴随引起生理的反应,即心身反应。心身反应过于强烈或持久时会导致机体产生病理性改变,导致心身疾病的发生。

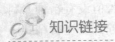 知识链接

心身医学发展历史

文艺复兴时期到 19 世纪,人们强烈关注"科学医学",对精神问题的关注很少。在 19 世纪末,Heinroth、Meynert、Breuer、Freud(弗洛伊德)大力进行对"精神"的研究,但在当时许多人认为他们是哲学家、牧师、魔术师或者更糟,而不是严肃的科学家。1818 年,Johann Christian Heinroth 在讨论导致失眠的原因时第一次使用了"psychosomatic(心身)"这个词,这被认为是心身医学的起源。但直到 1922 年左右"psychosomatic medicine(心身医学)"才开始由 Felix Deutsch 正式使用。

弗洛伊德试图寻求精神现象的心理基础,为临床上顽固的或令人费解的病例提供有效的治疗。弗洛伊德最早的病人都是那个时代的"问题病人",这些患者的躯体症状对各种治疗无效,令内科同事们感到挫败,而转诊给弗洛伊德。虽然弗洛伊德的著作中从未提及心身医学,但他对患者心理机制的洞察为医患关系和心身相互作用提供了一个视窗。从这里开始,精神分析学家结合他们先前作为普通医生时的经历,将心身方法运用于医疗实践中,促进了对患者躯体疾患、心理机制和人格结构关系的研究。

1939 年《心身医学杂志》(*Psychosomatic Medicine*)的出版及 1943 年美国心身医学研究协会(American Society for Research in Psychosomatic Medicine,又称 American Psychosomatic Society,APS)的创立标志着"有组织的(organized)"心身医学的开始。

1948 年,联合国世界卫生组织(World Health Organization,WHO)在其成立宣言中,把人的健康定义为"身体、心理和社会上的完满状况",提倡从生物、心理、社会角度全面系统地诊断个体,新的生物-心理-社会医学模式应运而生。

心身医学根据生理因素、心理社会因素在不同患者身上起致病作用的不同比例,来制定相应的治疗措施,即"心身同治原则"。会诊联络精神病学的起源与心身医学的发展密切相关。心身医学杂志长期以来一直在发表会诊联络精神病学工作者感兴趣的理论和临床文献,心身医学杂志发表的文章 90% 以上被认为与会诊联络精神病学中度或高度相关。目前公认的观点是会诊联络精神病学是心身医学在临床医疗中的具体应用。Don R Lipsitt 写道:如果说综合性医院精神病学是会诊联络精神病学耕种的土壤,那么心身医学就是滋养会诊联络精神病学生长的肥料。

尽管心身医学与会诊联络精神病学有共同的根基,但两者之间差别仍较大。有研究报道在心身医学与会诊联络精神病学出版物中,两者之间相互引用的文献重叠不超过四分之一。心身医学重点关注实证研究,而会诊联络精神病学更多关注临床实践。增强会诊联络精神病学与心身医学的有效运作将大大提高诊疗水平及患者的生活质量,减轻社会负担,为患者提供更为全面的社会保健。

第三节 会诊联络精神病学的历史、现状及展望

一、会诊联络精神病学的历史

20 世纪初,Benjamin Rush,AM Barrett,GK Pratt 等人提出将医学与精神病学整合,他们认为精神病学是医学与社会问题之间的联络媒介。20 世纪 20 年代~30 年代,美国许多综合性医院为了在诊疗、教学和科学研究方面加强精神病学与普通医学的联系,陆续建立了精神科,或在普通病房配备精神科医生,为非精神科住院患者提供精神科会诊服务。早期综合性医院的精神科会诊可使

患者的精神问题或社会心理问题得到快速识别和诊治,从而缩短住院时间,降低医疗费用。当时,精神科的职能只是对综合医院各科提供会诊和教学工作。1929 年,Henry 指出在精神科医生和临床各科医生之间建立定期接触或联络的优点以及存在的困难,他主张在综合医院的精神科和临床各科配备精神病学医生,在精神科医生和临床各科医生之间建立常规联络。20 世纪 30 年代初美国心身运动的发起者 Dunbar 发表了一篇具有重大影响力的论文,这篇论文是关于躯体疾病与精神因素的关系。Henry 和 Dunbar 被看作是会诊联络精神病学的开创者。但直到 1939 年 Bilings 才第一次提出"联络精神病学"概念,并描述了科罗拉多大学综合医院第一个较标准的会诊联络精神病学服务的组织结构。但在 1945 年以前,联络精神病学的实际应用并不多。这一阶段是会诊联络精神病学的开始期。

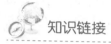 知识链接

也有许多精神病文献认为会诊联络精神病学的起源应追溯到更早成立的纽约奥尔巴尼医院精神科,它由 J. M. Mosher 在 1902 年创立。J. M. Mosher 将其视作精神病学家为非精神病学家提供教育培训和精神病学治疗的途径,以提高医疗服务的质量。但更多的时候,奥尔巴尼医院精神科被看作是以后心身病房的前身。

20 世纪 40 年代到 60 年代,美国综合性医院精神科病房迅速增多,同时,会诊联络精神病学服务也急速增加,两者都获得了政府的大力资助。美国许多教学医院蓬勃开展会诊联络精神病学服务,这些医院里的精神分析学家和心身医学家开始主持精神病学系。英、法、德等国也在这个时期开始在综合医院进行精神科会诊服务,但没有建立正式的会诊联络机构。1959 年加拿大皇家维多利亚医院创建了世界上第一个会诊联络精神病学组织。会诊联络精神病学最早最简单的形式是精神科医生接受非精神科医生的委托,对患者进行诊断性检查,并提出专业判断和处理建议。但鉴于非精神医学专业人员精神卫生知识的局限性,只能使部分有明显精神行为问题的患者得到处理,导致不能及时发现和处理患者的精神病理症状或心理问题。随着生物-心理-社会医学模式概念的发展,会诊联络精神病学工作者对会诊联络模式提出了修正。修正后的模式强调关注患者与社会之间相互作用的重要性,重视请求会诊者的需要和态度,这种新的模式反映了精神病学发展的趋势。会诊联络精神病学发展至对患者的人格特征和疾病进行精神动力学检查,开展以危机为中心的治疗性会诊和临床心理治疗,会诊涉及的工作范围也不断扩大,不仅针对患者,还针对家属和医疗小组中的非精神科医务人员进行教育。在这个时期会诊联络服务工作也相应地被区分为两种模式,即会诊模式和联络模式。会诊联络精神病学的目的和工作方式逐渐发展完善。这一阶段是会诊联络精神病学的概念发展期。

20 世纪 70 年代以后,为促进和扩大会诊联络精神病学服务,美国国立精神卫生研究所(National Institution Mental Health,NIMH)在全美范围内开展了针对年轻精神科医生的联络精神病学培训。他们还创立了两本专业杂志:《综合医院精神病学》(*General Hospital Psychiatry*)和《国际医学精神病学杂志》(*International Journal of Psychiatry in Medicine*)。从这时开始,会诊联络精神病学一词得到了广泛的传播和发展。会诊联络精神病学的教学成为欧美多国精神科医师培训中不可分割的一部分。1987 年,欧洲经济共同体资助欧洲十四个国家的精神科医生组成了欧洲会诊联络工作组(ECLW),使得会诊联络精神病学在欧洲得到了迅速发展。1997 年欧洲多国成立了欧洲会诊联络精神医学和心身医学组织(EACLPP),对会诊联络精神科医师的服务范围、医师角色和临床技能达成了共识,通过实施统一的培训计划来获取知识和临床技能,从而加强对综合医院临床中精神心理问题的管理。70 年代以后至今是会诊联络精神病学的迅速发展期。

二、会诊联络精神病学的现状及展望

（一）国外现状

会诊联络精神病学在世界各国的发展并不平衡，发展较为成熟的是北美和西欧地区。发展较快的一些国家已建立了比较系统的会诊联络精神病学服务网络，大型综合医院设立有独立的会诊联络精神科，专门负责医院里的精神科会诊和转诊服务，并开展系统的会诊联络精神科医师培训和科学研究，会诊联络精神病学已成为精神科医师培养计划中的必修内容。但也有很多国家会诊联络精神病学尚处于发展中。

在北美和欧洲，会诊联络精神病学通常隶属于精神病学范畴，会诊联络精神病学医生大多由精神科医生培训而来。但在德国，会诊联络工作独立于精神病学之外，主要隶属于心身医学和医学心理学范畴，心身医学很大程度上倾向于精神动力学派，医学心理学则更多倾向于行为主义学派。

会诊联络精神病学的联络模式与会诊模式相比，联络模式对心理问题和精神障的识别及处理更有效，得到了更多的支持。但联络模式需投入大量的人力、时间和财力，因此在国内外许多医院会诊工作仍占会诊联络精神病学的重要部分。

至今在世界上大多数国家，会诊联络精神病学工作仍缺乏统一规划和相关发展模式的系统研究，即使有的国家或地区有统一规划，实际运用中仍有许多局限性。有关会诊联络精神病学的长期随访和预后研究报道尚较少，科学研究与临床应用之间仍有鸿沟。迫切需要在综合医院内外进一步探索会诊联络精神病学的理论、方法与标准。有专家建议发展多学科团队协作模式是会诊联络精神病学重点发展的方向。

（二）国内现状

20 世纪 40 年代，国内少数综合医院开始进行会诊联络精神病学方面的相关工作，当时会诊联络精神病学只是一个雏形。80 年代初我国引进了会诊联络精神病学的概念。当时世界卫生组织和我国卫生部在成都和北京举办了两次会诊联络精神病学讲习班，就全国综合性医院精神卫生保健问题和全国基层卫生保健中的社会心理问题进行讨论，这对我国会诊联络精神病学服务的建立和发展起到了促进作用。此后，在国内也开展了有关会诊联络精神病学的临床服务和相关研究，但这一阶段我国会诊联络精神病学发展仍较缓慢。

2002 年我国卫生部组织制定了《中国精神卫生工作规划（2002—2010 年）》，我国的精神卫生事业开始迅速发展，会诊联络精神病学工作也相应进入快车道。2003 年北京市成立了联络会诊协作组，2006 年中华医学会精神病学分会设立了联络会诊精神病学协作组，目前三级以上医院基本设立了精神科或心理科。在"非典""汶川地震""武汉东方之星沉船事故"等公共危机事件期间，会诊联络精神医学工作起了重要作用，精神卫生工作者对事件中的患者、家属以及救援人员的各种心理反应及时给予识别及干预，最大限度地降低了危机事件的负性影响。近年来，我国某些综合医院开始尝试采用以巴林特小组（Balint groups）的形式来帮助医师解决医患关系的困惑。

相对于欧美国家，我国会诊联络精神病学工作尚处于起步阶段，无论在组织机构、会诊范围、联络方式、教育培训及科学研究等方面，都存在较大差距。在我国大多数综合医院，生物医学模式仍占据主导地位，临床医生对精神状况和社会心理因素与躯体疾病之间的相互作用重视不够，对精神心理问题识别率低。临床上主要是传统的精神科会诊，且会诊率低。非精神科医师申请精神科会诊的目的主要是控制兴奋躁动、严重自杀企图或是不配合诊疗的患者，防止人身伤害。精神科医师在其他科会诊时对患者的诊治时间短，会诊后缺少对患者的跟踪随访，治疗指导缺乏连续性。受多种社会心理因素制约，人们对精神或心理疾患存在偏见，甚至患者及其亲属也对精神科会诊持抵触态度，也阻碍了会诊联络精神病学工作的开展。在管理上，精神卫生资源不足，很多医院未开设精神卫生专科，综合医院没有独立的会诊联络精神科,缺乏系统开展会诊联络精神病学工作的专职医师制度,缺乏专职的会诊联络医师常规地参与临床医疗工作。在临床实践中,精神科医师与其他科室的联络很少,医学生与非精神科医师缺乏系统的会诊联络精神病学教育培训。

（三）未来展望

加强会诊联络精神病学服务,加强综合性医院的精神医学教育,积极开展会诊联络精神医学研究,综合应用心理学、社会学、药物学、生物医学等治疗手段,与其他各科医师协同处理患者,促进多学科团队协作模式的发展,这些均是会诊联络精神病学的发展方向。会诊联络精神病学服务机构将不断完善,人员将不断专业化,服务范围将更广。会诊联络精神病学的发展必将推动医学教育和培训,使医务人员树立整体医疗观念,真正实现现代医学模式的转变。会诊联络精神病学的发展也将促进精神科与其他学科的交叉融合与交流,衍生出多个新兴交叉学科,如精神肿瘤学,精神妇产科学,行为心脏学等,推动医学各学科的发展。

三、会诊联络精神病学与多学科团队协作模式的关系

随着现代医学的发展进步,治疗药物、治疗检测技术手段层出不穷,学科专业化越来越精细。医学在纵向发展上更加深入,对疾病的本质认识更加透彻。医生的专业也越来越细分,专科技术水平大幅度提高,诊疗也更加专业化。但在临床实际工作中,医生的专业范畴越来越狭窄,在涉及其他学科的疾病时就难以处理。有时甚至缺乏整体大局观,只处理自己专业的问题,而忽略了其他专业更重要的问题,给患者治疗带来不利影响。

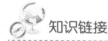
知识链接

对于存在多学科问题或急危重症的患者,诊疗上需要多学科协作。例如,一位患者因消化道大出血急诊入院,该患者同时有乙肝病史,肝硬化、高血压、肾病功能不全。消化道大出血危及生命应首先积极抢救,补充血容量抗休克,止血抑酸。可针对病情合理选择药物止血、气囊压迫止血、内镜治疗或外科手术等。在治疗过程中注意患者的精神状态,及时予以干预,调控血压,使血压保持稳定,保护肝肾功能,指导乙肝肝硬化的防治,预防再出血,帮助患者恢复战胜疾病的信心,提高其生活质量。这个治疗过程需要感染科、消化内科、心血管内科、肾病科、普外科、ICU 等多科室协作。

面对新的医学问题,如何选择最好的诊疗方案,多学科团队协作模式应运而生。多学科团队协作模式(multi-disciplinary team,MDT)通常指来自两个以上相关学科,一般包括多个学科的专家,形成相对固定的专家组,针对某一器官或系统疾病,通过定期、定时、定址的会议,提出诊疗意见的临床治疗模式。在疾病诊疗过程中实行多学科如外科、内科、放疗科、病理科、介入治疗科、医学影像科、精神科等多学科协作治疗,使传统的个体经验性医疗模式转变为现代的团队协作规范化模式,并将对患者的关爱和人性的尊重融入到诊疗过程中,使诊疗活动实现专业化、规范化及合理化,提升医疗整体水平和服务质量。

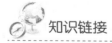
知识链接

多学科团队协作模式被引入临床医学领域有大约十年的历史,四川大学华西医院结直肠外科率先在国内建立了结直肠肿瘤多学科交叉协作诊治团队。近年来,国内外很多医疗中心也都针对多种临床疾病积极开展了多学科交叉综合治疗,并均取得良好的治疗效果。多学科协作团队的人

员构成主要包括团队带头人，团队联络人，起主要诊疗作用的科室团队，相关科室专家团队，专业护理团队，术后随访和康复指导团队，数据处理团队等。

多学科团队协作模式的建立，可使医务人员在诊疗疾病及处理医患关系时，从整体着手寻求最优目标和方法，同时也注意抓住局部重点，集中精力处理好最关键的局部问题。会诊流程是多学科团队协作模式的重要流程环节，良好的会诊联络能有效地利用有限的资源，更好地为各种不同层次的人群服务，在满足不同需求的基础上，使医生更加专业化、专科疾病诊治流程更加优化，同时也能促进学科的发展和诊疗措施的进步。多学科团队协作模式的会诊模式具有专业、分级、互动、优化和快速五大特点，具体表现在：

1. 专业　多学科团队协作模式会诊流程的运行需要不同学科的医生共同合作，在会诊的内容和参与者中具有明显的专业特性，是在多学科团队协作模式平台上的多学科综合。

2. 分级　在临床实践中，同一疾病的不同患者对治疗方案可能有不同的临床需求。在多学科团队协作模式的基础上，运用不同的流程来处理各种层次需求。

3. 互动　通常一次多学科团队协作模式会诊需要解决患者诊断问题、治疗问题、心理问题等多项内容，在程序进行前后也需要相应的评价与反馈，具有很强互动性。

4. 优化　在互动性的信息沟通基础上，有效的绩效评估和反馈体系不断地微调治疗会诊流程，优化人员构架和组织构架调整，使会诊整体流程得以优化。

5. 快速　由于专业、分级、互动和优化的特点，多学科团队协作模式能有效运用会诊资源，高效、快速地解决会诊中关键性的问题。

精神疾病和躯体疾病共病是综合医院和初级保健部门常遇到的最麻烦的问题之一。有许多研究显示目前非精神病学家很难检测患者共存的精神疾病，尤其是抑郁症、人格障碍、器质性精神障碍等等。另一方面，医务人员经常难以理解和面对患者的某些反应，如患者对诊疗的不依从，从而产生"困难病人"的概念。临床医生越来越需要掌握心理学、精神病学和心身医学知识，而精神科医生也越来越需要学会与内科医生合作诊疗。然而在科学研究和临床实践中，这种意识尚未带来重大变化。这就提出了建立多学科团队的问题，该团队是以精神病学家作媒介的会诊联络精神病学的整合系统。

我们应当顺应当代医学综合整体化和学科专业化共同发展的趋势，以专业顶尖化为基础，以患者为中心，注重人文关怀，从实际出发开展多学科协作，加快医院多学科协作团队的建设。

下面以综合医院脑血管疾病多学科协作实践为例，对多学科协作模式作一具体阐述。针对危重脑血管病患者，该病起病急，病情重，变化快，并发症多，诊疗时间紧迫，因此需要急救中心、神经内科、神经外科、手术室、麻醉科、ICU、介入科、影像科、神经康复科、精神科等科室开展多学科协作诊疗。第一阶段即院前急救，及时识别症状、明确发病时间、评估发病部位是抢救成功的前提条件，这里不仅包括急救人员专业知识和技能的运用，也需要社区健康教育中提升高危人群对疾病的认识；第二阶段即院内抢救、重症监护，此时动态监测生命体征和多系统临床指标，由各学科建立治疗小组根据患者病情选择个体化的诊疗方案，如药物治疗、介入治疗、微创手术或开颅手术等，并及时处理心血管系统、消化系统、泌尿系统等既往存在或由于应激而出现的并发症；第三阶段即康复阶段，以康复科和社区服务为主，帮助患者及家属制定长期的康复和二级预防计划；如此实现整体高效运作模式。精神科专业人员应当在诊疗中及时鉴别病程不同阶段出现的精神症状，必要时使用精神专科药物等治疗手段，对于患者出现的病耻感、认知退化、家属适应问题辅以心理治疗和社会支持。多学科协作模式显著提高了对危重脑血管疾病患者的救治成功率，降低了致残率和病死率，改善了患者的生活质量。

为更好地融入生物-心理-社会医学模式，更好地适应多学科协作这一趋势，医生要在学科专业顶尖化基础上主动去适应新的医学模式和多学科协作团队模式,拓宽医学知识广度,加强对医学相关知识的学习,提高自身综合能力;在临床工作中根据患者和疾病的不同情况合理地开展多学科协作诊疗,医院要有计划性和制度性地加快多学科协作综合治疗团队的建设。

(曾 勇 成 敬)

 思考题

1. 作为一名会诊联络精神病学专家,通常具备哪些职能?
2. 建立多学科团队协作模式的意义及其特点有哪些?

第二章

会诊联络精神病学的工作内容

传统精神病学（psychiatry）的概念，已逐渐被精神医学（psychological medicine）代替。精神病学主要研究精神疾病的发生、发展、诊断、治疗和预防；精神医学还涵盖了心理社会因素对健康和疾病的作用及影响。会诊联络精神病学作为精神医学的一个分支，其工作内容也在不断地变化和扩展。

会诊精神病学是精神科医生应其他科医生的邀请，对该科患者提出精神病学诊断、治疗和处理建议；而联络精神病学则是精神病学与其他学科之间进行联合，共同协作研究和处理疾病。传统会诊联络精神病学的主要工作内容是针对门诊、综合医院的住院患者，对其他疾病所伴发的精神障碍进行会诊和治疗，其特点是"会诊"多于"联络"，重"治疗"而轻"服务"。其服务对象、研究内容以及社会作用的狭窄，限制了会诊联络精神病学的发展，使会诊联络精神病学在整个医疗体系中处于被动的地位。在以"病人为中心"的整体医学模式中，会诊联络精神病学的工作内容是要为疾病的预防、治疗、康复提供全方位、全过程的综合服务，以满足个体对心理健康的需求。"合作性干预"的服务模式已被大量的临床实践证明是行之有效的，其工作内容主要是协同其他医务人员为个体提供生物、心理和行为各方面的综合医疗服务，除此之外，还要对其他医务人员提供精神卫生知识的教学和科研工作。目前，综合服务已经成为会诊联络精神病学的一个重要的工作内容。

第一节 会诊联络精神病学的任务

会诊联络精神病学的服务范围不断扩大，其主要任务是精神科医生在综合性医院开展精神科的医疗工作。综合性医院中，约有 1/3 的患者是躯体疾病；约 1/3 的患者是心理疾病（多是以躯体不适为突出症状的神经症）和精神疾病；约 1/3 的患者是心身疾病，即与心理因素密切相关的躯体疾病。具有躯体症状的心理疾病或精神疾病患者常常最先就诊于综合医院，经各项检查后没有发现任何器质性的病变，才转到精神病院或精神科就诊。会诊联络精神病学的任务主要涉及提供联络会诊、精神科知识和临床技能的培训、精神卫生相关知识的教育以及科学研究。

一、为非精神科专业的临床各科医生提供会诊联络服务

国外调查资料显示，约有 20% 的内科门诊患者伴有不同程度的精神障碍。其中，慢性躯体疾病患者的精神障碍患病率约为 25%。国内调查资料显示，综合性医院住院患者中精神障碍的患病率约为 20%，多数为焦虑障碍、抑郁障碍和器质性精神障碍。一些躯体疾病所导致的心理症状，如恶性肿瘤患者的愤怒、焦虑、抑郁、绝望；甲状腺功能亢进患者的急躁、易激惹；甲状腺功能减退患者的抑郁、意志活动减退等；严重躯体疾病的手术治疗、化疗、放疗等都可以引起患者不同程度的心理反应，如焦虑、恐惧、易激惹等。这些心理或精神症状往往被临床医生忽视。

对于躯体疾病所致的精神障碍、诊治过程中的心理问题、心身疾病、躯体形式障碍、神经症等，由于非精神科专业的临床各科医生对精神病学知识了解有限，不能做出正确的诊断和治疗时，可以申请

精神科医生会诊。精神科医生即介入到该患者的查房、疗效观察以及随访等诊疗过程中。会诊联络精神病学的另一职责是根据患者的躯体功能和心理健康状况,负责协调安排临床各科医生、物理治疗师等对患者进行全方位的康复治疗。

二、对相关的医务人员进行精神科知识和临床技能的培训

目前,由于部分医学院校中精神医学教育的不足,以及继续医学教育中精神卫生知识的缺乏,综合性医院中的临床医师缺乏应有的精神卫生知识。上海综合性医院的调查发现,内科医生对心理障碍的识别率仅为 15.9%（国际平均水平为 48.9%）;即使能识别精神问题,其治疗率也很低（药物治疗率为 42.2%,非药物治疗率为 8.9%）。另一项调查发现,内科医师对情感性精神障碍的识别率为 10.5%。由于缺乏精神卫生知识,非精神科医生把许多精神病理现象作为正常心理反应,从而导致绝大多数综合性医院中伴发精神障碍的患者没有得到及时正确的诊治。尤其是对躯体主诉而未能识别精神症状的患者,进行许多不必要的检查和治疗,浪费医疗卫生资源,增加了患者的医疗费用。此外,部分管理者和医生对当前的医学模式——生物-心理-社会医学模式重视程度不够,"生物医学模式"仍然占主导地位。非精神科医务人员只重视躯体症状和有形的病理证据,而对"功能性"的精神症状不够重视,忽视了社会心理因素与躯体疾病之间的相互关系,不利于躯体疾病的治疗和患者的康复。

要实现医学模式的转变,需要精神科医生的参与,对相关的医务人员进行精神科知识和临床技能的培训:

1. 参与医学院校中精神病学知识的教学,使医学生在本科学习阶段就能掌握精神疾病的病因、病理生理机制、临床表现、诊断和治疗等知识。

2. 积极开展面对非精神科医生的精神卫生知识的继续医学教育。

3. 恢复或建立临床住院医师在精神科进行轮转学习的制度,学习临床精神病学检查的基本要求、操作规范及相关影响因素,了解精神病学检查的临床价值和应用范围。

4. 精神科医生在住院医师规范化培训中积极主动开展针对临床医师的基本精神病知识讲座或论坛,并以学分制的方式督促、监督临床专业住院医师必须接受每年数次的临床精神病专业知识学习。

5. 恢复或建立临床精神病例讨论会制度,通过积极邀请临床精神病学工作者广泛参与到临床病例大讨论中来,加强临床与精神病学之间的联系和沟通,强化临床精神病学知识的通识教育。

通过以上的途径和方法,使综合性医院的医务人员真正树立现代医学模式的观念。可以加强非精神科医生对常见精神疾病的早期识别、有效诊治和及时转诊。资料显示,在同一所综合性医院中,经过精神科知识和临床技能培训的内科医生对神经症的识别率远远高于未经培训的医生。

三、对患者及家属进行精神卫生相关知识的教育

在社会上,精神障碍的诊断（如精神分裂症、双相情感障碍等）成为耻辱化的标签,与思维和行为的怪异、具有危险性等负面特征联系在一起。很多人认为只有"疯子"才会到精神病院看病和住院,认为精神障碍的患者不可能被治愈。患者和家属认为头脑清醒就不会有精神问题;担心自己或家人被戴上"精神病"的帽子,或者因为"病耻感"而不愿到精神科就诊。认为患有精神疾病或到精神科就诊即被贴上了一种精神病"标签"。因此,患者辗转于各个综合医院中,做各种检查,四处求医。研究显示 35% ~ 56% 的患者在患病长达 1 年后才来精神科就诊,延误疾病的治疗。此外,也增加了患者医疗的费用。研究显示,近 10% 的抑郁症、精神分裂症和神经症首诊精神科前已花费万元以上。

精神神经疾病在我国疾病总负担中排名首位,约占中国疾病总负担的 20%。由于患者或家属缺乏精神卫生知识,近 80% 的患者或家属对首发的精神症状视为正常现象或是一般的思想、情绪问题。

能真正认识到首发为精神疾病的不足 7%，就诊率更低，研究显示，至少有 5600 万各类精神障碍患者尚未接受过任何有关医疗服务，即使是严重的精神疾病患者，也仅有 25% 的人接受过正规的精神科医疗服务。此外，研究发现约 40% 的抑郁症患者不知何处就诊。因此，加强精神卫生知识宣传和普及有重要的意义。

可以通过以下的途径和方法对精神病患者和家属进行精神卫生知识的教育：

1. 开展知识讲座，提高精神病患者和家属对精神卫生知识的了解。

2. 设置精神卫生知识展板，定期宣传精神病人复发的征兆及康复的措施、心理亚健康的预防、睡眠障碍、抑郁障碍的相关知识等。

3. 建立网站宣传精神卫生知识，并建立精神疾病相关知识的论坛，及时回答患者和家属提出的问题。

4. 定期进行义诊活动，发放精神病方面的宣传资料，对精神病患者和家属进行面对面的交流和指导，帮助家属正确地对待精神病患者，做好精神病患者的康复工作。

通过以上的宣传教育可以消除大众对疾病的偏见、歧视等观念，树立对精神疾病的正确认识。认识到精神病患者也是人，精神疾病是可以防治的。使大众对一些精神疾病（如精神分裂症、抑郁症、神经症等）有一些了解，能识别简单的精神症状，当自己、家人及周围人的心理出现异常时，能及时到相关的医疗机构就诊。

四、科　学　研　究

会诊联络精神病学不仅要提供医疗服务、教学培训、科普知识的宣传，还要进行相关的科学研究。在国外，对会诊联络精神病学的研究已有 80 多年的历史。1936 年，Dunbar 等对 600 多名患各类躯体疾病患者的心理社会问题进行研究，发现心理因素可以影响躯体疾病的发生、发展及预后。目前，我国会诊联络精神病学的研究工作主要采取会诊情况介绍、回顾性分析等方法，探讨会诊联络精神病学在综合医院的应用实践、综合医院精神病学会诊联络临床分析、综合医院患者对会诊联络的需求以及精神科请综合医院会诊情况分析等。

近年来，国内许多精神科专业人员从要求精神科会诊原因、会诊后诊断、会诊率等不同角度报道了综合医院开展会诊联络精神病学的情况。研究发现：要求精神科会诊的原因主要是躯体疾病所致的精神障碍、躯体化症状、躯体疾病伴有精神疾病史等；精神科会诊后的诊断主要是器质性精神障碍、神经症、躯体疾病所致心理反应等；我国目前尚缺乏完整的会诊联络精神病学的专业机构或学术组织，缺乏对会诊联络精神病学工作的统一规划和开展会诊联络精神病学工作的专职医师制度。此外，研究者们分析了近几年来综合医院会诊联络精神病的变迁，发现综合医院内精神科会诊已经演变为以器质性精神障碍为主，会诊后的治疗方案也变为在非精神科应用精神科的药物（大约 85% 的会诊病例在非精神科使用精神科药物治疗）；综合医院住院病人的精神医学问题呈上升的趋势，当务之急应加强会诊联络精神病学的研究和推广。

一些研究者还探讨了精神科请综合医院会诊情况，他们的研究发现由于一些神经科疾病与精神症状密切相关、长期大量使用精神药物造成皮肤、心脏、肝脏损伤、必须由专科医生诊治的疾病，如严重的心脏病等原因，精神科需申请综合医院会诊。目前的研究结果发现：精神科请综合医院会诊的会诊率在 1.4%～2.5% 之间。研究者们认为：精神科医生应到综合医院各科进修学习，精神病医院应加强与综合医院的学术联系，以促进精神科整体医疗水平的不断提高。

综上所述，会诊联络精神病学的研究内容主要有：研究心理-社会因素及精神症状对躯体疾病的发生、发展、临床表现、治疗和预后的影响；躯体疾病的心理社会反应、异常疾病行为（如躯体形式障碍）；心理、药物治疗对躯体疾病的疗效；内科患者精神障碍的发病率；对会诊联络精神病学的医疗、教学工作的综合评定；以及会诊联络精神病学中所涉及的法律、医患双方的权利、责任、义务的界定等。这些研究成果可以为会诊联络精神病的发展提供更多的理论依据和实践经验。目前，我国会诊联络精神病学发展处于初级阶段,我国会诊联络精神病学的主要任务是开发政府重视综合性医院建立精神科的重要性和必要性,在学科层面建立相关的工作模式,在综合性医院建立一支固定的会诊联络工作队伍。

第二节　会诊联络精神病学的工作类型

综合医院不同的会诊联络工作,因其要求的重点、方法、步骤和工作范围不同,可分为三种类型:

一、以患者为中心的会诊联络

以患者为中心的会诊是最常见的一种会诊类型。当患者的躯体状态、心理行为出现问题(如严重的焦虑、抑郁、幻觉、妄想,企图自伤自杀者)进行会诊时,一般要做到以下几点:

1. 对患者的问题作出明确分析和诊断。

2. 回答请求会诊者(如非精神科专业的临床各科医生)提出的问题,如患者是否有精神疾病;病前是否有明显的情绪和应激事件作为诱因;患者的人格特征对病情是否有影响,有怎样的影响;疾病对患者有什么影响,给患者在人际关系及社会生活方面带来什么样的变化;患者的家属、同事等对患者患病的态度和反应如何;患者是否会有精神残留症状;患者是否需要精神科的特殊治疗等。

3. 确定会诊者和邀诊者在诊断和治疗中担任的角色,如果一些工作要交给邀诊者去做,应该明确告知如何去实施,明确其责任;如果治疗涉及会诊者,则应按时随访,密切观察患者病情的发展变化;如果有些活动须患者参加,应该明确告诉患者,并告知其原因。

4. 实施治疗计划,要在患者可以接受的情况下进行治疗,还要征得邀诊者或患者家属的同意,并签署知情同意。若需要精神科的特殊治疗,如电痉挛治疗、经颅磁刺激治疗和深部脑刺激等,需向患者详细说明治疗过程,常见的不良反应及治疗的并发症等。

二、以邀诊医生为中心的会诊联络

有些医患之间的关系较复杂,当邀诊者与患者之间的医患关系遭到破坏,患者不接受邀诊医生对其疾病性质和程度的判断,拒绝邀诊医生对其实施治疗;或者患者有较强烈的负性情感反应,而且这种情感会危及邀诊医生的人身安全,对邀诊医生造成一定的伤害;以及同科室的其他医务人员不同意邀诊医生对患者的处理时,会诊联络采用以邀诊医生为中心的会诊。

会诊时,可按以下三个步骤进行:

1. 医患双方互相了解,重点了解邀诊医生对患者的诊断,了解医患双方交往的过程和形式,导致双方关系破裂的第一次原因。

2. 给予会诊意见,分析医患关系破裂的原因,对双方都提出意见。

3. 邀诊医生实施治疗计划,会诊者要与双方接触、交流,包括倾听、说服、解释,委婉而恳切地提出解决问题的方法,使双方重新建立新的和谐友好的关系。

在以邀诊医生为中心的会诊联络中,精神科医生应注意以下几点:

1. 精神科医生处于中间人的角色,要保持中立客观的立场。

2. 尊重邀诊医生和患者的意见,对双方表示理解和同情。

3. 精神科医生需了解邀诊医生和患者的意见和想法,分析二者矛盾产生的原因,对患者提出的问题要深思熟虑,不要立即给予肯定或否定的答复。

三、以整个医疗小组为中心的会诊联络

这种类型的会诊通常在监护病房中进行,不仅要治疗病人,还要研究整个医疗小组。会诊医生应邀会诊作出建议时,应考虑全体医护成员人与人之间的情况。同时对小组成员与病人之间、组内成员

之间的相互作用提供建议。

　　除以上三个工作类型之外,学者们还提出了以联络为主的会诊联络模式,包括:①定期培训和交流:如每季度进行 1 次精神科相关知识的讲座,对象为全体非精神科医生和心理护理小组成员,与临床各科非精神科医生和心理护理小组成员保持交流,共同探讨在临床工作中遇到的各种精神心理问题识别和处理方法;②制作学习交流资料:如针对各临床专科病人不同的心理问题的特点制作相应的医护人员识别和处理方法的实用和具有可操作性的小册子,使医护人员能及时有效学习精神科知识和技能;③会诊制度:各临床科室发现有心理行为问题患者及时请精神科会诊处理;④告知、转诊制度:对出现各类精神障碍患者,立即联系患者家属,告知患者情况并指导家属如何帮助和管理病人,对重度抑郁伴严重自杀倾向、严重精神分裂症等患者,及时转诊到专科医院。实践证明,在综合医院建立系统的联络会诊模式,加强与精神科医生的联络,对满足患者心理治疗的需求、减轻疾病负担,提高医疗水平和患者的生存质量是有重要意义和价值的。

第三节　会诊联络精神病学的服务模式

　　会诊联络精神病学的服务主要涉及非精神科医生、精神科医师、护理人员、心理工作者和社会工作者等。不同人员在会诊联络精神病学中具有不同的职能。目前,国内会诊联络精神病学服务可分为四种模式。

一、非精神科医生为主的服务模式

　　目前,在综合性医院承担会诊联络的临床工作的主要是非精神科医生,如神经内科、心血管内科、消化内科和通科医生等。该模式的优点是在短时间内非精神科医生一边接受精神科知识的培训,一边在临床实践的基础之上开展相应的工作。这样可以使更多的患者能都接受到精神卫生服务。与此同时,也积极地促进了精神卫生知识在综合医院的快速普及。该模式不利的方面是非精神科临床医生兼职这项工作,可能会使精神科工作不专业,不规范;使精神科专业技术能力和水平的提高受限;同时,也影响精神科领域研究工作的进展。随着精神卫生专业知识的教育培训,以及非精神科医生自身临床工作经验的积累,从事此服务模式的有关工作人员的精神科理论水平和临床技能得到了显著的提高。

二、综合性医院精神科为主的服务模式

　　目前,由于对精神卫生以及精神疾病的认识水平的提高,我国一些大型的综合性医院、甚至是一些中、小型综合性医院都已经建立精神科或提供精神卫生服务的专业部门。这种模式的优点在于精神卫生工作者受到综合医学理论和实践的良好教育培训,有比较牢固的临床医学知识基础,而且,精神科工作者熟悉综合医院的工作程序,进行会诊联络工作得心应手。但是,目前我国还有很多医院,甚至是一些医学院校的教学医院没有设立精神科;即使有些医院建立精神科,有关精神科人员的理论水平和临床实践经验的提高亟待解决。

三、专科精神病院为主的服务模式

　　以精神科医院或相应的精神卫生专门机构为主体,综合性医院可以以请求会诊、共同坐诊、专题讨论等方式让精神卫生专业人员参与识别和治疗躯体疾病患者的精神症状和心理问题。这种模式的优点在于能够充分利用现有的精神卫生人力资源,将精神卫生服务融入到综合医院的医疗工作中。这种服务模式既解决了人力资源问题,又顺应了精神医学融入到大医学中的学科结合问题。但在该模式运行中,存在很多的困难:如多数精神科专科医院的医生还不熟悉综合医院的工作模式,对于精神病学以外的其他医学知识掌握得不够完善。因此,还需加强其他学科如神经内科、内分泌、心血管

内科等知识和临床技能在精神科专科医生中的再培训。以专科精神病院为主的服务模式的关键在于建立良好的信息传递机制,特别是要建立好城市内部、城市与地区之间的医院与医院之间的沟通和交流。

四、会诊联络中心的服务模式

这种服务模式由会诊联络机构来执行会诊联络任务。会诊联络机构是由精神卫生专业人员以及其他相关医学领域的专业人员(如神经内科医生、内分泌科医生、心理咨询人员、社会工作者及保健人员等)组成。这种模式的优势在于各类工作人员之间可以直接交流,知识可以相互补充。但运行这种模式要求相关人员具有较高的专门化程度,有较强的协调能力(在同时协调各相关医学学科时会面临一定的困难)。在建立专门机构的基础上,会诊联络精神病学工作可逐步发展成为很多新兴的分支交叉学科,有利于精神医学学科的建设和发展。各地区的卫生行政管理部门、专业学会(如精神病学学会)可以组织相关人员建立会诊联络机构,以加强各学科之间的技术交流和合作。

在会诊联络中心的服务模式中,精神科医生主要职能是对非精神医学专业的临床医生进行相关精神病学知识的培训,特别是对常见精神症状识别和治疗的培训。此外,精神科医生还负责对躯体疾病和中枢神经系统疾病患者的精神症状进行会诊,并提出诊断和治疗意见。非精神医学专业的医生的主要职能包括:对患者的精神状态进行初步的评估;识别患者存在的精神症状;对患者进行初步的治疗;根据存在的精神症状进行分诊;请精神科医生对复杂的精神症状会诊,或及时转诊。心理工作者、社会工作者以及保健人员的主要职能包括参与患者精神状态、心理社会因素的评估,对患者的心理问题进行心理干预和心理保健,参与患者躯体、心理和社会功能的恢复。

由于各地区之间发展不平衡,原有的基础条件也千差万别,因此,在今后相当长的时间内应该逐步形成多元的会诊联络精神病学的工作服务模式。

目前,西方国家开展的综合医院精神医学服务模式主要有:①以行为医学科为中心,既可邀请精神科医师诊断和治疗,也可邀请行为医学专家处理;②在综合医院中成立一个医学小组,负责院内会诊,如遇特殊情况,请精神科医师或精神病院的 CLP 医师提供会诊服务;③在综合医院内,有专门从事精神医学与行为医学工作人员,与精神病院无联系。此外,美国耶鲁大学在精神科或精神病院中成立一个由 CLP 医师和行为医学专家组成的治疗小组,负责住院、门诊患者精神科会诊和处理。

第四节　会诊联络精神病学的常见情况

综合医院住院患者可伴有各种精神疾病和心理问题,通过精神科的会诊联络,以生物-心理-社会医学模式为指导思想,对患者进行诊断和治疗的工作方式越来越受到重视。从国内外会诊服务的情况来看,临床医学的各个科室都有申请精神科医生会诊的情况,其中,神经内科、心血管内科会诊率最高;反之,精神病患者由于长期服药,生活不规律,易患呼吸道感染、内分泌紊乱等躯体疾病。因此,同样需要邀请临床其他科室,如神经内科、心血管内科和消化内科等来精神科会诊疾病。

一、综合医院各科室申请精神科医生会诊的情况

在综合性医院中,精神卫生问题涉及的范围非常广泛,遍布临床各个科室的所有患者。据统计,在综合医院门诊中约有 1/3 的患者患有不同类型、不同程度的精神障碍。申请精神科医生会诊的问题,从轻到重有适应不良、人际关系危机、神经症症状、重度抑郁、焦虑恐惧、兴奋躁动、谵妄中毒、自伤自杀等。具体内容有以下几种情况:

1. 一般心理问题　如轻度的焦虑、抑郁、恐惧等症状;此外,有些患者,如各科危重患者、慢性病患者、器官移植患者和癌症患者等的严重心理反应;还有一部分患者虽然躯体疾病程度比较轻,但患者自身心理承受能力较差,也会出现严重的心理问题。

2. 诊治过程中的心理问题 患者在医院就诊和治疗过程中,要接触医院的环境、医务人员的言谈举止、各种仪器检查、各种治疗(如药物治疗、手术治疗、放疗、化疗、各种理疗等),这些都可能引起患者的各种心理反应,特别是各种治疗前的恐惧等情绪。

3. 心身疾病 包括心理社会因素在疾病的发生发展过程中起重要作用的躯体器质性疾病和躯体功能性障碍,如原发性高血压、冠心病、胃溃疡等。

4. 神经症性障碍 如焦虑障碍、强迫障碍、恐惧障碍、躯体形式障碍和神经衰弱等。

5. 不良生活方式与行为导致的精神障碍 如服用阿片类物质、中枢神经系统兴奋剂、酒精等所导致的精神障碍。

6. 心理因素相关的生理障碍 如失眠症、神经性厌食、性功能障碍等。

7. 人格障碍与性心理障碍 如表演型人格障碍、偏执型人格障碍、性身份障碍等。

8. 器质性精神障碍 包括脑和躯体疾病引起的精神障碍,如阿尔茨海默病、血管性痴呆等。

9. 精神病性障碍 精神病患者并发躯体疾病,到综合医院门诊就诊或住院治疗的患者,需要躯体疾病和精神疾病同时治疗。

10. 其他精神障碍 如精神发育迟滞、儿童少年期精神障碍(孤独症、注意缺陷与多动障碍等)。

综合性医院临床各科室的患者出现上述问题后,临床各科医生因诊治、转诊或鉴定等缘故,需要精神科医生提出精神疾病诊断的意见和建议,或对躯体疾病的手术治疗、药物治疗以及护理措施的心理社会、神经精神效应提出咨询意见时,可申请精神科会诊。精神科医生会诊后诊断的疾病常见的有:器质性精神障碍、神经症性障碍、精神疾病伴有躯体疾病、躯体疾病引起的焦虑抑郁状态、精神活性物质所致的精神障碍、其他如手术恐惧、疼痛、医患关系等问题。

在申请精神科会诊的临床各科室中,以内科申请会诊者最多,涉及神经内科、心血管内科、呼吸内科、内分泌和肾病内科等,其次为急诊科、外科、骨科等。内外科均以器质性疾病伴发精神障碍为主。内科中焦虑抑郁障碍病例较外科多,其原因可能是内科疾病多数以心脑血管病变为主,除疾病本身可引起情绪症状外,患者的心理负担也占很大的比重。患者由于对躯体症状描述较多,而容易与内科疾病相混淆,干扰内科医生的正确判断。

二、精神科申请临床其他各科医生会诊的情况

住院精神病患者长期服用大量抗精神病药,会造成心血管、内分泌、消化系统、造血系统等的损害;其次,由于精神症状与一些疾病本身(如神经内科疾病)密切相关;一些严重的躯体疾病如严重的心脏病、传染病等必须由专科医生诊治。因此,需要请临床科室的医生会诊治疗。常见有以下几种情况:

1. 意识障碍 意识障碍是抗精神病药物引起的一种比较常见的并发症。常见的意识障碍有:意识模糊、朦胧状态、谵妄状态等。意识障碍可持续 2~7 天。

2. 血细胞异常 氯丙嗪、氯氮平、阿立哌唑、利培酮等抗精神病药可引起患者白细胞减少、粒细胞缺乏等严重的副作用。患者可出现乏力、低热等全身症状。

3. 心律失常及心电图异常 长期服用抗精神病药,或由于患者自身的原因,可出现心律失常或心电图异常。常见的有窦性心动过速、房室传导阻滞、窦房传导阻滞、窦性心动过缓、ST-T 异常等。

4. 呼吸道感染 封闭的住院环境、抗精神病药的不良反应以及患者自身的体质因素,常常会引起精神病患者医院获得性上呼吸道感染,临床表现如发热、有鼻咽、鼻旁窦和扁桃腺等上呼吸道急性炎症的表现。

5. 内分泌紊乱 女性精神病患者可出现溢乳、闭经和经期紊乱等症状;男性患者有性欲减低或无性欲等;体重增加较多见。

6. 骨折 特别是老年患者,骨质疏松,骨的脆性增加,具有潜在的骨折危险。

从申请的情况来看,内科会诊以神经内科、呼吸内科最多,其次是内分泌科和消化内科;外科会诊

以骨科最多,其次是皮肤科和普外科。老年精神病患者申请骨科会诊最多,其余依次是呼吸内科和神经内科;非老年精神病患者申请皮肤科最多,其次是肝病科和内分泌科。

从申请综合科会诊后的诊断情况来看,排在前几位的疾病为:抗精神病药物所致的心电图异常;病毒性脑炎所致的精神障碍;抗精神病药物所致的白细胞减少;糖尿病、冠心病等。精神科医生与会诊医生对躯体疾病诊断一致性者占65%左右;不一致者占15%左右;还有一些疾病精神科医生和会诊医生未确诊,需进一步检查的约占20%。会诊后转院率,各研究者报道的差别较大(在4.4%～22%之间)。

(李　平)

 思考题

1. 综合医院会诊联络精神病学的工作类型有哪些?

2. 会诊联络精神病学的服务模式有什么? 各有哪些优缺点?

3. 什么情况下,综合医院各科室要申请精神科医生会诊?

第三章

会诊联络精神病学的工作流程

人类的疾病都受到生物因素和心理社会因素的影响。会诊联络精神病学应兼顾个体的心理、生理和社会三方面，不可只从躯体问题角度出发，而是要综合考虑患者的社会、心理、生理功能状况，对此时此地的问题做出综合的判断、解释，进而制定全面的治疗和应对方案。

第一节　会诊联络精神病学的接诊形式和程序

一、会诊联络精神病学的接诊形式

根据会诊联络精神病学的工作类型，会诊联络精神病学的接诊形式相应分为三种类型。

（一）以患者为中心的接诊形式

以患者为中心的会诊联络是会诊联络精神病学中最常见的一种会诊类型。无论是精神科医生到非精神科会诊，还是其他科医生到精神科会诊精神科患者的躯体问题，会诊联络医生是会诊联络责任的主要承担者。通常由请求会诊者提出会诊申请，会诊联络医生接受会诊邀请后与患者的主管医生、家属或其他病情知情人员接触，对患者进行临床访谈检查。结合所获取的所有资料进行分析诊断评估，书写会诊记录，给出需进一步检查的意见、治疗方案、随诊及安全防范等相关建议。

（二）以邀诊医生为中心的接诊形式

以邀诊医生为中心的会诊联络通常用于医患关系紧张时，或患者的治疗团队存在意见分歧时。以邀诊医生为中心的会诊联络，会诊者处于中间人的角色，不可责难任一方，要对双方表示理解和同情，保持中立客观的立场。会诊联络者需详细了解各方的意见和想法，分析矛盾产生的原因，委婉而恳切地提出解决问题的方法。

（三）以整个医疗小组为中心的接诊形式

以整个医疗小组为中心的会诊联络通常是在监护病房中进行。监护病房的患者病情危重，通常由于环境要求家属不能留陪，患者的医疗及所有生活照料均由医疗小组完成，在此过程中常常需要会诊联络精神科医师的帮助。会诊联络医生接诊时需全面了解患者整个医疗小组的工作状况，包括全体相关的医疗护理人员，给予指导建议。

二、会诊联络程序

会诊联络精神病学的主要作用是为非精神科工作人员提供专业的建议，帮助进行诊断与治疗，其次是给患者及家属提供心理支持，解释指导诊疗方案的实施。以患者为中心的会诊联络是会诊联络精神病学中最常见的会诊类型，本书以此类型为例对会诊联络程序进行介绍（会诊流程图见图3-1-1）。

1. 主管医师申请会诊　考虑患者有需要处理的精神卫生问题时，患者的主管医师向精神科医师申请会诊。会诊申请单可以是电子申请单或书面申请单。需紧急会诊时，患者的主管医师在填写申

请单同时电话联系会诊联络精神科医生,以便尽快安排。

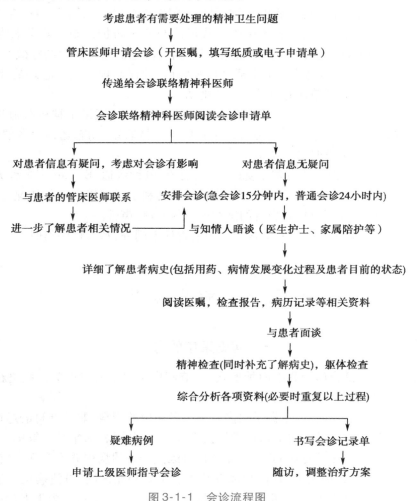

图 3-1-1 会诊流程图

2. 会诊联络精神科医师阅读会诊申请单,初步了解患者情况 由于请求会诊者为非精神科医师,缺乏精神科专业知识,会诊单上的信息常比较模糊,如对会诊有影响,会诊联络精神科医师可向患者的主管医师补充了解相关信息。

3. 会诊联络精神科医师到达患者所在科室,进一步采集患者病史 与医务人员及患者家属接触,进一步采集患者病史,了解患者既往及最近的相关信息。浏览病程记录、护理记录和医嘱,了解最近是否有影响患者情绪和精神状态的药物,了解患者前期的检查治疗情况,查看实验室检查和影像学检查结果,寻找是否有导致精神症状的器质性因素。

4. 会诊联络精神科医师接触患者,结合病史材料,进行会诊联络精神病学访谈 在访谈过程中进行系统的精神检查及躯体评估,包括患者的外表、意识、定向力、言语交流、思维内容、情绪与情感以及认知功能等。访谈时需尊重患者的隐私,必要时在单独的地方进行。对于冲动不合作等特殊情况的患者,检查的内容要有所侧重,如着重于患者对他人和(或)自身的危险性评估。在访谈过程中,医生可将支持性心理治疗融入到面谈中,某些情况下,医生通过倾听和安慰即可以消除患者部分激越或焦虑症状。患者的病情及医疗条件允许时,可给予心理评定量表检查,进一步明确患者的心理问题及其严重程度。

5. 提出诊疗干预方案 根据获取的病史、症状、体征、实验室检查结果等,进行综合分析,作出诊断及风险评估,提出进一步的诊疗干预方案。如果经评估患者对他人或其本人具有高危风险性,如伤人或自伤等,建议转精神专科病房治疗。

6. 书写会诊记录　简要记录患者病史、特殊用药及阳性检查报告,记录精神检查、躯体检查情况,书写诊断及诊疗建议。向患者家属及管床医生交代风险与安全防护措施。若考虑为器质性精神障碍,建议对精神症状进行对症处理,酌情使用抗精神病药物,注意监测用药后的疗效及不良反应,根据药物使用情况及时调整剂量。若考虑为非器质性精神障碍,建议心理咨询或心理治疗和(或)选择精神药物,建议躯体情况稳定后到精神专科系统诊疗随访。

7. 指导诊疗方案的实施并及时调整　在会诊联络过程中,会诊联络精神科医师与患者的医务人员交流,指导诊疗方案的实施。会诊后与患者的主管医生保持联系,动态随访患者的病情变化,根据疗效及不良反应,对治疗方案及时给予调整。

8. 对患者进行随访　随访形式有定期复诊、书信交流、电话沟通、E-mail 等多种方式。随访过程中患者精神状态的变化很有可能具有诊断意义;通过随访有利于了解患者康复情况,及时处理不良反应,使治疗更加有效。随访还可以提高患者的满意度,增强医疗声誉。

其他类型的会诊联络除工作对象及会诊者承担的责任不同外,基本程序类似。

(成 敬)

第二节　病 史 采 集

一、病史采集的方法

会诊联络精神病学包括会诊和联络两种形式,本节病史采集主要讨论会诊联络精神科医生应非精神科医生邀请对患者进行会诊时的病史采集。

非精神科医生在邀请会诊时,已掌握了很多有关患者病史的资料,非精神科的邀诊医生通常会主动将其中一部分自认为有意义的病史资料提供给会诊医生,这些资料通常是不够的,会诊医生应进一步与邀诊医生沟通补充。但由于专业局限性,非精神科医生采集的病史并不全面,会诊医生还需向患者家属、为患者诊疗的其他医护人员、其他知情者及患者本人补充询问、澄清病史。患者家属能提供患者的现病史、既往病史、个人史,以及患者的人格特征、生活事件等资料。为患者诊疗的医护人员可提供患者在病房里的症状表现及病情变化过程。必要时可向同病房的其他患者及家属了解患者的精神状态及睡眠情况。

会诊联络精神科医生采集病史时应尽可能地全面了解患者不同时期、不同侧面的情况,相互核实,相互补充。有的患者因对自己的精神状态缺乏自知力,自述的病史往往不够全面;有的患者紧张恐惧无法进行有效的交流;有的患者缄默不语、不合作难以进行语言交流。因此,向知情者了解情况是非常必要的。如果不同的病史提供者提供的病史分歧较大,则应多方核实,了解分歧的原因,以便尽量掌握客观真实的病史。某些患者和(或)家属由于某些原因而隐瞒病史,这时医师应理解患者的困难处境,争取获得患者和家属的信任,获取可靠的资料,注意隐私保护。

患者诊疗过程中的各项实验室检查资料、影像学检查资料等也是会诊联络精神病学病史采集中的非常重要的内容。会诊联络精神科医生除了听取邀诊医师的汇报外,还需要亲自认真地阅读这些资料,因为邀诊医师可能会遗漏或忽略某些重要的检查结果。

通常在与患者接触前,会诊联络精神科医生对患者的病史已有了较多了解,在与患者交流时会谈方向基本明确,但切记不可先入为主,一定要客观地评价所有的资料。会诊联络精神科医生与患者的会谈一方面是进一步澄清或补充病史,一方面是进行精神检查和躯体评估,同时好的会谈还是支持性心理治疗的具体运用。

二、病史采集的内容

会诊联络精神病学病史的采集内容与其他学科类似,都包括一般资料、主诉、现病史、既往史、个人史、家族史。本书重点介绍会诊联络精神病学对现病史、既往史、个人史、家族史的采集。

（一）现病史

会诊联络精神病学的现病史主要包括躯体和精神状况两方面的内容,病史提供者描述疾病的起始及其发展过程,医生则分别就躯体与精神状况进行询问,澄清时间先后关系。

1. 起病缓急和病程　临床上一般将起病时间在2周之内的称为急性起病,如谵妄综合征、急性应激相关障碍。起病时间在2周到1个月的称为亚急性起病,起病时间在1个月以上的称为慢性起病。若患者既往无精神疾病史,急性出现精神或躯体症状,需首先考虑器质性相关疾病可能性。病程较长者则需了解其个性特征、智力状态、生活事件、各项躯体检查结果,总体全面分析患者的病情。

2. 发病原因或诱因　了解患者有关的躯体、心理、社会因素,如近期的感染、中毒、躯体疾病的严重程度,药物使用情况,生活事件的性质、强度和持续时间等,评估它们与躯体症状、精神症状的密切程度。

3. 早期症状表现及疾病演变过程　按时间先后进行描述。内容包括:首发症状、具体表现及持续的时间,症状的演变过程及其与外界环境、心理冲突的关系,对社会功能的影响。目前的躯体情况、辅助检查结果、诊断、治疗、疗效和副反应等。重点了解精神状况与躯体疾病发生的先后顺序。

4. 患病时的一般情况　包括睡眠、饮食、体力、体重、大便、小便、生活自理情况等。并了解病中有无消极观念,有无自杀、自伤、伤人、冲动攻击行为等。

（二）既往史

既往史需重点询问的有:有无发热、抽搐、昏迷、药物过敏史;有无酗酒、吸毒史;有无感染、中毒、手术、躯体疾病史等。注意是否曾患有心身障碍与神经症。

（三）个人史

从母亲妊娠到发病前的整个生活经历,包括患者的性格特点、宗教信仰、职业、文化程度、居住环境、经济状况,有无心理应激源与心理刺激史,有无不良个人习惯与嗜好,包括吸毒、酗酒史,有无冶游史等。个人史应根据患者具体情况进行重点询问。如儿童及青少年应详细询问其母亲怀孕时的健康状况和分娩情况,患者的言语、运动、身体和精神发育情况,学习及家庭教育情况,以及与父母的关系等。成年人可重点了解其职业状况,婚姻家庭情况（包括性关系是否和谐,对方的健康状况等）,生活中是否受过重大精神刺激等,平素的精神状况。女性还需了解其月经情况和分娩情况。

（四）家族史

了解亲属中两系三代的健康状况,有无遗传病、精神障碍者、癫痫病患者、精神活性物质依赖者、精神发育迟滞者、自杀者以及有无近亲婚配等。

（王高华　成　敬）

第三节　会诊联络精神病学的临床访谈

会诊联络精神科医生与来访者的临床访谈（interview）,不仅是收集信息、采集病史,同时也是精神检查、躯体检查过程,在一定程度上也是治疗（如支持性心理治疗）的开始。

一、临床访谈步骤

（一）开始阶段

来访者是带着各种各样的心情与会诊联络精神科医生接触的,例如恐惧、无奈或感到羞耻。访谈开始的首要任务是让来访者放松下来。医生可以通过眼神、手势、身体的姿态等非言语交流的手段鼓励来访者交谈。如医生身体前倾、眼神凝视、点头等可鼓励来访者讲述。来访者放松后再了解来访者的一般状况和会诊的主要问题。如果来访者在接触时显得迷惑混乱,应考虑来访者是否处于焦虑状态,是否有意识障碍、智力低下或痴呆等。

（二）深入访谈阶段

经一般性接触后,临床访谈逐渐进入实质性内容,了解来访者的各种体验、问题及其发生发展过程,并通过观察患者表情、情绪变化,以及相应姿势、动作、行为和意向要求来评估来访者的精神状态。在深入交谈阶段应以开放性交谈为主如"你的心情怎么样?""你能不能比较详细地谈谈你的情况?"。开放式交谈可以启发来访者谈出自己的内心体验。在谈话过程中,医生可酌情使用封闭式提问（如"你最近是不是经常失眠?"）,直接询问关键性问题,使话题集中,避免导致头绪不清,但这种方式应尽量少用。

（三）结束阶段

深入交谈时间一般持续 20~45 分钟,视问题的复杂性而增减。在交谈临近结束时,医生对刚才的谈话作一个简短的小结,并且询问来访者是否还有要补充的内容,对来访者的疑问作出解释和保证,并向来访者说明进一步的治疗安排,最后礼貌告别。医生以真诚态度对来访者说"我谢谢你让我了解你的状况"等话语,这样做,能增进来访者与医生的友好合作关系。

在以邀诊医生为中心及整个医疗小组为中心的会诊联络中,通常是多名来访者同时参与,此时会诊联络精神科医生应兼顾每一位参与者,鼓励每位参与者发言,注意所有人员的言语及非言语表达,最后对谈话作一总的概括小结,委婉中肯地提出建议和意见。

二、临床访谈技术

（一）倾听

倾听是最重要、也是最基本的一项技术,却最容易被忽视。会诊联络精神科医生给来访者充裕的时间描述其面临的问题和内心痛苦。来访者讲出的任何事情对他/她来说都是很重要的关注点或问题,尽管有些事情听起来可能微不足道。倾听时给予来访者适当的鼓励性回应,如用一些简单的词句或点头等动作,配合专注认真的目光注视,鼓励患者继续话题。医生通过语言或非语言行为,反馈给来访者被倾听的、被理解的信息,也能够帮助来访者感受到更多的支持。有效的倾听,能建立起医生和来访者之间的信任和互相尊重,能使来访者发泄不满,减轻来访者的焦虑紧张状态,创造一个和谐的安全环境,从而使许多信息能够呈现出来,医生掌握的信息也会更全面、准确、有深度。

（二）接纳

会诊联络精神科医生要无条件地接纳来访者,即允许来访者宣泄情感,包括生气、愤怒、哭泣、悲伤等,这样片刻后来访者就能安静下来;医生不要随意打断患者的话题,也不必立刻回答患者的提问;采取非批判性的中立立场;鼓励来访者参与讨论。在临床工作中常常遇到许多原因不明的而又有许多躯体不适的患者,他们常常过分关注自己的症状,临床医生常常对患者的反复诉说和抱怨感到不耐烦,在这种情况下,患者自己也常常感到沮丧。面对这种情况,会诊联络精神科医生可说"我看得出你很痛苦""我相信你有许多身体不舒服感,而各种检查又没有问题,其他人又不理解,所以你很烦躁。"在真诚地承认和确认来访者的痛苦基础上,医生会有更多的机会与来访者讨论诊断及治疗方案。认可和确认来访者的感受,可以使来访者知道医生在理解他的感受,从而增进医生和来访者之间的良好沟通。

（三）肯定

肯定来访者感受的真实性。对于患者来说一切都是真实无疑的,因此医生不要否定来访者的经历及感受。但"肯定"不是赞同来访者的病态信念或体验,而是向来访者表明医生理解他所叙述的感觉。应避免说"你没有问题"等等这类的话。

（四）澄清

澄清来访者所讲的问题。可采用鼓励和重复技术,对来访者所说的话给予简短的重复或运用某些简单的词语来鼓励对方进一步讲下去,或强调对方所讲的某部分内容。弄清楚事情的实际经过,以及事件从开始到最后整个过程中来访者的情感体验和情绪反应。

（五）善于提问

首先可以对来访者最关心、最重视的问题进行交流,随后转入深入交谈。除非特例,一般尽量采用开放式交谈,开放式询问通常使用"什么""为什么""如何"等词。通过开放式提问,医生可以获得对来访者问题有关的具体事实的掌握以及对来访者的情绪反应和他对此事的看法等。封闭式询问通常使用"是不是""对不对""要不要""有没有"等提问,用于缩小讨论范围。封闭式询问的采用要适当,过多的封闭式询问会使求助者被动、减少其自我表述和自我探索的积极性。

（六）重构与代述

重构是把来访者说的话用不同的措辞和句子加以复述或总结,但不改变来访者说话的意图和目的,以突出重点话题,也向来访者表明医生能够充分理解其感受。当来访者不能明确表达某些想法和感受时,医生可以代述,并征询来访者医生的描述是否准确。

（七）鼓励患者表达

有多种方法。除了前文提到交流方式外,医生可以用举例或一些未完成句,鼓励患者继续说下去。对患者表达出来的感受,要及时给予语言或非语言的支持。

三、临床访谈内容

（一）来访者的一般情况

1. 外表　外表包括体格、体质状况、发型、装束、衣饰等。

2. 面部表情　从面部表情变化可以大致推测来访者目前的情绪状态,如紧锁的眉头、哀怨的眼神提示抑郁心情。

3. 活动　包括活动的量和性质,与周围环境的接触情况,是主动接触还是被动接触,合作程度如何。如躁狂患者活动过多,打破社会常规,给人际交往带来困难;抑郁患者迟缓少动;焦虑的患者表现为运动性不安或震颤。

4. 日常生活能力　了解来访者能否照顾自己的生活,如进食、清洁卫生、更换衣物、如厕大小便等。

（二）感知觉

检查来访者是否有错觉,错觉的种类、内容、出现时间和频率,与其他精神症状的关系等;是否有幻觉,幻觉的种类、内容,是真性还是假性,出现的条件、时间与频率及其与其他精神症状的关系。

（三）认知功能

认知功能包括思维的形式和思维的内容两个方面。思维的形式主要表现在:①言谈的速度和量的变化:如思维奔逸、思维迟缓、思维贫乏、思维中断等。②言谈的逻辑形式:思维逻辑结构如何,有无思维松弛、思维破裂、象征性思维、逻辑倒错或词语新作。来访者的言谈是否属于病理性赘述,有无持续性言语等。思维的内容包括是否存在妄想。妄想的种类、内容、性质、出现时间、是原发还是继发、发展趋势、涉及范围、是否成系统、内容是荒谬还是接近现实,与其他精神症状的关系等。是否存在强迫观念及与其相关的强迫行为等。

在以患者为中心的会诊联络访谈过程中,患者的意识状态、定向力、注意力、记忆和智能、自知力等精神活动的背景始终贯穿其中进行相应检查。

1. 定向力　包括人物定向、时间定向和地点定向。

2. 注意力　评定患者是否存在注意减退或注意涣散,有无注意力集中方面的困难。

3. 意识状态　根据定向力、注意力(特别是集中注意的能力)及其他精神状况,判断是否存在意识障碍及意识障碍的程度。

4. 记忆　包括瞬时记忆、近记忆和远记忆,检查是否存在遗忘、错构、虚构等症状。

5. 智能　包括一般常识、专业知识、计算力、理解力、分析综合能力及抽象概括能力。可根据患者的文化水平进行提问,必要时进行专门智力评定。

6. 自知力　经过病史的采集和全面的精神状况检查,医生可大致了解患者对自己精神状况的认识,了解患者对其精神障碍的认识程度,推断患者的自知力。

（四）情感活动

情感活动可通过客观观察和主观询问两个方面来评估。客观观察可以根据来访者的面部表情、讲话语气、动作、姿态、自主神经反应(如呼吸、脉搏、出汗等)等来判定。主观询问是通过交谈,了解来访者的内心体验。根据情感反应的性质、强度、持续时间确定来访者占优势的情感,如情感高涨、情感低落、情感淡漠、焦虑、恐惧等。评估来访者情感的诱发是否正常,如是否易激惹;情感是否易于起伏波动;有无与环境不适应的情感如情感倒错。

四、会诊访谈中的躯体问诊及体格检查

虽然躯体问诊及体格检查不是会诊联络精神病学工作者的主要工作,但为了避免被非精神科医生误导或遗漏有价值的躯体情况,会诊联络医生也应重视躯体问诊及体格检查。躯体问诊及体格检查,通常贯穿于联络会诊的访谈过程中。躯体问诊包括患者的躯体症状表现形式、症状发生发展过程,影响因素,与心理的关系等等。体格检查包括患者生命体征、皮肤、步态等一般情况,症状发生部位的相关躯体检查(具体方法详见诊断学),尤其要重视神经系统检查。神经系统检查包括意识状态、认知功能、语言、颅神经、运动、反射、感觉、共济运动、脑膜刺激征、自主神经功能状况等(详见神经病学)。

通过躯体问诊及体格检查,还可以使患者感受到医生的认真负责及关心,增进患者的满意度及依从性。

五、会诊访谈中的技巧

（一）注意社会心理特征对患者临床表现的影响

会诊联络精神病学工作特别强调关注患者的社会心理特征,重视社会心理因素与躯体症状之间的相关性,从生物、心理、社会三个方面调查患者的心身状态。应全面了解患者的社会经济地位、家庭角色、文化习俗、人际系统(包括家庭、亲属、工作单位、朋友及各种社团组织等),以及其所经历的应激性事件及其对患者的影响。

（二）合作患者会诊访谈技巧

对于合作患者,会诊联络精神科医生采用常规临床访谈步骤、访谈技术与患者晤谈,必要时辅助使用心理评估工具进行量化测评。在整个会诊过程中会诊联络专业人员都应保持坦诚、接纳的态度,对患者及家属真诚同情、宽容理解。在会谈过程中,随时补充提问,随时鼓励患者及家属提出问题,请患者表达对疾病可能原因的看法,增进与患者的良性互动。在与患者及家属接触时观察要敏锐,不仅明白患者及家属说了什么,还要洞察患者及家属还有什么没说,在什么情况下欲言又止,给予针对性的引导。注意对患者隐私的保护,最好能有一个安静的房间,或要求无关的人员回避。在访谈过程中使患者能感受到会诊医师是真诚助人的,这样的会诊不仅仅是会诊诊断评估,也是一次有价值的支持性心理治疗。

通过与患者的交谈及观察患者的体态、姿势、动作、语气及仪容、仪表等,结合知情人提供的资料,会诊联络精神科医师可了解患者的人格特征、情绪状态,评估分析患者的症状类别及原因、患者的治疗依从性、疾病预后等。例如具有负性认知特点的患者容易否定医生的解释,固执地坚持自己的感受,治疗依从性欠佳,对这类患者会诊医师可建议其在躯体治疗的同时接受系统心理治疗。缺乏社会支持的患者容易感到悲观、失望、无助等,有时会隐瞒自己的症状,对这样的患者会诊医师可在访谈中多给予正性支持鼓励,在力所能及范围内与其他医务人员协调帮助患者应对现实中的问题。

（三）不合作患者的会诊技巧

会诊中常常会遇到不合作的患者,有的患者表现为兴奋躁动、冲动激越,有的患者表现为缄默不语。面对这些患者,会诊医生应保持冷静,态度亲切和善,言语温和委婉,避免刺激患者,争取获得患者的配合。面对冲动有攻击倾向的患者,会诊过程中医师需注意保护自身安全。注意了解或随访观察患者在不同时间和不同环境的症状变化。不论是何种患者,会诊医师均应耐心、细致地观察患者的

言行举止。对完全不合作、不能进行言语交流的患者可以从以下几方面进行观察：

1. 一般情况 患者的仪表、自发言语、面部表情、动作举止、饮食、睡眠等。

2. 言语 观察患者言语的清晰度，音调的高低，言语的连贯性及言语的内容，有无模仿言语，有无音联、意联，或是否有紧张害怕、怪异体验之类的言语内容。对于无自发言语的患者，观察其是否能用文字或手势等表达自己的思维情感，是完全缄默还是部分缄默。

3. 面部表情及情感反应 观察患者面部表情，有无凝视、倾听、闭目、恐惧等表情。观察患者在不同时间和不同环境表情的变化，如患者在有人、无人时表情有无区别，提及某些内容时是否有情感的流露。

4. 动作行为 观察患者动作是增多还是减少；动作有无目的性；有无刻板动作、模仿动作或特殊姿势；有无违拗、躲避、有无冲动、攻击等行为。

（四）否认精神相关疾病的患者

有些患者坚决否认自己有精神行为问题，对会诊联络精神病学医生非常抵触，对于此类患者可单独向知情人采集病史，患者应不在场，以免因与患者产生分歧，导致患者情绪激动，影响病史的采集或导致知情人知而不言。在与患者接触时要做到能尊重患者的感受，敏锐觉察患者的思维情感，取得患者的信任。会诊医师可先从患者的躯体症状、饮食、睡眠等情况与患者进行晤谈，观察患者的情感反应、思维的流畅程度等，循循善诱，在此过程中完成精神病理学症状的检查。

（五）意识障碍患者的会诊技巧

会诊联络精神病学工作中遇到的意识障碍通常表现为意识模糊、谵妄状态。对于缄默不语不动的患者需鉴别有无意识障碍，是真性昏迷还是假性昏迷。

意识模糊和谵妄状态的患者可进行语言交流或有自发言语，有动作行为表现。会诊医师可以从患者的眼神、面部表情、语言流畅程度、动作的灵敏度、注意力的集中程度等方面进行观察评估。如果一个患者呈现表情恍惚、茫然、困惑、言语无条理、对特定事物难以集中注意力、行为无目的、睡醒节律紊乱，高度提示该患者存在意识障碍。对于怀疑谵妄状态的患者注意检查患者对时间、地点、人物及自我的定向力，检查有无幻觉妄想等症状。记忆减退或丧失，是意识障碍中比较显著的一个标志，尤其是对近记忆力的影响。会诊后的随访观察也非常重要，如果一个患者症状缓解后对发病当时的状况有部分遗忘或完全遗忘，进一步证明患者当时存在意识障碍；反之，若患者对发病时的状况记忆完整准确，则说明患者当时无意识障碍。

各种原因引起的木僵状态、闭锁综合征、昏迷状态的患者都可表现为缄默不语、不动，因其治疗及预后截然不同，鉴别诊断非常重要。需仔细观察患者的表情、眼球的运动、对光反射、瞳孔、患者对外界刺激的反应，进行详细的神经系统检查。真性昏迷比较容易判断，但某些时候患者的症状表现不典型，需随访动态观察患者对刺激的反应，以正确评估其真正的意识状态。

（成 敬）

第四节 实验室检查与辅助检查

以患者为中心的会诊联络，常规的医学检查、诊断必不可少，以帮助会诊联络精神科医生作出诊断及鉴别诊断，指导治疗方案的选择。

一、实验室检查

（一）血液检查

常规的实验室检查，如血常规、小便常规、大便常规，血液生化指标如肝肾功能、血糖测定，其他如电解质、甲状腺功能、性病相关指标等应根据患者的病史、症状进行针对性的检查。

（二）神经生化检查

1. 脑脊液检查 脑脊液检查包括常规、生化、细胞学、免疫等。通常情况下，该项检查主要用以排除神经系统疾病,尤其是感染性疾病等。

2. 药物浓度检测 药物浓度检测通过定期检测患者血液、尿液或脑脊液中的精神药物含量,了解患者服药依从性、有效血药浓度并监测有否药物过量等,如丙戊酸盐浓度、血锂浓度等。

（三）脑电图

1. 脑电图(electroencephalogram,EEG) 脑电活动可表现为脑自发电位和诱发电位。脑电图是将电极置于头皮上,描记安静无外界刺激时大脑节律性的电位变化。还可通过声、光、过度换气、药物等各种方法诱发,以发现一般情况下不能发现的异常脑电活动变化。脑电图对于癫痫、脑炎、部分脑肿瘤等疾病有着重要的诊断价值。

2. 多导睡眠脑电图(polysomnography,PSG) 多导睡眠脑电图是通过睡眠状态的脑电活动检测睡眠结构。其观察指标有:①睡眠进程:包括睡眠潜伏期、睡眠总时间、醒转次数、觉醒比等;②睡眠结构:睡眠分为快动眼睡眠相(rapid eye movement,REM)与非快动眼睡眠相(non-rapid eye movement,NREM),非快动眼睡眠相包括S1、S2、S3、S4 四期。通过分析各睡眠相所占总睡眠时间的百分比以及 REM 周期数、强度、密度、时程等了解睡眠结构。正常人每夜睡眠时,NREM 与 REM 交替出现4～6 次。整夜 8 小时睡眠各期比例为 S1 占 5%～10%,S2 占 50%,S3 与 S4 占 20%,REM 则占 20%～25%。

3. 脑电地形图(brain electrical activity mapping,BEAM) 脑电地形图是将已经通过脑电图仪放大的自发或诱发脑电信号,输入计算机进行二次处理,将脑电信号转换成能够定量和定位的图像。脑电地形图以数字表示,共由 0～9 个数字等级组成,0 为空白,1～4 级为正常,4 级以上则为病变,数字越大,表示脑功能损害越重。该项检查尚存在局限性,如脑电信号采样时间短、频率分段少、不能进行波形分析等。

4. 脑诱发电位(brain evoked potential) 脑诱发电位指周围感觉器官和感觉神经系统相关结构受到刺激时,在中枢所测到的脑电变化。临床常用的脑诱发电位有视觉诱发电位(visual evoked potentials,VEP)、听觉诱发电位(audial evoked potentials,AEP)和躯体感觉诱发电位(sensory evoked potentials,SEP)。使用认知事件相关电位(event-related potentials,ERP)去捕捉脑电信息的变化,不但可以探讨精神障碍患者的高级脑认知功能,同时具有无创性、现时性和重现性等优点,是精神障碍诊疗研究的热点之一。

二、影像学检查

现代影像学技术分为结构性脑影像技术和功能性脑影像技术。结构性脑影像技术可以检查大脑形态学的改变;功能性脑影像技术是在结构性脑影像技术基础上发展而来,它们不仅可以检查大脑形态学的改变,也可以对大脑不同区域的功能活动水平进行定性甚至定量分析。

（一）结构性脑影像技术

1. 计算机 X 线扫描断层摄影(computer tomography,CT) 能根据不同层次各种组织的衰减系数差异,显示人体有关组织器官的解剖学横断面图像,属于结构性影像技术。脑部 CT 可显示脑室大小、皮层沟裂、脑实质密度改变,以及脑的对称性异常和局灶性异常等。

2. 磁共振成像技术(magnetic resonance imaging,MRI) 同属结构性影像技术,能清晰地显示不同的脑灰质和白质图像。与 CT 相比,优点是对灰质和白质之间的分辨能力高,可作多维多参数成像,电离辐射性损伤小,无须造影剂就能够显示血管等。但检查时对患者的配合度要求较高,检查的时间也比 CT 耗时长,因此在临床上应结合患者的配合程度进行相应的检查。

（二）功能性脑影像技术

1. 单光子发射计算机断层扫描(single photon emission computed tomography,SPECT) 基本原理是通过检测能发射单光子同位素标记的显像剂在体内的立体分布而重建图像,目前主要用于定量定性地检测脑血流及其变化。该技术在临床及科研中已广泛应用,但由于 SPECT 图像取决于化合物发射的单个光子,空间分辨率相对较差。

2. 功能性磁共振成像技术(functional magnetic resonance imaging,fMRI)　采用核磁共振仪来测量生理活动的变化或异常引起的血氧含量变化的技术。fMRI 无须暴露于放射性同位素环境中,是一种对大脑没有伤害的诊断方法。fMRI 具有较高的空间分辨率,试验中可实时监测被试者的反应等,对于精神疾病的诊断具有较大应用价值,但目前 fMRI 在精神科还是处于实验研究阶段。

(成　敬)

第五节　心理评估常用工具

一、常用心理评定量表

评定量表(rating scales)是用来量化观察中所得印象的一种测量工具。它将用标准化检查所获得的资料用数字表示,以使主观成分减到最小,这样可以使同一个量表适用于不同社会文化背景下的不同检查者,并可适用于不同的群体。

心理评定量表按评定者性质可分为自评量表(受评者自己评定)和他评量表(由他人评定)。按内容可分为一般性心理卫生评定量表和精神科症状量表,一般性心理卫生评定量表主要用于一般人群,可以是健康群体,也可以是心理障碍患者,评定者主要是心理学家、心理卫生工作者;精神科症状量表一般用于精神科患者,评定者主要是受过专门训练的精神科医生。会诊联络精神病学工作时可以把评定量表作为进一步评估的辅助手段,评定量表提供的信息可以帮助医生深入了解会诊对象的心理状态或症状特点,以便综合分析。

常用的心理评定量表有:

(一)患者健康问卷

患者健康问卷(Patient Health Questionnaire,PHQ-9)由美国 Robort Spitzer 教授在 20 世纪 90 年代编制。PHQ-9 由 9 个条目组成。评定标准:①完全不会 =0 分;②好几天 =1 分;③一半以上的天数 =2 分;④几乎每天 =3 分,总分 0~27 分。

PHQ 评定结果解释:总分 0~4 分提示没有抑郁;5~9 分提示轻度抑郁,建议随访复查 PHQ-9;10~14 分提示中度抑郁,需制定治疗计划,考虑心理咨询,随访和药物治疗;15~19 分,提示中重度抑郁需给予积极药物治疗和心理治疗;20~27 分提示重度抑郁,立即首先选择药物治疗,若严重损伤或对治疗无效,建议转移至精神专科进行心理治疗和综合治疗。

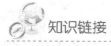　知识链接

患者健康问卷(PHQ-9)

1. 做事时提不起劲或没有兴趣。

2. 感到心情低落、沮丧或绝望。

3. 入睡困难、睡不安或睡眠过多。

4. 感觉疲倦或没有活力。

5. 食欲缺乏或吃太多。

6. 觉得自己很糟或觉得自己很失败,或让自己或家人失望。

7. 对事物专注有困难,例如阅读报纸或看电视时。

8. 动作或说话速度缓慢到别人已经觉察或正好相反——烦躁或坐立不安、动来动去的情况更胜于平常。

9. 有不如死掉或用某种方式伤害自己的念头。

（二）广泛性焦虑筛查问卷

广泛性焦虑筛查问卷（Generalized Anxiety Screening Questionnaire，GAD-7，GAD-2）是有关焦虑症状的简单问卷，由 Robert L. Spitzer 及其同事于 21 世纪初编制。大多数初级保健人员及非精神科医务人员不可能根据 ICD 或 DSM 的焦虑诊断的严格标准去诊断焦虑，广泛性焦虑筛查问卷在检测患者是否有焦虑障碍时迅速有效，常用于非精神科及会诊联络工作中焦虑的筛查。广泛性焦虑筛查问卷共有七个条目，简写为 GAD-7。评定标准：每个条目采用 0～3 分的 3 级评分法：（0 分）完全不会；（1分）几天；（2 分）一半以上日子；（3 分）几乎每天。

GAD 评定结果解释：把相应的数字加起来，所得总和即为量表的总分，若总分达 10 分以上，提示有焦虑。GAD-7 中的两个条目"1. 感觉紧张，焦虑或急切；2. 不能够停止或控制担忧"是焦虑筛查问卷的核心条目，在临床应用中可只询问这两个问题，该版本量表简写为 GAD-2，评定标准同 GAD-7，总分 0～6 分。如果 GAD-2 评分≥3，考虑存在焦虑障碍并按照焦虑诊断标准进一步评估。如果GAD-2 评分＜3，但是仍然怀疑患者有焦虑障碍的可能，询问以下问题：您发现自己是否有回避到达某些公共场所或参加社交活动，并因此感到困扰吗？如果答案是阳性则同 GAD-2 评分≥3 的患者一样，考虑存在焦虑障碍并按照焦虑诊断标准进一步评估。

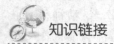 知识链接

广泛性焦虑筛查问卷（GAD）

在过去 2 星期中，您有多少时间为以下问题烦恼？

1. 感觉紧张，焦虑或急切。
2. 不能够停止或控制担忧。
3. 对各种各样的事情担忧过多。
4. 很难放松下来。
5. 由于不安而无法静坐。
6. 变得容易烦恼或急躁。
7. 感到似乎将有可怕的事情发生而害怕。

（三）医院焦虑抑郁量表

医院焦虑抑郁量表（Hospital Anxiety Depression scale，HAD）由 Zigmond AS 与 Snaith RP 于 1983 年创制，主要应用于综合医院病人中焦虑和抑郁情绪的筛查。医院焦虑抑郁量表共由 14 个条目组成（见附录常用心理评定量表），其中 7 个条目评定抑郁，7 个条目评定焦虑。该量表设有 6 条反向提问条目。评定标准：反向提问条目按 0、1、2、3 分评定，其余每个条目按 3、2、1、0 分评定。

医院焦虑抑郁量表评定结果解释：按原作者的标准，焦虑与抑郁两个分量表的分值划分为 0～7分属无症状；8～10 分属症状可疑；11～21 分属肯定存在症状。但 HAD 界值尚存有争议，各研究推荐的 HAD 界值不尽相同，如在我国进行的研究发现以 9 分作为焦虑或抑郁的临界值，可以得到较好的敏感性与特异性。因此认为该量表只能用于筛查，对阳性的病人应进行进一步的深入检查以明确诊断并给予相应的治疗，不宜作为流行病学调查或临术研究中的诊断工具。

（四）Hamilton 抑郁量表

Hamilton 抑郁量表（Hamilton Rating Scale for Depression，HAMD）由 Hamilton 于 1960 年编制，是临床上评定抑郁状态时用得最普遍的他评量表。常用版本包括 24 个条目（见附录常用心理评定量表）。由经过训练的评定员对被评定者进行检查，一般采用交谈与观察方式，待检查结束后，进行评分。评定标准：HAMD 大部分项目采用 0～4 分的 5 级评分法："0"无症状，"1"轻，"2"中等，"3"重，"4"极重。

少数项目评定则为 0～2 分 3 级："0"无症状,"1"轻～中度,"2"重度。

HAMD 评定结果解释:

1. HAMD 总分　能较好地反映病情的严重程度,病情越轻,总分越低;病情越重,总分越高。总分超过 35 分,可能为严重抑郁;超过 20 分,可能是轻或中等度的抑郁;如小于 8 分,没有抑郁症状。

2. HAMD 归纳为 7 类因子结构　①焦虑/躯体化(anxiety/somatization),由精神性焦虑、躯体性焦虑、胃肠道症状、疑病和自知力等 5 项组成;②体重(weight),即体重减轻 1 项;③认知障碍(cognitive disturbance),由自罪感、自杀、激越、人格或现实解体、偏执症状和强迫症状等 6 项组成;④日夜变化(diurnal variation),仅日夜变化 1 项;⑤迟缓(retardation),由抑郁情绪、工作和兴趣、迟缓和性症状等 4 项组成;⑥睡眠障碍(sleep disturbance),由入睡困难、睡眠不深和早醒 3 项组成;⑦绝望感(hopelessness),由能力减退感、绝望感和自卑感等 3 项组成。因子分可更简单明了地反映患者病情的实际特点,并且可以反映靶症状群的治疗效果。

3. 本量表对于抑郁症与焦虑症,两者的总分都有类似的增高,不能很好地进行鉴别。

（五）Hamilton 焦虑量表

Hamilton 焦虑量表(Hamilton Rating Scale for Anxiety,HAMA)由 Hamilton 于 1959 年编制,也是精神科应用较为广泛的由专业人员评定的他评量表之一,主要用于评定患者焦虑症状的严重程度。HAMA 包括 14 个条目(见附录常用心理评定量表)。评定标准:HAMA 为 0～4 分的 5 级评分:"0"无症状;"1"轻,即症状轻微;"2"中等,即患者有肯定的症状,但不影响生活与活动;"3"重,即患者的症状严重,需要处理,或已影响生活和活动;"4"极重,即患者的症状极重,严重影响其生活。

HAMA 评定结果解释:

1. HAMA 总分　超过 29 分,可能为严重焦虑;超过 21 分,肯定有明显焦虑;超过 14 分,肯定有焦虑(14 分为焦虑症状分界值);超过 7 分,可能有焦虑;如小于 7 分,便没有焦虑症状。

2. HAMA 归纳为 2 类因子结构　①躯体性焦虑(somatic anxiety):由躯体性焦虑—肌肉系统、躯体性焦虑—感觉系统、心血管系统症状、呼吸系统症状、胃肠道症状、生殖泌尿系症状和自主神经系症状等 7 项组成;②精神性焦虑(psychologic anxiety):由焦虑心境、紧张、害怕、失眠、认知功能、抑郁心境以及会谈时行为表现等 7 项组成。因子分 = 组成该因子各项目的总分/该因子结构的项目数。通过因子分析可以进一步了解患者的焦虑特点。

3. 本量表可用于焦虑症,但不适宜于评估各种精神病时的焦虑状态,对于焦虑症与抑郁症也不能很好地进行鉴别。

（六）抑郁自评量表

抑郁自评量表(Self-Rating Depression Scale,SDS)由 William W. K. Zung 于 1965 年编制,用于衡量抑郁状态的轻重程度及其在治疗中的变化,为自评量表。SDS 使用简单,分析方便,能有效地反映抑郁状态的有关症状及其严重程度和变化,特别适用于综合医院用以发现抑郁症患者。SDS 的评分不受年龄、性别、经济状况等因素影响。SDS 由 20 个条目组成(见附录常用心理评定量表)。

评定标准:SDS 每一个条目均按 1、2、3、4 四级评分。请受试者仔细阅读每一条陈述句,或检查者逐一提问,根据最适合受试者情况的时间频度圈出 1(从无或偶尔),或 2(有时),或 3(经常),或 4(总是如此)。20 个条目中有 10 项(第 2、5、6、11、12、14、16、17、18 和 20 项)是用正性词语陈述的,为反向计分(4、3、2、1 分),其余 10 项是用负性词陈述的,按上述 1～4 顺序计分。

评定结果解释:

1. SDS 总分　为各个项目得分之和;总分乘以 1.25,取整数部分,即为标准分。SDS 标准分的分界值为 53 分。53～62 分为轻度抑郁;63～72 分为中度抑郁;72 分以上为重度抑郁。

2. 抑郁严重度指数　为 SDS 总分除以 80;指数范围为 0.25～1.0,指数越高,抑郁程度越重。在 0.50 以下者为无抑郁;0.50～0.59 为轻微至轻度抑郁;0.60～0.69 为中至重度抑郁;0.70 以上为重度抑郁。

3. SDS20 个条目反映抑郁状态四组特异性症状　①精神性-情感症状,包含抑郁心境和哭泣两个条目;②躯体性障碍,包含情绪的日间差异、睡眠障碍、食欲减退、性欲减退、体重减轻、便秘、心动过速、易疲劳,共 8 个条目;③精神运动性障碍,包含精神运动性迟滞和激越两个条目;④抑郁性心理障碍,包含思维混乱、无望感、易激惹、犹豫不决、自我贬值、空虚感、反复思考自杀和不满足,共 8 个条目。

（七）焦虑自评量表

焦虑自评量表(Self-rating Anxiety Scale,SAS)是由 William W. K. Zung 于 1971 年编制,用于衡量焦虑状态的轻重程度及其在治疗中的变化,为自评量表,适用于具有焦虑症状的成年人。SAS 由 20 个条目组成(见附录常用心理评定量表)。SAS 量表的结构形式及评定方法,均与抑郁自评量表(SDS)相似。

评定标准:SAS 每一个条目均按 1、2、3、4 四级评分。请受试者仔细阅读每一条陈述句,或检查者逐一提问,根据最适合受试者情况的时间频度圈出 1(从无或偶尔),或 2(有时),或 3(经常),或 4(总是如此)。第 5、9、13、17、19 需反向计分(4、3、2、1 分),其余 15 项按上述 1~4 顺序评分。

SAS 评定结果解释:总分为各个项目得分之和,总分乘以 1.25,取整数部分,得到标准分。分数越高,焦虑倾向越明显。SAS 焦虑评定的标准分分界值为 50 分,50 分以下无焦虑;50~59 分为轻度焦虑;60~69 分为中度焦虑;69 分以上为重度焦虑。

（八）90 项症状自评量表

90 项症状自评量表(Symptoms Checklist 90,SCL-90)由 Derogatis LR 于 1975 年编制。SCL-90 为自评量表,用以评定受评者的精神状态如思维、情感、行为、人际关系、生活习惯及精神病性症状等,可用于评定不同群体的心理卫生水平,是当前使用最为广泛的精神障碍和心理疾病门诊检查量表。SCL-90 由 90 个条目组成(见附录常用心理评定量表)。

SCL-90 评定标准:每一个条目均为 0~4 分的 5 级评分:"0"没有,"1"轻度,"2"中度,"3"相当重,"4"严重。请受试者仔细阅读每一条,然后根据最近一周以内(或过去___周以内)下列问题影响你或使你感到苦恼的程度,选择适合的答案。

SCL-90 评定结果解释:

1. 总分　是 90 个项目所得分之和;总分 70 分为临床界限,超过 70 分说明测试人可能存在着某种心理障碍。总均分,是将总分除以 90。阳性项目数:是指评分为 1~4 分的项目数;每一种心理问题的阳性因子个数大于 2,则说明在该种心理问题上存在问题。

2. 因子分　SCL-90 包括 9 个因子:躯体化、强迫症状、人际关系敏感、抑郁、焦虑、敌对、偏执、精神病性,通过因子分可了解症状分布特点。因子分＝组成某一因子的各项目总分/组成某一因子的项目数。任一因子分超过 1 分为阳性,说明可能存在着该因子所代表的心理障碍。

（九）明尼苏达多相人格调查表

明尼苏达多相人格调查表(Minnesota Multiphasic Personality Inventory,MMPI)共有 566 道题,用于了解受评者的个性特征,也对精神科的诊断起到一定的提示作用。MMPI 共有 14 个分量表:其中 10 个临床量表为①疑病;②抑郁;③癔症;④精神病态;⑤男子气、女子气;⑥妄想;⑦精神衰弱;⑧精神分裂;⑨轻躁狂;⑩社会内向;4 个效度量表为 Q 疑问量表,L 说谎量表,F 诈病量表,K 校正量表。

MMPI 评定结果解释:总分超过 60 分属于异常,超过 70 分为明显病态。高分集中在前面 3 个量表的多为神经症;高分出现在后面量表的多为重性精神病。如果效度量表 L(说谎)得分大于 60,则要慎重考虑其他量表结果的可信性。

（十）认知活动的评定量表

常用的量表有韦氏智力量表、临床记忆量表、简易精神状况评定量表(Mini-mental State Examination,MMSE)等。其中 MMSE 简单易行,常用于中到重度痴呆患者的筛查与评定。

MMSE 评定结果解释:最高得分为 30 分,分数在 27~30 分为正常,分数 <27 为认知功能障碍。痴呆划分标准:文盲≤17 分,小学程度≤20 分,中学程度(包括中专)≤22 分,大学程度(包括大专)≤

23分。

（十一）生活质量综合评定问卷

生活质量综合评定问卷（Generic Quality of Lfe Inventory）为自评量表。共有74个条目，从躯体功能、心理功能、社会功能、物质生活状态四个维度来评定受评者的生活质量。

二、心理评定量表的应用价值及注意事项

（一）心理评定量表的应用价值

1. 每个评定量表都有一定的评分标准，即使评定者的评价是主观的，但所依据来源是真实的，从某种意义上讲，结果具有相当的客观性，可作为临床诊断的参考。

2. 利用心理评定量表可对患者的症状作定量描述，划定评分界线作为研究入组的标准之一，可作为疗效评估的主要工具，有助于将观察结果作统计处理和分类研究。

3. 心理评定量表内容比较系统，能协助评定者发现观察、晤谈等所遗漏的内容，有助于全面有序地检查患者和考虑诊断。

（二）心理评定量表使用注意事项

1. 合理应用评定量表　在受评者健康状况不允许时，或者评定者和受评者之间未建立良好信任关系时，不宜进行评定。

2. 评定量表不能取代临床诊断　评定量表结果存有误差，有些临床工作者过于依赖量表评定，机械地根据评定量表的结果来做解释，往往作出与实际不符的结论。临床工作者应学习心理学和心理测量有关的知识，而心理卫生评估工作者更要深入掌握心理测量技术，并学习与健康和疾病有关的心理学和社会学知识，对评定结果作出符合实际的分析。

3. 注意文化背景对量表结果的影响　许多量表由国外引进，在使用这些量表时应充分估计文化差异所致的误差，尽量选用适合我国文化背景的量表。

（成　敬）

第六节　会诊联络精神病学的诊断方法

精神疾病的症状常常不是孤立存在，而是相互联系的，当出现一个症状时，同时会伴有另外几个症状，将这一群症状统一起来进行观察则称为综合征。综合征往往不是一种独立的疾病，可见于多种疾病，但特征性的综合征对疾病的诊断具有重要的意义。因大多数精神障碍发病机制并不清楚，现行精神障碍的诊断多为现象-综合征的归纳。

一、诊断程序

谱系观点认为正常心理与异常心理是移行的，只有当患者的精神状偏离"正常"的程度超出了一定范围，才做出精神障碍的诊断。将患者的病史、躯体检查、精神检查、心理学评估、实验室检查、影像学检查的结果结合起来，综合分析，对患者当前的精神状态作出初步判断，得出"诊断"，并评估患者的暴力和自杀风险。

会诊联络精神病学的诊断与普通精神病学的诊断程序相同，都包括横向诊断和纵向诊断两个过程。

横向诊断过程是指将患者的精神状态与所谓的普遍意义上的正常人或常模进行比较，以判断是否有异于正常人的精神异常。除了横断面、静态的观察患者的精神状态外，还需动态观察患者一个时期内不同时间段精神状态的变化。如谵妄患者的精神状态通常表现为波动性、昼轻夜重，白天精神状态可相对正常，而夜晚行为紊乱。

纵向诊断过程则是将患者的年龄、职业情况、生活环境、人格特点、病程等纵向结合比较，以判断

患者目前的精神状态是否有异于其过去相对正常精神状态的精神异常。如一个既往人际关系良好、脾气温和、学习成绩优秀的高中生，最近一年变得敏感多疑，人际关系紧张，学习难以集中注意力，学习成绩显著下降，并有一些怪异难以理解的行为，这时需考虑其精神障碍的诊断。

在精神障碍诊断过程中，通常根据症状等级诊断原则进行诊断。首先确定患者是否有器质性因素，只有排除了器质性问题，才能作出非器质性精神障碍的诊断。在诊断非器质性精神障碍的过程中，首先考虑是否为早期的各类精神病性障碍（有幻觉、妄想、现实检验能力丧失等）；然后才考虑神经症、应激相关障碍、癔症以及心理因素相关生理障碍等非精神病性障碍的诊断；随后再考虑为心身障碍或心身疾病；如无以上证据，最后才考虑是否与患病治病过程相关的心理反应。诊断过程中要同时考虑人格因素和心理应激因素与疾病的关系。

等级诊断是精神障碍诊断的基本原则之一，它以"一元论"为指导思想，器质性精神障碍为最高等级，即诊断"功能性精神障碍"首先应排除器质性精神障碍。

等级诊断有助于提高诊断的一致性，但并不利于全面理解和解决患者的问题。会诊联络精神病学工作实践中，患者的躯体问题、社会心理问题往往交织在一起，错综复杂。许多时候，患者病情可能是多种原因综合在一起导致的。此时，需考虑多元的病因学诊断或共病诊断，根据患者的实际情况，有多少诊断就做多少诊断。

有的时候患者的病因或诱发因素难以完全鉴别区分，此时可给予试验性诊断治疗，根据治疗随访中患者病情变化情况，最终确定诊断。

二、暴力和自杀风险的评估

与患者接触时会诊联络精神科医生需要对患者暴力和自杀的风险保持敏感，及时进行评估。

评估暴力风险推荐采用"结构式临床判断法"，即整合患者各种静态和动态的因素，将临床评估和量化评估相结合。暴力风险临床评估的重点是患者的临床特征，即疾病和症状的性质与严重性。高暴力风险的临床特征有：①谵妄、器质性人格改变、嫉妒妄想、被害妄想、言语性命令性幻听等症状；②精神分裂症、抑郁症、人格障碍（反社会型、边缘型、冲动型）、低智商等疾病；③既往暴力行为是最好的预测指标，尤其是最近1个月内曾有暴力行为以及最近1年内曾因危害他人安全而非自愿住院治疗者；④治疗依从性差、合并酒精和药物滥用等。常用的暴力风险评估工具有 Broset 暴力清单、敌意临床风险20（HCR-20）、外显攻击量表（OAS）、暴力风险量表（VRS）等。

自杀风险评估的方法也是临床评估结合量化评估。高自杀风险的临床特征有：①严重的自杀观念和自罪妄想、命令性幻听；②合并严重或难治的慢性躯体疾病；③双相障碍、抑郁障碍、精神分裂症、边缘型（冲动型）人格障碍等；④自杀史和家族自杀史；⑤最近或持久的应激生活事件是重要的自杀促发因素。临床上也可对自杀风险等级进行初步评估：①低风险：闪现的自杀观念，能够自我打消；②低-中度风险：经常出现自杀观念但没有付诸行动的想法，或出现付诸行动的想法时能够很快地予以自我否定；③中度风险：不仅经常出现自杀观念而且有付诸行动的具体计划，如购买药品、上吊、跳楼等，但没有行动的准备；④高度风险：有自杀的准备行动，如选择地点、购买药品、散发财产、安排后事等，对于中度和高度风险者，要注意澄清是什么原因没有采取最后的行动，这些原因是制定防范计划和心理干预的重要参考因素；⑤极度风险：自杀未遂成为本次就诊的主要原因。

一旦患者被评定有高自杀或高暴力风险，建议作为"危急值"上报，使患者的治疗团队及家属充分认识可能发生的危险，在遵守保密原则的前提下积极与患者监护人及近家属进行沟通，加强监护，严防危险行为的发生；明确记录评估结果和沟通过程，必要时让患者或监护人、近亲属签字。对高暴力和高自杀风险的患者要迅速采取有效地治疗措施，如及时给予支持性心理治疗、药物治疗或精神专科住院治疗，条件允许时可考虑电休克治疗，尽快改善患者的精神状态，以避免发生危险行为。

三、诊断标准

目前精神障碍的诊断标准都是将疾病的症状按照不同的组合,以条理化形式列出标准化条目。每一种疾病诊断都包括症状学标准、病程标准、病情严重程度标准、鉴别标准。

1853 年,法国 Jacques Bertillon 提出《疾病死亡原因统计分类法》,是当今国际疾病分类的第一版,该书共出版了 5 版。1948 年,世界卫生组(WHO)接管后更名为《国际疾病、外伤与死因统计分类法》第 6 版,简称 ICD-6,ICD-6 首次成为一个综合性的疾病分类法,并首次包括了精神疾病分类,使精神病分类学的发展进入了一个新时代。美国精神病学会在 1952 年制定了《诊断与统计手册:精神障碍》(*Diagnosticand Atatisticalmanual of Mental Disorders*,DSM)第 1 版。由于精神病学研究的不断进展,这些诊断标准也分别进行了多次补充与修改。

目前国际上影响最大且为较多国家所采用的诊断标准有:《疾病及有关健康问题的国际分类》(简称国际疾病分类第 10 版 ICD-10),美国精神病学会制定的《精神障碍诊断和统计手册》第 4 版(DSM-Ⅳ)。美国精神病学会制定的《精神障碍诊断和统计手册》第 5 版(DSM-5)已于 2013 年出版发行,DSM-5 更有利于进行会诊联络,如将所有抑郁归类到抑郁障碍中,使评估治疗更容易,但 DSM-5 中的部分修改在学术界尚存诸多争议。

中国精神疾病分类及诊断标准(Chinese classification and diagnostic criteria of mental disorders,CCMD)目前为第 3 版(CCMD-3)。CCMD-3 在国内临床工作中曾得到广泛采用。但近年来,随着我国精神病学领域国际交流与合作的日益频繁,CCMD 标准开始阻碍我国精神障碍临床、教学与科研的国际接轨,不利于学术交流。因此现在中国精神病学术界已不再使用 CCMD 的分类,而使用国际上通用的 ICD 诊断系统。

(成　敬)

第七节　会诊联络精神病学的治疗干预方案

会诊联络精神科医生综合分析获取的病史、症状、体征、实验室检查结果等资料,对患者的病情做出诊断及风险评估,然后提出进一步的检查、治疗等干预方案。干预方案通常包括需进一步完善的检查、躯体疾病的积极治疗、健康的生活方式、社会支持、随访、转诊建议等。

会诊联络精神病学强调对来访者的心理、生理、社会兼顾的综合性治疗,但针对不同情况,应各有侧重。例如考患者为器质性精神障碍,建议积极治疗躯体疾病,对精神症状进行对症处理;若考虑患者为非器质性精神障碍,建议心理咨询或心理治疗和(或)选择精神药物;若患者具有消极自杀或冲动伤人等高风险时,向患者家属及医护人员交代风险与安全防护措施,建议转精神专科住院治疗。

本节主要介绍会诊联络精神病学的治疗干预策略,以及常用的药物治疗和心理治疗。

一、会诊联络精神病学的治疗干预策略

(一)治疗方案的选择

会诊联络精神病学工作中,患者通常患有躯体疾病或有躯体症状,使用有多种药物。药物有可能导致或加重躯体疾病或与其他药物发生相互作用。需评估目前精神症状与既往或目前治疗躯体疾病的药物是否有关。例如地塞米松、泼尼松等激素类药物容易引起兴奋躁动或幻觉妄想状态,减肥药物也可以导致患者出现精神异常。对这类患者,应立即停用导致精神障碍的药物;若病情不允许停药,需将药物减量,密切观察病情变化。

酒精、毒品等精神活性物质可以诱发精神障碍,但由于报销问题、法律问题多方面的原因,有些患者及家属会隐瞒患者使用这些物质的病史,会诊联络精神科医师应取得患者及家属的信任,甄别有无精神活性物质使用史,评估患者的精神状态是否与这些精神活性物质相关。通常精神活性物质所致

精神障碍需减少或戒除物质的使用,治疗过程中注意防治戒断反应,监测生命体征,支持对症治疗,酌情使用精神药物,精神药物的剂量通常偏小。

急性严重的躯体疾患患者,首先应治疗躯体疾患,再根据患者躯体及精神状态评估是否需合并使用精神药物治疗,辅以心理支持。若诊断为器质性疾病所致精神障碍,则根据其表现的综合征予以相应治疗。器质性疾病所致精神障碍常表现为以下几类综合征:谵妄综合征(意识障碍综合征)、痴呆综合征(智能减退综合征)、器质性遗忘综合征、器质性重性精神病综合征、器质性情绪障碍综合征、器质性神经症性综合征、物质依赖综合征和戒断综合征、器质性人格障碍综合征。如谵妄综合征:积极寻找病因,针对原发疾病进行治疗为主,同时加强护理,保持营养、水电解质平衡;对出现的精神和行为障碍,注意安全防护,必要时给予约束保护。部分患者经上述对症支持治疗,不需使用精神药物,精神症状即可缓解。患者精神症状严重或持续存在时,适当给予精神药物治疗,小剂量,缓慢增量。

若以躯体症状为主,病程为慢性过程的患者,若考虑为心身疾病,可在给予躯体对症治疗的同时,进行系统心理治疗,必要时合并使用抗抑郁、抗焦虑等相关精神类药物。抑郁症、神经症等患者,在心理治疗的同时也可以配合抗抑郁、抗焦虑药物治疗。对于来访者因患病、治病过程导致的心理反应,医生应有敏锐的觉察,能与来访者共情,给予心理支持。

严重的精神障碍患者,在躯体状况允许时建议转精神专科治疗。若确诊为精神病性障碍仍有精神症状需要治疗,而其躯体疾病较重或不稳定不宜转精神专科治疗时,则继续在非精神科病房治疗,会诊联络精神科医师应指导患者的主管医师正确使用精神药物。

(二) 药物治疗注意事项

当患者需要使用精神药物治疗时,通常需注意以下方面:

1. 药物治疗方案个体化　会诊联络精神病学临床工作中,患者的躯体情况较复杂,为患者制订治疗方案时需要考虑患者的性别、年龄、躯体情况、是否同时使用其他药物、首发或复发,既往对药物的反应、靶症状等多方面因素,选择药物和剂量。优先选择患者耐受性好、针对性强的药物,以期获得较好的治疗反应。如对于兴奋躁动、治疗不合作的患者以及吞咽困难的儿童、老年患者,可考虑使用口服水剂、口腔崩解片、注射针剂。根据患者用药后的反应及时调整药物和剂量。

2. 综合评估疗效与安全性　由于精神药物常有较多不良反应,在选择药物品种时,需对疗效和安全性进行综合考虑。对病情严重,特别是兴奋躁动、攻击性强或有严重自伤、自杀行为的患者,需选择起效迅速的药物,安全性也是同时需考虑的重要因素。对伴有躯体疾患者及非住院治疗患者,安全性常常是第一位考虑。一旦患者开始精神药物治疗,需要密切观察患者的反应,随时根据治疗反应和副作用调整治疗剂量和及时处理不良反应。必要时更换其他药物,避免产生严重不良反应,影响患者的耐受性和依从性。

3. 药物相互作用和联合用药的安全性问题　抗精神病药物可与三环类抗抑郁药物合用,可增加后者的血药浓度、加重胆碱能副作用、诱发癫痫等;与单胺氧化酶抑制剂(monoamine oxidase inhibitors,MAOIs)合用有发生 5- 羟色胺综合征的危险;与苯二氮䓬类药物合用可能会增强各自的镇静作用和影响认知功能;可以逆转肾上腺素的升压作用,增加 β 受体阻断剂及钙离子通道阻断剂的血药浓度而导致低血压;可以加强利尿剂的作用,导致血容量减少、血压下降或电解质紊乱。消化内科常用的抗酸药物可影响抗精神病药物吸收。吸烟可以降低某些抗精神病药如氯氮平的血药浓度。某些选择性 5-羟色胺再摄取抑制剂(SSRIs),如氟西汀、帕罗西汀和氟伏沙明抑制肝脏药物代谢酶,可增加抗精神病药物的血药浓度,导致药物不良反应发生或加剧。卡马西平通过诱导肝脏药物代谢酶,明显降低氟哌啶醇、氯氮平血浆浓度而使精神症状恶化;或增加氯氮平发生粒细胞缺乏的危险性。酒精可以增强精神药物的中枢抑制作用,导致注意力、定向力、判断力损害,并表现嗜睡和懒散;加重锥体外系反应;可能发生呼吸抑制、低血压和肝脏毒性,因此,精神药物治疗期间不能饮酒。

(三) 心理治疗注意事项

对于某些来访者,如神经症患者,心理治疗是非常重要的干预方法。其他精神障碍在精神症状稳定后结合心理干预,可以巩固疗效,还可以减少药物的使用剂量。迄今为止,心理治疗有许多流派,不同的流派有不同的理论建构和技术方法。应根据患者的情况及治疗师的专业背景选择合适的心理干预手段。支持性心理治疗是治疗师采用劝导、启发、鼓励、支持、说服等方法,帮助来访者发挥其潜在能力,提高克服困难的能力,从而促进心身康复,它是一种基本的心理治疗方法,在各种治疗模式中都可以采用。出院后的患者可在心理门诊继续接受治疗。心理治疗过程中,患者精神状态变化,出现消极、自伤或伤人等行为或强烈倾向时,需及时评估,判断是否需要合并精神药物治疗或调整精神药物治疗方案,向患者及家属交代风险及防范意外情况的注意事项,必要时精神专科住院治疗等。

（四）随访追踪与教育培训

由于各科医师对精神科诊疗不熟悉,难以及时调整治疗方案,影响治疗治疗效果或导致副作用增加。因此,会诊联络精神科医师应对患者进行随访追踪观察,与患者的治疗团队保持联系、交流、指导、及时调整药治疗方案,使治疗效果达到最佳。

会诊联络精神病学工作者还应向患者及家属提供健康教育,提高治疗依从性,以使治疗方案达到最佳效果。此外,还应面向其他科医护人员开展精神卫生知识培训,帮助医务人员恰当处理医患关系,保持自身心理健康,更好地服务于患者。

二、精神药物治疗

精神药理学在近半个世纪以来获得了长足的发展,成为临床医学领域里发展最迅速的学科之一。药物治疗谱系也有不断延伸的趋势,如抗抑郁药物已不局限于治疗抑郁症,许多焦虑障碍也列入了它的适应证。但由于多数精神障碍的发病机制还不清楚,因此现阶段精神障碍的药物治疗仍然主要是"对症治疗"而非"对因治疗"。

精神药物(psychotropic drugs)是指对中枢神经有高度亲和性、能改善精神障碍患者的认知、情感和行为的化合物。根据精神药物的临床作用特点,通常分为抗精神病药物(antipsychotic drugs)、抗抑郁药物(antidepressant drugs)、心境稳定剂(mood stabilizers)或抗躁狂药物(antimanic drugs)、抗焦虑药物(antianxiety drugs)、精神振奋药物(psychostimulants)和认知改善药物(improve cognitive drugs)等六大类,每类按其化学结构的不同再进一步分类。会诊联络精神病学工作中最常使用的是抗精神病药物、抗抑郁药物和抗焦虑药物,故本书只介绍此三类药物。

（一）抗精神病药

抗精神病药物是一组用于治疗精神分裂症及其他精神病性精神障碍的药物。在通常的治疗剂量并不影响患者的智力和意识,却能有效地控制患者的精神运动兴奋、幻觉、妄想、敌对情绪、思维障碍和异常行为等精神症状。随着精神药理学的发展,抗精神病药物尤其是非典型抗精神病药物还可用于治疗躁狂症、部分焦虑症状,躯体化症状或抑郁症状等,因此抗精神病药物不宜称为抗精神分裂症药。本文从抗精神病药物的分类及常用代表药物、临床应用策略、主要不良反应及处理三个方面进行介绍。

1. 抗精神病药物分类及常用代表药物

（1）第一代抗精神病药物或典型抗精神病药物:又称神经阻滞剂(neuroleptic)。主要药理作用为阻断中枢多巴胺通路 D_2 受体,通过对中脑边缘系统过高的多巴胺传递产生抑制作用而治疗精神病性症状,特别是幻觉、妄想、兴奋冲动等。这类药物同时抑制黑质-纹状体通路多巴胺传递而导致锥体外系(EPS)副作用,抑制下丘脑漏斗结节部位多巴胺传递导致催乳素水平增高,产生乳汁分泌。

临床上通常按照药物对多巴胺受体阻断作用的强弱,将第一代抗精神病药物分为两大类,即:①低效价抗精神病药物:该类药物对 D_2 受体的阻断作用较弱,对受体的选择性较低;治疗时所需要的剂量大,镇静作用强,对心血管系统影响较大,肝脏毒性大,抗胆碱能作用强,但锥体外系副作用相对较轻;目前临床上使用较多的该类药物有氯丙嗪、舒必利等;②高效价抗精神病药物:该类药物对 D_2 受体的阻断作用较强,对受体的选择性较高;治疗时所需要的剂量小,对幻觉、妄想等精神病性症状的治疗作用强,而镇静作用较弱,对心血管系统影响较小,肝脏毒性低,而锥体外系副作用较强;目前临床上使用较多的该类药物有奋乃静、氟哌啶醇等。

1）氯丙嗪（chlorpromazine）：对兴奋躁动、幻觉妄想、思维障碍及行为紊乱等阳性症状有较好的疗效。口服片剂每日最大剂量不超过 600mg。氯丙嗪剂型有片剂及注射剂。宜从小剂量开始，缓慢加量。治疗精神分裂症或躁狂症及其他兴奋激越状态时，可肌内注射或静脉滴注氯丙嗪，待患者合作后改为口服。静脉滴注氯丙嗪时速度要慢，严密观察心率和血压，防止低血压和心律失常，一旦出现需立即减慢输液速度或停止输液，给予对症处理。氯丙嗪引起的低血压不能用肾上腺素对抗，但可用去甲肾上腺素来纠正。氯丙嗪禁止与肾上腺素合用，因氯丙嗪对 α 受体有显著的阻断作用，直接抑制血管运动中枢和血管平滑肌，使血管扩张、血压下降，而肾上腺素对 α、β 受体均有兴奋作用，当 α 受体被氯丙嗪阻断后，肾上腺素 β 受体的作用相对增强，此时若用肾上腺素，可使 β 受体的作用明显，进一步扩张血管导致更严重的低血压，此时应使用强大的 α 受体兴奋剂，如去甲肾上腺素。

2）舒必利（sulpiride）：对淡漠、退缩、木僵、抑郁、幻觉和妄想症状的效果较好，适用于有孤僻、退缩、淡漠症状的精神分裂症、伴发焦虑抑郁的精神分裂症，及某些躯体化症状。舒必利剂型有片剂及注射剂。舒必利每日剂量小于 600mg 时，有一定抗焦虑、抗抑郁作用，治疗精神分裂症的阳性症状则需要使用较高剂量。舒必利静脉滴注对木僵患者有较好的治疗作用。舒必利主要的不良反应为失眠、烦躁、泌乳素水平升高、女性可导致闭经，也可出现心电图改变。嗜铬细胞瘤、高血压患者、严重心血管疾病和严重肝病患者禁用。

3）奋乃静（perphenazine）：对幻觉妄想、思维障碍、淡漠木僵及焦虑激动等症状有较好的疗效。因奋乃静镇静作用较弱，对血压的影响较小，适用于器质性精神障碍、老年性精神障碍及儿童攻击性行为障碍，随着副作用更小的非典型抗精神病药物的出现，奋乃静在临床上的使用逐渐减少。奋乃静只有口服片剂，每日最大剂量不超过 60mg。

4）氟哌啶醇（haloperidol）：控制兴奋躁动、敌对情绪和攻击行为的效果较好。适用于急、慢性精神分裂症、躁狂症、各类精神障碍的兴奋激越状、抽动秽语综合征。氟哌啶醇剂型有片剂及注射剂。口服片剂每日最大剂量不超过 20mg。氟哌啶醇肌内注射对精神分裂症或躁狂症及其他兴奋激越状态有良好疗效，肌内注射常用剂量为每次 5～10mg，每日 1～2 次。氟哌啶醇主要的不良反应为锥体外系不良反应，如肌强直、动眼危象、痉挛性斜颈、扭转痉挛。氟哌啶醇对内脏器官功能影响较小，但可引发心脏传导阻滞，有猝死病例报告。

（2）第二代抗精神病药物或非典型抗精神病药物：第二代抗精神病药物的药理特点不同于第一代抗精神病药物，较少出现锥体外系副作用，而且对阴性症状有效和改善认知功能，因此又被称为非典型抗精神病药。按药理作用分为四类：①5- 羟色胺和多巴胺受体拮抗剂（serotonin- dopamine antagonists，SDAs），代表药物如利培酮、齐拉西酮、帕利哌酮等；②多受体作用药（multi- acting receptor targeted agents，MAR-TAs），代表药物如氯氮平、奥氮平、喹硫平等；③选择性 D_2/D_3 受体拮抗剂，代表药物如氨磺必利（amisul-pride）等；④D_2、5- HT_{1A} 受体部分激动剂和 5- HT_{2A} 受体拮抗剂，代表药物如阿立哌唑。

1）利培酮（risperidone）：适用于治疗精神分裂症，双相情感障碍躁狂发作，及其他精神障碍的治疗。每日最大剂量不超过 6mg，剂型有片剂、口腔崩解片、口服液和长效针剂。利培酮口服液无色无味，可放在菜汤、牛奶等液体中一起服用，适用于拒绝用药的患者。利培酮常见的不良反应为剂量相关性锥体外系不良反应和催乳素水平增高。

2）齐拉西酮（ziprasidone）：适用于治疗精神分裂症、双相障碍的躁狂发作等。剂型有片剂及口崩片。每日最大剂量不超过 160mg，推荐分两次与食物同用。齐拉西酮注射剂 10～20mg，每 2～4 小时注射，每日不超过 40mg，可用于控制伴急性躁动的具精神病性症状的患者。常见的不良反应主要为嗜睡、头晕、恶心和头重脚轻，偶有心动过速、体位性低血压和便秘。齐拉西酮引起体重增加非常轻微，对糖脂代谢亦无明显影响。齐拉西酮可引起 Q-Tc 间期延长，需监测心电图 Q-Tc 间期变化，若有明显延长趋势，需减量或考虑换药。齐拉西酮应避免与其他可能导致 Q-Tc 间期延长的药物合用，并纠正可能增加心律失常风险的电解质紊乱等情况。

3）帕利哌酮（paliperidone）：是利培酮的活性代谢产物9-羟利培酮，对受体的作用与利培酮基本相似。适用于治疗精神分裂症。现有剂型为3mg和6mg的控释片，每日一次服用。治疗剂量3～12mg/d。常见的不良反应为锥体外系不良反应和催乳素水平增高，其他包括镇静和头晕等。

4）奥氮平（olanzapine）：适用于治疗精神分裂症、双相障碍躁狂发作及其他精神障碍的。每日最大剂量不超过20mg，剂型有片剂及口崩片。对于焦虑、失眠、躯体化症状患者，小剂量的奥氮平可能有效。老年人半衰期延长，起始剂量宜小，加量要缓慢。常见不良反应为困倦、镇静、体重增加和血糖血脂代谢异常。

5）喹硫平（quetiapine）：适用于治疗精神分裂症和双相障碍躁狂发作，对双相障碍的抑郁发作也有一定疗效。每日最大剂量不超过750mg，剂型包括片剂和控释片剂。临床上小剂量的喹硫平可作为增效剂用于焦虑抑郁伴失眠的合并治疗。喹硫平基本上没有锥体外系不良反应。老年和肝肾功能损害的患者，药物清除率减低，需要降低剂量30%～50%。喹硫平主要的不良反应是嗜睡、头晕和体位性低血压。偶尔出现Q-Tc间期延长，临床上有猝死病例，有心脏疾病的患者应慎用，老年患者要减量。

6）氨磺必利（amisulpride）：适用于治疗精神分裂症，尤其是伴有阳性症状和（或）阴性症状（例如：反应迟缓，情感淡漠及社会能力退缩）的患者。患者阴性症状占优势时推荐剂量为每日50～300mg，治疗阳性症状所需剂量较大，每日最大剂量不超过1200mg。阴性症状突出的精神分裂症，以及伴有抑郁症状的精神分裂症患者，可优先考虑选用氨磺必利。老年人使用氨磺必利可产生镇静或低血压症状。服用此药可出现瞌睡症状，对于司机和机器操作者应特别注意。

7）阿立哌唑（aripiprazole）：适用于治疗精神分裂症、双相障碍的躁狂发作等。每日最大剂量不超过30mg，剂型有片剂及口崩片。不良反应包括头晕、失眠、静坐不能、恶心、呕吐，开始用药时偶见直立性低血压、便秘、头痛、困倦等。几乎不引起体重增加、对血糖血脂代谢的影响小，较少引起血清泌乳素水平变化。

8）氯氮平（clozapine）：适用于治疗精神分裂症、躁狂症或其他精神病性障碍的兴奋躁动和幻觉妄想，也可以减轻与精神分裂症有关的情感症状（如：抑郁、负罪感、焦虑）。氯氮平对一些用其他抗精神病药物治疗无效或疗效不好的患者可能取得良好的疗效。但因氯氮平可导致严重的不良反应，危险性很大，在大部分国家不作为一线治疗用药，推荐用于难治性精神障碍的治疗。氯氮平只有口服剂型，每日最大剂量不超过600mg。氯氮平常见不良反应有过度镇静、流涎、中枢或外周抗胆碱能作用、心血管系统影响、体重改变等。严重不良反应主要是白细胞减少和粒细胞降低，大约是其他抗精神病药物的10倍，开始使用氯氮平治疗前一定要检查血常规，治疗初期宜每周检查一次。氯氮平可以降低癫痫阈值，诱发癫痫。肝肾和心脏功能损害的患者应慎用，老年患者应减量。综合医院非精神科，氯氮平一般仅用于长期使用氯氮平治疗的慢性精神障碍患者的维持治疗，在患者合并躯体疾病时，尽量减少氯氮平的使用。氯氮平慢性治疗期间若突然停药，常出现撤药症状，表现为胆碱能症状反跳、精神症状恶化以及一些躯体症状，如寒战、震颤、激越、运动障碍、肌张力障碍、意识紊乱等。因此临床上不宜突然停用氯氮平，应该逐渐减量，小剂量氯氮平维持。如果必须即刻停用氯氮平，建议患者住院，严密监护，以便及时给予干预。氯氮平过量中毒时患者表现为不同程度的意识障碍，从嗜睡到昏迷、心动过速、低血压、脑电图改变、严重心律失常、抗胆碱能症状等，严重程度与服用的氯氮平量正相关，口服量大于2000mg的患者，死亡率很高。

2. 抗精神病药物临床应用策略

（1）抗精神病药物的使用剂量：合作患者首选口服抗精神病药物，起始剂量和加量速度视患者个体情况而定。既往无精神疾病史、从未使用用过抗精神病药物、老年人、儿童、体型瘦小、躯体健康不良等患者药物起始剂量要小，可从常规起始剂量的半量或更小剂量开始。一般抗精神病药物的半衰期较长，每日分1～2次服用即可。增加药物剂量的速度宜慢，约2～3周加至治疗量。若患者体格健壮，或在原服用抗精神病药物的基础上复发，或从一种抗精神病药物换用另一种抗精神病药物，则抗精神病药物的起始剂量可相应大些,加药速度也可快些,大约 1～2 周加至治疗量。在有效治疗剂量范围内,根据患者的疗效和不良反应确定合适的个体化剂量。

(2)抗精神病药物的剂型选择:服药依从性差的患者可选用口崩片,因药物能被口腔黏膜快速吸收,可减少因患者吐药导致的服药困难。拒绝服药的患者可给予无色无味的利培酮口服液。病情严重,有冲动、攻击等行为、不配合或拒绝治疗的患者,需快速控制症状的患者,可采用肌内注射或静脉滴注的方法。每次肌肉注射氯丙嗪 50mg 或氟哌啶醇 5～10mg,半小时左右可产生镇静效果,疗效通常可维持 4～6 小时。对极度兴奋躁动的患者或肌肉注射无效的患者,可用氯丙嗪静脉滴注。病情控制后改为口服药物治疗。

(3)维持治疗:急性期以有效剂量维持治疗至少 4 周,如果治疗 4 周以上仍未见效可以更换其他抗精神病药物。待各种症状逐渐消失,自知力逐渐恢复,在密切观察病情变化的条件下可逐步减少剂量,转入长期维持治疗。一般而言,较先得以控制的症状是兴奋躁动,然后是幻觉、妄想和思维联想障碍,最后是情感障碍。有的患者自知力能够恢复,有的患者经长期维持治疗自知力仍不能完全恢复。长期维持治疗的药物原则上仍应是急性期治疗的有效抗精神病药物,力争用最小有效剂量进行维持治疗,药物剂量一般是急性期治疗剂量的 1/3～1/2,但个体之间所需维持治疗剂量差异很大。一般认为症状消失后至少维持治疗 2 年,以后可在严密监视下进一步减药直至完全停服,一旦有复发的迹象,立即重新开始治疗。因精神分裂症患者复发率较高,有部分专家主张长期药物维持治疗,但在学术及临床上尚未取得一致结论。精神药物治疗同时还需加强患者社会-心理方面的综合治疗和采取积极的康复措施,以取得更好的效果。

综合医院患者出现的精神病性症状绝大多数是继发于躯体和脑器质性疾病,一般出现时间短,内容片段,在躯体疾病控制以后,精神症状通常很会较快消失,所以一般在症状消失三月后,可以考虑逐步停药,一旦有复发的迹象,立即重新开始治疗,并延长维持治疗时间。

3. 抗精神病药物主要的不良反应及处理

(1)过度镇静:患者表现为思睡、睡眠时间延长或睡眠过深,与药物拮抗组胺 H_1 等受体作用有关。常见于治疗开始或增加剂量时,随着治疗的继续常可耐受。可将药物每日剂量的大部分放在睡前服用,避免或减轻白天的过度镇静。严重者应该减药,并告诫患者勿驾车、操纵机器或从事高空作业。

(2)体位性低血压:改变体位时血压骤然下降,可引起患者猝倒,多见于快速加量或剂量偏大时。可能与药物对 α 肾上腺素能受体拮抗作用有关。此时应让患者平卧,头低位,监测血压,开通静脉通道输液有助于血压恢复,必要时减量或换药。

(3)锥体外系反应:包括急性肌张力障碍、震颤、类帕金森症、静坐不能、迟发性运动障碍等,与药物阻断多巴胺受体作用有关。可发生在治疗的任何时期,低剂量起始或药物剂量滴定速度缓慢常可减少锥体外系不良反应的发生;急性肌张力障碍、类帕金森症,可以合并抗胆碱能药物如苯海索等治疗;静坐不能(严重的运动性不安),可通过降低药物剂量或者使用 β 受体拮抗剂治疗。迟发性运动障碍为一种持久的刻板重复的不自主运动,表现为口-舌-颊三联症或颊、舌、咀嚼综合征,即口唇及舌重复的不能控制的运动,如不自主连续刻板咀嚼、吸吮、转舌、舔舌、撅嘴和鼓腮,歪颌和转颈,有时舌头不自主地突然伸出口外,严重时出现构音不清、吞咽障碍。躯干肌受累表现身体摇晃,肢体远端受累表现弹钢琴指(趾)征,肢体近端很少受累,少数表现舞蹈样动作、无目的拍动、两腿不停跳跃、手足徐动、躯干扭转性运动及古怪姿势等。情绪紧张、激动时迟发性运动障碍症状加重,睡眠时消失。迟发性运动障碍是抗精神病药物治疗引起的最严重和棘手的锥体外系反应,不能使用抗胆碱能药物,重要的是预防及早期发现。早期发现逐渐停药后数月或 1～2 年运动障碍可逐渐缓解消退,需继续治疗的患者可换用锥体外系副作用小的药物,如氯氮平、奥氮平、奎硫平等。

(4)抗胆碱能反应:口干、视物模糊、便秘、尿潴留、出汗、震颤、谵妄、意识障碍、认知功能受损等等。使用抗精神病药物应注意患者的大小便情况,对于男性老年患者,或有前列腺肥大、小便困难的患者,用药要慎重,防止出现尿潴留。对有便秘史的患者,可以适当给予一些润肠通便药物,帮助排便。老年人、伴有脑器质性病变和躯体病患者,易发生谵妄等意识障碍,此时应立即减药或停药,并对症治疗。临床用药须注意避免抗胆碱能作用强的药物联合使用。

(5)血液系统改变:主要是粒细胞减少,严重者可危及生命。一般在药物使用的早期就会出现,刚接受氯氮平治疗的患者在治疗期间每1~2周进行白细胞计数监测,6个月后改为每2~4周监测一次,直到停药后一个月。氯氮平治疗期间出现任何发热或感染体征(如咽喉炎)都需即刻查白细胞计数,一旦发现粒细胞减少,立即减量或停用氯氮平,并预防感染和使用升白细胞的药物。

(6)泌乳素水平升高:血清泌乳素水平升高,少数患者出现高泌乳素血症相关障碍,如闭经、溢乳、性欲减退和性感缺乏,男性勃起和射精障碍,常与药物剂量有关。可能与药物拮抗下丘脑-垂体结节漏斗区多巴胺受体有关。可通过减药、停药,使用多巴胺激动剂或中药治疗。

(7)肝功能异常:有些抗精神病药物可引起肝损害,轻度肝功能异常不必停药,可继续观察并采取保肝措施,必要时减药或换用对肝脏影响较小的药物。对于长期服用抗精神病药物的患者,定期复查肝功能。

(8)代谢综合征:包括糖代谢异常(血糖升高),脂代谢异常(血脂异常),血压升高,腹型肥胖等。年龄45岁以上、有高血糖、高血脂、高体质量史的患者及一级亲属有糖尿病者为代谢综合征的高危人群,用药应慎重。帮助患者制定预防此不良反应的计划,如合理饮食、实施运动锻炼计划等,监测体重、腰围、血糖、血脂等指标,如治疗初期体重快速增加,应予以注意,必要时换药。

(9)心血管系统不良反应:体位性低血压、心动过速、心动过缓、心电图 Q-Tc 间期延长、传导阻滞等。体位性低血压表现为在起立或起床时出现眼前发黑,头晕目眩,跌倒在地,血压下降,心跳加快。此时将患者立即平卧,常可好转。此类反应常常在首次使用药物时出现,对于首次用药的患者,需从小剂量开始,缓慢加药,嘱咐患者体位改变时速度要缓慢。对于老年患者,剂量要减半,平时注意监控血压、心率。心脏 Q-Tc 间期延长会诱发扭转型室性心动过速,容易转为心室颤动,可引起晕厥、心脏停搏和室颤性猝死。老年及伴有心脑血管疾病的精神病患者是发生猝死的高危人群,即使服用中等剂量的抗精神病药物,猝死危险也相对较大。收集患者既往史和治疗史,全面检查,避免用于有长 Q-Tc 间期、显著心动过缓、电解质紊乱如低钾血症和低镁血症的患者。抗精神病药物治疗过程中监测电解质和心电图,如果 Q-Tc 间期超过 500 毫秒,建议停止治疗。

(10)恶性综合征(neuroleptic malignant syndrome,NMS):是抗精神病药物引起的最严重副反应,临床上较少见,但死亡率高,必须予以重视。恶性综合征发生机制尚不明确,可能与多巴胺功能下降有关。抗精神病药物种类更换过快、剂量骤增骤减、多种药物合并使用药、脑部疾病患者、紧张症患者、精神活性物质依赖患者、营养状况欠佳者是恶性综合征发生的危险因素。恶性综合征临床表现为肌紧张、高热(可达41℃~42℃)、意识障碍、自主神经系统症状(大汗、心动过速、血压不稳等)。目前,在临床工作中诊断恶性综合征常采用下述标准:①发病7天之内应用了抗精神病药物(应用长效注射抗精神病药物为4周之内);②高热,体温≥38℃;③肌肉强直;④具有下述 A~G 症状之中的3项或3项以上:A. 意识改变;B. 心动过速;C. 血压上升或降低;D. 呼吸急促或缺氧;E. 肌红蛋白尿或 CPK 增高;F. 白细胞数增高;G. 代谢性酸中毒;⑤以上症状不是由全身性疾病或者神经科疾病所致。严重恶性综合征患者死于肾衰竭、呼吸功能衰竭,死亡率约20%~30%。恶性综合征须与脑炎、致死性紧张症鉴别。一旦诊断是抗精神病药物所致恶性综合征,应立即停药,并进行支持治疗和对症处理,如补液、降温、抗痉挛、吸氧、预防感染等,防治并发症,可以试用多巴胺激动剂如溴隐亭,也有报道电抽搐治疗有效。

(二)抗抑郁药物

抗抑郁药物(antidepressant drugs)是指主要是用于治疗抑郁障碍的药物,它能缓解各类抑郁障碍患者的抑郁情绪,同时对焦虑、恐惧、惊恐、强迫、疑病等具有一定疗效,目前其适应证范围已经扩大到焦虑谱系障碍和强迫谱系障碍,抗抑郁药的种类也日益增多。

抑郁症及各种抑郁障碍的发病机制尚不清楚,较多研究提示中枢神经系统单胺类神经递质传递功能下降为其主要病理改变,目前认为各种抗抑郁药物的作用机制均通过不同途径提高神经元突触间隙单胺类神经递质浓度达到治疗目的。抗抑郁药物按作用机制划分,如:选择性 5-HT 再摄取抑制剂(SSRIs),如氟西汀;选择性 5-HT 及 NE 再摄取抑制剂(SNRIs),如文拉法辛;NE 及特异性 5-HT 能抗抑郁药(NaSSA),如米氮平;选择性 NE 再摄取抑制剂(NRI),如瑞波西汀;5-HT2A 受体拮抗剂及 5-HT再摄取抑制剂(SARIs),如曲唑酮;NE 及 DA 再摄取抑制剂(NDRIs),如安非他酮;选择性 5-HT 再摄取激活剂(SSRA),如噻奈普汀;可逆性单胺氧化酶抑制剂(RMAOI),如吗氯贝胺;褪黑激素受体激动剂抗抑郁药,如阿戈美拉汀;三环类抗抑郁药;单胺氧化酶抑制剂等。

1. 选择性 5-HT 再摄取抑制剂(SSRIs) 主要药理作用是选择性抑制突触前 5-羟色胺能神经末梢对 5-羟色胺的再摄取,使突触间隙 5-HT 含量升高。SSRIs 与三环类抗抑郁药相比不良反应明显减少,心血管不良反应少,已成为全球公认的一线抗抑郁药物。适于老年患者及有躯体疾病的患者,为综合医院抑郁、焦虑患者治疗的首选药物。代表药物有氟西汀、帕罗西汀、氟伏沙明、舍曲林、西酞普兰和艾司西酞普兰等。

(1)氟西汀(fluoxetine):是第一个上市的 SSRIs 抗抑郁药。短期用药后,氟西汀的消除半衰期为 1~3 天;长期用药后,消除半衰期为 4~16 天。临床上用于治疗抑郁障碍、进食障碍和强迫性障碍,每日治疗剂量为 20~60mg。

(2)帕罗西汀(paroxetine):主要经肝脏细胞色素 P450 酶代谢,经肾脏排泄,大多数人在用药 5~10 天内达到稳态血浆浓度。在 SSRIs 中,帕罗西汀对胆碱能受体的亲和性最强,在少数病人中产生口干、便秘、视物模糊或排尿困难。临床上适用于治疗抑郁障碍、社交焦虑障碍、惊恐障碍和强迫性障碍。每日治疗剂量为 20~60mg。

(3)艾司西酞普兰(escitalopram)和西酞普兰(citalopram):艾司西酞普兰是西酞普兰的 S-消旋异构体。市场上的西酞普兰是由 R-西酞普兰和 S-西酞普兰以 1:1 的比例组合而成。艾司西酞普兰每日治疗剂量为 10~20mg,西酞普兰每日治疗剂量为 20~60mg。

(4)舍曲林(sertraline):舍曲林主要在肝脏中经去甲基作用代谢为 N-去甲舍曲林,经尿液排泄。肝脏疾病会损害舍曲林的代谢。因此对于有肝脏疾病的患者需要减少剂量,老年人舍曲林的清除率降低。临床上用于治疗抑郁障碍和强迫性障碍,已批准用于儿童强迫症的治疗。每日治疗剂量为 50~200mg。

(5)氟伏沙明(fluvoxamine):是 SSRIs 中最早治疗焦虑障碍的药物,我国批准的适应证是抑郁障碍和强迫障碍。氟伏沙明在体内的代谢不是线性药代动力学过程,一般约需要 7 天达到稳态水平,老年患者服用氟伏沙明,半衰期延长。每日常用剂量为 50~250mg。

SSRIs 类药物镇静作用较轻,可白天服药,为减轻胃肠刺激,通常在早餐后服药,如出现思睡乏力可改在晚上服药。年老体弱者宜从半量或 1/4 量开始,酌情缓慢加量。SSRIs 类药物主要不良反应有:

(1)消化系统症状:较常见恶心,呕吐,厌食,腹泻,便秘。多发生在服药初期或加量时,可以减慢加量速度。

(2)神经系统症状:头疼,头晕,焦虑,紧张,失眠,乏力,困倦,口干,多汗,震颤,癫痫发作,兴奋,诱发躁狂发作。必要时可短期合并苯二氮䓬类药物减少中枢神经系统不良反应的发生风险。少见的严重神经系统不良反应为 5-羟色胺综合征,这是一种 5-HT 受体活动过度的状态,主要发生在 SSRIs 与单胺氧化酶抑制剂及其他 5-HT 激活药合用患者。5-羟色胺综合征症状表现有:腹痛、腹泻、出汗、发热、心动过速、血压升高、意识改变(谵妄)、肌阵挛、动作增多、激惹、敌对和情绪改变,严重者可导致高热、休克,甚至死亡。因此,SSRIs 禁与单胺氧化酶抑制剂类药物及其他 5-HT 激活药合用。

(3)性功能障碍:阳痿,射精延缓,性感缺失。

(4)其他:罕见的有低钠血症,白细胞减少。使用 SSRIs 类药物注意易激惹或自杀念头。使用抗抑郁药物早期,患者若出现易激惹、焦虑现象,可短期合并使用适量的苯二氮䓬类药物,有利于情绪的稳定。长期使用SSRIs类药物治疗突然停药后,有些患者会出现撤药症状,建议逐渐减药,减药时间可持续几周。SSRIs类药物禁与MAOIs、色氨酸联用。

2. 选择性5-HT与NE再摄取抑制剂(SNRIs) 具有5-HT和NE双重再摄取抑制作用,在高剂量时还产生对多巴胺再摄取抑制作用。对M_1、H_1、a_1受体作用轻微,相应的不良反应亦少。药物特点是疗效与剂量有关,低剂量时作用谱和不良反应与SSRIs类似,剂量增高后作用谱加宽,不良反应也相应增加。代表药物为文拉法辛和度洛西汀。

(1)文拉法辛(venlafaxine):主要治疗抑郁障碍和广泛性焦虑障碍,对迟滞性抑郁、伴焦虑的患者,有躯体症状如疲乏和疼痛的患者以及SSRI治疗无效者,有较好的疗效。可以和其他抗抑郁药(如米氮平等)合用治疗难治性抑郁症。文拉法辛有速释制剂及缓释制剂两种。血浆蛋白结合率为27%,极少引起与蛋白结合率高的药物之间的置换作用。普通型制剂半衰期为4~5小时,故需每日分次给药,缓释剂可每天一次给药。文拉法辛每日剂量范围75~225mg。

(2)度洛西汀(duloxetine):度洛西汀对伴有慢性躯体不适(包括慢性疼痛)的抑郁症患者治疗效果较好。进食影响度洛西汀的血药达峰时间,可将其达峰时间延迟6~10小时,晚间一次服药与晨间一次服药相比,度洛西汀的吸收滞后3小时。度洛西汀每日治疗剂量为60~120mg。

SNRIs安全性好,常见的不良反应有胃肠道和神经系统不良反应。胃肠道不良反应有:恶心、口干、便秘、腹泻和呕吐、食欲减退等。神经系统不良反应有:眩晕、嗜睡、震颤、出汗增多、热潮红、视物模糊、失眠、疲乏等。少数患者有性功能方面的不良反应。文拉法辛在大剂量时血压可能轻度升高。未经治疗的闭角型青光眼患者应避免使用度洛西汀。

3. 去甲肾上腺素能和特异性5-羟色胺能抗抑郁药(NaSSAs) 主要通过阻断中枢突触前去甲肾上腺素能神经元α_2自身受体及异质受体,增强突触前膜NE、5-HT的释放,增强NE、5-HT传递。代表药物有米氮平(mirtazapine)。米氮平还特异性阻滞$5\text{-}HT_2$、$5\text{-}HT_3$受体,减少了与5-羟色胺相关的不良反应,如焦虑、失眠、恶心、呕吐、头疼和性功能障碍。米氮平对组胺H_1受体有较强的拮抗作用,因此使用米氮平时会出现睡眠增加。米氮平每日治疗剂量15~45mg。米氮平耐受性好,不良反应较少,无明显抗胆碱能作用和胃肠道症状,对性功能的影响较小。常见不良反应为镇静、倦睡、头晕、疲乏、食欲和体重增加。白细胞计数偏低的患者慎用。

4. 5-HT2A受体拮抗剂及5-HT再摄取抑制剂(SARIs) 特点是镇静和抗焦虑作用比较强,没有SSRIs类药物常见的不良反应,特别是对性功能没有影响。代表药物为曲唑酮(trazodone),临床用于治疗抑郁障碍、焦虑障碍、失眠,每日治疗剂量50~150mg。老年患者应减量。常见不良反应为头疼、镇静、体位性低血压、口干、恶心、呕吐、无力,少数可能引起阴茎异常勃起。禁用于低血压和室性心律失常患者。

5. NE与DA再摄取抑制剂(NDRIs) 主要抑制多巴胺的再摄取,增强多巴胺能作用。代表药物为安非他酮(bupropion),主要治疗各种抑郁障碍,相比于其他抗抑郁药该药转躁风险小,在双相抑郁患者推荐的抗抑郁药治疗中,作为一线和首选药物推荐。安非他酮还可减轻烟草的戒断症状和对烟草的渴求,可用于戒烟。安非他酮常用剂量为150~450mg/d,缓慢加量,分为3次口服,每次剂量不应大于150mg。安非他酮无抗胆碱能不良反应,心血管不良反应小,无镇静作用,不增加体重,对性欲没有影响。常见不良反应为失眠、头疼、坐立不安、恶心和出汗;少数患者可能出现幻觉、妄想。少见而严重的不良反应为抽搐、诱发精神病性症状或癫痫大发作,发生率与剂量相关,禁用于癫痫、脑器质性疾病患者。

6. 选择性去甲肾上腺素再摄取抑制剂(NRIs) 阻断去甲肾上腺素再摄取,增加去甲肾上腺素的含量。代表药物为瑞波西汀(reboxetine),适用于治疗抑郁障碍,对疲倦、无动力的患者、有认知障碍的患者和精神运动性迟滞的患者效果较好,其改善社会功能和职业功能的效果较SSRIs显著。瑞波西汀每日治疗剂量8~12mg,分三次服用。常见不良反应为口干、便秘、失眠、勃起困难、排尿困难、尿潴留、心率加快、静坐不能、眩晕或体位性低血压。肝肾功能不全、有惊厥史者、青光眼患者、前列腺增生引起的排尿困难者、血压过低患者、近期发生血管意外的患者禁用。肝肾疾病及老年、儿童患者慎用。

7. 三环类抗抑郁药（tricyclic antidepressants，TCAs）　三环类抗抑郁药的主要药理作用是对突触前单胺类神经递质再摄取的抑制，使突触间隙 NE 和 5-HT 含量升高从而达到治疗目的。三环类抗抑郁药对上述两种神经递质的作用选择性不高，此外对突触后 a_1、H_1、M_1 受体的阻断作用常可导致低血压、镇静、口干和便秘等不良反应。三环类抗抑郁药不良反应较多，耐受性差，过量服用导致严重心律失常，有致死性。但因其临床疗效较好，起效相对较快，对伴焦虑的抑郁患者、严重抑郁患者，特别是住院患者仍可选用。三环类抗抑郁药包括阿米替林（amitriptyline）、多塞平（doxepin）、氯米帕明（chlorimipramine）；马普替林（maprotiline）属四环类，但其药理性质与 TCAs 相似。阿米替林（amitriptyline）适应证有抑郁症、更年期抑郁症、恶劣心境以及器质性精神障碍伴发的抑郁症状，特别是对伴有失眠的抑郁症效果较好。阿米替林每日最大剂量不超过 300mg。不良反应有：抗胆碱能副作用，如口干、便秘、视力模糊、排尿困难；心血管方面副反应有心动过速、直立性低血压、心电图改变；其他如头昏、躁狂样兴奋、激动、肝功能异常。阿米替林不宜与单胺氧化酶抑制剂合用；不宜与抗胆碱能药物合用；有严重心脏病、青光眼、尿潴留、前列腺肥大者禁用。阿米替林应从小剂量开始，逐渐加量。阿米替林曾经是治疗抑郁症的首选药物，使用广泛，疗效显著，由于副作用多，近年正逐渐被新型的抗抑郁药物取代。

8. 可逆性单胺氧化酶抑制剂（reversible monoamine oxidase inhibitors，RMAOIs）　代表药物为吗氯贝胺（moclobemide）。适用于各类抑郁障碍，包括非典型抑郁、恶劣心境和老年抑郁。无抗胆碱能和心脏传导抑制作用。吗氯贝胺每日常用剂量为 300～600mg，分 2～3 次服用。不良反应有头疼、头晕、恶心、口干、便秘、失眠，少数患者血压降低。此药仍不宜与其他类型的抗抑郁药和抗精神病药物合用，换用其他抗抑郁药需停药 2 周以上。服用单胺氧化酶抑制剂期间，禁食富含单胺的食物和饮料，如奶酪、酸奶、动物肝脏、腌鱼、香肠、腊肉、蚕豆、扁豆、巧克力、酵母、腐乳、无花果罐头、菠萝、啤酒、葡萄酒、柑橘类果汁等，否则可因酪胺大量吸收造成血压急剧上升。

9. 其他抗抑郁药物　氟哌噻吨美利曲辛片（黛力新）为小剂量氟哌噻吨与小剂量美利曲辛的合剂，具有抗抑郁、焦虑，激活作用，镇痛作用。适用于轻中度抑郁、焦虑、疲乏、慢性疼痛等。综合医院中广泛用于伴有抑郁焦虑的各类患者，效果较好。黛力新每日最大量不超过三片，老年人通常不超过一片。在治疗剂量范围内，黛力新主要的副作用有口干、头昏、思睡、便秘、失眠、不安、发呆等，但都较轻微，对症处理即可。少数患者可有震颤、肌张力增高等锥体外系症状，停药即可消失。禁用于严重的心脏疾病如心肌梗死恢复早期、束支传导阻滞，未经治疗的窄角性青光眼。

（三）抗焦虑药物及镇静催眠药

抗焦虑药物（antianxiety drugs）是指具有减轻焦虑、紧张、恐惧、稳定情绪，兼有镇静催眠作用的药物，一般不引起自主神经系统症状和锥体外系反应，过去又称为弱安定剂。目前，应用最广的抗焦虑药物为苯二氮䓬类，其他还有丁螺环酮、坦度螺酮、β 肾上腺素受体阻滞剂如普萘洛尔等。三环类抗抑郁药物、新型抗抑郁药物以及部分抗精神病药物小剂量使用时均有抗焦虑作用。近年来 SSRIs 和其他抗抑郁药开始逐渐代替传统抗焦虑药成为治疗焦虑障碍的一线用药。

镇静药（sedatives）是指能解除病人烦躁而使之安静的药物；催眠药（hypnotics）是指能诱导病人入睡或改善睡眠状态的药物。临床上广泛使用的苯二氮䓬类药物除了抗焦虑作用外，还具有良好的镇静催眠作用，具有安全、高效、方便等优点，也是临床上最广泛使用的镇静催眠药。由于抗焦虑药物、镇静药、催眠药这三类药物之间很难截然分开，在此本文将抗焦虑药物及镇静催眠药放在一起进行介绍。

1. 苯二氮䓬类（benzodiazepines）药物作用机制及常用代表药物　苯二氮䓬药物增强 γ-氨基丁酸（GABA）能神经传递功能和突触抑制效应；还增强 GABA 与 GABAA 受体相结合的作用。GABAA 受体是氯离子通道的门控受体，由两个 α 和两个 β 亚单位构成 Cl-通道。β 亚单位上有 GABA 受点，当 GABA 与之结合时，Cl^- 通道开放，Cl^- 内流，使神经细胞超极化，产生抑制效应。在 α 亚单位上则有苯二氮䓬受体,苯二氮䓬与之结合时,并不能使 Cl⁻ 通道开放,但它通过促进 GABA 与 GABAA 受体的结合而使 Cl⁻ 通道开放的频率增加,更多的 Cl⁻ 内流,于是呈现中枢抑制作用。苯二氮䓬类药物具有抗焦虑、镇静催眠、抗惊厥和肌肉松弛作用。

(1)抗焦虑作用:小剂量苯二氮䓬类药物有良好抗焦虑作用。起效快而确定,能显著改善患者恐惧、紧张、忧虑、不安、激动和烦躁等焦虑症状。如麻醉前给予地西泮,可缓解患者对手术的恐惧情绪,减少麻醉药用量,增加其安全性,使患者对术中的不良刺激在术后不复记忆。也可在心脏电击复律或内镜检查前给地西泮静脉注射,以减轻患者焦虑症状。

(2)镇静催眠作用:苯二氮䓬类药物镇静作用温和,能缩短诱导睡眠时间,提高觉醒阈,减少夜间觉醒次数,延长睡眠持续时间。苯二氮䓬类可诱导各类失眠的患者入睡。苯二氮䓬类药物对快动眼睡眠期(REMS)影响较小,使非快动眼睡眠期(NREMS)的 S2 期延长,S4 期缩短,可减少发生于 S4 期的夜惊或夜游症。一般来说,苯二氮䓬类催眠作用较近似生理性睡眠。苯二氮䓬类药物种类有很多,起效时间及作用长短相互之间差别较大,可根据患者不同时段的睡眠问题,选择相应的药物。如:以入睡困难为主的患者,宜选择起效快而作用时间短的药物,如劳拉西泮,可防止第二天的困倦。以早醒为主的患者则可选择半衰期长的药物,如地西泮、氯硝西泮等。

(3)抗惊厥、抗癫痫作用:苯二氮䓬类药物有抗惊厥作用,其中地西泮和氯硝西泮的作用尤为明显,临床用于辅助治疗子痫、小儿高热惊厥、药物中毒性惊厥以及各种原因导致的癫痫持续状态等。

(4)中枢性肌肉松弛作用:苯二氮䓬类药物对大脑损伤所致肌肉僵直也有缓解作用。

临床上常用的苯二氮䓬类药物有:

(1)地西泮(diazepam):又名安定(valium)。口服吸收较快,1 小时后血药浓度达高峰,静脉注射后迅速进入中枢。血浆消除半衰期平均为 26～53 小时,个体差异很大。年龄越大,半衰期越长,长期用药有一定的蓄积性。在临床上,安定常用于镇静催眠和紧张性焦虑、各种原因引起的惊厥等。在癫痫持续状态时静脉推注安定常作为首选方法。此外,安定还可以用于手术及心脏电复律前给药,精神活性物质依赖。安定注射液适合于急性惊恐发作,兴奋躁动不合作者,以及用于抗精神病药物治疗和抗躁狂治疗的辅助用药。

(2)硝西泮(nitrazepam):抗焦虑、镇静催眠、肌松弛和抗癫痫作用均强于安定,口服易吸收,血药浓度在用药后 2～3 小时达到高峰。用于以焦虑为主的精神障碍,用于手术前后及焦虑引起的失眠,可在 30～60 分钟内引起睡眠。次晨可能有嗜睡、头脑空虚等"宿醉"现象。

(3)艾司唑仑(estazolam):又名舒乐安定。具有高效镇静、安眠、抗惊厥、抗焦虑等作用,服药20～60 分钟开始起作用,催眠作用可持续 5～8 小时。药理作用与安定、硝西泮相似,副作用小,安全范围大,临床上用于各种类型的失眠和焦虑。也常用于高血压,心动过速等心身疾病,以稳定病人情绪消除紧张、焦虑症状。

(4)阿普唑仑(alprazolam):又名佳静安定。其作用强于安定,口服吸收好,起效快,作用广谱,除有较强的抗焦虑、镇静催眠、中枢性肌松和抗癫痫作用外,还有一定程度的抗抑郁作用。在临床上可用于各种原因引起失眠、焦虑状态,尤其是对伴有情绪低落、悲观、兴趣丧失的患者及躯体疾病引起的情绪障碍的患者效果较好。

(5)氯硝西泮(clonazepam):又名氯硝安定。除具有苯二氮䓬类的一般药理作用外,抗惊厥和抗癫痫作用较强。可控制各种类型癫痫,对癫痫持续状态及大发作亦有效。与安定相比,静脉注射 1～2mg 氯硝西泮,作用可持续 4～6 小时,而安定静脉注射作用仅维持 30～60 分钟。除用于癫痫外,氯硝西泮也可用于各种原因引起的失眠和焦虑状态。近年来,氯硝西泮还常用于辅助治疗强迫症及控制躁狂病人的兴奋躁动状态,有较好的疗效。

(6)劳拉西泮(lorazepam):镇静、催眠、抗焦虑效果好,起效快,作用时间短。是苯二氮䓬类药物中唯一注射比口服吸收好的药物。注射剂常用于快速控制和辅助抗精神病药物或抗躁狂药物治疗。

苯二氮䓬类药物在治疗剂量时,副作用小,常见不良反应是思睡、乏力、头昏、眩晕、共济失调等。

为此可能会影响精细运动的协调功能,某些特殊职业者(如驾驶员、高空作业者等)应作适当限制。高剂量或与酒精同服时对呼吸循环有抑制作用。偶见有意识模糊。老年人使用后可能发生共济失调而引起跌倒。解救苯二氮䓬类药物中毒的特效药物是氟马西尼。氟马西尼为选择性苯二氮䓬类拮抗药,化学结构与苯二氮䓬类近似,作用于中枢的苯二氮䓬(BZD)受体,能阻断苯二氮䓬受体而无苯二氮䓬样作用。对苯二氮䓬类药物中毒引起的意识障碍,静脉使用氟马西尼有立竿见影效果。但氟马西尼有致惊厥作用,使用过程中需严格控制药物剂量、输液速度,严密观察。

苯二氮䓬类药物均有一定程度的依赖倾向,长期使用可产生依赖性(即成瘾),突然停药会出现"反跳"或戒断症状,表现为治疗前原有症状的复现,或比治疗前更严重,患者可出现心慌、出汗、恶心、昏睡、震颤等,严重时可致惊厥。控制药物用量、尽量单一用药、减少药物连续使用时间、间断使用等可降低发生依赖及戒断症状的危险性。

苯二氮䓬类药物的依耐性与药物的半衰期长短正相关,即:半衰期越短的药物起效越快,作用时间越短,越容易产生依赖性;半衰期长的药物起效相对较慢,作用时间较长,产生依赖的风险相对较小。苯二氮䓬类药物根据其半衰期长短分为长效药物(>20小时)、中效药物(6~20小时)和短效药物(<6小时)。临床上常用苯二氮䓬类药物的半衰期、常用剂量见表3-7-1。

表3-7-1　常用苯二氮䓬类药物的半衰期、常用剂量

药物	半衰期(小时)	常用成人剂量(mg/d)
地西泮	30~60	5~15
硝西泮	18~34	5~10
艾司唑仑	10~24	2~6
阿普唑仑	6~20	0.8~2.4
氯硝西泮	20~40	2~8
劳拉西泮	10~20	1~6

2. 5-HT部分激动剂　药理机制可能是作用于海马5-羟色胺受体及DA受体,使5-羟色胺功能下调而产生抗焦虑作用。该类药物没有镇静、抗惊厥和肌肉松弛作用、无成瘾作用。不与其他催眠药产生协同作用,不加强酒精的作用。代表药物有丁螺环酮(buspirone)、坦度螺酮(tandospirone)。口服易吸收,0.5~1小时血药浓度达峰值,半衰期3~10小时。用于治疗广泛性焦虑症,对缓解同时存在的抑郁症状有一定效果。与苯二氮䓬类药物相比起效相对较慢,疗效至少在用药后一周以上显现,至少连续应用六周以上才能决定该药是否有效,因为该药随着时间的推移疗效会逐渐显现出来。对焦虑伴严重失眠者,初期可合并使用苯二氮䓬类药物。丁螺环酮和坦度螺酮不良反应很少,即便出现也很轻微,主要有头晕、恶心、头痛、神经紧张、激动、失眠等,无反跳现象。老年人应用要小心,有跌倒受伤的报告。严重肝肾功能不全、青光眼及重症肌无力者禁用。

3. 非苯二氮䓬镇静催眠药　特异性激动中枢GABAA受体的w_1或w_2受体,为短效催眠药物,起效迅速,可延长S2、S3、S4期睡眠,增加总睡眠时间。代表药物有唑吡坦(zolpidem)、佐匹克隆(zopiclone)和艾司佐匹克隆(eszopiclone)。该类药物成瘾和戒断反应很小,不抑制呼吸,半衰期短,因此不会产生次日的"宿醉"现象,适合应用于入睡困难者和有病理基础的失眠者及考试前应急性失眠者。因药物副反应很小,目前它们已成为欧美等国家治疗失眠的一线药物,有取代苯二氮䓬类药物的趋势,缺点是价格较贵。

4. 具有抗焦虑作用的抗抑郁药物　SSRI类、SNRI类、SARI类、NaSSA类抗抑郁药都有良好的抗焦虑作用,安全有效,而且没有依赖和戒断症状。对焦虑障碍中的多种亚型如广泛焦虑障碍、惊恐发作、强迫症、社交焦虑障碍、创伤后应激障碍和恐惧症可以作为首选药物使用。如三环类的阿米替林、多塞平,新型抗抑郁药物曲唑酮、米安色林、米氮平等不仅有效的镇静催眠作用,而且能够非常显著的

减少多梦,可改善多梦困扰者的睡眠质量。因为抗抑郁药物的抗焦虑效果常常在用药一周后才能出现,初期可以与苯二氮䓬类药物联合使用,当抗抑郁药物的抗焦虑作用开始发挥后,再将苯二氮䓬类药物逐渐减量停用,这样能显著减少苯二氮䓬类药物的剂量及使用时间,减少依耐性的发生。详细药物情况详见抗抑郁药物的使用。

5. 具有抗焦虑作用的非典型抗精神病药物 小剂量非典型抗精神病药物如奥氮平、喹硫平等可有效缓解焦虑症状,在临床上常联合其他抗焦虑药物用于治疗焦虑障碍。但这类药物一定要在精神科专业医师的指导下使用,以防治药物不良反应。详细药物情况详见抗精神病药物的使用。

6. β受体阻滞剂 对外周β受体的阻断作用可减慢心率、降低心肌收缩力使血压下降;对气管、支气管平滑肌的β受体阻断引起支气管收缩;对中枢神经系统也有抑制作用。最常用的β受体阻滞剂是普萘洛尔(propranolol),又名心得安(inderal)。普萘洛尔对减轻焦虑症的躯体症状,如心动过速、震颤、出汗等自主神经亢进症状有显著效果。临床上主要用于治疗伴有严重躯体症状的焦虑、广泛性焦虑;还能减轻碳酸锂治疗引起的震颤,减轻苯二氮䓬类药物的撤药反应,尤其适用于对苯二氮䓬类药物有成瘾危险者。普萘洛尔没有耐药性和依赖性,不产生镇静作用。普萘洛尔副反应有胃肠道反应、眩晕、低血压等,禁用于支气管哮喘和心力衰竭、有心脏传导阻滞者。

三、心 理 治 疗

心理治疗(psychotherapy)是一个受过专业训练的治疗师通过与来访者建立一种职业性的关系,进而帮助来访者解决情绪上的困扰、纠正错误认知、改变不良行为、促进其人格的成长和发展的过程。心理治疗与心理咨询在很大程度上互相重叠,界限模糊。一般来说,两者只是在对象的定义和治疗的深度上有区别,心理咨询的对象通常是有普通心理困惑的来访者,而心理治疗的对象心理问题通常较重或较复杂,在某种程度上可诊断其为"病人"。但现代心理治疗,反对给来访者贴疾病标签,提倡使用咨客或来访者的称呼,本文统一使用来访者,统一称作心理治疗。

心理治疗不仅广泛适用于精神科临床,在综合医院的其他科和预防医学中也起着重要作用,也可应用于一般正常人,例如,训练如何与人相处,提高人际交往的能力。本文主要介绍心理治疗的设置和注意事项、及临床上常用的心理治疗类别,为会诊联络精神科医生及非精神科医生选择恰当的治疗方案提供参考,并能够将某些心理治疗,如支持性心理治疗、以来访者为中心的治疗等的基本技术融入到日常医疗工作及医患沟通中。

(一)心理治疗的设置和注意事项

心理治疗室应安静隔音,能避免外界的干扰,为来访者提供一个安全的、可以放松、可以信任的环境。不同的来访者、不同的心理治疗方法,心理治疗的时间及频度不同。一般来说,5次以下称为短程治疗,6~14次为中程治疗,15次以上为长程治疗。一次晤谈时间约40~60分钟,在开始一段时间一周1次或多次,以后根据治疗进展调整治疗频度,如延长为两周1次,或一个月1次,具体治疗次数因人而异。会诊联络精神病学工作中,根据患者具体情况推荐合适的心理治疗方案。如对于严重的躯体疾患患者,可给予短程支持性心理治疗,心身疾病患者则建议其接受系统的心理治疗,出院后可在心理门诊继续心理治疗。

心理治疗应掌握适应证和禁忌证。当患者表现严重的抑郁自杀倾向,需给予危机干预或药物治疗,必要时需终止心理治疗,到精神专科接受封闭式住院治疗,以保证患者安全。患者有明显的幻觉妄想症状时,需给予患者系统的药物治疗,在此基础上再合并支持性治疗。

心理治疗必须遵守保密原则,遵守技术规范和道德伦理,符合法律要求。心理治疗师还要能自省自己的心理问题,接受自我分析和督导。当治疗陷于困境时,治疗师应接受督导或将来访者转介给其他治疗师,避免对来访者造成更大的伤害。

(二)临床上常用的心理治疗类别

心理治疗有很多流派,各个流派在理论框架、治疗结构和技术、治疗目的以及治疗师所扮演的角色等方面各有不同。但无论哪一种心理治疗流派都具有一些共同的要素,例如几乎所有的心理治疗流派都强调心理治疗是治疗师和来访者之间形成的一种专业性关系,在这种关系中,治疗师使用心理学的方法和技术,主要通过谈话方式解决来访者的苦恼和问题。

1. 心理治疗按治疗对象进行分类

(1)个体治疗(individual therapy):以单独的患者或咨客为对象的心理治疗。多数治疗采取治疗师与求助者进行一对一访谈的形式。

(2)夫妻治疗(couple therapy):以配偶双方为单位的治疗,可以视为家庭治疗的一种形式。重点处理影响婚姻质量,引起心理痛苦的各种问题,如夫妻关系、性问题。

(3)家庭治疗(family therapy):以家庭为单位的治疗。核心家庭是最普遍、最基本的人际系统,与个体的精神卫生状态密切相关,所以该类治疗多以核心家庭为干预目标。但由于强调人际互动的重要性,必要时,家庭治疗师还邀请核心家庭之外的大家庭成员参加治疗

(4)团体心理治疗(group psychotherapy):将多名有近似问题,或对某一疗法有共同适应证的不同患者集中起来,以小组为单位进行的心理治疗。团体心理治疗不是个别治疗的简单相加,而是与家庭治疗一样,重视群体成员构成人际系统后产生的“群体心理动力学”现象,利用人际互动来消除病态,促进健康。团体心理治疗具有省时省力的特点,且团体中成员间相互影响,可起到积极的治疗作用,这一点是其他疗法无法比拟的。

2. 心理治疗按学术理论进行分类

(1)精神分析(psychoanalysis)及心理动力性治疗(psycho-dynamic therapy):经典精神分析是在19世纪末由弗洛伊德(Sigmund Freud,1856—1939)创立,其核心理论是有关人的潜意识、人格发展、梦的解析等的心理动力学学说。精神分析是心理治疗领域里最重要的一个流派,其他心理治疗的理论、技术都深受其影响。

精神分析理论将人格看作是一个动力系统,由本我、自我和超我这三个心理结构组成。人类的大多数行为都包括本我、自我和超我的共同参与。本我、自我和超我这三种力量是既相互独立又相互矛盾的过程,三者通过冲突而达到一种微妙的平衡。意识不过是心理结构中极其微小的一部分,心理的大部分都存在于意识水平之下,如同冰山的大部分是在水面之下一样。但是,潜意识的思想、情感或欲望有时会以“伪装”的形式表现出来。理解潜意识扮演的角色是理解精神分析疗法的关键,因为治疗的目的就是要使来访者潜意识的动机被意识到,即潜意识内容的意识化过程,只有这样,一个人才能摆脱潜意识中的某些症结和动机对人的控制,进行现实的选择。经典的精神分析理论认为,人格的发展经历了一系列心理性欲发展阶段,而人格的核心是在6岁以前形成的,在这个年龄以前形成的儿童心理性欲是以后人格发展的基础。这里的“性欲”代表广义的生理性的愉快感觉,而不是狭义的性的欲望。

精神分析强调无意识冲突对人的影响,澄清(即使之意识化)并解决冲突是其中心任务,患者通过分析,逐渐达到认知上的领悟,进而促进人格的成熟。但经典的精神分析因耗时太多,在快节奏的现代社会,其在临床上的应用受到限制,不再流行。近40多年来,在精神分析的基础上又发展形成了不同的流派,理论、操作技术和治疗安排、疗程与经典精神分析不完全相同(如治疗所需时间通常较传统精神分析短),但基本思想仍基于精神分析的心理动力学理论,被统称为心理动力性治疗。

(2)行为治疗(behavior therapy):主要以巴甫洛夫(Pavlov)的经典条件反射和斯金纳(Skinner)的操作性条件作用学说为理论基础,认为环境中反复出现的刺激,包括人自己的行为所造成的结果,通过奖赏或惩罚的体验,分别“强化”或“弱化”某一种行为。治疗的任务是,设计新的学习情景,使合意的行为得到强化、塑型,使不合意的行为得到弱化、消退。行为疗法适用于焦虑障碍、恐惧障碍、抑郁障碍、物质滥用、摄食障碍、疼痛障碍、心身疾病特殊教育领域等。行为治疗的常用的技术有:

1)操作性条件反射技术:按照行为主义的原理,个体的行为反应可能来自获得性的体验,如积极强化,也可能来自对不愉快结果的逃避体验,即消极强化。积极强化是指对个体有意义的东西,如表

扬、关注、金钱以及食物等,能够促使特定行为的发生。消极强化涉及逃避和避免令人厌恶的刺激,个体可以通过做出其他愉快的行为来避免不愉快的情境。另一个利用操作性条件反射原理来改变行为的方法为消退,即从一个以前被强化的反应中撤销强化,则以前被强化的行为或反应会逐渐减弱或消失。

2)系统脱敏疗法:其基本原理是让来访者实际面对或想象面对引起焦虑的情境,通过放松技术来逐渐与焦虑相抗衡,最后使来访者对焦虑唤起的情境不再敏感,从而达到减少焦虑的作用。系统脱敏治疗对焦虑和恐惧症状的改善非常有效,除此之外,它还可以应用到对其他行为问题的治疗中去,如梦魇、神经性厌食、强迫性恐惧、口吃、身体意象障碍等。

在进行系统脱敏治疗前,治疗师需要详细了解来访者的焦虑情境,特别是那些能够引发来访者焦虑和恐惧反应的特殊情境线索,按照诱发来访者恐惧和焦虑情绪反应的强弱将恐惧事件排列成一个等级结构,在处于全身放松的状态下,分级暴露于焦虑情境,反复重复进行,最终消除对该情境的焦虑。近年来随着计算机技术的发展,发明了一种通过计算机模拟现实情境来对恐惧和焦虑进行治疗的方法,这种方法被称为虚拟现实暴露疗法,已经被用于治疗恐高症、飞行和驾驶恐惧、公开演讲恐惧、动物恐惧以及幽闭恐惧等。

(3)认知-行为治疗(cognitive behavioral therapy):由 A. T. Beck 在 20 世纪 60 年代发展出的一种有结构、短程、以来访者当下的问题作为焦点的心理治疗方法,主要针对抑郁症、焦虑症等心理疾病和不合理认知导致的心理问题。它的主要着眼点,放在患者不合理的认知问题上,通过改变患者对已、对人或对事的看法与态度来改变心理问题。认知行为治疗认为治疗的目标不仅仅是针对行为、情绪这些外在表现,而且分析病人的思维活动和应付现实的策略,找出错误的认知加以纠正。

认知-行为治疗理论认为人的情绪来自人对所遭遇的事情的信念、评价、解释或哲学观点,而非来自事情本身。从孩童时代起,我们便从父母以及环境中重要的人物那里学到了很多不合理的信念,加上我们后天自己创造的一些不合理的教条和迷信的累加,如"我必须时刻保持优秀""别人必须对我体贴和公平",再经由以后我们自己反复的自我暗示与自我重复,逐渐强化了这些不合理的思维与信念,最后,这些已经内化到我们内心的不合理信念导致我们的情感与行为出现问题。

ABC 理论是认知-行为治疗的核心内容。这里,A(activating event)指与情感有关系的事件;B 指信念或想法(beliefs),包括理性或非理性的信念;C 指与事件有关的情感反应结果(consequences)和行为反应。认知-行为治疗理论认为,并不是 A 产生了 C,而是 B 引起了 C,即我们对事实的认识和看法产生了我们的情绪反应。

认知-行为治疗的另一个重要概念是"自动性思维"。来访者总是带有一些个人化的观念,这些观念经常被一个特定的刺激所引发,然后产生一系列的情绪反应,这种个人化的观念称之为"自动性思维"。首先,治疗者要让来访者认识到他们的情绪与烦恼是如何被自己的错误思维所影响的;其次,治疗者要帮助来访者学会发现和甄别自己的"自动性思维",确认这些"自动性思维"背后所潜藏的认知歪曲,训练来访者用现实证据检验这些歪曲的认知方式,比如,寻找支持和反对它的证据,其目的是让来访者学会把自己的想法与现实中发生的事件区分开来,认识到自己思维的不合理性;然后,通过家庭作业等一系列方式让来访者学会在日常生活中识别、观察和监督自己的认知方式。

(4)以来访者为中心的治疗(client-centered therapy):是由美国临床心理学家卡尔·罗杰斯(Carl Rogers)创立并发展的具有重大影响的一种心理治疗流派。罗杰斯思想的基本假设是:人是可以信赖的,能够进行自我理解、自我指导,能够进行积极的改变,具有解决自己的问题的潜能,而不需要治疗师的直接干预。治疗师发挥的作用是创造一种良好的、特殊的治疗关系,从而引导来访者的自我成长。以来访者为中心疗法的适用范围很广泛,可用于治疗各种心理问题,如人际关系问题、个人成长发展问题、社会适应不良以及某些神经症患者。

以来访者为中心的治疗认为治疗师的作用不在于他们的治疗技巧和技能,治疗师不是有意识地去管理、引导、调节来访者,更不像精神分析学家那样专注于童年期的历史,决定治疗成功与否的关键是治疗师的言行和态度。以来访者为中心的治疗理论认为建立良好的治疗关系,是治疗取得效果的充分必要条件。成功治疗的核心条件有三个,它们是一致性(即真诚)、无条件的积极关注和准确的共情。

1)一致性:指治疗师要做到真实、坦诚,以开放的心态表达他与来访者在一起时的真实情感、思想和态度。通过治疗师一致性的态度和行为,首先可以增加治疗关系中来访者对治疗师的信任感,另外,如果治疗师能够真诚地表达并接纳自己的弱点和困惑,来访者也更容易接受自己的这些感情。

2)无条件的积极关注:指治疗师以一种平等、深切的关心来对待来访者,对来访者的所有思想、感情和行为给予无条件的接纳。这当然并不意味着治疗师可以接受来访者的所有行为,有时治疗师会真诚地表达出自己对来访者的反对意见和看法。但总体上,治疗师仍然把来访者作为一个值得尊重的、可信赖的人加以看待。治疗师对来访者无条件的关心、接纳和重视的程度越深,治疗成功的可能性也就越大。

3)准确的共情:指治疗师要有能力准确地理解来访者的内心体验,即一种设身处地、站在对方的立场去理解对方感受的能力。同时,治疗师还要能够准确地向来访者表达自己的这种共情的感受。共情是任何心理治疗中取得成功的最有力的决定因素,在每一个心理治疗模型中共情都是成功治疗所必需的组成部分。

(5)支持性心理治疗(supportive psychotherapy):起源于20世纪初,是一种基于心理动力学理论,利用劝导、启发、鼓励、支持、说服等方法来对心理严重受损的来访者进行治疗。支持性心理治疗是临床上最基本的心理治疗模式,也是最广泛应用的治疗方法,其尤其适用于下列情况:来访者自我能力脆弱或未成熟,需要他人给予长期心理支持;来访者遭遇严重的事故或创伤;不适合分析性或其他特殊性心理治疗的来访者。

支持性心理治疗相对于精神分析来说治疗目标更为局限。支持性心理治疗的目标是维护或提升来访者的自尊感,尽可能减少症状的反复,以及最大限度地提高来访者的适应能力,在来访者先天的人格、天赋与生活环境基础上保持或重建有可能达到的最高水平。支持性心理治疗一般不讨论移情,治疗师会鼓励患者表达积极感受。支持性心理治疗常用的技术有:

1)倾听:患者倾诉内心的痛苦与烦恼,可发生情感的"宣泄作用"。它引导或允许患者把压抑的情绪尽可能无顾忌无保留地流露出来。让这样的患者在被保护的治疗会谈环境里尽量倾诉发泄,有治疗的功效。医生应认真倾听,使来访者感到治疗师在积极关注他们的痛苦,而感到安慰和放心。

2)解释与建议:在建立起良好信任关系的基础上,治疗师以通俗易懂的方式,针对性地对来访者的问题进行解释,并提出解决问题的建议。

3)鼓励与保证:治疗师对来访者潜在的优势、长处进行积极的鼓励,帮助患者振作精神,鼓起勇气,提高应付危机的信心。保证是治疗师对来访者的承诺,常用于多疑和情绪紧张者。保证应恰当、实际,以免破坏来访者的治疗信心,或让其过分依赖治疗者而丧失自己努力适应的机会。

4)说明与指导:对于某些由于缺乏知识或观念不正确而带来苦恼的患者,治疗者可根据医学心理及医疗相关知识指导患者正确看待疾病,纠正错误的想法,减少烦恼的程度,树立战胜疾病的信心,积极改善环境,调节应对方式,提高适应能力。

5)调整对应激的看法:由于应激反应的程度往往与个体对该应激的认知评价有关。帮助患者重新了解与评估应激或挫折,改变患者对困难的态度,以客观、现实、解决问题的方式去处理困难,减轻对挫折的反应。

6)善用资源、功能性的适应:帮助来访者审查自身内在的或外在的各种资源,鼓励其利用各种社会支持资源解决自身问题。这些资源包括自己的优势长处及潜在的解决问题能力等内在资源,以及家人、朋友、同事、邻居、慈善机构、康复机构等社会支持系统。与患者一起探讨其应对困难的方式,指出其不当的应对方式,鼓励患者采取积极的、解决问题的、成熟的适应方式,如鼓励患者学习某种技艺或社交技巧、参加适当的社会活动等。

（6）暗示疗法（suggestive therapy）：是利用言语、动作或其他方式，也可以结合其他治疗方法，使被治疗者在不知不觉中受到暗示的影响，从而不加主观意志地接受某种观点、信念、态度或指令，以解除其心理上的压力和负担，实现消除疾病症状或加强某种治疗方法效果的目的。暗示疗法可直接进行，也可以与其他治疗结合进行，比如，各种药物、理疗等等配以暗示疗法可以起到良好的治疗效果。心理医生对患者的鼓励、安慰、解释、保证等也都有暗示的成分。

暗示疗法分为他人暗示和自我暗示两类。他人暗示是在患者对治疗者充分信任的基础上，治疗者给患者暗示以改变患者的心理状态，减轻或消除患者的症状。自我暗示是患者通过自己的认识、言语、思维等心理活动调节和改变其心身状态。癔症、恐怖性神经症、焦虑性神经症等是暗示疗法的传统适应证。暗示对疼痛有明显的影响，语音暗示配合使用安慰剂能显著减轻伤口疼痛；暗示疗法对哮喘等心身疾病也有疗效。心因性阳痿、早泄、性冷淡等性功能障碍，以及遗尿、口吃、厌食等，也可以应用暗示疗法使症状缓解或达到痊愈。暗示疗法的治疗效果往往取决于患者的感受性和对暗示的顺从性，患者对心理医生的信任是暗示治疗的基础。

（7）巴林特小组（Bahrain's team）：是匈牙利精神分析学家迈克尔·巴林特在1950年初创立的一个专门针对缓解医务人员职业压力的培训和研讨小组。他将精神分析的技巧运用到督导医生与患者的关系上，通过促进医务人员对医患关系的理解，增进医患沟通能力，缓解职业压力，提高医务人员心理健康水平。

一个巴林特小组有8到12个成员，每次时长约90分钟。组长是心理治疗师，有小组治疗经验并能胜任巴林特小组的督导工作。某一组员作为报告者讲述其亲身经历的一段医患关系，报告完后说出他自己的思想和感觉。小组其他成员被要求一开始只是倾听，在会议的后三分之一时再发表意见，就这个案例进行精神分析式的讨论。报告者不参与讨论，只倾听观察。小组其他成员的讨论可以再现医生和病人之间的关系，报告者从中得到一种新的观念方式，他认识到他对病人的作用以及他自己的行为模式，从而有机会对患者产生新的理解和发展新的良好关系。

心理治疗还有其他的分类方法，例如音乐治疗、绘画及雕塑治疗、心理剧、家庭塑像、危机干预等等。对医学生而言，需学习掌握心理治疗常用的基本技术，提高心理干预能力，向大众宣传普及心理学知识。

（成　敬）

 思考题

1. 简述以患者为中心的会诊联络程序。
2. 在会诊联络精神病学工作中，如何选择治疗方案？

第四章

会诊联络精神病学常见综合征及精神行为问题

本章包含了会诊联络精神病学临床实践中常见的各种精神障碍综合征、与心理因素密切相关的以生理功能障碍为主要表现的精神障碍和某些特殊问题的处理(自杀和药物依赖问题)。学习重点是各种精神障碍综合征在综合性医院各科的表现形式,如何与器质性精神障碍鉴别,各种精神障碍最常见的就诊科室和躯体疾病的互消互生关系,问诊和精神检查的注意事项。掌握这部分内容,对综合医院精神障碍的识别、诊断、鉴别诊断、治疗和药物的相互作用的处理具有重要的意义。

第一节　常见的各种综合征

会诊联络精神病学中所见的各种综合征具有一些共同的特征:①精神症状的非特异性,不同的病因可以引起相同的精神症状,相同的病因可以引起不同的精神症状;②发病形式可急可缓,意识障碍症状一般起病较急,多发生在躯体疾病的高峰期,而情绪障碍症状及智能障碍症状多发生在疾病的慢性期;③躯体疾病所致的精神障碍随着原发的躯体性疾病的加重而加重、减轻而减轻,呈平行的关系,可以由一种状态转为另一种状态,反复交织出现,错综复杂,有昼轻夜重的特点,但少部分情况并不一致,特别是原有精神障碍伴发躯体疾病,原有精神障碍症状反而会在躯体疾病急性期被掩盖,随着躯体疾病的好转而突显出来;④躯体疾病所致的精神障碍病程和预后取决于躯体疾病的性质,有的是可逆的,随着躯体疾病的好转而好转,但少部分特别是脑器质性疾病,常常会遗留精神障碍症状如智能、情绪和人格障碍症状;⑤治疗必须针对原发躯体疾病的治疗和精神症状的对症治疗共同进行,同时必须注意药物的相互作用,避免精神药物加重躯体疾病的症状,影响对躯体疾病转归状态的判定;⑥有躯体症状、体征和实验室检查结果支持躯体疾病的诊断。

一、意识障碍综合征

临床医学中意识(consciousness)是指个体对周围环境及自身正确认识和反应的能力,包括了环境意识和自我意识。涉及觉醒水平、注意、感知、思维、情感、记忆、定向、行为等心理活动或精神功能,是人们智慧活动、随意动作和意志行为的基础。大脑皮质和脑干中轴的上行性网状激活系统的兴奋性对维持正常的意识活动起着关键作用。兴奋性恰当,意识反应就很清晰,也不会产生歪曲反应。意识障碍时大脑的皮层兴奋性出现病理性改变,意识的清晰状态遭到破坏,对外界事物的刺激和自身状态不能形成清晰的感知和明确的印象,各种心理过程不能互相联系,或停滞在某一阶段、局限在狭窄范围内,同时精神活动受到抑制或紊乱,主动性下降。这样各种条件联系无法顺利进行,综合分析发生困难,出现判断错误,事后往往不能回忆。所以,判断意识障碍必须从意识的清晰度、意识的范围和意识的内容三个方面进行。意识障碍经常由各种躯体性疾病如感染、肿瘤、中毒、外伤、癫痫发作所引起。临床实践中,临床医生对躯体性疾病所致严重的意识障碍容易辨别,但意识朦胧状态因为程度较轻,往往易被临床医生所忽视。所以对是否存在着意识障碍必须在多个时间段,对患者从人物、地点、时间多个角度进行反复地问诊、检查,结合详尽的病史和照料者提供的情况来判断是否存在意识障碍以及意识障碍的性质和严重程度。

根据涉及的对象,意识障碍又可分为环境意识障碍和自我意识障碍。

（一）环境意识障碍

环境意识障碍(environmental consciousness disorder)按清晰度、范围及内容的变化分为三种类型:

1. 以意识清晰度降低为主的意识障碍

（1）嗜睡(drowsiness):此为意识的清晰度轻微降低,在安静环境下,患者睡眠明显增多,不会主动关心周围的事物,经常处于睡眠状态,呼叫或推动患者肢体,患者可立即清醒,并且也可以正确回答一些简短的问题或按要求做一些简单的动作,但刺激一旦消失就又很快入睡,此状态下吞咽、瞳孔、角膜、对光等反射均存在。

（2）意识混浊(clouding of consciousness):此时意识的清晰度明显降低,是由完全清醒到昏迷这一连续体上的轻度障碍阶段,觉察力、定向力、感知障碍,多伴发于脑或躯体器质性疾病。患者多处于半睡状态,刺激阈限明显增高,对外界的刺激反应微弱,除强烈刺激以外难以引起反应,再三询问,往往只获得简短的回答,或回答错误或无法应答,注意难以集中,表情呆板,记忆、理解都困难,角膜对光反射还存在,可以做一些原始的动作如舔唇、抓握。

（3）昏睡(sopor):意识的清晰度降低更明显,表现为时间、地点、人物明显的定向障碍、精神活动缓慢、情感平淡、缺乏主动性、注意力无法集中,一般的推动或呼唤患者已经不能引起反应,昏睡程度轻时强烈刺激检查可引起合理的反应,但是加重时便不能保持与环境的接触。强刺激如压眼眶或面部肌肉可以引起防御反射,深反射亢进,可见震颤及不自主运动,角膜及腱反射减弱,对光反射和吞咽反射存在。

（4）昏迷(coma):此时意识完全丧失,患者无自发运动,对任何刺激不产生反应,许多反射如吞咽、防御,甚至瞳孔对光反射均可消失,此时呼吸不规则、血压下降、大小便多失禁,也可有尿潴留,可有去脑强直现象。并可引出病理性足跖反射。可见于严重感染、中毒、脑外伤、肺性脑病、肾衰竭和糖尿病的重症期,但不会见于分离转换性障碍等心理精神疾病。

2. 以意识范围改变为主的意识障碍

（1）朦胧状态(twilight state):临床特点是意识范围的缩小或狭窄,同时又伴有意识清晰度水平的降低。意识活动集中于较狭窄而孤立的范围以内,患者只能够感知这部分体验。由外表来看,患者尚能保持很正常的行为,可完成一些连续的行动,但是对这一范围以外的事物感知、判断则有困难,甚至给出不正确的回答和解释。患者在此种状态下,还可出现时间、地点、人物的定向力障碍,出现片断的幻觉、错觉和妄想,并可在幻觉、妄想支配下产生攻击或伤害周围人的行为。意识朦胧状态一般是发作性的,常突然产生、突然中止,持续时间可由数分钟至数小时。有的甚至长至数日,但较少见。发作后一般多转为深度睡眠,意识恢复后病中体验可以完全性遗忘,少数病例可有部分片段的回忆。个别患者的幻觉、妄想在意识障碍结束后的第一分钟内仍可保留,以后才完全消失。这种情况称为晚发性遗忘症。朦胧状态在临床上较多见于癫痫所致精神障碍、分离转换性障碍,但在应激反应和创伤后应激障碍、躁狂症急性严重发作状态、颅脑损伤、感染性疾病、中毒以及其他躯体疾病中也都可见到。癫痫所致精神障碍的朦胧状态中常出现恐惧或暴怒性激情发作,发作停止后,大多数患者并不立即清醒。分离转换性障碍朦胧状态时,意识的内容多具有选择性,与患者的期望、想象或精神创伤的具体感受有关,并与患者占主导的情绪相一致。分离转换性障碍患者发作时情绪表现剧烈,但停止发作后可迅速清醒,这些特点可与器质性精神障碍相鉴别。

（2）走动性自动症(ambulatory automatism):这是意识朦胧状态的一种特殊表现。处于此状态时不具有幻觉妄想,患者在朦胧状态中可执行一些无目的性、且与当时处境不适应、甚至毫无任何意义的动作。此种意识障碍现象都是突然发作,持续短暂后又突然消失,意识恢复清醒后不能回忆发作过程。在临床上较多见的类型有以下两种：①梦游症（睡行症）（somnambulism）：意识障碍的发作多在入睡后1~2小时出现，患者突然起床，但此时仍未觉醒，刻板地执行一些简单的、无目的性无意义的动作。发作时间可持续数分钟到十分钟左右，发作停止后又上床安静入睡。次晨醒来，对曾经做过的行为及发生的情况茫然无所记忆、完全遗忘。儿童在夜间朦胧状态发作较多表现为夜惊和梦游症，也可见于癫痫患者、分离转换性障碍患者；②神游症（fugue）：多发生于白天或在早晨起床后突然发作，患者无目的的外出漫游或去外地旅行，外表似乎正常，复杂的动作都能进行，有的会把衣服、金钱赠送他人，或闯入陌生人的住所或禁区。一般持续数小时，一日或较长时间，偶有发作持续几月和几年的。常突然停止发作，意识转为清醒，对发作中经历事件过程可以有部分回忆。多见于癫痫，也可见于分离转换性障碍、应激反应和创伤后应激障碍、颅脑创伤所致精神障碍。

病例4-1-1

　　男性，45岁，公务员，某日上班后未归，家人遍寻不着。几月后又突然回家，身上值钱的衣服和随身携带的包都不见踪影。家人问起缘由，患者说：大概记得自己那天上班，后来不知怎么就到了某地，遍寻不到家门，也记不起自己的姓名身份，靠打工维持生存，衣服和包也不知何时没有了，是丢了还是换钱了记不清了，手表送给了暂住户的户主，回来前一天，突然想起了自己的姓名、身份、住址，借了钱买了票回家，而去的地方离自家有几百公里。患者既往有过头部外伤史和癫痫发作史。

　　诊断：神游症。

---

　　3. 以意识内容改变为主的意识障碍

　　（1）谵妄状态（delirium）：此意识障碍状态，意识清晰度水平降低，同时伴有记忆障碍及时间、地点的定向力障碍，并且产生大量的错觉和幻觉，幻觉以幻视为多见，也有触幻觉和听幻觉。见于器质性精神障碍，主要是各种躯体病因引起脑氧化代谢基质的供应、吸收和利用减少，使中枢胆碱能和肾上腺素能机制的平衡失调，影响中枢上行网状激活系统和中脑的弥散投射系统，从而构成谵妄的发生基础。谵妄的核心症状是认知障碍、觉醒障碍和精神运动性行为障碍。谵妄时可以出现错觉和幻觉，幻觉内容多为恐怖性，形象生动而逼真，如见到昆虫、猛兽、神鬼、战争场面等。酒精所致精神障碍的幻觉大都为看到小物体，患者可以见到小虫在自己床上衣服上爬动，在自己皮肤上游走，有蚁走感；有时也可见到小人围绕自己，并有威胁性的言语。器质性疾病高热引起的谵妄状态大都为战争、追杀的场面。在这些感知觉障碍影响下，患者多伴有被害妄想出现，伴有紧张、恐惧、狂怒等相应的情绪反应，并有躁动不安、冲动伤人、杂乱无章等行为；理解力下降，思维活动困难，不连贯，表现言语散漫凌乱，喃喃自语，让人不能理解。谵妄状态时睡眠节律紊乱，白天多嗜睡，晚上多失眠，各种精神症状多在晚间加重，持续时间可以数小时至数日不等，一般与病情变化波动有关。意识恢复后，患者对其病程中的经过可有部分回忆，也可完全遗忘。

　　谵妄状态的特殊变异类型有两种：①职业性谵妄：患者以行为的兴奋性运动占优势，表现为习惯性的职业动作，如原职业是清洁工，谵妄状态时双手做清洁的操作姿势，表情呆板，沉默不语或只说个别名词；②梦呓性谵妄：患者以言语的兴奋为主，多喃喃自语，并常伴有单调而刻板的抓握动作、扯拉被单、被褥等不可理解、无意义的动作，对外界刺激缺乏相应的反应。兴奋的活动范围多限制于病床以内。

　　（2）梦样状态（oneiroid）：这是一种伴有清晰度水平降低的梦境样体验的意识障碍。患者似乎身处梦境之中，这种体验又经常与幻觉和其他想象性的体验相结合，有时也可伴随有妄想性质的幻想性体验。这种似梦境的内容多反映现实生活中的某些片断，并与带有丰富情感色彩的幻想交织在一起。患者经常沉溺于这种幻想的体验中而与周围环境丧失联系。大部分情况下患者往往是梦幻事件的实际参加者,但有时也会以旁观者身份出现。另外,在梦境样状态中,常会出现假性幻视和幻听。这种梦样状态可持续至数周或数月之久。梦样状态常见于感染中毒性精神障碍和癫痫性精神障碍。

与谵妄状态不同的是梦样状态以假性幻觉为主,幻觉内容以幻想性、神话性题材和既往生活的某些场景为多,所体验的事件多相互衔接,情节有连续性,而且患者身份多是幻想事件的参与者。而谵妄状态则以真性幻觉为主,幻视的内容多是动物、昆虫或战争等恐怖紧张场面,患者往往以旁观者身份出现。

在临床各科,当患者出现环境意识障碍时,如果症状与原发疾病进程相符,不影响管理、临床治疗,综合科医师一般不会提出会诊要求。但如果出现影响临床管理、患者治疗合作性差、影响躯体疾病的治疗目标的实现状况时,综合科医师会提出会诊要求,这时需要会诊医师和综合科医师一起合作,制定合理的治疗方案,以免加重患者的意识障碍,影响综合科医师对疾病转归的判断。

（二）自我意识障碍

自我意识(self-consciousness disorder)是人对自己身体、心理状态及对自己同客观世界的关系的认识。它包括三方面内容:对自己及其状态的认识、对自己肢体活动状态的认识、对自己思维、情感、意志等心理活动的认识。人是在成长过程中通过与外界环境的相互作用来确定自己的界限,自我意识的功能主要是检验现实、适应环境和面对外界现实确定自我的范围,控制情感与本能活动以及对体验予以综合整理、调节。健全的自我意识必须能够意识到自己的存在是一个独立的个体,精神活动完全由自己掌控,并为自己所认识,现在的我和过去的我是同一个相互联系的个体,与周围环境有一定的界限,并与他人建立联系。下面是临床上常见的几种自我意识障碍:

1. 人格解体(dispersonalization)　最早是由 Krishaber(1873)描述的一种症状,Dugar(1898)首次提出了这一术语。一般而言人格解体是指对自我与周围现实的一种不真实感觉,但对自我的不真实感又指狭义的人格解体,可以单独产生,也可以与对周围环境的非真实感同时产生。人格解体大多突然发生,常常伴有昏厥感和灾难临头的惶恐、紧张感觉。有的患者描述自己与周围环境之间似乎存在某种间隙,隔了一层膜,或与环境之间好像放置了一个玻璃屏幕,周围世界看起来似乎虚无缥缈。病人不能觉察到自己的精神活动或自己的存在,病人会声称"我"的脑袋似乎不是"我"自己了,"我"没有了,"我"似乎不是"我"的行为、想法的执行者。此类症状在精神专科医院可见于严重的抑郁症和分离转换性障碍、精神分裂症患者,综合性医院多见于颞叶癫痫、脑器质性精神障碍、吸食大麻等致幻剂患者。

病例 4-1-2

　　女性,30 岁,舞蹈老师,自述近期经常感到恐惧、紧张,因为在教学中自己在做示范动作时感觉不是真正的自己了,自己似乎不能随意控制自己腿的腾飞跳跃,有时感觉自己似乎站在自己身体后面看着自己在跳舞,感觉自己只能看到自己面前的很狭窄的范围,与周围的学生似乎有个屏障隔开了,学生和自己说话时感觉他们的言语就像在遥远的太空中发过来。追问既往病史,患者承认 20 多岁时曾在吸食大麻后有过类似的感受,也正因为此感受让自己恐惧,最后停止了吸食,但最近这种感觉又有了。

　　诊断:人格解体综合征。

---

2. 交替人格(alternating personality)　同一患者在不同时间内可以表现为完全不同的两种个性特征和具有两种不同的内心体验,两种个性特征在不同时间内可以交替出现。

病例 4-1-3

女性,30 岁,因为消化道疾病住院治疗。某天在护士发药核对患者姓名时,陈某反复说自己不是陈某,是另一位姓黄的女士,而且说自己已经五十多岁了,有两个孙子,不愿吃护士的药,说护士发错药了,导致医疗后果要护士负责。但是语音动作还是陈某的表现。一天后又恢复,承认自己是陈女士。后经向家属核实,黄姓女士为陈女士的一位表姐,两人关系一直很好,目前在外地。

诊断:交替人格。

3. 双重人格(double personality)和多重人格(multiple personality) 它们是统一性意识障碍的表现,患者在同一时间内声称自己既是 A,也是 B,而 A、B 是完全不同两种人格,称为双重人格。有的同一患者出现两种以上的人格,称为多重人格。

4. 人格转换(transformation of personality) 患者否认原来的自身,而自称是另一个人或者某种鬼神附体,言语表情动作完全模仿附体的人或神鬼,同时言语表情动作的内容宣泄的是患者本人的情绪。

交替人格和双重人格或多重人格、人格转换多见于精神分裂症和分离转换性障碍。

在综合科,患者可以是以自我意识障碍症状为主诉就诊,人格解体也可以作为器质性疾病表现的一部分,但更多见的是躯体疾病作为一个应激因素诱发原有的自我意识障碍症状的出现,这将给临床医师对症状的认定识别带来困扰,影响正常诊疗过程的进行,增加临床管理工作的困难。所以在会诊联络精神医学的过程中,专科医师一定要学会鉴别,确定自我意识障碍与躯体疾病的关系,给以恰当的治疗方案。

二、记忆障碍综合征

我们既往所感知过的事物,在一定的条件刺激下能在大脑中重新反映出来,这种既往经验的重现就是记忆(memory),它是一种在感知觉和思维基础上建立起来的精神活动,一切复杂的高级心理活动发展,都必须有记忆作为基础。记忆包括识记、保存、再认和回忆四个过程,记忆障碍可以在这四个不同部分产生,也可以同时受损,只是程度不同而已。记忆障碍在临床上大致可分两类:一类是记忆量的障碍,包括记忆增强、记忆减退和遗忘等;二类是记忆质的障碍,包括错构症、虚构症、潜隐记忆、似曾相识症和旧事如新症等。

(一) 记忆增强

记忆增强(hypermnesia)表现为能够回忆起平时或正常人本不能够或不会去回忆并且不重要的事,或者是能够回忆起非常细致的情景,如多年前某天见到过什么人,看过什么表演,吃过什么东西,而且大多赋予与自己情绪思维一致的意义。大多常见于情感精神障碍躁狂发作特别是轻躁狂症患者,或者具有自责自罪妄想的抑郁症患者,也可见于精神分裂症患者。特别是精神分裂症和轻躁狂患者因躯体疾病去综合医院就诊,在叙述自己疾病症状时,对一些细节的过度描述会影响对主要症状的表述,从而占用过多的就诊时间,同时因为妄想和易激惹症状影响也会对医师的接诊方式、态度过分挑剔,易产生医患矛盾。

(二) 记忆减退

记忆减退(hypomnesia)是指记忆中识记、保存及再认和回忆过程都普遍减退。轻度可为回忆减弱,可见于正常老年人和神经衰弱,严重可表现为远、近记忆减退,特别是由近而远的记忆减退,最早可表现刚做过的事如吃过饭菜的品种、放东西的地方、近期的日期、时间的回忆困难,进一步发展则远期的重大事件如结婚纪念日、专有名词、术语、概念回忆都困难,多见于脑动脉硬化和其他脑器质性损害患者。这类患者在综合科就诊时,不能很好地提供病史和临床症状,影响医师对病情的掌握,临床医师需向监护人询问,补充病史资料。另外对于脑器质性损害患者,医师如果检查不全面,不能及时发现记忆减退症状,也会影响对预后的判断。

（三）遗忘

遗忘(amnesia)与记忆减退的区别是：遗忘是一种回忆过程的丧失,而不是识记、保存及再认和回忆过程的全面减退,往往是对某一事件或某一时期内经历的回忆丧失,它有几种表现形式。

1. 顺行性遗忘(anterograde amnesia)　遗忘和疾病同时开始发生,不能回忆在发病后一段时间内的事件,常见于脑震荡和脑挫伤患者,如一位遇车祸头部受伤的患者完全记不得车祸后三天之内的事,之后的事又能正常识记回忆。

2. 逆行性遗忘(retrograde amnesia)　指不能回忆在发病前某一段时间的事件,如头外伤的患者回忆不起受伤前他是在什么地方,遇到什么人,这种遗忘可以是完全的,也可以是部分的,但大多遗忘只涉及较短的一段时间。常见于卒中后和颅脑创伤伴有意识障碍的患者、自缢患者、一氧化碳中毒抢救清醒后,也可见于严重的精神创伤患者。

3. 进行性遗忘(progressive amnesia)　指记忆损害进行性加重,受损较严重的是再认和回忆,而不是识记和保存。常见于老年性痴呆患者,除了有遗忘,还伴有日益加重的痴呆、情感和表情的淡漠。

有些镇静催眠药由于血药浓度达峰时间短,患者服用后第二天可能会有遗忘现象发生,对服药后自己说过的话、做过的事不能回忆,与上述遗忘的表现性质不同,要注意鉴别。

（四）错构和虚构

错构(paramnesia)是指记忆发生错误,表现为患者将过去生活中所经历过事件误以为是其他时间发生的,并坚信不疑,且具有相应情感反应。常见于精神发育迟滞、脑器质性疾病、酒精中毒性精神障碍和外伤性痴呆。虚构(confabulation)也是一种记忆的错误,由于遗忘患者形成了某些记忆空白,于是将过去生活中未发生过的事件误以为发生过,以一段虚构的事实来填补遗忘的记忆,但并非有意为之,患者毫无自知力。常见于酒精中毒性精神障碍和麻痹性痴呆、外伤性精神障碍、中毒性精神障碍。由于对患者的生活经历的不了解,医务人员往往难以确定患者的症状是属于错构和虚构哪一种记忆障碍,需向家属确认后再定。虚构又可分为以下两种：

1. 想象性虚构　常见于老年性和血管性痴呆,虚构带有幻想性质。

病例 4-1-4

男,80岁,脑出血后一年,患者渐渐开始向家人叙述自己是个大老板,开了个工厂,拥有几千万资金等着人去继承,讲到激动之处痛哭流涕。家人认为他是故意为之,怕没有人照顾他,实则不然。

诊断：脑器质性遗忘综合征。

---

2. 睡梦性虚构　常见于老年性痴呆、酒精中毒性精神障碍及其他脑器质性精神障碍,虚构内容荒诞离奇且丰富多变,和记忆障碍密切联系。

如果同时具有记忆减退,尤其近记忆力减退突出,错构、虚构和时间定向力障碍,称为柯萨柯夫综合征(Korsakoff syndrome),可见于脑外伤、酒精中毒性精神障碍、中毒、各种严重的传染性疾病、脑肿瘤、内分泌性疾病、老年性精神障碍。

（五）潜隐记忆

潜隐记忆(cryptomnesia)又称歪曲的记忆,表现为患者把来源不同的记忆相互混淆、颠倒。患者可把看到或听到别人经历过的事件回忆成自己的经历,如把别人的发明创造说成是自己的,或者表现为患者把自己经历过的事件当做是自己听闻到的,如一位从战场回来的士兵把所见的残酷战争场面说成是自己在电影里看到的,多见于脑器质性疾病或创伤后应激障碍。

（六）似曾相识感或识旧如新

似曾相识感(déja vu)是指患者在经历陌生的事件时,有一种曾亲身经历过的感觉,又称熟悉感,如见到一位陌生人认为是多年的老友。识旧如新(jamais vu)指患者对过去亲身经历过或反复经历过的事件在重新经历时有完全陌生的感觉,又称陌生感。正常人由于情急或注意的不集中也会出现此现象,但是经过重复确认会发现自己的错误,而病理状态下患者则坚信自己的感觉是真实的。可见于精神分裂症,但最常见于癫痫患者。

以上很多记忆障碍症状多见于神经内外科和急诊科、老年科,以单一症状请求会诊的很少,会诊时所见大多是复合症状,在会诊联络实践中,往往需要康复、心理、神经内外科多科合作,才能改善患者的预后。

三、智能障碍综合征

智能(intelligence)是一个复杂的概念,是人们认识世界,并运用所学的知识解决实际问题的能力,这种能力是在实践中获得和发展,是先天的生物素质和后天的实践(社会实践和接受教育)共同作用产生的。其含义包括既往获得的知识和经验,以及运用这些知识和经验来解决新问题、形成新概念的能力。虽然记忆本身不属于智能,但智能活动与思维、记忆和注意力密切相关。记忆力和注意力是智能活动得以进行的前提。当记忆力减退、注意力难以集中时,智能活动难以顺利进行。智能活动也与思维密切联系,但智能和思维又属于不同的概念范畴,思维是按自己一定逻辑规律进行的认识活动。

智能必须在解决某种问题的过程中才能表现出来,并因问题的不同需要有不同的能力,如表现为理解力、计算力、分析能力、创造力等。严重的记忆障碍一般也伴有智能障碍。因此,在判定智能状态时,一般需要检查记忆状态和知识掌握程度。

智能障碍可表现为全面性的或部分性的智能减退,智能障碍主要有两种类型:先天性智力低下(精神发育迟滞)和后天获得性痴呆。

(一)精神发育迟滞

精神发育迟滞(mental retardation)是因为患者在胎儿期、出生时或婴幼儿时期,大脑的发育由于遗传、感染、中毒、头部创伤、内分泌异常或缺氧等因素而受到阻碍,以致大脑发育不良,或受到阻滞,使智能的发育停留在一定的阶段。

(二)痴呆

痴呆(dementia)是一种综合征,在意识清醒的状态下可见定向力、记忆力、理解力、计算力、学习等能力以及判断力的障碍,并伴有影响脑功能的器质性病变。常见于麻痹性痴呆及脑炎后遗症、老年性痴呆、脑动脉硬化性精神障碍等。患者的判断和推理是错误的,学习和工作困难,有时自我的生活也不能自理。此外,患者的其他精神活动,如情感和意志,往往由于痴呆的影响而出现轻重不等的失调。逐渐丧失社会性的情感,而原始的情感和本能意向占优势。一般来说,病变多严重或为进行性的,常不易恢复或不能完全恢复。但如治疗适当,也可阻止病情的继续发展,有可能得到改善。

根据人脑损害病理变化的严重程度以及病变所涉及的范围大小的不同,痴呆状态又可分为下列两类:

1. 全面性痴呆 这类患者的大脑病变主要呈现为弥散性器质性损害,见于老年性痴呆、麻痹性痴呆等。这类痴呆表现涉及智能活动的各个方面,包括认知功能、社会生活功能,也往往影响患者的全部精神活动,常出现人格的改变,而且是早期出现。患者缺乏对其疾病的分析和判断能力(即自知力)。定向力也可发生障碍。

2. 部分性痴呆 这类痴呆由于病变所侵犯的只是某些限定的区域,例如大脑血管的周围组织,因而使智能产生部分的障碍,如记忆力减退、理解力削弱、分析综合能力的下降等。但其人格的基本特征一般仍保持良好,并具有一定的批判和自知的能力,定向力也比较完整。这类痴呆常见于脑动脉硬化性精神障碍,外伤性痴呆等。但当疾病发展至严重阶段时,临床上往往与全面性痴呆难以区别。

在临床上，往往还可以见到另外一些与痴呆类似的表现，但本质却迥然不同。这类智能障碍主要由于强烈的精神创伤而引起，而在脑的组织结构方面并无任何器质性的损害，所以预后比较良好，其智能障碍通过适当的治疗和处理，在短时期内可以完全恢复正常。常见于分离转换性障碍及创伤后应激障碍。主要有以下两类：

（1）心因性假性痴呆：有相应文化基础的患者对一些非常简单的问题回答错误，如 2 + 3 = 9，看似荒谬，但可以看出他的回答仍在问题性质的范围，仍是作为加法计算的，称为近似回答。又如患者说自己是 30 岁，而他父亲却只有 18 岁，但在现实生活中，他却能解决比较复杂的问题，如下棋、打牌等，一般生活能力也完好。这类假性痴呆多见于分离转换性障碍或在强烈精神压力或创伤作用下产生的精神障碍。

（2）童样痴呆：患者的主要表现类似一般儿童那样的稚气，声调语音像幼童说话，行为似儿童活泼幼稚，随意撒娇，自称才三岁，多见于分离转换性障碍。

针对智能障碍的会诊联络实践，与记忆障碍的会诊联络实践活动密不可分，真性和假性痴呆的鉴别决定了疾病性质的判断和治疗方向。

四、情感障碍综合征

这是以情感增强或减弱为主要表现的一类综合征。

（一）躁狂综合征

典型的躁狂综合征（mania syndrome）症状情感高涨、思维增加和活动增多在综合性医院很少见。但急性躁狂发作患者，可出现意识蒙眬状态，表现为谵妄性躁狂、梦样躁狂和暴怒性躁狂，在综合性医院的科室特别是急诊科、神经科有时可见，关键是要与脑炎等器质性疾病所鉴别。

（二）抑郁综合征

抑郁综合征（depression syndrome）与躁狂综合征相反，以情绪低落、思维迟缓和运动性抑制为主要表现，由于这种疾病严重时患者明显的行为抑制，进食减少，可以类似恶病质样的表现，患者极度消瘦，虚弱无力，生活完全不能自理，这种状况也可以见于厌食症患者，必须与慢性消耗性疾病结核、肿瘤鉴别。

（三）焦虑综合征

焦虑是我们人类与生俱来的一种情绪，有助于我们提高应激能力，更好地应对外界的压力和危险，更好地生存。焦虑综合征（anxiety syndrome）是与现实不相符的对模糊的或未意识到的威胁的担忧、以回避行为为特征的显性焦虑或自败行为，它是一种"低窒息"的情绪状态，以长期的暴躁、担忧和对威胁迹象过分警觉为特征，严重时表现为惊恐发作，患者会突然出现胸闷、心慌、气短、呼吸困难，喉部有堵塞感，从而过度换气，出现头晕目眩、多汗、脸部苍白或潮红，手足震颤、四肢发抖，惊呼求救。这类患者往往会见于急诊室、呼吸或心脏科，需要结合病史、辅助检查、体格检查与二尖瓣脱垂、甲状腺功能亢进、嗜铬细胞瘤、低血糖、急性心肌梗死鉴别。

五、幻觉妄想综合征

幻觉妄想综合征（hallucination-delusion syndrome）特点是出现大量的幻觉，多为幻听、幻视、幻嗅、幻触等，幻觉的内容多为对患者不利的，如辱骂、威胁性言语，或恶臭刺激性的味道，或者难以忍受的麻、痛、电触感，内脏的扭曲断裂感，在幻觉的基础上伴随出现妄想，多为被害妄想、物理影响妄想或疑病妄想等。妄想一般无系统化倾向，主要特征在于幻觉和妄想密切相依，互相影响，在此基础上患者会出现激烈的情绪反应，恐惧、紧张、愤怒，从而出现拒食、逃跑、暴力攻击和自杀等危害性行为。虽然在意识清晰的情况下的幻觉妄想综合征多见于精神分裂症、分裂性精神障碍，但在器质性精神障碍等其他精神障碍也可见，最常见于酒精中毒性精神障碍、服用致幻剂和其他精神活性物质中毒。在少部分特别敏感体质患者，小剂量的镇静安眠药、麻醉剂的使用也会引起上述症状，还有躯体感染高热的谵妄状态、脑器质性疾病也常见。

病例 4-1-5

男,30岁,建筑工人,因为胡言乱语、吵闹不安、冲动外跑一天请求会诊。患者右臂骨折已经住骨科病房三天,准备手术矫形,术前一天突然要外跑,被陪护者拦住,要打陪护者和护士,问其缘由,说:陪护者和医生护士一起联合起来害自己;在护士到自己房间来换输液瓶时听到护士说要做掉他;上厕所时听到外面有人说他的事,在商量怎么杀他;楼下都是便衣警察,在监视他的一举一动。看见床上有虫子在爬,感觉有不知名的虫子和蚂蚁咬他。晚上无法入睡,情绪烦躁、吵闹行为加重。追问病史,患者十八岁开始饮酒,每天要一斤半左右,而且都是劣质白酒,喝酒时就着花生咸菜下肚,因为手臂骨折,无人为他买酒,已经停止饮酒三天。

诊断:酒精戒断综合征。

六、紧张综合征

包括了紧张性兴奋和紧张性木僵两种状态。

(一)紧张性兴奋

躁狂症发作的兴奋状态大部分为协调性精神运动性紧张性兴奋,但部分严重的急性躁狂发作或精神分裂症的紧张性兴奋(catatonic excitement)、器质性紧张综合征都为不协调性精神运动性紧张性兴奋,往往受幻觉妄想的影响,临床特点是情绪激昂、言语增多,但无感染力,同时躁动不安,行为带有冲动性,严重病例有极度兴奋,可产生狂暴性的攻击行为,如无目的乱跑,捣毁身边的物件,攻击所有企图接近他的人,对所有的人都表现暴怒和对立。

(二)紧张性木僵

紧张性木僵(catatonic stupor)往往发生于上述兴奋状态之后,也可单独地产生。临床特点是患者丧失活动能力,表现为不语不动不食,肌张力增高。对任何刺激,如疼痛、冷或热刺激,甚至面临危险照旧保持无活动状态。非器质性紧张性木僵状态可以见于创伤后应激障碍和抑郁症患者,虽不活动,不言语,但患者的眼神或视线与周围人、周围环境可能保持某种联系,如视线随周围人的体位或活动改变而移动。器质性紧张性木僵,指中枢神经系统器质性病变所致的木僵状态,例如大脑前动脉血栓、大脑基底动脉血栓、煤气中毒、脑干损伤等。高热患者可引起急性致死性紧张症。

木僵与昏迷不同,木僵患者无意识障碍,各种反射均存在,患者通常注视检查者,或眼球追视移动物体而运动;患者经常抗拒检查,可出现违拗行为;木僵解除后患者可回忆木僵期间发生的事情。而昏迷患者表现严重意识障碍,各种反射减弱或消失,常闭眼,眼睑松弛,清醒后不能回忆昏迷期间自己或周围发生的事情。

还有一种表现缄默症(mutism),指患者在意识清晰状态下没有普遍的运动抑制、却始终保持沉默,不用语言回答任何问题,有时可用表情、手势或书写表达自己的意见。木僵状态指患者在意识清晰度相对完整时出现的普遍的精神运动性抑制,一般木僵状态需持续24小时才有诊断意义。轻度木僵状态的患者表现言语和动作明显减少、减缓,称亚木僵状态;严重时随意运动完全抑制,全身肌肉紧张,对内外刺激毫无反应。木僵患者也可缄默不语,不能诊断为缄默状态。

综合性医院会诊联络多见的是器质性紧张综合征,需要与传染性疾病所致角弓反张和药物反应鉴别,必须详细询问病史,有无传染病致病因素存在和药物使用史,明确原发病因,针对原发病治疗,同时对症治疗,但治疗过程中用药量一定要适中,以免加重原发病的其他症状。

七、其他综合征

（一）精神自动症综合征（康金斯基综合征）

精神自动症综合征是一个较复杂的综合征，它包括感知觉、思维、情感、意志等多种精神病理现象。其临床特点是在意识清晰状态下产生一组包括假性幻觉以及患者思想、意志不受本人愿望控制等症状，精神自动症的典型表现是患者感到本人的精神活动不再属于自己、而是受外力控制产生。概括地说精神自动症综合征主要临床特征即：存在异己感、强制感和不自主感三个特点。这一综合征，有类似于强迫状态的特点，即两者症状都具有异己感，但是强迫状态不存在强制感和不自主感这另外两个特点，可资鉴别。此综合征多见于精神分裂症，但也可见于感染性、中毒性精神障碍，所以在综合性医院的临床实践中也可见到此表现。

本综合征表现是较复杂的，具有多种多样的症状，在这里概括为下列几类。

1. 联想性精神自动症　可包括多种方面症状，诸如强制性思维（思维云集）、内心被揭露症状（洞悉感）、思维被控制感症状、回忆被开放症状、思维鸣响（思维化声）等。

2. 内感不适性精神自动症　患者可以出现假性幻觉（包括假性幻视、幻听、幻嗅、幻味等）以及存在于体内某部位的各种各样的特殊感觉，如烧灼、抽压、绞动、挤压、抽动等各种不愉快的感觉或体验。

3. 运动性精神自动症　患者感觉自己的某种运动、动作都不是按照本人的意志，而是根据某种外界的作用或影响实现，如感到本人是在外力"指令"之下做"闭眼""伸舌""举手"动作和"说话"，完全丧失了自我控制能力。

4. 系统性的被害妄想和影响妄想等症状　系统性的被害妄想和影响妄想是这一综合征常见的妄想，也有较少见的妄想，例如所谓变形妄想。还可以见到所谓的第二自身妄想（自身重复妄想），如患者觉得另外有一个人与他一起躺在床上，并且此人是以某种方式与他联系的。有时此人似乎是患者身上的某种附属物，有时患者似乎觉得他的躯体某些部分变成了两个。这一症状实质上是感知觉综合障碍的一种表现。

5. 假性幻觉性回忆　这一症状突然产生，把早年某种事件的回忆性的形象，以假性幻觉形式再生出来。

（二）疑病综合征

疑病症（hypochondriasis）指的是对自身健康过分的关注，相信患了某些实际并不存在的疾病，并对微不足道的一些症状和体征过分夸张，而终日焦虑紧张。疑病症并非独立的疾病，它可以综合征的形式见于躯体形式障碍、抑郁性精神障碍、创伤后应激障碍、精神分裂症、中毒、感染、颅脑损伤及内科疾病等，这类患者往往内感性不适症状明显。患者感觉体内有不舒适、难以忍受的异样感觉，且难以描述，也不能明确指出具体的部位，患者感到内脏有某种紧缩、扭转、撕拉、游走、气浮、外溢等特殊感觉，这类感觉往往构成患者疑病综合征的基础。过去有个名词叫"医源性神经症"，目前这类患者都归于疑病症或躯体形式障碍，是由于医生对患者的躯体不适、健康状况用不恰当的言语暗示、解释，以及伴有过多的检查、治疗等而引起的心因性疑病症样的反应。在抑郁性精神障碍时的疑病观念往往与自罪观念并存；精神分裂症时的疑病是一种较牢固的妄想观念，内容荒谬，同时患者还伴有精神分裂症其他的表现。

综合医院各科，这类患者很多见，如果患者的症状主诉与器质性检查结论不相符，医师一定要警惕此综合征的存在，避免过多的检查和不良言语暗示，建议心身科医师会诊，给以恰当的治疗方案，包括心理干预。

（三）Cotard 综合征

Cotard 综合征是以虚无妄想或否定妄想为核心症状的一种较少见的综合征。由 Cotard（1880）首次加以描述，以后就以 Cotard 加以命名。此种综合征的严重程度可以很不相同，轻度状态可能症状不明显，严重时患者认为本身的内部器官和外部现实世界都发生了变化，部分不存在了，最严重的病例坚信患者本人和外部世界都已不复存在。本综合征可见于意识模糊状态,多种精神疾病如精神分裂症、老年性痴呆,或脑炎、癫痫等,但大多数见于抑郁状态。发生年龄多见于中年的晚期和老年时期,很罕见于年轻人。症状产生大多是突然出现,开始时常有焦虑和易激惹性,轻度病例可主诉丧失了智力和感情能力。向严重发展时可否定躯体某一特殊器官或部位的不复存在。这一综合征预后一般较好,可以自然地恢复到正常。如果伴发于抑郁状态,病程可变得持久。这类症状如果不能识别,往往会误认为装病或忽略不处理,由此而耽误合适的治疗。

（四）锥体外系反应综合征

锥体外系反应综合征(extrapyramidal system syndrome)这组症状主要是由传统的抗精神病药所引起,可以是:

1. 急性肌张力障碍　表现为个别肌群的持续痉挛,多见面、颈、唇、舌肌痉挛;表现斜颈或颈后倾、眼球向上凝视不动,难以恢复原位(动眼危象)、四肢躯干肌肉受累,出现角弓反张,步态不稳;咀嚼肌受累,张口困难(锁颌症);喉肌受累,出现吞咽和语言障碍,同时可伴有焦虑、烦躁及心率增快、出汗等自主神经功能紊乱症状。症状持续几分钟至几小时。急诊中需要与分离转换性障碍、破伤风、癫痫、低血钙、脑膜炎或脑炎等疾病鉴别。

2. 静坐不能　表现为无法控制的、强烈的不安定感。患者烦躁不安、不能安坐、来回走动,可伴焦虑、易激惹。易被误认为原有的精神症状加重而加大药量。此症状除了见于抗精神障碍药的使用,也可见于传统的胃动力药物如甲氧氯普胺的使用,对于敏感体质的个体,常规剂量的使用就可以出现。

3. 药源性帕金森综合征　表现为肌肉僵直、肢体肌张力呈齿轮样增高、动作减少或减慢、小步态、静止性震颤、面具脸、流涎、构音困难、吞咽困难、嘴唇快速震颤(兔唇综合征)等,常伴焦虑情绪及自主神经功能紊乱症状。与帕金森综合征的鉴别在于后者除了静止性震颤,运动时震颤加重。

4. 迟发性运动障碍(tardive dyskinesia,TD)　是一种特殊而持久的锥体外系反应,主要表现为口、唇、舌等部位的不自主活动以及四肢、躯干的舞蹈样动作和肌张力障碍。主要由长期服用多巴胺受体阻断剂抗精神病药所引起。

在综合性医院,以上四种表现如不了解服药史,很容易误诊为中枢神经系统的病变,给以不恰当的检查、诊断和治疗。

（五）恶性综合征

恶性综合征(neuroleptic malignant syndrome,NMS)又称 Malin 综合征,是一种罕见但可致命的药物不良反应,几乎所有抗精神障碍药都可以引起,其中以传统的抗精神障碍药氟哌啶醇引起者最常见。恶性综合征 90% 见于抗精神障碍药物治疗开始的十天到半个月内,或者是由于治疗剂量过大、加药过快导致发生,症状一旦出现,两天内症状可快速充分发展。患者表现显著的类帕金森综合征(肌肉僵硬、吞咽困难、木僵缄默)和明显的自主神经功能紊乱(脸色苍白、心动过速、出汗、排尿困难和血压升高、持续高热等);严重者表现意识障碍、呼吸困难、急性肾衰竭甚至死亡。实验室检查可发现白细胞增高,肌红蛋白升高,肌酸磷酸激酶升高,后者与 NMS 严重程度可能有关。

（六）5- 羟色胺综合征

5- 羟色胺综合征(5- HT syndrome)多见于两种或多种选择性 5- HT 回收抑制剂(SSRI)药物联合用药,或 SSRI 与三环类抗抑郁剂阿米替林、氯丙咪嗪和曲唑酮、单胺氧化酶抑制剂(MAOI)联用时。临床表现为意识蒙眬状态,高热、坐立不宁、肌肉强直或抽动、神经反射亢进、寒战、腹泻、运动失调等,严重者可出现酸中毒、横纹肌溶解、肾衰竭、心血管休克或死亡。

以上三种与药物有关的综合征在综合医院多见于急诊科,必须注意鉴别,以免给以不恰当的处理,延误和加重病情,增加患者的痛苦。

（七）神经衰弱综合征

神经衰弱(neurasthenic syndrome)这个名词,在国际精神与行为障碍分类第 10 版(ICD-10)和美国精神障碍诊断与统计手册第 5 版(DSM-5)都已经取消,但在中国行为和精神疾病分类系统中仍然保留了这一名词,神经衰弱可以是单独的疾病,亦可以是其他精神障碍的伴发症状,也可以见于器质性疾病恢复期的患者。临床表现主要有头昏、头痛、失眠、健忘、注意力不易集中、焦虑、紧张、烦躁、疲乏,容易疲劳,工作效率降低,怕声光、耳鸣、全身不适和精神萎靡等。往往神经性兴奋与抑制交替出现,但持续时间都不长,一两天后转为另外一种状态;程度都不严重。可伴有自主神经及性机能障碍,对工作生活有一定影响,但影响程度不如患者叙述的那么严重。这类患者一般个性有一定缺陷,依赖性强,较敏感,对自我关注多,在一定的社会心理因素诱发下发病。这类患者在综合医院各科都可见到,如果处理不当或者在医源性暗示的影响下,病程会迁延不愈。

(欧红霞)

第二节　躯体形式障碍及分离(转换)性障碍

一、躯体形式障碍

(一)概述

躯体形式障碍(somatoform disorder)是一种以持久地怀疑或相信自己患有各种躯体疾病的优势观念为特征的精神障碍。患者反复求医,反复向医生陈述躯体症状,不断要给予医学检查,无视反复检查的阴性结果,不管医生关于其症状并无躯体疾病基础的解释,即使患者有时存在某种躯体疾病,但其所患躯体疾病并不能解释其症状的性质和程度或患者的痛苦。这些患者症状的出现往往和长期存在的不愉快的生活事件或内心冲突密切相关,但患者通常拒绝探讨心理原因,常有一定程度寻求注意的行为。

患者最初多就诊于神经内科、中医科、心内科、内分泌等综合科室而非精神科,且当这类患者就诊于精神科时,往往已有很多的就诊经验、大量的临床检查资料、用过多种药物治疗后效果不佳的经历。若起病缓慢、病程持续两年以上则预后较差。

躯体形式障碍在 ICD-10 中分为以下几种,躯体化障碍、未分化的躯体形式障碍、疑病症、躯体形式的自主神经紊乱、持续性的躯体形式疼痛障碍等

1. 流行病学　一般认为,有明显的精神诱发因素、急性起病者预后良好。Gureje(1997)等报道 14 个国家利用 ICD-10 诊断标准进行调查发现 2.8% 被调查对象患躯体化障碍,在基层保健机构及综合医院就诊人群中,躯体形式障碍患者占就诊患者的 16.7%。目前缺乏躯体形式障碍的终身发病率、患病率和发病率等大量流行病学数据。

2. 病因与发病机制　目前躯体形式障碍的病因尚不明确,研究认为多重因素对发病有影响,包括心理因素、人格特征、环境因素、生物学因素等。

(1)心理学因素:患者童年时期经常受到过度的关注,儿童时期的患病经历、创伤事件、长期与慢性疾病患者共同生活可能是易患因素。继发性获益可能是另一个重要的因素,在继发性获益中患者用躯体化来达到的潜意识心理目的,如用躯体化症状置换内心不愉快的心情,减轻由某种原因造成的自罪感等。还可得到其他并非完全潜意识的收益,如操纵人际关系、免除某种责任和义务、得到经济上的酬偿、寻求别人注意和同情等。

(2)人格特征:易感素质是重要的发病基础。Stern(1993)研究发现,躯体化障碍患者存在人格障碍,但不限于某一种类型,他发现被动依赖型、表演型、敏感攻击型在躯体化障碍患者中较多。疑病症的人格特征表现为敏感、多疑、主观、固执、孤独、自怜、自我中心、谨小慎微、苛求精确、过分坚持及对身体过分关注和要求十全十美等。这种患者多为完美主义者、自我批判者,且有明显的不安全感、敏感、害羞和体力不足等特点。人格缺陷为慢性躯体形式障碍发生和发展提供了条件,具有一定的病因学意义。

(3)环境因素:许多研究结果表明躯体形式障碍与创伤有密切关系。创伤特别是儿童期的创伤对

躯体化障碍的形成具有重要意义。成人在遇到压力时，婴幼儿期对外界刺激的躯体反应就会重现，借此可将自己的内心矛盾或冲突转换成躯体障碍，从而摆脱自我的困境。弗洛伊德把这一过程叫做"再躯体化"，它是一个退化过程。

（4）生物学因素：包括遗传因素、神经生化学因素、神经解剖学因素等。

1）遗传因素：躯体形式障碍可有家族聚集性，约20%的躯体化障碍的女性患者一级亲属也符合躯体化障碍的诊断。有一些研究认为躯体形式障碍与遗传易患素质有关。如 Cloninger 等（1984）和 Sigvardsson 等（1986）的寄养子研究表明遗传因素可能与功能性躯体症状的发病有关。但就目前的资料，尚不能做出遗传因素对此类疾病影响力度的结论。

2）神经生化学因素：有的研究认为内分泌和免疫系统，氨基酸及神经递质可能起作用。最近有证据表明生物因素与许多功能性症状相关。Rief 等认为内分泌和免疫系统，氨基酸及神经递质可能起作用，他发现躯体化综合征患者有免疫功能变化，表现为单核细胞的活化增加，同时也可以观察到 T 淋巴细胞的活动降低。

3）神经解剖学因素：中枢神经系统功能异常也可能与躯体形式障碍有关。有人发现躯体形障碍患者存在脑干网状结构唤醒和注意机制的改变。脑干网状结构有维持意识状态，保持正常的注意和唤醒，过滤不必要的信息的功能。当过滤功能失调后，一些无意义的内脏器官活动被感知，使患者过分的关注自身的各种生理变化，同时伴有焦虑情绪的加重。这些生理变化不断被感受，可能被患者感知为躯体不适或其他症状。

（二）临床表现

1. 躯体形式障碍的临床特点

（1）症状多种多样、反复出现、找不到明确的器质性依据：症状可涉及身体的任何部位和器官，各种医学检查不能证实有任何器质性病变或即使有器质性病变也不足以解释其躯体症状。患者常伴有明显的焦虑、抑郁情绪。常见的症状可分为以下几类：①疼痛：为常见症状，部位涉及广泛，可以是头、颈、胸、腹、四肢等，部位不固定，疼痛程度一般深浅不一，与情绪状况有关，情绪好时可能不痛或减轻；②胃肠道症状：可表现暖气、返酸、恶心、呕吐、腹胀、腹痛、便秘、腹泻等；③泌尿生殖系统症状：常见的有尿频、排尿困难，生殖器或其周围组织不适感、性冷淡、勃起或射精障碍；月经紊乱、经血过多；阴道分泌物异常等；可发生于月经期、性交和排尿时；④呼吸、循环系统症状如气短、胸闷、心悸等；⑤假性神经系统症状：常见的有共济失调、肢体瘫痪或乏力、吞咽困难或咽部梗阻感、失明、失聪、皮肤感觉缺失、抽搐等。

（2）过度检查和反复治疗、效果不佳、医患关系受到影响：就诊的效果不佳常导致患者反复就医，绝大多数患者都有很多的就诊经历，各种临床检查资料，服用过多种药物，甚至外科手术探查等治疗，造成医疗资源的巨大浪费以及患者的经济和心理负担。也因长期疗效不佳，导致医患关系紧张。对医生不信任的态度更为明显。大部分患者对医生的诊断和治疗不满意。

（3）识别率低、诊断名称多样：由于患者对精神科疾病的抵触情绪，常在综合医院就诊，并且由于非精神科医生对此病缺乏认识，导致此病虽然发生率高，但是诊断率低。医生所做的诊断名称多样而混乱，使患者对医生的诊断经常不满意。

2. 各类躯体形式障碍的临床表现

（1）躯体化障碍（somatization disorder）：又称 Briquet 综合征，女性多见，常在成年早期发病，常为慢性波动性病程。患者多存在明显的焦虑、抑郁情绪，常伴有社会、人际和家庭行为方面的障碍，病程至少已持续2年。主要特征为躯体症状多种多样、反复出现、时常变化。症状可涉及身体的任何系统和器官，主诉多，症状变化多，累及的器官多，很难用某种疾病进行一元化解释。缺乏相关疾病的特异性体征、症状及阳性实验室检查结果。常见临床表现：胃肠道症状（恶心、呕吐、反酸、腹胀、腹痛等）；呼吸和循环症状（呼吸困难、胸闷、心悸等）；泌尿生殖系统症状（尿频、排尿困难、生殖器及其周围不适、阴道分泌物异常增多等，性及月经方面的主诉也很常见）；皮肤症状或疼痛症状（麻木感、牵拉感、虫爬感、瘙痒、刺痛、酸痛等）。

病例 4-2-1

　　患者女性,39 岁,初中文化,工人,因头痛、胃痛、全身不适 4 年,加重半年入院治疗。患者于 4 年前出现胃痛、头痛、胸闷、心慌、便秘、全身感觉不适等症状,先后到多家综合医院诊治,曾做心电图、钡餐 X 光片、胃镜、脑 CT 等多项检查,除发现浅表性胃炎改变外,未查出明显器质性疾病。曾使用过多种胃药及调节神经的药物,治疗效果差。近半年病情加重,表现失眠、烦躁、多汗、头部不适、胃部不适、皮肤感觉异常、饮食少、体重明显减轻、性欲明显降低。生活工作能力明显下降。入院后给予系统治疗,予患者支持性心理治疗,缓解其情绪症状,增强其治疗信心。予马普替林 25mg,2 次／日,每晚予阿普唑仑 0.8mg 改善患者的焦虑、抑郁、失眠。予奋乃静 10mg 可改善患者的思维异常及体表感觉异常。予胰岛素低血糖治疗来降低患者的神经系统兴奋性,增加其食欲（起始剂量 8 单位,最大剂量加至 40 单位,共治疗 3 个疗程,每个疗程 14 天）。并辅以维生素类营养药及谷维素。经过 2 个月的系统治疗,患者躯体不适症状及焦虑抑郁症状消失,饮食好,夜眠佳,二便正常,体重由入院时的 48kg 增至 58kg,自知力完整存在。

　　诊断:躯体化障碍。

　　（2）未分化躯体形式障碍（undifferentiated somatoform disorder）:未分化躯体形式障碍患者常诉述一种或多种躯体症状,症状具有多变性,其临床表现类似躯体化障碍,但构成躯体化障碍的典型性症状不足,其症状涉及的部位不如躯体化障碍广泛,也不那么丰富。病程在半年以上,但不足 2 年。

　　（3）疑病症（hypochondriasis）:又称疑病障碍,本障碍无明显的家庭特点,很少在 50 岁以后首次发病,病程常为慢性波动性。主要临床表现是担心或相信自己患有某种严重的躯体疾病,其关注程度与实际健康状况不符。有的患者确实有某些躯体疾病,但不足以解释患者所述症状的性质、程度或患者的痛苦。多数患者伴焦虑与抑郁情绪。对身体畸形（虽然根据不足甚至毫无根据）的疑虑或先占观念（又称躯体变形障碍）也属于本症。不同患者的症状表现不尽一致,有的主要表现为疑病性不适感并伴有明显焦虑、抑郁情绪;有的疑病观念突出,而躯体不适或心境变化不显著;有的怀疑的疾病较模糊或较广泛;有的则较单一或具体。不管何种情况,患者的疑病观念从未达到荒谬、妄想的程度。患者大多知道患病的证据不充分,因而希望通过反复的检查以明确诊断,并要求治疗。

病例 4-2-2

　　患者,男,18 岁。诉两年前右小腿被流浪犬咬伤,现伤口已愈合,要求补注射狂犬病疫苗。当日即给予两剂狂犬病疫苗注射,并在第 3、7、14 和 28 天各注射 1 剂。患者注射疫苗后第 20 天,出现口干、吞咽痛伴低热和乏力等,患者从互联网上看到信息:被犬伤后最好 24 小时内注射狂犬病疫苗预防狂犬病,狂犬病前驱期可有发热、头痛、乏力等不适,发作期可有吞咽困难、肌肉痉挛等表现,发作后 100% 死亡,并结合自身情况,怀疑自己得了狂犬病而寝食不安。医生查体:体温 37.4℃,咽红,双侧扁桃体 2 度肿大,余正常。诊断:急性扁桃体炎。经抗感染治疗 3～5 天,同时检测血清狂犬病毒抗体结果为阳性。1 周后患者复诊,诉扁桃体炎已痊愈,但近 2 天睡眠时小腿抽筋痛醒伴双腿无力,自认为体内尚存在狂犬病毒,要求复查抗体,结果仍阳性。医生解释腿抽筋的原因是青春发育期钙摄入不足,建议增加含钙食物的补充。患者对此解释感到失望,认为检测结果有误,坚持认为是狂犬病,整日沉浸在疑病状态中而无心学习,生活消极。

　　诊断:疑病障碍。

（4）躯体形式的自主神经功能紊乱（somatoform autonomic dysfunction）：又称躯体形式的自主神经功能紊乱，指的是受自主神经支配的器官系统（如心血管、胃肠道、呼吸系统）发生类似躯体疾病所致的神经症样综合征。该症患者在自主神经兴奋症状（如心悸、出汗、脸红、震颤）基础上又出现了非特异的但更有个体特征和主观性的症状，如部位不定的疼痛、烧灼感、沉重感、紧束感、肿胀感，经检查不能查出有关器官或系统发生了能引起上述症状的器质性病变。本病的特征在于明显的自主神经受累，非特异性的症状附加了主观的主诉，以及坚持将症状归咎于某一特定的器官或系统但是这些器官或系统的结构功能并无明显紊乱的证据，医生反复解释，患者仍不能满意。

心脏神经症、肠易激综合征，心因性过度换气、心因性排尿困难等诊断都属于此类疾病。

（5）躯体形式的疼痛障碍（somatoform pain disorder）：是一种不能用生理过程或躯体障碍予以合理解释的、持续而严重的疼痛，患者常感到痛苦，社会功能受损。发病高峰年龄为 30 岁～50 岁，女性多见。病程常迁延，持续 6 个月以上。情绪冲突或心理社会问题常为其主要致病原因，直接导致了疼痛的发生，经过检查未发现相应主诉的躯体病变足以得出它们是主要致病原因的结论。常见的疼痛部位是头痛、非典型面部痛、腰背痛和慢性的盆腔痛，疼痛可位于体表、深部组织或内脏器官，性质可为钝痛、胀痛、酸痛或锐痛。患者常以疼痛为主诉反复就医，服用多种药物，有的甚至导致镇静止痛药物依赖，并伴有焦虑、抑郁和失眠。

（6）其他躯体形式障碍：患者不适的主诉集中于身体特定的部位。如局部的肿胀感、皮肤蚁行感、心因性斜颈、心因性瘙痒等也属于此类疾病。

（三）诊断治疗与会诊联络要点

1. 诊断

（1）躯体化障碍 ICD-10 的诊断标准：①存在各式各样、变化多端的躯体症状至少 2 年，且未发现任何恰当的躯体解释；②不断拒绝多名医生关于其症状没有躯体解释的忠告与保证；③症状及其所导致的行为造成一定程度的社会和家庭功能损害。包含：多种主诉综合征、多种心身障碍。

（2）疑病障碍 ICD-10 的诊断标准是：①长期相信表现的症状隐含着至少一种严重的躯体疾病，尽管反复的检查不能找到充分的躯体解释；或者存在持续性的先占观念，认为有畸形或者变形；②总是拒绝接受多位不同医生关于其自身症状并不意味着躯体疾病或异常的忠告和保证，包含：身体变形障碍、变形恐怖（非妄想性）、疑病神经症、疑病症及疾病恐怖。

（3）躯体形式的自主神经功能紊乱 ICD-10 的诊断标准是：①持续存在自主神经兴奋症状，例如，心悸、出汗、颤抖、脸红，这些症状令人烦恼；②涉及特定器官或系统的主观主诉；③存在上述器官可能患严重（但是常常为非特异的）障碍的先占观念和由此而产生的痛苦，医生的反复保证和解释都无济于事；④所述器官的功能和结构并没有明显紊乱的证据。

（4）躯体形式的疼痛障碍的 ICD-10 诊断标准为：突出的主诉是持续、严重、令人痛苦的疼痛，不能用生理过程或躯体障碍完全加以解释。情绪冲突与疼痛的发生有关，而且足以得出它们是主要致病原因的结论。结果通常是对患者人际或医疗方面注意和支持明显增加。见于抑郁障碍或精神分裂症病程中被假定为心因性的疼痛不归于此类。由已知的或推断的心理生理机制引起的疼痛，也不包括在其中。包含：精神性疼痛、心因性背痛或头痛、躯体形式疼痛障碍。

2. 治疗　在治疗时一定要注意处理好医患关系，要和患者耐心的沟通，感同身受的去体会疾病给患者带来的痛苦，并建立患者对自己治疗的信心，而不能一味地否定患者的体验。建立起一个信任的桥梁，才能使患者更好的配合治疗，更快的见到疗效，形成一个良性循环。

在早期诊治阶段应做彻底的医学评估并做适当的检查，并且医生应对检查结果予以清楚地报告，并给患者一个清楚的解释。

（1）药物治疗：近年来，在躯体化障碍治疗的评估中，联合中小剂量的抗精神病药物治疗较单药治疗在不影响耐受性的基础上，体现出疗效更好、显效更快的优势。Peter（2006）等研究发现，SSRIs 抗抑郁剂联合胰岛素较单用 SSRIs 抗抑郁剂疗效确切、稳定且复发率亦低。故 SSRIs 类抗抑郁剂联合胰岛素可尝试用于部分抗焦虑、抑郁药物及心理治疗效果不佳的躯体形式障碍患者。并且选药首先要考虑不良反应少的，因患者对躯体反应敏感，且以低剂量为宜，改善不良情绪为目的。

（2）心理治疗：躯体形式障碍的发生和发展与社会心理因素密切相关，躯体症状可能是内心压抑与矛盾冲突的外在表达，也因此多伴有情绪障碍。故心理治疗十分必要。目的在于让患者能从根本上了解这类疾病的性质，改变错误的观念，减轻患者的精神压力，并让患者能都独立的对自身的情况和健康状态做出正确的评估。目前常用的心理治疗的方法有认知行为治疗、精神动力治疗、森田疗法、人际心理治疗等，每种治疗方法都有自己的优势，临床上均有应用。

3. 会诊联络要点　发生精神障碍时患者既可表现出精神症状，也可出现躯体症状。由于症状不具特异性，所以要做深入细致的评估，明确躯体形式障碍的诊断，尽量避免误诊或漏诊，既不使躯体形式障碍诊断扩大化，又不低估躯体形式障碍的发病率。不但要与躯体疾病相鉴别，还要与精神疾病相鉴别。

（1）躯体疾病：有些躯体疾病在早期可能难以找到客观的医学证据，因此，各类躯体形式障碍的诊断要求病程至少 3 个月以上，有的甚至要求 2 年以上，以便自然排除各类躯体疾病所引起的躯体不适。临床上，对年龄超过 40 岁而首次表现躯体不适为主要症状者，一定要谨慎，不要根据患者有心理诱因、初步检查未发现阳性体征、有一定的暗示性等就轻易做躯体形式障碍的诊断，而要仔细观察，以免误诊、误治。

（2）诈病与做作障碍：健康人为达到某种目的而伪装疾病叫诈病。做作障碍为了逃避外界某种不利于个人的情境，摆脱某种责任或获得某种个人利益，故意模拟或夸大躯体或精神障碍或伤残的行为。

（3）抑郁症：抑郁症常伴有躯体不适症状，而躯体形式障碍也常伴有抑郁情绪。鉴别时一方面要考虑症状发生的先后；另一方面，要分析症状的特性。如为重性抑郁，尚有一些生物学方面的症状，如早醒、晨重夜轻的节律改变，体重减轻及精神运动迟滞、自罪自责，自杀言行等症状，求治心情也不如躯体形式障碍者强烈而药物治疗效果较好。这些有助于区别。

（4）精神分裂症：早期可有疑病症状，但其内容多离奇、不固定，有思维障碍和常见的幻觉和妄想，患者并不积极求治，可资鉴别。

（5）分离性运动和感觉障碍：躯体症状有心理致病的证据，表现在时间上与应激性事件、问题或紊乱有明确的联系，症状可以保护患者的心理不发生崩溃。心理治疗，特别是暗示和催眠治疗有较好的效果。

二、分离（转换）性障碍

（一）概述

分离（转换）性障碍［dissociative（conversion）disorders］，这个概念在 ICD-10 中被提出，取代了癔症的概念。原因是癔症源于早期的歇斯底里（hysteria），而"hysteria"一词已在西方日常语言中通俗化了，歇斯底里成了一种描述无理行为的贬义词。此病的主要表现是各种各样的躯体症状，意识范围缩小，选择性遗忘或情感爆发等精神症状，但并不能查出对应的器质性疾病为病理基础。分离（转换）性障碍主要被区分为"分离性障碍"和"转换性障碍"。分离症状是指对过去经历、当今环境和身份的认知部分或完全不符。转换症状是指由应激事件引起的情绪反应，进而出现的躯体症状。

1. 流行病学　据英国心理学家统计，患者的家族中，男性患病率为 2.4%，女性患病率为 6.4%，可能高于一般居民的患病率。1982 年我国 12 个地区的调查中发现普通人群中的患病率为 3.55‰，女性与男性之比约为 8:1。

2. 病因与发病机制　包括遗传因素、心理因素、社会文化因素等。

（1）遗传因素：临床遗传流行病学研究较少且结果颇不一致。家系研究发现男性一级亲属的患病率为 2.4%，女性一级亲属的患病率为 6.4%。但 Slater（1961）对各 12 对单卵双生子和双卵双生子的研究没有发现同患分离(转换)性障碍者。

(2)心理因素:分离(转换)性障碍的发生与心理因素有着密切的关系。家庭矛盾、婚姻不顺、工作压力、生活琐事、战争经历等事件引起的气愤、焦虑、恐惧、内疚、委屈等都可以引起本病的发生。在第一次发病的前一周内可以追溯到这种明显的心理刺激因素,是作为诊断分离(转换)性障碍的必备标准之一。但是之后再次发作就不一定有明显心理诱因存在,这可能是遇到与诱发第一次发病在内容和情景上有联系的其他因素,也可以是当患者回忆起第一次发病时的体验,经过暗示与自我暗示作用,又称"扳机"作用而发作。只要患者有自我感觉到的心理冲突的存在,该病的发作就成为可能。有时患者也可以对诱发事件没有记忆,但是经过仔细询问后,大多会有可以影响本病症状的事件发生。患者的人格特点具有暗示性、表演性、自我中心性,也是此病发生的重要人格基础。

(3)社会文化因素:社会文化因素与分离(转换)性障碍的发生有密切的联系,社会文化的差异及发展对此病的发病率和症状的表现有很大的影响。进入 20 世纪之后像痉挛大发作、情感爆发这类以兴奋为主要表现者大大减少,更多的是以躯体症状为表现者。不同的种族和文化背景可能出现特定的表现,如我国南方发生的 Koro 综合征,只见于马来西亚女性的 Latah 综合征等。且有的研究表明文化程度越低的个体越容易受外界因素的影响,越容易发病。

(二)临床表现

分离(转换)性障碍的临床表现多种多样,西方学者趋向将此病复杂多变的类型分为"分离性障碍"和"转换性障碍"两个方面。

1. 分离性障碍　分离性障碍是指个体的意识、过去的记忆、身份识别或环境感知等本应整合在一起的功能出现解离而导致的各种障碍。患者可以出现遗忘、人格改变、假性痴呆等表现。还有少数人出现精神病性症状,表现为明显的行为混乱,短暂的幻觉和妄想等,具体的表现有以下几种。

(1)分离性遗忘:无器质性因素为前提,患者常不能回忆某一段时间的生活经历或某一类的事件,通常这段经历或这类事件对患者来说是创伤性的。有些甚至遗忘既往的生活和身份。如果患者把整个生活经历都遗忘称为全部遗忘。持续时间可长可短。

(2)分离性漫游:主要表现为不仅记忆丧失,而且从原地出走、旅行,去过的地点通常对患者是具有某种意义的地方,并且患者虽然意识范围缩窄,但是简单的日常行为活动仍能正常进行。被人发现后,则否认全部经历,甚至否认他的身份。这种现象除分离(转换)性障碍外,尚可见于癫痫病患者。

(3)情感爆发:是分离(转换)性障碍较常见的发作形式。患者在某种精神因素刺激下突然发作,哭笑,狂怒,喊骂,打人,毁物,伤己等。有时表现委屈,悲伤,痛哭流涕,或又突然兴高采烈,手舞足蹈,并且常伴有幼稚、做作、撒娇或演戏样的动作表现。一般发作时间较短,但控制起来比较困难。

(4)出神与附体:主要表现为个人身份感和周围环境的完全意识暂时性的同时丧失,对发作过程全部或部分遗忘。有些患者发作时的举动就像是被某个人、神、鬼、精灵、上帝或某种力量所取代。此时患者的意识和注意范围明显缩小,只能集中于密切接触的环境的一部分,并且可以有仪式性的动作比如磕头、鞠躬等行为。如此时患者声称自己替某个神或者某个已经死去的人说话,则称为附体状态。

(5)分离性木僵:在排除躯体性疾病前提下,患者受到某种精神刺激后,突然出现的精神活动的抑制,表现为长时间的保持一个固定姿势,几乎或完全没有语言及自发的运动,行为表现符合木僵的标准,一般持续数十分钟自行缓解。

2. 转换性障碍　又称分离性运动和感觉障碍,指体格检查、神经系统检查和实验室检查都不能发现其有器质性损害的前提下,出现的运动和感觉功能障碍,且其症状和体征不符合神经系统解剖生理特征。

(1)分离性运动障碍

1)肢体瘫痪:可表现为单瘫、截瘫、偏瘫。如患者有肌张力增高可保持某一固定姿势不动,被动运动时有明显的阻力,肌腱反射和肌张力正常。慢性病程的患者可能出现失用性肌萎缩。

2)行走不能:患者在坐位和卧位时双下肢可以正常活动,但是不能站立行走,如无人搀扶时,则向一侧倾倒,但多不会跌伤,在暗示下可以跟随音乐跳舞。

3)肢体震颤、抽动和肌痉挛:表现为患者肢体的粗大震颤或某一肌群的不规则抽动,类似舞蹈样动作,存在焦虑情绪时加重。

4)失音症:在神经系统检查和发声器官检查未发现器质性疾病的前提下,患者想说话但却说不出来话,或只能用含糊的或嘶哑的声音交谈。

(2)分离性抽搐:又称假性癫痫发作,最常见的表现形式类似于癫痫样的抽搐,但是相应的电生理并无癫痫发作时的特征性改变。发作之前可有头痛,胸闷,心烦,委屈等表现。发作时四肢抽动或挺直,两眼球上翻,或成角弓反张姿势,呼吸时急时停,在发作过程中常有各种活动,如撕扯衣服,捶胸,抓周围的人或发出怪声等,但是无咬舌、大小便失禁。同时面部可有各种表现,显得夸张与做作。发作的持续时间也大大超过癫痫的发作时间。痉挛发作后往往哭泣或不语,患者感到全身酸痛,疲乏无力。

(3)分离性感觉障碍:表现为躯体感觉缺乏、过敏、麻木、异常或视听机能障碍,而且这种障碍很难找到其神经病理的基础。

1)感觉缺失:表现为局部或全身的皮肤感觉缺失,或半身痛觉消失,手套、袜套样改变等,缺失的感觉常为痛觉、触觉、温度觉和振动觉。

2)感觉过敏:表现为某一部分的皮肤对触觉极为敏感,轻碰便可引起剧痛,有时可伴有对一般声、光的刺激难以忍耐。

3)感觉异常:有些患者会出现咽部不适感、异物感或梗塞感,但经咽喉部检查后无器质性病变,称分离(转换)性障碍球。

4)视觉障碍:常突然出现弱视、复视、失明、视野减小等症状。经治疗后可缓解。患者虽有视觉障碍但是却有完好的活动能力。且视觉检查未见异常。

5)听觉障碍:多在精神刺激事件后,突然出现听力丧失,且听觉器官和神经传导检查未见异常。

3. 其他形式

(1)多重人格障碍:是指患者存在两种或更多种的不同的身份状态。患者的意识、对身份的认同或身体行为出现突变,可能会有明显的记忆丧失。该病发作后,患者无法回忆起一些重要的个人信息,以另一种身份进行生活。表现为两种或两种以上明显的不同人格,各有其记忆,爱好等,互不干扰。相对常见的形式是双重人格,通常其中一种占优势,但两种人格都不进入另一方的记忆,几乎意识不到另一方的存在。从一种人格向另一种的转变,开始时通常很突然,与创伤性事件密切相关;其后,一般仅在遇到巨大的或应激性事件、或接受放松、催眠或发泄等治疗时,才发生转换。

(2)甘瑟(Ganser)综合征:主要表现是对于简单的问题,给予近似却错误的答案,如 4 + 5 = 10,每只手有 6 个手指等,给人以做作的表现。常伴有行为怪异。

(3)分离转换性障碍集体发作:多发生于有相同生活经历和观念的人群中。表现为一人先发病,周围人看到其发病,也表现出了相应部位的相同症状。可短期内暴发性流行。

(三)诊断治疗与会诊联络要点

1. 诊断要点　①有一定的心理诱因,且应激事件在时间上与本病的发生有明确的联系;②具有分离(转换)性障碍中的各种障碍的临床表现;③排除躯体疾病所致的可能。

2. 治疗　研究发现在分离(转换)性障碍的治疗中心理治疗有十分重要的作用,配合心理治疗可以达到更好的治疗效果,通过心理治疗可以减少患者行为受到暗示的影响,而药物治疗主要是改善疾病过程中产生的焦虑和抑郁情绪。

(1)心理治疗:心理治疗分离(转换)性障碍的方法包括解释性心理治疗、暗示治疗和催眠疗法。心理暗示疗法在治疗分离(转换)性障碍时有很好的效果,因为此疾病往往在暗示作用下发病,因而医生也常用暗示方法消除或减轻其发病症状。在应用理疗、针灸或药物注射的同时,辅以言语暗示,对患者说明治疗肯定会取得疗效,以促使其建立病愈的信念。启发患者自我意识,帮助患者彻底领悟而重建自己的人格,认识疾病的治愈是医生与患者共同努力的结果。指导和帮助患者认识疾病性质、规律、发病原理,促进患者面对现实,不回避矛盾,敢于在现实中去锻炼自己,以消除疾病的症状。医生在治疗过程中一定要注意自己的用语,避免医源性暗示。任何不恰当的提问、暗示,都可能增加疾病的顽固性,而使病程延长。

医生应向家属说明此病的特点,告知家属此病完全可以治愈,消除患者及其家属的种种疑虑,稳定患者的情绪,使患者及其家属对分离(转换)性障碍有正确的认识,并积极配合医生进行治疗。在患者记忆恢复后,应继续一段时间的心理治疗,使分离的人格逐步整合并稳定,以防止疾病再次发作。

(2)药物治疗:可以在用心理治疗本病的同时,配合使用抗抑郁药和抗焦虑药,改善患者出现的焦虑和抑郁情绪,使心理治疗的疗效事半功倍。如患者兴奋、躁动,难以控制时可以考虑给予抗精神病药物如奥氮平口服,或用苯二氮䓬类药地西泮 10~20mg 静脉缓慢注射。

3. 会诊联络要点

(1)癫痫:分离(转换)性障碍运动性发作和癫痫大发作,典型病例,如仔细观察,他们的发作表现有显著差别,前者主要影响到躯干肌肉,伴有一些角弓反张,以及四肢、身躯或头部的随意挣扎,或敲打运动,头或身体的左右摇摆或旋转;而后者发作时意识完全丧失,瞳孔多散大且对光反射消失,且痉挛呈刻板强直阵挛性痉挛发作,发作后不能回忆。

(2)肺性脑病:多由呼吸性酸中毒引起。重型肺性脑病可以有昏迷或出现癫痫样抽搐。结膜充血、水肿、多汗或眼底视神经盘水肿,对各种刺激无反应;反射消失或出现病理性神经系统体征,瞳孔扩大或缩小。可合并上消化道出血、休克、弥散性血管内凝血。动脉血氧及二氧化碳结合力的改变可作为鉴别诊断的重要依据。

(3)诈病:多为达到某种目的而装扮某些症状,或本身有疾病但为了达到目的而故意扩大自己的病情。多发生在法庭、纠纷、事故中。此时的症状是受患者的意志所支配的,且无相应疾病的发展过程,应仔细鉴别。

(4)甲亢危象:当发生甲亢危象时,患者可出现谵妄、痉挛发作、昏迷等症状,同时可伴有恶心、呕吐、高热、寒战、电解质紊乱、心动过速、心力衰竭等。实验室检查可以发现 T_3、T_4、放射性碘的异常,为重要的鉴别依据。

(5)尿毒症脑病:尿毒症脑病是尿毒症期维持性血液透析患者常见的临床并发症。出现许多神经系统的症状及体征,包括嗜睡、意识朦胧、谵妄、幻觉、狂躁,判断、定向及自知力障碍、扑击样震颤、惊厥、抽搐及昏迷等,此时可根据血中的尿素氮、肌酐、二氧化碳结合力的升高和其他临床表现进行鉴别。

(刘　薇)

第三节　进食障碍

一、概　　述

(一)概念

进食障碍(eating disorders,ED)是与认知、情感及行为等心理障碍有关的以进食行为异常为主的综合征,包括神经性厌食(anorexia nervosa,AN)、神经性贪食(bulimia nervosa,BN)、神经性呕吐(psychogenic vomiting,PV)。

1. 神经性厌食(anorexia nervosa,AN)　是指因为有意节制饮食或过度的饮食控制造成显著的体重下降。近半个世纪来进食障碍的患病率逐年上升,多见于现代化和城市化的社会。神经性厌食主要见于 12~25 岁之间的年轻女性,其发病的两个高峰年龄为 12~25 岁和 17~21 岁,平均发病年龄约

17 岁。

病程常为慢性迁延性,有周期性缓解和复发,常常有持久存在的营养不良和消瘦。约50%患者治疗效果较好,表现为体重增加,躯体情况改善,社会适应能力得以提高;20%患者时好时坏反复发作;25%患者始终达不到正常体重;5% ~ 10%患者死于极度营养不良或其他并发症或情绪障碍所致的自杀等。常合并有抑郁症、广泛性焦虑障碍和强迫症等。

2. 神经性贪食　是以反复发作和不可抗拒的摄食欲望及暴食行为为特征的进食障碍,患者有担心发胖的恐惧心理,常采取引吐、导泻、禁食等极端措施以消除暴食引起发胖。青春期和年轻女性中神经性贪食症发生率大约为1%,男女之比约为1:10。其发病年龄大约在18 ~ 20 岁之间。可与神经性厌食症交替出现,两者具有相似的病理心理机制。大多数患者是神经性厌食症的延续者。该症的复发率极高,病程较长,可持续数月至数年,所以该症也在近年来备受学者的关注。

本病的自然病程和预期后果目前没有流行病学统计资料。一些回顾性资料的研究显示经治疗后的患者的症状可以缓解,治愈率并不乐观,常有反复发作,也有久治不愈。

3. 神经性呕吐　又称"心因性呕吐",主要表现为进食后出现自发的或故意诱发地反复呕吐,呕吐量不多,呕吐不费力,不影响下次进食的食欲,常在呕吐后即可进食。属于现代医学"胃肠道功能紊乱"的范畴,以胃肠道功能紊乱为主,而在病理解剖方面无任何器质性病变。

（二）病因与发病机制

进食障碍的发病机制尚不明确,其中有关进食障碍的发病机制主要包括两个方面:生物学机制和社会心理学机制。

1. 生物学机制

（1）神经内分泌免疫学研究:此方面的研究表明下丘脑功能紊乱是其主要特征,下丘脑不仅是神经内分泌的中枢,也是饥饿与饱食中枢,两者解剖位置相邻,神经内分泌功能失调常常表现为女性患者月经紊乱和体温调节障碍。Nagata T（2006）研究发现神经性贪食症个体淋巴细胞增殖反应明显低于对照组,而淋巴细胞增殖反应又与焦虑特质和贪食的状态呈负相关,即焦虑情绪越明显,贪食状态越显著,淋巴细胞增殖反应越弱,免疫功能越差。也有研究发现在神经性厌食和贪食的急性期,大脑神经递质尤其是去甲肾上腺素、5-羟色胺和某些神经肽类物质出现代谢紊乱。

（2）神经影像学研究:有关进食障碍的神经影像学研究表明女性在杏仁核、海马、中层前额叶皮质、眶叶皮质和颞叶皮质电位显著高于男性,而神经性厌食症患者在杏仁核和豆状核电位显著高于正常女性。

（3）遗传学研究:近年来关于进食障碍的双生子研究发现,神经性厌食症遗传率可达33% ~ 84%,神经性厌食和贪食的发生具有家族性,单卵双生子的同病率高于双卵双生子;也有研究认为人类1 号染色体区域基因易感神经性厌食症。

2. 社会心理学机制

（1）人格特质和心理因素:患者的人格特征的研究结果虽然不完全一致,但仍表明厌食和贪食患者多数有追求完美、不成熟、依赖性强、追求与众不同、自我评价差等特点,而神经性呕吐患者的人格特点常表现为表演型人格,如:夸张、做作、易受暗示。心理因素方面在发病前往往有多种多样的诱发事件发生,并且这些事件常常很难解决,比如学习压力、失去好朋友、转学等。这种状况会影响到人的情绪状态,使患者感到失控性的恐慌或紧张。患者或以不恰当的暴食行为缓解内心的压力,又在社会"瘦为美"的审美趋势和目标的影响下,担心发胖,以至于矛盾就形成暴食-恐胖-关注-诱吐-暴食的恶性循环链;或以对体重的控制找到了心理转折点,这使得患者义无反顾地追求纤瘦,固执地抵制改变。然而过分节食失控,又会出现暴食。

（2）社会环境及社会文化因素:肥胖已经成为全球性的问题,以瘦为美的社会文化影响了大批人群,追求美的标志是苗条瘦身,尤其是女性群体或某些特殊职业群体,如芭蕾舞演员、时装模特患病率高于普通人群约4 ~ 5 倍。

（3）家庭心理因素：患者以进食行为对父母的过度保护、控制进行反抗，或以节食为手段对父母进行反控制，以此作为解决家庭矛盾和冲突的方法；另一种说法是患者对母亲的依赖性强，过于亲密，而自我控制进食是作为自己独立的象征。

二、临床表现

（一）神经性厌食

发病一般多隐袭，逐渐厌食而体重减轻，丧失原体重的 1/4～1/2 或更多，同时出现闭经。患者呈不同程度的消瘦，严重者皮包骨。但体力仍充沛，闭经而阴毛不脱，是本症的特点，可用以与全垂体功能减退症相区别，但到后来可有乏力、易倦和忧郁感。患者开始不一定有厌食，而只是制造种种理由拒食。有些患者虽觉食欲好，但吃了几口就觉得胃部饱胀不适而中止进食。如强迫进食，常诱发恶心呕吐。除厌食外，患者还可有其他神经官能症的症状，如上腹饱胀不适，不能解释的疲劳，对性不感兴趣和失眠等。厌食症会使正在青青发育期的少女骨骼发育不全，影响身高。对女性还可以造成卵巢发育不良，终身不孕的可能。血压低、贫血、骨骼萎缩、水肿都会相伴而来。严重呕吐的患者有低氮性碱中毒的危险。若不及时治疗，可导致严重的营养不良与极度衰竭，甚至死亡。

（二）神经性贪食

患者往往反复出现发作性大量进食，且有难以控制的进食欲望，吃到腹胀难耐为止。患者往往过分关注自己的体重和体形，存在担心发胖的恐惧心理。在发作期间，为避免体重增加，常常反复采用不适当的代偿行为包括自我诱发呕吐、滥用药物、间歇进食、使用厌食剂等。这种暴食行为又常常是偷偷进行的，有时可伴有偷窃和欺骗行为。

神经性贪食如伴随有诱吐，可以出现躯体各器官系统损害，出现多种躯体并发症，需要临床医生与精神科医生的合作下治疗患者。主要的躯体损害如下所列：①脱水和电解质紊乱：代谢性碱中毒，低血钾、低血钠；②胃肠道方面：唾液腺肥大、便秘、肠性腹泻，食道炎/胃炎，胃肠道出血，食管穿孔/胃穿孔；③心血管方面：体位性低血压，EKG 改变、心律失常，心肌病（吐根碱依赖）；④内分泌方面：月经紊乱、闭经，地塞米松抑制实验（DST）阳性；⑤神经系统方面：诱发癫痫，可逆性脑萎缩；⑥牙科方面：上切牙磨损，龋齿增加；⑦皮肤方面：手磨损。

（三）神经性呕吐

以反复发作呕吐为主要特征，无明显恶心及其他不适。呕吐常呈喷射状。

三、诊断治疗与会诊联络要点

（一）诊断

1. 神经性厌食

（1）体重指数（body mass index，BMI）小于或等于 17.5，或体重保持在至少低于正常体重的 15%以上的水平。

（2）体重减轻是自己有意造成的，通常采用一些手段如：自我引吐、自行导泻、运动过度、服用食欲抑制剂和（或）利尿剂等。

（3）有特异的精神病理形式的体像扭曲，患者强加给自己一个较低的体重标准。

（4）内分泌障碍女性多表现为闭经，男性多表现为性欲减退及阳痿。

（5）如果在青春期发病，青春期发育会放慢甚至停滞。

2. 神经性贪食 ICD-10 中对神经性贪食的诊断标准要满足如下条件

（1）对食物有种不可抗拒的欲望；难以克制的发作性暴食。

（2）患者试图抵消食物的"发胖"作用，常采用自我引吐、滥用药物、间断进食、使用某些药物如食欲抑制剂，甲状腺素制剂或利尿剂等方式。

（3）患者对肥胖的病态恐惧，患者多有神经性厌食发作的既往史。

3. 神经性呕吐临床诊断

（1）反复发生于进食后的呕吐（自发的或故意诱发的），呕吐物为刚吃进的食物糜。

（2）体重减轻不显著（体重保持在正常平均体重值的 80% 以上）。

（3）呕吐几乎每天发生，并至少已持续 1 个月。

（二）治疗

1. 神经性厌食　治疗神经性厌食比较困难。患者往往自己刻意地追求瘦身，所以不能认识到自己有病，不会主动配合治疗。治疗的关键首先是医务人员与患者之间建立良好的治疗关系，使其了解厌食的危害和健康的好处，克服内心抵触的阻力，取得患者的合作，使患者愿意主动接受治疗。

（1）纠正营养不良和水电解质平衡：神经性厌食患者常极度消瘦、营养不良、内分泌紊乱、皮下脂肪减少、血压、体温过低，可因低蛋白血症出现全身水肿，或因进食减少出现低血糖反应，严重者出现恶病质状态、凝血功能障碍、电解质紊乱、多器官衰竭从而危及生命，部分患者因严重抑郁而自杀死亡。因此应首先纠正营养不良，增加体重。治疗的初期是以恢复体重、挽救生命为首要目标。对神经性厌食患者，特别是体重明显下降甚至将要危及生命者，应立即通过静脉补充营养、止吐等方式，使其尽快地停止体重下降并逐渐恢复体重。

（2）心理教育：患病初期症状以厌食为主，此时可予以心理教育，引导患者自我提醒，自我检查达到饮食的摄取。治疗过程中需心理医生的全程督导和进食障碍相关知识的灌输，以改变不良的饮食状态。该方法是通过正确教导使患者的进食模式和对体像的关注正常化。

（3）认知行为治疗（CBT）：CBT 是现今治疗进食障碍较为常用的询证医学治疗方法。认知疗法的主要目的是改变不良认知，消除过分怕胖的观念，以改善患者对进食、体重和躯体形象的曲解认识。行为治疗常采用系统脱敏、标记奖励等方法，以矫正不良进食行为，使其逐渐恢复正常进食。患者体重的增加循序渐进，以每周 1.0kg 为宜。最好与患者一起制定饮食计划，并因人而异随时修改。

（4）家庭治疗（family based therapy，FBT）：相当多神经性厌食患者的家庭气氛充满敌对、冲突，缺乏良好的教育环境，导致患者的孤独感及长期抑郁。帮助调整家庭成员的相互关系，改变不良的家庭动力模式，通过调动家庭的资源达到帮助患者的目的。

（5）药物治疗：当患者症状加重，心理行为治疗无效或无明显疗效时，需要结合合理的药物治疗。药物治疗旨在帮助患者增加体重，改变紊乱饮食习惯，减轻神经性厌食症相关的体像障碍、抑郁、强迫等精神症状及神经性厌食症相关的问题如垂体 - 性腺轴紊乱、闭经、不孕、骨质疏松等。

1）抗抑郁药：应用抗抑郁药治疗神经性厌食症的理论基础是：①神经性厌食症的病理生理机制之一可能为去甲肾上腺素系统功能紊乱；②患者常伴有焦虑、强迫、抑郁等精神科问题。主要包括选择性 5-HT 再摄取抑制剂（SSRIs）和三环类抗抑郁药。

2）抗精神病药：尽管至今有很多病例报告讨论抗精神病药治疗神经性厌食症，但鲜见以盲法及安慰剂进行研究的相关报告。

3）激素治疗：有研究报告使用睾酮者可见部分情绪改善，但体重变化与安慰剂组无差异。

2. 神经性贪食　神经性贪食患者大都愿意配合治疗。纠正营养状况，控制暴力行为，打破恶性循环，建立正常进食行为是治疗本病的核心。治疗方法主要有以下几种：

（1）认知行为疗法：这是最早用于治疗该症的方法之一。分为 3 个阶段：①第一阶段：主要是为患者提供与治疗有关的基本原理。例如，让患者了解暴食的危害及正常饮食带来的益处，正常的体质量观念等。制定有规律的饮食计划，计划好的 3 餐，及合理的 1~2 次的加餐。②第二阶段：使用行为和认知疗法改变对于体质量及体型的过分关注及其他方面的歪曲认知。③第三阶段：维持前两阶段取得的成果，并阻止治疗结束之后的复发。这种方法较容易操作与执行，对于一些具有强烈的治愈信念的患者，短期内预后效果很好。但是在治愈后，患者的生活出现应激事件时，复发的概率也较高。

（2）精神分析：精神分析中的催眠曾一度被用来控制贪食症患者的贪食欲望，通过催眠让患者暂时忘却贪食的欲望，缓解患者的情绪会产生一定的效果，但治愈后，由于失去了催眠这种控制手段，患者的症状也容易复发。

（3）药物治疗：使用抗抑郁药物可以减少56%的暴食行为，而使用安慰剂疗法只能减少11%。通常运用的药物主要是百忧解。但是很多患者由于药物产生的不良反应而中断治疗。因此在停药4～6个月后，患者较容易复发，且复发率高达30%～40%。如果患者呕吐明显，可考虑应用多潘立酮等等止吐剂，必要时也可用小剂量氟哌啶醇治疗，但必须严格遵循医嘱。

3. 神经性呕吐　治疗方面主要采用系统的认知行为疗法，小剂量的抗抑郁剂和抗精神病药物也对部分患者有效。

（三）会诊联络要点

主要与某些躯体疾病引起的体重改变相鉴别。

（1）甲状腺功能亢进伴发的精神症状：除进食增多外，伴有甲亢的典型表现如突眼、消瘦等，还可以有躯体症状出现如自觉烦热、易出汗、心悸、胸闷等。

（2）糖尿病：也有食欲增加症状，但除此之外还有多饮、多尿、消瘦等典型的症状，且常见其他并发症包括大血管、微血管病变和感染等。

（3）精神分裂症：暴食以精神症状为首发症状，与神经性贪食的主要区别是本病的患者体重往往在正常范围之内。

（4）间脑病变：除贪食外，还可以有嗜睡、体温调节障碍、水盐代谢紊乱或伴发精神症状。

躯体疾病患者很少有怕胖的超价观念及体象障碍。与抑郁症的区别在于后者没有对体重增加的过分恐惧，改善体重无法消除抑郁。

而神经性呕吐主要排除神经性厌食引发的呕吐和神经性贪食引发的呕吐，应特别注意躯体疾病引起的呕吐。如：脑部肿瘤的患者往往没有感觉到恶心的情况下突然出现喷射状呕吐，应及时做相关的辅助检查进行鉴别。

病例4-3-1

患者，女，18岁，因"主动控制饮食伴不开心、体重下降半年余"入院。半年前因同学说自己太胖开始节食减肥，饭量减少，不吃肉食，只吃蔬菜和海鲜，并加强运动，每天坚持跳绳半个多小时。做事时均站着，认为多坐屁股就会大起来。渐渐发展到饭量每顿只吃一小勺，少量蔬菜。有时只吃玉米来代替主食。和同学交往减少，体重明显下降，近半年停经。头发稀少，牙齿脆、发黑，脸色苍白，皮肤干燥。近来偶有多食，多食后无催吐行为。家属见其异常，带至当地医院就诊，查血常规示：血红蛋白104g/L，营养状况不良。病来神清，精神软，夜眠可，体重下降12kg。入院查体：T:36.5℃，P:60次/分，R:18次/分，Bp:110/58mmHg，体重42kg，身高163cm。心率60次/分，律齐，腹软，无压痛、反跳痛。神经系统检查未见异常。精神检查：家人陪入病房，意识清，接触不合作，多问少答，易激惹。对答切题，无错觉、幻觉，思维连贯，无逻辑障碍。注意力集中，记忆力可。情绪低落，不开心，意志活动减退，偶有自虐行为及消极意念。自知力无。入院检查：白细胞计数3.8×10⁹/L，血红蛋白86g/L。无器质性疾病。

诊断：神经性厌食。

（刘　薇）

第四节　睡眠障碍

一、概　述

睡眠占人的总寿命的1/3，是维持机体健康必不可少的生理过程，具有良好的睡眠，才能更好地保证生活质量、完成各种社会活动。睡眠障碍是临床常见病,与多种疾病有着密切联系,临床各科病人都可能并存睡眠障碍症状,各科的多种疾病本身也可并发睡眠障碍。在国外,睡眠医学已经成为一门重要的学科,并有逐步成为研究热点的趋势。国外根据对睡眠障碍定义和研究的人群构成不同,得出的失眠患病率也有很大的不同。有研究显示,超过30%的成人主诉失眠,其中33%的病人为慢性障碍;5%的成人有过多睡眠;可能有15%的青少年和14%的成人存在某种睡眠觉醒障碍。流行病学划区研究发现:10.2%的社区人群主诉失眠,3.2%报告过多睡眠;有40%的失眠者和46.5%过多睡眠者有精神障碍,而没有睡眠障碍的人仅为16.4%;幼儿、青少年、躯体疾病、学习不能以及痴呆特别容易出现持久的睡眠障碍。

新近的国际分类方法主要根据睡眠的病理生理学特点将睡眠障碍分为11大类,其中包括了近百种睡眠障碍性疾病,这一分类系统充分体现了睡眠障碍的病因学特点,有助于睡眠障碍的临床诊断和治疗。临床常见的主要有失眠症、嗜睡症、睡眠呼吸暂停综合征、睡眠觉醒障碍、睡行症、夜惊和梦魇等。

二、失 眠 症

失眠(insomnia)是指睡眠的始发和睡眠的维持发生障碍,导致睡眠质量不能满足个体生理需要,并且明显影响患者白天的活动。在临床实践中,失眠是睡眠障碍中最多的一种形式,也是不少病人就诊时的主诉。失眠的发生率很高,可能是除疼痛以外最常见的临床症状。失眠有多种形式,严重地影响人们的生活、工作及身心健康,以及由此导致的病假、意外伤害事故、工作效率和生产力的下降,给家庭与社会带来显著的负面影响。由于失眠既是医学问题,也是社会问题,因此,应该引起临床医师的高度重视。

国外报道失眠患病率为35.2%,女性稍高于男性,老年期多于任何年龄组,50岁以上者失眠占失眠总数的40%,60~90岁的慢性失眠高达90%。我国有作者对于内蒙古大学生的睡眠调查表明,存在入睡困难及易醒等睡眠障碍的也高达48.9%。在一项新西兰研究中,发现有41%的家庭医疗患者存在失眠症状,这是由于多因素相互重叠所致:其中抑郁症占50%,焦虑占48%,躯体健康状况占43%,原发性失眠占12%,有阻塞性睡眠呼吸暂停症状的占9%,睡眠相位后移症候群占2%。

（一）失眠的原因

1. 外因 旅行、人际关系冲突、生活重大改变(婚姻、生育)、应激事件、不良的睡眠习惯、药物和饮酒、躯体疾病等引起的失眠称为外因性睡眠障碍。

2. 内因 由于过度的睡眠防御性思维造成的急慢性心理生理性失眠和精神疾病所引起的失眠称为内因性睡眠障碍。

（二）临床表现

失眠症的主要临床表现有入睡困难、睡眠不深、易惊醒、自觉多梦、早醒、醒后再次入睡困难、醒后缺乏清醒感或疲乏感,或白天困倦思睡等。以入睡困难最多见,常并发有焦虑和恐惧,这种对失眠所致的后果的过分担心和对失眠的恐惧往往进一步加重了失眠,如此恶性循环可导致情绪不稳、个性的改变,甚至影响其精神效率和社会功能。

长期试图以使用镇静催眠类药物或者通过饮酒等方式来改善睡眠的患者还可以引起药物的依赖,使得失眠的问题越发突出,疗效越来越差。

（三）诊断治疗和会诊联络要点

1. 诊断 在诊断非器质性的失眠症时,必须要满足4条:

(1)主诉或是入睡困难、或是难以维持睡眠、或是睡眠质量差。

(2)这种睡眠紊乱每周至少发生三次并持续一个月以上。

(3)日夜专注于失眠、过分担心失眠的后果。

(4)睡眠量和(或)质的不满意引起了明显的苦恼或影响了社会及职业功能。

2. 治疗

（1）非药物治疗：一般来说，一过性或急性失眠以及儿童、孕产妇失眠应首选非药物治疗。而短期失眠障碍也可先选择非药物治疗，即使是长期失眠症，非药物治疗也是可选择的有效方法之一。

1）良好的生活习惯：保持健康的生活规律，养成良好的作息习惯。适当运动，多在户外活动，接受太阳光照。避免睡前易兴奋的活动，如看刺激紧张的电视节目、饮浓茶、可乐、咖啡等，尽量选择熟悉和舒适的环境睡眠。

2）心理治疗：多数失眠的发生和持续与心理社会因素有很大关系，如果这种刺激因素长期存在，失眠会慢慢发展成慢性障碍，因此，对失眠障碍患者应进行早期心理干预，帮助患者在睡眠之前将注意力集中到轻松愉快与舒适的意境中来。目前证明行之有效的有：①刺激控制疗法：是一套帮助失眠者减少与睡眠无关的行为和建立规律性睡眠—觉醒模式的程序，是美国睡眠医学会推荐的为治疗入睡困难和睡眠维持困难较好的非药物疗法。主要操作要点：坚持在固定的时间起床；除睡眠和性生活外，禁止在床上看电视、吃东西、读书，不要带着焦虑上床，床只用于睡觉；如果上床后30分钟不能入睡，起床去别的房间放松自己；不要躺在床上强迫自己入睡，只在想睡的时候上床。②认知行为疗法：可通过纠正失眠障碍患者对于睡眠和睡眠不足的错误认识，减轻焦虑症状，改善患者睡眠。研究表明，认知行为疗法在缩短入睡时间和维持睡眠这两方面均有明显的疗效。认知行为疗法与药物治疗相比具有安全性高、副反应少等优点。

3）物理治疗：物理因素通过对局部的直接作用，和神经、体液的间接作用引起人体反应，调整血液循环，改善营养代谢，提高免疫功能，调节神经系统功能，从而进一步改善睡眠。常见的物理疗法包括电疗法、声疗法、磁疗法以及光疗法等。物理疗法相对于药物治疗，具有无副作用、无依赖性、疗效显著的优点。

4）时间疗法和光照疗法：时间疗法即让患者在一段"自由时间"里按照既定的睡眠时间表来安排睡眠。所谓的光照疗法就是让患者处于光亮环境中，按照既定的时间和周期（该周期是依照人体觉醒—睡眠节律而设计的）进行光照治疗，该方法对调节患者的生物钟比较有效，非常适合用于治疗昼夜节律失调的患者。

5）生物反馈疗法：生物反馈疗法是一种引导机体进行放松的方法，通过自我调节，降低自主神经的兴奋性，把平时察觉不到的微弱生理信号加以放大，患者可以通过操纵这种信号，达到控制全身肌肉活动，使之紧张或放松的目的。通过有意识的训练，可降低患者肌肉兴奋的水平，抑制神经中枢的觉醒水平，从而达到改善失眠障碍者睡眠质量的目的。

（2）药物治疗：虽然有不少药物能够减低睡行症发作频率，但是药物治疗通常用于发作十分频繁的患者。应当注意如果突然停止使用药物或者忘记服药，可能引起反跳性发作增加。

1）苯二氮䓬类药物：如地西泮和阿普唑仑，常常被用于治疗睡行症和失眠症，但对于老年患者收效甚微。

2）非苯二氮䓬类药物：代表药物为佐匹克隆、右佐匹克隆、酒石酸唑吡坦等，半衰期较短，易从体内清除，不易引起白天的困倦感。并且，此类药的作用具有选择性，直接作用于与睡眠相关的特定受体，副作用小。

3）抗抑郁剂：如三环类抗抑郁剂中的阿米替林、丙米嗪或氯丙咪嗪等，有报道氯丙咪嗪25 ~ 50mg，睡眠前口服，疗效显著。此外，可以选择使用5- 羟色胺再摄取抑制剂（盐酸氟西汀等）和盐酸曲唑酮等。

4）中药：大量实验研究证明其对睡眠障碍有效。如归脾汤及酸枣仁汤具有养心安神作用，对失眠障碍综合征有明显抑制作用。

3. 会诊联络要点　失眠的诊断主要根据患者自己的陈述，不能以患者自己报告的睡眠时间作为判断偏离程度的标准，有部分患者主诉失眠但睡眠时间在正常范围，有些人虽然睡眠时间短但却不认为自己是失眠患者。但临床医生对失眠的性质和程度有疑问时，睡眠脑电图检查有助于了解实际情况和变化特点,有助于诊断。在鉴别上,需要排除各种躯体疾病或者其他精神障碍所导致的继发性失眠。

三、嗜　睡　症

嗜睡症(hypersomnia)主要表现为白天睡眠过多,这种睡眠过多并非是因失眠不足所致,也不是药物、脑器质性疾病或躯体疾病所致,也不是某种精神障碍(如神经衰弱、抑郁症)症状的一部分。本症在临床上少见,目前缺乏相关患病率报道,病因也尚未完全明了,可能与遗传因素有关。

（一）临床表现

睡眠过多是本症核心症状,患者并无夜间睡眠减少,白天表现为睡眠过度或睡眠发作或者醒来时达到完全清醒状态的过渡时间延长。患者常常在安静或单调的环境中感到疲乏嗜睡,甚至不分场合或在需要完全清醒的情景下控制不住地出现不同程度的入睡。这种过度的嗜睡常常让患者感到痛苦,进而导致其社交、工作或其他重要的社会功能受到损害,认知和记忆能力的障碍比较常见,如记忆减退、思考以及学习新鲜事物问题困难,甚至会导致严重的意外事件的发生。这些问题的出现进一步使得患者产生错误的认知和严重的心理压力,容易被他人误认为懒惰、缺乏上进心等,甚至出现情绪的低落。

有些患者将不恰当的日间入睡与白天特定的不愉快经历联系起来。而另一些人即使当医生证实这些经历的存在,患者却否认这一联系。

（二）诊断治疗和会诊联络要点

1. 诊断　在诊断非器质性嗜睡症时,必须要满足4条:

（1）白天睡眠过多或睡眠发作,无法以睡眠时间不足进行解释;和(或)清醒时达到完全觉醒状态的过渡时间延长(睡眠酩酊状态)。

（2）每日出现睡眠紊乱,时间超过1个月,或者反复短暂发作,引起明显的苦恼或影响了其社会或职业功能。

（3）缺乏发作性睡病的附加症状(猝倒、睡眠麻痹、入睡前幻觉)或睡眠呼吸暂停的临床证据(夜间呼吸暂停、典型的间歇性鼾音等)。

（4）没有可表现出日间嗜睡症状的任何神经科及内科情况。

非器质性嗜睡症需要与发作性睡病、睡眠呼吸暂停综合征的嗜睡症相鉴别,由明确的器质性原因如脑炎、脑肿瘤、脑血管病变以及其他神经疾病、代谢障碍、中毒等引起的嗜睡症可通过患者的临床表现及相应的实验室检查找到明确的致病因素,进而可以与非器质性嗜睡症相鉴别。

2. 治疗　了解病因是治疗本病的关键,要严格执行作息时间,增加白天的活动,必要时可用小剂量的中枢兴奋药哌甲酯(利他林)、苯丙胺治疗,但要严格遵循个体化原则,不可滥用。

3. 会诊联络要点　非器质性嗜睡症需要与发作性睡病、睡眠呼吸暂停综合征的嗜睡症相鉴别,由明确的器质性原因如脑炎、脑肿瘤、脑血管病变以及其他神经疾病、代谢障碍、中毒等引起的嗜睡症可通过患者的临床表现及相应的实验室检查找到明确的致病因素,进而可以与非器质性嗜睡症相鉴别。

四、睡眠呼吸暂停综合征

睡眠呼吸暂停综合征(sleep apnea syndrome,SAS)也称为睡眠呼吸暂停低通气综合征(SAHS),是一种睡眠时候呼吸停止的睡眠障碍,是指在每晚连续7小时睡眠中发生30次以上的呼吸暂停和低通气,或平均每小时睡眠呼吸暂停和低通气次数(呼吸紊乱指数)大于或等于5次。每次气流中止10秒以上为一次呼吸暂停,睡眠低通气是指口、鼻气流低于正常50%以上,同时伴有3%以上的氧饱和度的下降。可分为中枢型、阻塞型及混合型。

（一）分类特点

1. 阻塞性睡眠呼吸暂停综合征　睡眠期上气道塌陷阻塞等由气道解剖结构变化引起反复发作的

呼吸暂停和低通气最为常见,成人发病率 4% ~ 7% ,以 40 ~ 60 岁多见。年龄增大、男性、肥胖及颈围增粗、鼻咽部疾病和气道解剖异常、长期大量饮酒及服用镇静药物、内分泌疾病、遗传疾病等是该疾病的主要危险因素。

2. 中枢性睡眠呼吸暂停综合征　由于各种原因的病变累计或直接影响到延髓的呼吸中枢而引起反复发作的呼吸暂停和低通气。还可以分为高碳酸血症型和无高碳酸血症型,发病率不明,以中老年男性多见,绝经后男女发病无明显差异。发病后男性随着年龄的增加而加重,女性在绝经期后加重。在睡眠呼吸暂停综合征中相对较少,以中枢性因素占优势的患者不足 10% 。

3. 混合性睡眠呼吸暂停综合征　是指在呼吸暂停过程中混合有引起阻塞性睡眠呼吸暂停和中枢神经性睡眠呼吸暂停相关病因的综合征。

(二) 临床表现

呼吸暂停时段的口、鼻气流停止,但胸、腹式呼吸运动仍然保留完好是阻塞性睡眠呼吸暂停综合征的重要临床特征。反复发作呼吸暂停时口、鼻气流停止,胸、腹式呼吸运动停止是中枢性睡眠呼吸暂停综合征的重要临床特征。混合性睡眠呼吸暂停综合征一般是在一次呼吸暂停过程中开始出现中枢性呼吸暂停,继之出现阻塞性呼吸暂停。

最常见的症状是打鼾,并伴有呼吸的暂停,鼾声可时高时低,有时可完全中断,严重者可憋醒,觉醒后常伴有心慌、气短、胸闷等。还可以出现睡眠的行为异常,如夜间出现恐惧、夜游等。晨起后出现头痛、疲劳感、困乏感和白天的过度睡意,容易在开会、听课或看电视等时候睡觉。大多数患者可伴有注意力不集中、记忆力减退、易怒、烦躁、焦虑、抑郁、性格的改变、性欲的减退、勃起功能的障碍或心律失常、高血压、水肿等情况。更严重者可合并心力衰竭和其他脑功能减退的症状和体征。

儿童患者因年龄不同临床表现有所差异,最易观察到的症状是睡眠不安、呼吸费力、张口呼吸、打鼾、异常呼吸运动,大多数患儿在持续阻塞性呼吸暂停的终末期,伴有异常响亮的鼾声,但亦有部分患儿无明显的打鼾症状;小于 5 岁的儿童夜间症状最为明显;5 岁以上的患儿还可表现为白天非特异性行为异常。患儿多因睡眠打鼾、憋气、张口呼吸、扁桃体肥大就诊于耳鼻喉科或呼吸内科;因发育迟缓、营养不良、肺动脉高压等就诊于小儿科;因夜惊、夜啼、遗尿、多动等就诊于神经科或精神科;因短期内迅速肥胖就诊于内分泌科等。

(三) 诊断治疗和会诊联络要点

1. 诊断　典型的临床表现结合多导睡眠图检查可以明确诊断。多导睡眠图是诊断睡眠呼吸暂停综合征的金标准。它可在睡眠时记录各种生理指标,包括脑电、眼动电图、肌电图、呼吸气流、胸腹式呼吸运动、氧饱和度等。一般根据呼吸紊乱指数(RDI)或者睡眠呼吸暂停/低通气指数(AHI)判定病情严重程度。

2. 治疗　SAS 的治疗目的是消除症状、减低死亡率。可根据类型、病因、病情轻重采取相应的治疗措施。包括一般治疗,如减肥、戒除烟酒、适当锻炼、积极治疗原发病及并发症。鼻塞的患者睡前用麻黄碱滴鼻,有上呼吸道感染者应及时控制上呼吸道感染等。此外还有鼻持续正压通气(nCPAP)、经鼻双水平气道正压通气治疗(n- BiPAP)、手术治疗、口腔内矫治器等方法。

3. 会诊联络要点　在鉴别诊断上,阻塞性、中枢性以及混合性睡眠呼吸暂停综合征之间需要相互鉴别,同时还需与单纯鼾症、中枢性肺泡低通气综合征、陈- 施呼吸综合征、发作性睡病、特发性过度睡眠、睡眠不足综合征等疾病相鉴别。同时要排除其他器质性疾病所致的上述症状。

五、睡眠- 觉醒节律障碍

睡眠- 觉醒节律障碍(sleep- wake schedule disorder)是指个体睡眠- 觉醒节律与患者常规遵循的节律不符,主要睡眠时段失眠,该清醒的时段却出现嗜睡。

睡眠与觉醒节律受网状上行觉醒中枢、睡眠中枢、与激活系统的共同调节,具有昼夜变化的节律性和规律性。只当精神或器质性因素引起生物钟改变时,睡眠- 觉醒时才发生变化。常与起居无常、频繁调换工作班次、跨时区旅行有关,也可见于情感障碍、人格障碍的患者。

（一）临床表现

主要表现为睡眠-觉醒节律发生改变,该睡眠时候清醒,该清醒的时候嗜睡。

（二）诊断治疗和会诊联络要点

1. 诊断　无明确的精神科或器质性原因时,才能诊断为睡眠-觉醒节律障碍。诊断本症需要具备下列几点：

（1）人体的睡眠-觉醒节律与特定社会中的正常情况或同一文化环境中为大多数人认可的睡眠-觉醒节律不同步。

（2）在主要的睡眠时相失眠,在应该清醒时嗜睡,这种情况几乎天天发生,并持续 1 个月以上,或持续不足 1 个月,但反复出现。

（3）睡眠质量及时序的不满意状态使患者深感苦恼,或影响了社会、职业功能。

（4）不存在可以造成这种状况的器质性因素。

2. 治疗　治疗措施包括使用少量药物改善夜间睡眠、逐步调节睡眠节律、形成良好的生活习惯。

3. 会诊联络要点　要根据详细的病史起病形式和有无其他临床症状排除器质性疾病因素的存在。

六、睡　行　症

睡行症（sleep walking,somnambulism）,又称梦游症,以患者在睡眠中行走为基本临床特征,起始于夜眠前 1/3 阶段中,发生在 NREM 睡眠期的一系列复杂行为。睡行症可呈家族性发作,子女睡行症的发病率随父母双方及其家族中患病人数的增多而增加,若父母均未患该病,而远亲中有人患病时,子女的发病率为 22%；父母有一方患病时,发病率为 45%；父母双方均患病时,发病率为 60%。家族中可出现几个人同时患该病。患者的一级亲属患病率是普通人群的 10 倍。

（一）病因和发病机制

药物因素,如盐酸地昔帕明、盐酸硫利哒嗪、水合氯醛、碳酸锂、盐酸氟奋乃静、奋乃静、文拉法辛等,可加剧睡行症或导致睡行症的发生。发热、过度疲劳、情绪紧张或疾病所致睡眠剥夺以及饮用含咖啡因饮料等因素,都可使睡行症的发作频率增加。

（二）临床表现

睡行症起源于 NREM 睡眠,所以最常发生在夜眠的前 1/3 或 NREM 睡眠增多的其他时间。如睡眠剥夺后,患者的活动可自行终止,重新回到床上躺下,也可无目的地游走到比较远的地方,然后在某处席地而卧,次日醒来,对于自己身处异地惊诧不已。通常发生在初入睡的 2~3 小时内。患者可从床上坐起,并不下地,目光呆滞,做一些刻板而无目的的动作,如拿起毯子、移动身体等,持续数分钟（一般为 2 分钟左右）后自行躺下,继续睡眠。偶有缓慢起床后,不停地往返徘徊,又复上床睡眠。也可下地后双目凝视,绕着房子走动,或可进行一些日常习惯性的动作,如大小便、穿衣、进食、打扫卫生、拉抽屉、开门、上街、开汽车、外出游逛、有时口中念念有词,并能够与人答话,但是口齿不清、答非所问。发作过程中可伴梦语,整个行为显得刻板、僵硬。处于发作中的患者通常很难唤醒,强行唤醒时常出现精神错乱,事后常完全遗忘。

实验室检查可发现,睡行症开始于 NREM 睡眠第 3、4 期,最常见于睡眠结构的第 1 或第 2 周期的 NREM 睡眠期结束时。脑电图未见癫痫性特征,只在发作起始前出现极高波幅慢波节律（δ 波爆发）,肌电图波幅也突然增高。睡行症发作时则表现为睡眠波（δ 波）和觉醒波（α 波）的混合。

（三）诊断治疗和会诊联络要点

1. 诊断标准　诊断至少应包括以下第 1~3 项：

（1）在睡眠中突然起床走动。

（2）多于青春期前起病。

（3）发作过程中唤醒困难，发作后遗忘。

（4）典型发作出现于夜眠的前 1/3 阶段。

（5）可存在其他躯体或精神疾病，但不是引起本病的原因。

（6）走动不是其他睡眠障碍引起的，如 REM 睡眠行为障碍或夜惊症。

注意：如果睡行症是伴发于阻塞性睡眠呼吸暂停综合征或夜间进食综合征等，在诊断时则将睡行症作为伴随症状，如阻塞性睡眠呼吸暂停综合征伴睡行症。

2. 治疗　本症无特效治疗方法。发生于儿童者，随发育成熟，该症会自然消失。对于发作与心理因素有关者，可以通过催眠治疗等，澄清问题、消除心理因素的影响程度，可有一定治疗效果。适量服用镇静药物可加深睡眠，会有一定疗效，也可应用苯二氮䓬类。也有认为可使用小剂量抗精神病药物或许有效。部分病人睡前服用小剂量咖啡因或咖啡能有所帮助。

3. 会诊联络要点必须与以下疾病鉴别

（1）夜惊症：有逃离恐怖性刺激企图的睡行症在临床上很难与夜惊症相鉴别。夜惊症常以尖叫起始，伴有强烈恐惧、极端焦虑和明显的自主神经症状为临床特征。

（2）REM 睡眠行为障碍：多导睡眠图和临床症状均显示 REM 睡眠行为障碍发生于 REM 睡眠期，而睡行症则发生于 NREM 睡眠期。

（3）夜间进食综合征：常伴类似睡行症的进食和走动，但夜间进食综合征患者起床进食时意识清楚。

七、夜惊和梦魇

夜惊（night terror）是指突然从 NREM 睡眠中觉醒，并且发出尖叫或呼喊，伴有极端恐惧的自主神经症状和行为表现。梦魇（nightmares）是指发生于 REM 睡眠期间以恐怖不安或焦虑为主要特征的梦境体验，事后患者能够详细回忆。

（一）病因和发病机制

发热、睡眠剥夺和使用中枢神经系统抑制剂等，任何可能加深睡眠的因素均可诱发夜惊症的发作。夜惊症的家族性发病现象较睡行症高，约 50% 的夜惊症患儿存在阳性家族史，一个家庭中可有几个夜惊症患者。夜惊症患者表现为一种觉醒障碍，系从 NREM 睡眠第 3、4 期中突然觉醒时发病，其发生机制可能与唤醒有关。在易感者中，于 NREM 睡眠第 3、4 期被迫唤醒时可以激发，显然，唤醒可能是重要诱发因素，并且无须前驱的偶然精神活动即足以产生发作。

梦魇发作与特定的人格特征有关，有 20%～40% 的梦魇患者存在分裂型人格障碍、边缘型人格障碍、分裂样人格障碍或精神分裂症症状，其中 50% 以上的患者并不符合精神病的诊断标准，但往往具有上述障碍的某些特征。精神因素亦可能与梦魇有关。受到精神刺激或经历了非同寻常的生活事件后，容易出现梦魇，尤其是当这些生活事件带有恐怖色彩的时候。梦魇可发生于延长或加强 REM 睡眠的非心理因素。睡眠、觉醒昼夜节律紊乱，如倒班和时差反应等均可导致 REM 睡眠周期提前、延长和增强。

（二）临床表现

夜惊症通常起始于上半夜刚入睡后 1～2 小时的 NREM 睡眠后期。表现为突然从床上坐起，发出毛骨悚然的喊叫或哭闹、双目凝视、表情十分恐惧和焦急，对外界刺激没有反应。有时会下床并冲向门口似乎要夺路而逃，但很少会离开房间。或伴有显著的自主神经症状，表现为心动过速、呼吸急促、皮肤潮红、出汗、瞳孔散大、皮肤电阻下降和肌张力增高等，并有强烈的恐惧、焦虑和窒息感，偶可有幻觉。但大部分患者事后不能回忆发作时的情景。在可回忆的情景中包括明显心悸、呼吸和活动困难，无前驱症状或相伴的精神活动。

梦魇可以发生于夜间睡眠或午睡时，一般发生于后半夜。患者从不同程度的焦虑状态中惊醒，通常对一段由非恐怖性到恐怖性发展而来的或多或少延续的梦境有清晰的回忆，并由这种恐怖性的梦境所唤醒。越是接近梦的结尾，梦的内容越是离奇与恐怖。其内容常常涉及对生命与财产安全或自尊的威胁。多为梦见自己被别人或妖魔鬼怪、毒蛇猛兽等追逐、围攻;或陷入水深火热、山崩地裂的境地;或面临剖心挖眼、截肢断颈等非常危险而又绝望无助的紧要关头。内容离奇恐怖,以至于患者惊恐万状、拼命挣扎,但却想喊喊不出、想跑跑不动。有时可以仅仅表现为呻吟或惊叫,并引起呼吸与心率加快,直至惊醒。

夜惊症在多导睡眠图上开始于 NREM 睡眠第 3、4 期,通常发生于夜眠的前 1/3 阶段,但夜惊症也可发生于 NREM 睡眠期的任何时候。梦魇发作时患者于 REM 睡眠期突然觉醒,REM 睡眠潜伏期比其他类型睡眠障碍者有所缩短,REM 睡眠持续时间长达 10 分钟,REM 睡眠密度可能增加。

（三）诊断治疗和会诊联络要点

1. 诊断　　诊断主要根据主诉和观察到的临床表现和睡眠脑电图检查所见,根据 ICD-10 诊断标准进行诊断。

2. 治疗

（1）偶尔发生的梦魇属于自然现象,不需特殊处理,患者的症状往往随年龄增大而有所减轻。对发作频繁者,应予以药物治疗,可应用苯二氮䓬类药物,适量服用可加深睡眠。若夜惊伴有明显的焦虑、惊恐等情绪,可予抗焦虑或抗抑郁药物治疗。

（2）心理治疗:夜惊起病常与相应的心理社会性因素有关,针对性的心理治疗会有帮助。可予系统脱敏治疗逐渐缓解患者对梦情景的恐惧。同时通过探究引起梦魇的心理社会因素,采用适当的心理治疗缓解患者内在的心理冲突。

3. 会诊联络要点　　主要注意与癫痫和其他睡眠障碍鉴别,排除其他器质性疾病所致,同时注意药物治疗的相互作用和对患者白天功能的影响,要做到个体化治疗,尽量减少药物的副作用。

（刘　波）

第五节　性功能障碍

一、概　　述

人类的性行为是一个涉及物种繁衍发展、家庭构建和相互愉悦的行为。它既是男女两性在生物学上的一种纯粹性表现形式、也是社会学和心理学上的复杂性表现形式。对于正常、健康或异常的性行为界定在不同的亚文化社会里差别很大,总体说来,在对国人影响较大的儒家传统文化中对"性"的有关话题是比较保守的,于是就造成了全民性的性教育和基本的性知识缺乏。

Masters 和 Johnson 夫妇将人类的性反应分为四个时期。第一期为性兴奋期,在生理、心理的有关因素刺激下个体出现性唤起的表现,如男性的阴茎勃起、女性的阴道湿润和乳房胀大等表现。第二期为平台期,为性兴奋期的反应强度逐渐加大达到更高的稳定水平,维持时间长短的差异较大。此期除了性器官的兴奋外、个体的生理反应更加明显,如呼吸、心率明显加快、血压明显升高等。第三期为性高潮期,即在平台期的愉悦体验累积,最终触发心理上的极度欢快的性快感体验,生理上的表现是男性为射出精液、女性为阴道及盆腔部分肌肉痉挛收缩、性潮红加深等。此期持续时间较短,多为几秒至数十秒,部分女性可出现多重性高潮体验。第四期为消退期,在性高潮后躯体立即放松恢复到不兴奋状态,男性的阴茎变软、男女的肌肉迅速放松、呼吸心率血压恢复正常。

根据 ICD10 的定义,性功能障碍(sexual dysfunction)是指个体不能参与他/她所期望的性关系。包括兴趣缺乏、快感缺乏、不能产生有效的性行为所必需的生理反应(如勃起)、或不能控制或体验到性高潮。心理及躯体因素通常分别或共同地在性功能障碍的发病中起作用。性功能障碍在男性和女性的表现各有异同。男性患者的常见表现为性欲障碍(包括性欲亢进、性欲低下和性交厌恶、)、性唤起障碍(勃起障碍、心因性阳痿)、性高潮障碍(无性高潮、早泄、射精延迟、不射精)和性交疼痛;女性患者的常见表现为性欲障碍(包括性欲亢进、性欲低下和性交厌恶)、性唤起障碍、性高潮障碍、性交疼痛障碍(性交疼痛、阴道痉挛)。本节主要是介绍一些常见的性功能障碍的临床特征、诊断与治疗概况。

二、几种常见性功能障碍

（一）性欲障碍

1. **性欲亢进(hypersexuality)**　性欲亢进是指处于一种对性交活动要求强烈的、持续的性冲动状态,明显高于正常水平。包括男性性欲亢进和女性性欲亢进。性欲亢进较少见,发生率约为1%。常见的病因为:神经内分泌失调,如垂体肿瘤、雄激素分泌过多;药物或食物,如一些含中枢兴奋剂的物质(摇头丸、罂粟碱)、壮阳药等;精神疾病,如躁狂发作、精神分裂症、老年痴呆早期的患者;社会心理因素,如色情淫秽书刊影视的影响。

2. **性欲低下(hyposexuality)**　性欲低下或缺失是本障碍的首要问题,它并不是继发于其他性问题如勃起障碍或性交疼痛。性欲低下并不排除性的快感或唤起,只是性活动不容易启动。它包括男性性欲低下和女性性欲低下。这是一种在两性中较为常见的性功能障碍,男性性欲低下的发生率约为15%,女性性欲低下的发生率约为30%。常见的原因通常为:一是社会心理因素引起,如错误的性观念、性教育的缺乏、宗教及社会习俗的束缚、夫妻不和等;二是器质性因素引起,各种慢性疾病引起体力精力下降而导致性欲低下,如慢性肝炎、心功能不全、肾衰竭等疾病,内分泌功能障碍引起、如甲状腺功能低下、各种引起性激素分泌降低的疾病所致;三是药物引起,如常见的抗高血压药物、抗精神病药物、镇静催眠药物、一些激素类药物。

3. **性厌恶障碍(sexual aversion)**　性厌恶障碍是指对性接触有强烈的厌恶感,避免所有或几乎所有与伴侣的生殖器的接触。由于极度的恐惧或焦虑,个体会回避性活动。但他们可能渴望爱抚及非生殖器官的性接触。这种障碍在两性中均可发生,但发生率比较低。常见的原因为:错误的性观念及性教育,如认为性活动是可耻的及肮脏的;夫妻矛盾感情不和:性伤害及性挫折的经历,与童年期的性创伤、被强奸、性虐待等有关;神经精神疾病所致,如强迫症、焦虑症等;器质性因素,如更年期或绝经后的性激素水平下降所致。

（二）性唤起障碍

1. **男性勃起功能障碍(erectile dysfunction,ED)**　男性勃起功能障碍又称阳痿,它是指阴茎不能达到和维持足够的勃起以顺利完成性活动。ED是中老年男性的常见疾病,大约有1/3的男性有过无法勃起的体验,发生率有随着年龄的增长而增多的趋势。常见的原因为:心理因素如各种引起患者焦虑、紧张、抑郁等的应激因素所致;老年和慢性代谢性疾病,如肥胖、高脂血症、糖尿病、高血压、肝硬化、肾衰竭等疾病所致;内分泌疾病,如引起性激素降低、甲状腺功能低下、高催乳血症的相关疾病所致;药物因素,如抗高血压药物、抗精神病药物、抗抑郁药物、抗雄性激素药物、雌激素等所致;与阴茎有关的局部病变,如局部动脉硬化所致供血不足、阴茎海绵体闭塞不全;吸烟和饮酒可能增加ED发生的风险。

2. **女性性唤起障碍(female sexual arousal disorder)**　女性性唤起障碍是指女性患者出现持续或反复不能维持阴道润滑和充血反应直到性活动结束。在成年女性的性活动中约有1/5的人出现这种障碍。常见的原因为:一是心理因素的影响,女性的性唤起是与自主神经系统调节的内脏反应有关,个体的情绪变化对自主神经系统的影响较大,所有的可引起负性情绪(如紧张、焦虑、抑郁、烦躁)的相关事件均可能性唤起障碍的发生;二是器质性因素,所有可能导致盆腔局部血管和神经损伤的疾病均可引起该障碍,如糖尿病、慢性盆腔炎等;另外可以引起雌激素下降或孕激素增高的因素也可引起阴道干燥,如处于更年期及绝经期的妇女。

（三）性高潮障碍

1. **男性性高潮障碍(male orgasmic disorder)**　也称为射精延迟,发生率为8%。女性性高潮障碍(female orgasmic disorder),有时也称为性冷淡(anorgasmia),发生率约为24%。发生原因为:①与局部的神经生理因素有关,如盆腔感觉运动神经环路的环节损伤、甲状腺功能低下、精神疾病治疗药物等;②与社会心理因素有关,如性压抑文化的影响、对性的消极态度、性创伤经历、对性伴侣的不满意、焦虑和抑郁情绪等。

2. 早泄(premature ejaculation)　早泄是男性性功能障碍中最常见的,约有30%的男性受此影响。主要表现为:射精潜伏期短、无法控制射精和性交双方的满意度低下。早泄还会让患者产生焦虑情绪和挫败感、自信心降低,影响夫妻感情和社会功能。产生的原因多为社会心理因素所致,如性经历挫折、焦虑情绪、担心自己可能早泄、伴侣关系差等;少部分也与局部疾病有关如前列腺炎,有的也与药物影响有关,如左旋多巴、海洛因、摇头丸等。

（四）性交疼痛与阴道痉挛

1. 性交疼痛(dyspareunia)　是指与性交活动有关的生殖器及盆腔的疼痛,患者感觉这种疼痛剧烈并且反复发作。男女均可发生,实际发生率不清楚,有报道女性的发生率在8%～35%,男性在1%～2%。发生原因可为器质性因素引起,在女性患者中如阴道畸形、盆腔炎、阴道炎、尿道炎、引起阴道润滑物分泌不足的各种病变等,男性患者如包茎、尿道炎、前列腺炎等;社会心理因素包括性知识缺乏、缺乏性经验及各种消极情绪、性伴侣的矛盾等。

2. 阴道痉挛(vaginismus)　是指阴道周围的肌肉挛缩,导致阴道入口的封闭,使阴茎不能插入或引起疼痛。这是由于阴道外1/3的肌肉发生不随意的痉挛反射所致。阴道痉挛的确切发生率不清楚,它与局部的器质性因素有关,如盆腔或阴道的感染性疾病、老年的阴道萎缩、子宫后倾等;也与患者的社会心理因素有关,如童年的性虐待、被强奸经历、性知识缺乏导致的心理恐惧等。

三、常见疾病与性功能障碍

疾病对性功能的影响,绝大部分均为减少了性行为,或使性行为不能;只有极少疾病能引起性行为增多。导致患者性功能障碍的原因与疾病对身体的直接损害有关;也与患者对疾病的担心、害怕等情绪的影响有关;还与传统文化的影响有关,因为人群中的大多数认为性行为是一种对身体消耗极大的活动、可能引起患者的虚弱,要求在患病后应该静养、减少或停止性活动。疾病对性功能影响的时间长短及严重程度与疾病种类、个人的社会认知和心理素质等密切相关。

（一）导致重要器官功能下降或衰竭的疾病

1. 神经系统疾病脑血管疾病如脑出血和多发性梗死、脊髓疾病、多发性硬化、癫痫等。

2. 心血管系统疾病如高血压、心力衰竭、冠心病、心肌梗死等疾病。

3. 呼吸系统疾病如肺气肿、慢阻肺、哮喘等。

4. 泌尿系统疾病如慢性肾炎、肾衰竭等。

5. 其他如慢性肝炎、严重贫血、晚期肿瘤、艾滋病、导致运动不便的骨关节疾病等。

（二）内分泌及代谢疾病

如糖尿病、甲状腺功能亢进或低下、垂体肿瘤、Addison病、高催乳素血症、肥胖症等。

（三）与性器官密切相关的局灶性病变

1. 男科疾病如阴茎畸形、包茎、前列腺炎、性传播疾病、慢性海绵体炎等。

2. 妇科疾病如生殖系统发育畸形、妇科肿瘤术后、乳房切除术后、盆腔炎、宫颈炎、阴道炎、尿道炎、子宫内膜异位、性传播疾病、围绝经期综合征等。

（四）精神障碍导致性功能障碍

1. 与性欲亢进有关的常见精神障碍

（1）脑器质性损伤综合征:在大脑的额叶及颞叶受损时可见性亢进行为,它常常与丧失性行为的社会约束有关,性行为的时间和场所均不正常。

（2）躁狂发作:由于患者在躁狂发作时有明显的精神运动性兴奋,一般表现为性欲增强,严重时有性滥交行为出现。

（3）精神分裂症：少数患者在幻觉、妄想等精神症状的影响下可有本能欲望亢进的表现,包括性欲亢进和食欲亢进。

（4）表演型人格障碍：患者有肤浅及易变的情感、性关系不稳定、可有性欲亢进表现。

（5）物质滥用与依赖：患者在摄入摇头丸、大麻和可卡因等兴奋剂后可短时出现精力充沛、性欲亢进、性活动增多,还可能出现性滥交。

2. 与其他性功能障碍有关的常见精神障碍

（1）器质性精神障碍、精神发育迟滞：多表现为性欲低下及性行为不能。

（2）精神分裂症：在精神病性症状活跃、慢性衰退和长期服用抗精神病药物等的影响下,患者多为性欲低下、阳痿和阴冷、无性高潮、射精延迟等表现。

（3）抑郁发作：多为性欲望降低、性快感缺乏等表现。

（4）焦虑障碍：患者多表现为女性性唤起障碍、阳痿、早泄和性交疼痛。

（5）人格障碍：有洁癖的强迫症患者认为性活动是肮脏的继而出现性厌恶、性欲低下,分裂样人格障碍者情绪冷淡、对与他人发生性接触毫无兴趣。

（6）物质滥用与依赖：长期大量饮酒、使用烟草、镇静药物、大麻、鸦片、海洛因、致幻剂等均可出现各种性功能障碍。

四、对性功能产生影响的常用药物

在临床应用的很多种药物都可能影响患者的性功能,我们在日常工作中要全面的参考药品说明书。以下仅列举了常见的几大类药物。

（一）降血压药

由于降压药具有抗胆碱能作用,可导致女性阴道润滑不足和男性阴茎勃起困难,从而导致性欲降低和性唤起性障碍。常见药物为利尿剂、甲基多巴、可乐定、β阻滞剂、胍乙啶、ACEI、利舍平等。

（二）抗抑郁药

这类药物有抗胆碱能作用,可引起性欲降低和性唤起性障碍,大脑内5-羟色胺能作用增强也对性唤起和性高潮起到抑制作用。常见药物为三环类抗抑郁剂（如氯咪帕明、丙咪嗪、多塞平）、马普替林、5-羟色胺再摄取抑制剂（如氟西汀、西酞普兰、帕罗西汀、氟伏沙明、舍曲林）、单胺氧化酶抑制剂（如苯乙肼、马普兰）、文拉法辛、碳酸锂等。

（三）抗精神病药

抗精神病药物的多巴胺阻滞作用削弱了病人的性唤起和性高潮,一部分抗精神病药物有明显的抗胆碱作用和催乳素升高作用从而影响性功能。常见药物为氯丙嗪、奋乃静、氯氮平、氟哌啶醇、舒必利、第二代抗精神病药物（如利培酮、奥氮平等）。

（四）镇静催眠药

高剂量以及长期服用可能降低性欲,低剂量的去抑制剂就可能导致性欲增高（降低了患者的焦虑情绪）。常见药物为酒精、苯二氮䓬类（安定、阿普唑仑、三唑仑等）、巴比妥类、水合氯醛等。

（五）其他药物

肾上腺糖皮质激素（波尼松、地塞米松等）、雌激素和螺内酯具有抗雄激素作用会降低性欲。雌激素对女性生殖系统发育和性活动全过程具有积极作用。

五、性功能障碍的诊断治疗和会诊联络要点与诊断相关问题

（一）诊断

1. 问诊方法 在问诊前要首先征得病人的同意,向其保证提供患者隐私安全,用热情、同情和理解的语气提问,以客观的态度来讨论病人的病情,切勿以卫道士的姿态评判患者的性活动（也许有些性行为是不符合社会道德的）。有时需要对患者及其性伴侣共同讨论性问题,医师也不得向其伴侣泄

露患者需要保密的隐私。

2. 病史采集　内容以生物-社会-心理社会医学模式的框架要求来搜集病史,具体内容包括以下方面:

(1)性问题的详细描述:了解性问题起源、发生时间、场景、持续时间、频率、严重程度,以及对病人及性伴侣的影响等。

(2)病人的性功能障碍是否与躯体疾病、包括全身性疾病及生殖系统局灶病变有关,其相关性如何。

(3)相关社会因素:包括病人的社会人口学资料,个人生长发育史、月经及生育史、避孕及节育手术史、童年性虐待史、重大性创伤经历、性教育状况,宗教信仰、家庭经济、婚姻状况、夫妻感情、生活中的烟酒不良习惯等。

(4)心理方面:包括患者的人格特点、性生理及心理的发育过程、对性行为的态度和性技巧的了解、原发精神障碍及继发于性功能障碍的心理问题(如焦虑抑郁)、有无同性恋、性欲倒错等。

(5)长期服用药物及使用物质滥用与依赖情况。

(二)治疗

性功能障碍的治疗应当以具体的可能病因为依据,在制订治疗方案时要按照生物-心理-社会医学模式的观点综合考虑以下三个要素:①疾病的诱发因素:包括早期的性经验带来的创伤、恶劣的家庭关系;②促发因素:包括情感矛盾、婚外恋、与生育和避孕的相关问题;③持续因素:包括对性行为失败的心理预期、性伴侣沟通不畅、正确的性知识匮乏等。具体方法有:

1. 开展对患者的性教育　性关系总是涉及伴侣双方,所以应对两人同时实行性教育,伴侣之间也应当交流讨论。性教育内容主要为:

(1)关于两性生殖器的解剖结构与生理功能。

(2)性行为的社会规范。

(3)性功能障碍的一般知识,让患者知道这种问题在人群中是比较常见的,可以消除病耻感及减少各种负面情绪。

2. 有明确病因的患者给予生物学治疗

(1)全身性疾病的治疗:如治疗高血压、心肺肾功能不全等。

(2)内分泌系统疾病的治疗,如补充甲状腺素、性激素等。

(3)生殖器局部病变的治疗,如抗感染治疗、外科手术矫正畸形(治疗 ED 时采用的阴茎假体植入术、ED 的血管手术治疗,治疗女性性高潮障碍的阴蒂包皮切除术)。

(4)对精神障碍及物质依赖等的治疗,应当转诊至专科医生处理。

3. 针对性功能障碍本身的药物治疗

(1)性欲低下者:男性患者可有采用睾酮替代治疗;女性患者采用小剂量的雄性激素与雌激素联合治疗,可能有一定疗效。

(2)性唤起障碍者:男性患者可使用雄激素替代治疗、磷酸二酯酶-5 抑制剂如昔多芬(伟哥)25 ~ 100mg 口服、阴茎局部用药物,女性患者可使用结合型雌激素治疗、使用"女性伟哥"的药物氟班色林(flibaserin),对阴道缺少润滑的患者可在局部用雌激素软膏涂抹。

(3)早泄者:使用常规治疗剂量的 5-羟色胺能药物可以有效治疗早泄,如氟西汀、帕罗西汀、舍曲林等。

4. 心理和行为治疗

(1)性感集中训练:它是一种依据系统脱敏理论创建的治疗方法。此治疗适应于所有的心因性性功能患者,对大部分患者均是有效的。此治疗步骤分为四步,循序进行。第一步为非生殖器性感集中训练:逐步增加夫妻亲密感和愉快的性体验;第二步包括乳房和生殖器的抚摸:达到消除焦虑情绪、改善性唤起能力;第三步是阴道适应阶段,即阴茎可插入但不抽动;第四步是性交阶段,重点为体验性交的感受。

（2）认知疗法：以纠正患者对性行为的歪曲和错误理解、重构正确的性观念。婚姻和家庭治疗，人际关系心理治疗等方法可以重构家庭人际关系、解决家庭矛盾、和谐夫妻关系、增加夫妻亲密感。这些心理治疗在性功能障碍临床治疗实践中是有效的。

（3）对早泄者的行为治疗：包括开始-停止技术、暂停-挤压技术等都有明确的疗效。

（三）会诊联络要点

性功能障碍诊断相关问题性功能障碍是较普遍的临床问题，但寻求医师帮助的较少，我们医师大多缺乏该障碍的相关知识，诊断和治疗的规范性有待加强。

首先要进行全身检查，重点为内分泌系统及重要脏器病变和功能情况，如毛发等第二性征发育、血压、外周血管及眼底检查、神经反射和外周感觉检查等；其次还要进行生殖器及相关局部检查，如大小结构、先天畸形、局部炎症及性传播疾病、盆腔炎、前列腺病变等，此项检查建议由妇产科医生或泌尿科医生执行。其次相关的实验室检查：包括一般的检查项目，如血常规、肝肾功能、心电图、脑电图等；内分泌系统的相关激素检测，生殖器分泌物和前列腺液的炎性检测，性传播疾病的相关实验室检测，B超对男性睾丸及前列腺、对女性阴道子宫等的形态学检查。再则是心理评估：为了全面了解患者的心理状态，有必要对其进行心理评估。一是做心理评估量表检测，如常用的抑郁及焦虑自评量表、90项症状清单（SCL-90）、生活事件量表等，也可由精神科医生晤谈评估。最后是按照相关诊断标准对性欲障碍、性唤起障碍、性高潮障碍及性交疼痛进行诊断。临床实践中发现在诊断这几种障碍时有重叠，如主诉为缺乏性唤起的病人，也可有性欲低下和性高潮障碍。在临床诊断时，既要依据患者的主诉症状，还必须要考虑该症状的持续时间（一般为半年以上）、严重程度（一般为超过3/4的性活动中均存在症状），同时这样的问题引起了患者的有临床意义的痛苦。只有都符合以上几条才给出临床诊断。

性功能障碍可以依据出现的时间和不同情景划分为四个类别，这种划分对发现可能的病因及选择不同治疗方式是有帮助的。终身性性功能障碍是存在于个体一身的障碍，获得性性功能障碍是指在个体原来性功能正常后才出现的障碍，广泛性性功能障碍是指在发生在任意时段及场景中性活动的障碍，情境性性功能障碍是指某些情景下才出现（如与配偶的性活动时）的障碍。依据病史、体格检查和心理评估的结果，找出性功能障碍的可能病因，这对选择合适的治疗方法和评估预后均有帮助。

（刘　波）

第六节　酒精及其他精神活性物质所致精神障碍

一、概　　述

自古以来，人类就与精神活性物质结下了不解之缘。酒精是精神活性物质中的一种，也是目前使用最广泛的一种物质。七千年以前，人类就学会了酿酒，自此酒文化在全世界影响至今。虽然适量饮酒可以活跃气氛，但饮酒不当会产生酒依赖、戒断反应、精神障碍和认知障碍等，也会导致消化系统、神经系统等多系统并发症的产生。

随着经济快速发展，人们的文娱活动也越来越多，但受国际毒潮的影响，"冰毒""摇头丸""K粉"等物质大量流入各类娱乐场所。这些物质的使用不仅给吸食者个人造成精神和躯体的各种疾患，也给家庭、社会带来危害。

（一）基本概念

1. 精神活性物质（psychoactive substances）　指能够影响人类情绪、行为、改变意识状态，并有致依赖作用的一类化学物质，人们使用这些物质的目的在于取得或保持某些特殊的心理、生理状态。根据精神活性物质的药理特性，精神活性物质主要分为以下几类：

（1）中枢神经系统抑制剂（depressants）：指能抑制中枢神经系统的物质，如巴比妥类、苯二氮䓬类、酒精等。

（2）中枢神经系统兴奋剂（stimulants）：指能兴奋中枢神经系统的物质，如咖啡因、苯丙胺类药物、可卡因等。

（3）大麻（cannabis，marijuana）：是世界上最古老、最有名的致幻剂，适量吸入或食用可使人欣快，增加剂量可使人进入梦幻，陷入深沉而爽快的睡眠之中，主要成分为 Δ9-四氢大麻酚。

（4）致幻剂（hallucinogen）：能改变意识状态或感知觉的一类物质，如麦角酸二乙酰胺、仙人掌毒素、苯环利定、氯胺酮等。

（5）阿片类（opioids）：包括天然、人工合成或半合成的阿片类物质，如海洛因、吗啡、鸦片、美沙酮、二氢埃托啡、哌替啶（杜冷丁）、丁丙诺啡等。

（6）挥发性溶剂（solvents）：包括丙酮、汽油、稀料、甲苯、嗅胶等物质。

（7）烟草（tobacco）：尼古丁是引起成瘾的物质。

2. 依赖（dependence）　一组认知、行为和生理症状群，个体尽管明白使用成瘾物质会带来明显的问题，但还在继续使用，自我用药的结果导致了耐受性增加、戒断症状和强制性觅药行为。

传统上将依赖分为躯体依赖和心理依赖。躯体依赖也称生理依赖，它是由于反复用药所造成的一种病理性适应状态，表现为耐受性增加和戒断症状。心理依赖又称精神依赖，它使吸食者产生一种愉快满足或欣快的感觉，驱使使用者为寻求这种感觉而反复使用药物，表现所谓的渴求状态。

3. 滥用（abuse）　滥用在 ICD-10 分类系统中称之为有害使用，是一种适应不良方式，由于反复使用药物导致躯体或心理方面出现明显的不良后果，如不能完成重要的学业、工作，损害了躯体、心理健康，导致法律上的问题等。

4. 耐受性（tolerance）　是一种大多数精神活性物质反复应用后的状态，指药物使用者必须增加使用剂量方能获得所需的效果，或使用原来的剂量达不到使用者所追求的效果。耐受性的识别还包括改变物质使用的途径，如刚开始吸食毒品一般是放在香烟里吸，以后逐渐改为肌内注射或是静脉注射等。药物的耐受性是可逆的，停止使用后，耐受性将逐渐消失。

5. 戒断状态（withdrawal state）　是指停止使用药物或减少使用剂量或使用拮抗剂占据受体后所出现的特殊的心理生理症状群。其机制是由于长期用药后，突然停药引起的适应性的反跳。戒断症状及严重程度与所使用的物质和剂量有关，不同药物所致的戒断症状因其药理特性的不同而不同，一般临床表现为与所使用药物的药理作用相反的症状。例如，酒精戒断后表现出兴奋、不眠，甚至癫痫样发作等症状群。

（二）流行病学

2001 年中南大学精神卫生研究所带领国内五家机构对国内的五个城市进行了饮酒流行病学调查，结果显示 15 岁以上人群总饮酒率为 59.0%，年饮酒量为 4.47L 纯酒精，酒依赖时点患病率为 3.8%。此外研究表明，西方国家人均年饮酒量竟高达 10 升纯酒精。在美国综合医院的住院患者中酒依赖患者住院比例高达 25%~50%。此外，2003 年联合国估计，全球约有 2 亿人吸食非法物质，其中约有 1.63 亿人吸食大麻、0.34 亿人吸食苯丙胺、0.14 亿人吸食可卡因、0.1 亿人吸食海洛因。毒品交易在我国是违法的，早已被严令取缔。但截至目前，我国各地区仍然不同程度地存在与毒品有关的非法活动。令人震惊的是，调查显示我国毒品的主要消费群体为青少年，占整个吸毒群体的 87%，这个数字令人担忧。

（三）病因与发病机理

现在认为，物质滥用的主要原因是生物、心理和社会学因素相互作用、相互影响的结果。

1. 社会因素　引起物质滥用的社会因素繁多，主要包括：获得物质的机会，即物质的可获得性；家庭因素，如家庭不和睦、单亲家庭、家庭成员中有犯罪或吸毒者；同伴、群体的影响；文化背景、经济、职业等因素。

2. 心理因素　研究发现吸毒者有明显的个性特征,如过度敏感、对外界耐受性较差、易冲动、反社会性、缺乏社会责任感等。但目前尚无前瞻性研究证明究竟是以上个性问题导致了吸毒,还是吸毒改变了吸毒者的个性。

此外,部分心理学家认为,精神活性物质所具有的正性、负性强化作用也导致了物质的滥用。精神活性物质的正性强化作用:吸毒者在吸毒后产生满足感、愉快感、性快感等,驱使使用者为追求这些感觉反复使用精神活性物质。精神活性物质的负性强化作用:对精神活性物质形成的依赖、停药后戒断症状的产生,都驱使使用者反复使用精神活物质以缓解症状。

3. 生物学因素

(1)脑内的"犒赏系统"与药物依赖:20世纪60年代研究者提出"犒赏系统"这一概念,并将其与使用物质后出现的欣快感和依赖联系起来。已经证实,在大鼠、猫、猴等动物脑内,几乎所有脑区都与犒赏有关,而中脑边缘多巴胺系统很可能是"犒赏系统"的中枢,其中,被盖腹侧区和伏隔核是研究者较为感兴趣的区域。

众所周知,多巴胺与愉快的情绪有关。高兴时,犒赏通路上的神经突触会发放一定量的多巴胺。研究发现,所有精神活性物质的最终共同通路均是直接或间接地增加中脑边缘系统多巴胺的含量、提高突触间隙多巴胺的浓度。在过量多巴胺连续刺激下,会产生了一连串刺激"高峰"使大脑犒赏中枢发出愉快的信号,使使用者产生陶醉感和欣快感。

长期反复应用精神活性物质会使中枢神经系统,尤其是中脑边缘系统产生一种病理性的适应状态。这一过程涉及多个脑区、多种神经系统的参与,包括内源性阿片肽系统、多巴胺能神经、5-羟色胺能神经、谷氨酸能神经、γ-氨基丁酸能神经、去甲肾上腺素能神经等。长期反复用药会产生耐受性、戒断症状和渴求等病理生理改变。

(2)代谢速度:不同个体对精神活性物质的代谢速度各异,故而不同个体对精神活性物质的耐受性和依赖的易感性也不同。如先天缺乏乙醛脱氢酶的个体,在饮酒后酒精代谢成乙醛便不能继续降解,体内乙醛大量堆积,导致躯体产生各种严重的不良反应,这类人群也就不太可能成为酒依赖者。

(3)遗传学因素:大量有关家系、双生子及寄养子的研究均发现,物质滥用的易感性因素是由基因决定的。目前已经发现有两种途径可以将这一易感性从上一代传至下一代:第一种是直接将易感性传给下一代,第二种是间接将反社会人格传给下一代。家系研究发现,药物滥用或依赖家系成员中,药物滥用、酒精滥用、反社会人格的相对危险性分别是对照家系的6.7、3.5和7.6倍。

总之,物质滥用和依赖是上述所有因素相互作用的结果。它的药理特性是使个体滥用、依赖的必要条件,但是否成为"瘾君子"还与个体素质有关,而社会、环境因素在药物的滥用、依赖中起到了诱因作用。

二、临床表现

(一)酒精所致精神障碍的临床表现

1. 急性酒精中毒

(1)普通醉酒(drunkenness):又称单纯醉酒,指一次大量饮酒后,多数人产生的对酒精的正常反应。饮酒后由于抑制控制功能削弱,饮酒者多表现出兴奋话多、表情满意、言行轻佻、易无疲劳状,常伴有心率加快,呼吸急促,面部潮红或苍白,出汗、呕吐等;随着饮酒量的增加,出现言语凌乱、构音不清、步态不稳等症状。周围定向力可保持到入睡,记忆力多保持完整。经数小时或睡眠后多数恢复正常。

(2)复杂性醉酒(complex drunkenness):往往在一次大量饮酒(相对平时酒量而言)过程中迅速出现明显意识障碍。与普通醉酒相比,复杂性醉酒出现更急剧的精神运动性兴奋,且持续时间更长。复杂性醉酒进入严重麻痹期后,又可由周围环境的刺激再兴奋。在复杂性醉酒状态下,行为与平时呈明显对立,丧失礼仪。但对周围定向力可粗略保持。病程短暂,通常为数分钟或数小时。酒醉之后,对其行为可有概括性回忆,或仅能片段回忆。

(3)病理性醉酒(pathological drunkenness):饮用一定量酒后突然醉酒,并伴有严重的意识障碍。病理性醉酒常发生在有脑炎、脑外伤等病理基础或精神创伤等诱因的情况下,少量饮酒就会出现较深的意识障碍,血液浓度低于一般普通人的醉酒水平,即低于40mg/100ml。普通醉酒和复杂性醉酒都保持不同程度的定向力,但病理性醉酒定向力丧失。病理性醉酒常伴有片段性的幻觉和妄想,受幻觉和妄想支配行为上可出现攻击、伤人等行为,酒醒后多遗忘。

2. 慢性酒精中毒

(1)酒依赖(alcoholism):由于长期饮酒所致的对酒渴求的一种特殊心理状态。Edwards等人指出酒依赖综合征有七条特点分别是:①对酒的渴求、强迫感,一开始饮酒便不能停止;②固定的饮酒模式,需要定时饮酒,以消除或避免戒断症状的出现;③饮酒高于其他一切活动,对家庭、事业、社会都造成了一定不利影响;④对酒精的耐受性发生改变,起初耐受性增高,饮酒量加大,后期耐受性下降,多次少饮;⑤戒断症状反复出现,当血浆酒精浓度下降时,表现出四肢和躯干的震颤、情绪激动、恶心、呕吐和出汗等,一经饮酒症状立即消失;⑥以饮酒解除戒断症状的发生,此现象常在早晨出现,故称之为"晨饮",这一现象对诊断酒依赖有重要意义;⑦戒断后复饮。

(2)震颤谵妄(delirium tremens):在酒依赖基础上,突然减少饮酒量或停饮时发生的一种急性意识模糊状态。震颤谵妄多发生在持续大量饮酒十年以上,由于各种因素减少饮酒量或停饮,48小时后突然出现全身肌肉的粗大震颤、伴有错觉或幻觉的谵妄、行为紊乱。常伴有自主神经功能亢进,如心跳加快、大汗淋漓、恶心等。部分患者有导致心力衰竭的危险,应密切观察。实验室检查可见血沉加快、白细胞增多、电解质紊乱等。一般持续3~5天,如不及时治疗,死亡率可达到25%~50%。部分患者可因高热、感染、外伤、衰竭而死亡。恢复后对病中经历完全或部分遗忘。

(3)酒精性幻觉症(alcoholic hallucinosis):由Marcel首先报道。是酒依赖患者出现的以幻觉为主要症状的持久精神病性障碍,也是指酒依赖者突然停饮或减少饮酒量后48小时内出现的器质性幻觉。幻觉是在意识清晰状态下出现,多为听幻觉、视幻觉,昼轻夜重。听幻觉内容多是指责性的或低级下流的谩骂,常与平时的心理因素有关。视幻觉常为原始性或各种小动物,也可有幻触和幻嗅,性质较单纯。可继发相应的情绪紧张、惊恐、惊叫、逃避和冲动行为。

(4)酒精性妄想症(alcoholic delusional disorder):酒依赖患者在意识清晰状态下出现的妄想状态,如被害妄想、嫉妒妄想。特别是嫉妒妄想,酒依赖患者坚信配偶对自己不忠,在妄想的影响下患者甚至对妻子及怀疑对象采取攻击或暴力行为。如果酒依赖患者病情不严重,长期停饮后妄想症状可消失,否则可逐渐发展为痴呆。

(5)人格改变(personality change):患者只对饮酒感兴趣,饮酒的重要性超过其他一切活动,患者变得以自我为中心、自私、不关心他人、行为标准下降甚至为了得到酒开始偷窃和诈骗,丧失了对家庭和社会的责任感等。

(6)柯萨科夫精神病(Korsakoff psychosis):也称柯萨科夫综合征。可在嗜酒数十年后缓慢发生,也可见于震颤谵妄、酒精性幻觉症、韦尼克脑病之后。本病的发生,早期认为是由于B族维生素缺乏所致,但近年研究发现与酒精对大脑皮质下结构直接毒性作用有关。临床表现为近记忆障碍、错构和虚构、定向力障碍,还可表现为幼稚、欣快、幻觉、夜间谵妄等。患者意识清楚,早期无智能障碍,病情进一步发展可出现痴呆。

(7)韦尼克脑病(Wernicke encephalopathy,WE):由于缺乏维生素B_1所致,临床上多为急性或亚急性起病,表现为患者眼球震颤、眼球不能外展、意识障碍,常伴定向障碍、记忆障碍、震颤谵妄等。补充大量维生素B_1后眼球症状很快消失,但记忆障碍恢复困难。此病预后较差,部分韦尼克脑病患者逐渐转为柯萨可夫综合征。

(8)酒精性痴呆(alcoholic dementia):长期、大量饮酒后出现的持续性智力减退。本病的发生是酒精直接损伤脑组织、维生素B族缺乏、低血糖等综合作用的结果。病程多缓慢进展,初期可表现为对事物不关心、焦虑不安,病情继续进展可表现为日常生活不讲卫生、失去礼仪,逐渐出现定向力障碍、记忆障碍,晚期可出现长期卧床,大小便失禁等。酒精性痴呆预后不良。

(9)癫痫样发作(epileptic attack):指严重酒依赖患者在急剧停饮 12～48 小时后出现的痉挛大发作。癫痫样发作是由于停饮后血浆酒精浓度急剧变化,导致血清电解质、血液 pH 值紊乱,进而使肌阵挛阈值降低所致。临床中多以癫痫大发作的形式出现,很少出现癫痫持续状态。

(二)其他各类精神活性物质的药理作用和滥用的临床表现

1. 阿片类物质　是指任何天然的或合成的对机体产生类似吗啡效应的一类药物。阿片是从罂粟中提取出的粗制脂状物,其中包含吗啡、可待因在内的多种成分。阿片类镇痛药可分为三类:天然阿片如吗啡、可待因;半合成的衍生物如海洛因;合成的阿片类镇痛药如吗啡喃类、二苯丙胺类等。

(1)药理作用:阿片类药物可以产生众多药理作用,包括镇痛、镇静作用,用药后患者多处于安静状态,易入眠,但睡眠浅且易醒;抑制呼吸中枢,阿片类药物能显著减慢呼吸频率,所以一旦吸毒者掌握不好吸毒剂量,可致其呼吸衰竭;抑制咳嗽中枢,这是阿片类药物作为镇咳药的基础;兴奋呕吐中枢,产生呕吐,特别是在吸毒初期,但随着吸毒次数的增加,机体逐渐适应;缩瞳作用,出现针尖样瞳孔是吸毒及吸毒过量的重要体征;抑制胃肠蠕动,使吸毒者产生便秘、食欲下降等症状;致欣快作用,吸毒者描述海洛因引起的快感比性高潮更强烈,令人终生难忘,随之出现全身松弛,觉得"想要什么就能得到什么"。

(2)临床表现:阿片类依赖可产生精神、躯体、神经系统等的异常。现以海洛因依赖为例说明,海洛因依赖多见于男性,多数在吸食一个月后产生依赖。海洛因依赖可出现情绪低落、易激惹、记忆力下降、注意力不集中、性格改变等精神症状,也可见由于营养不良引起的体重下降、头晕、心悸、血糖降低等躯体症状以及步态不稳、腱反射亢进、脑电图 β 或 θ 活动增加等神经系统症状。

戒断症状,一般在停药 8～12 小时后出现,最初可表现为自主神经系统症状群如哈欠、流泪、流涕、寒战、出汗等,随后可出现各种各样的戒断症状。这些戒断症状主要包括疼痛症状群如骨痛、四肢关节疼痛、腰痛等;神经精神症状群如抑郁、焦虑、幻觉、嗜睡、谵妄等;消化道症状群如厌食、恶心呕吐、腹泻等;呼吸系统症状群如胸闷、气短、呼吸急促等;泌尿生殖系统症状群如排尿困难、少尿、无尿等;心血管系统症状群如心率加快、心慌、血压升高等。阿片类物质的急性戒断症状一般在停用海洛因后 24～72 小时达到高峰,此后症状开始缓解,第 10～14 天大部分症状消失。

过量中毒者,多有意识障碍、可达深度昏迷。呼吸甚慢,甚至低至每分钟 2 次。皮肤冰冷、体温与血压均下降。瞳孔呈针尖样,但当缺氧严重时瞳孔可扩大,对光反射消失。全身肌肉松弛,舌向后坠阻塞气道。患者常因休克、肺炎、呼吸衰竭而死亡。

2. 大麻　是由大麻植株干燥的茎、叶、花和种子的碎片混合制备而成。自 20 世纪 60 年代以来,大麻已在全世界范围内出现滥用现象。在 2003 年,世界联合国组织估计约有 1.63 亿人使用大麻,大麻已经成为全世界使用最广泛的非法成瘾物质。

(1)药理作用:大麻中含有 400 种以上的化合物,其中 Δ9－四氢大麻酚是最主要的精神活性成分。大麻效应强弱与摄入的 Δ9－四氢大麻酚浓度高低呈正相关。大麻通过作用于大麻受体发挥其药理作用,目前已知大麻受体分为两种类,分布广泛。分布在中枢神经系统轴突触末的受体被激活后可以直接抑制 5-羟色胺、多巴胺、去甲肾上腺素、乙酰胆碱、谷氨酸等神经递质的释放,与机体的感觉、记忆、注意、快感、协调运动有关。

(2)临床表现:吸食大麻后可产生一种极度陶醉的状态,表现为欣快、放松感、人格解体和视觉敏锐,还会出现感觉、知觉的改变、短期的记忆和注意损害。这些急性效应通常持续 2～3 个小时,随后出现情绪低落和嗜睡。此外,吸入大麻数分钟后可出现支气管扩张、心率加快、结膜充血、身体平衡能力下降等。

长期使用大麻,在停药后可出现戒断综合征,如情绪低落、焦虑、易激惹、冲动行为、睡眠障碍等。由于四氢大麻酚为高脂溶性物质,易在人脑中蓄积而产生中毒症状,特征性生理征兆为脉搏加快和结膜变红,其他临床症状可有血压降低、震颤、肌无力等。此外,大量长期使用大麻,可使吸食者产生认知功能损害,影响注意力和记忆力。

3. 镇静催眠、抗焦虑药　此类药物涉及范围较广,且这类药物在化学结构上差异也较大,但它们都具有抑制中枢神经系统的特性,均能作用于 GABA 受体,Cl⁻ 内流、细胞超极化,从而产生抑制作用。目前在临床上主要应用两大类:巴比妥类和苯二氮䓬类。

(1)药理作用:巴比妥类是应用较早的镇静催眠药,根据半衰期长短分为超短效、短效、中效和长效巴比妥类药物。巴比妥类作用于觉醒有关的脑干网状结构,选择性抑制上行激活系统活动。小剂量巴比妥类可抑制大脑皮质,产生镇静催眠作用,较大剂量巴比妥类可使感觉迟钝、活动减少,困倦和睡眠,中毒剂量的巴比妥类可致麻醉、昏迷甚至死亡。巴比妥类药物诱导睡眠能缩短快动眼睡眠,故睡眠做梦较少。长期用药后一旦大幅度减药或突然停药,会出现快动眼睡眠反跳,多梦、噩梦频繁,从而产生依赖。苯二氮䓬类(benzodiazepines,BZD)的主要作用是抗焦虑、松弛肌肉、抗癫痫及催眠等。由于这些药在临床上被广泛应用,故而一旦使用不当会产生依赖现象。

(2)临床表现:一次大剂量服用巴比妥类药物可出现意识障碍、吐字不清、震颤、步态不稳。长期大量服用此类药物可出现智能障碍。产生依赖后可见人格改变、消瘦、面色青灰等症状。长期大量服用苯二氮䓬类药物可出现面色苍白、消瘦、肌张力低下等症状。对其产生依赖后会出现人格改变如易激惹、说谎、欺骗、偷窃等。

巴比妥类药物的戒断症状较严重,甚至危及生命。一般在突然停药 12~24 小时内出现,临床表现为厌食、头痛、失眠、虚弱无力、焦虑不安,随之可见肢体粗大震颤,停药 48~72 小时戒断症状可达高峰,表现出呕吐、心动过速、血压下降、体重锐减、全身肌肉抽搐乃至出现癫痫大发作、高热谵妄、兴奋、冲动等。苯二氮䓬类药物的戒断症状虽然不像巴比妥类药物那么严重,但易感素质者在长期用药突然停药后仍可出现严重的戒断症状。一般在停药 1~3 天后出现,可见一过性幻觉、兴奋、谵妄、癫痫发作等,与巴比妥类药物的戒断症状相似。

此类药物中毒症状与醉酒状态类似,临床可表现为情绪不稳、冲动或攻击行为、判断力下降、言语不清、共济失调、站立不稳、步态蹒跚、眼球震颤、记忆受损、嗜睡、甚至昏迷。

4. 中枢神经系统兴奋剂　中枢神经系统兴奋剂又称精神兴奋剂主要包括咖啡因、可卡因及苯丙胺类药物(amphetamine type stimulants,ATS)。在我国中枢神经系统兴奋剂的滥用主要为苯丙胺类药物,故在此主要讨论苯丙胺类药物的相关问题。目前,ATS 在临床中主要用于减肥、儿童多动症和发作性睡病的治疗。而冰毒、摇头丸等物质则被滥用者用于不同的目的,导致成瘾并不同程度的损害了其健康和社会功能。

(1)药理作用:ATS 具有强烈的中枢神经兴奋作用和致欣快作用。其他作用包括胃肠蠕动减慢、口干、食欲下降、支气管扩张、心率加快、血压增高、觉醒度增加等。中等剂量的 ATS 可致舒适感、语量偏多、警觉增加、运动能力增强等,部分人群会出现头昏、抑郁、焦虑等症状。使用 ATS 后,使用者很快出现头脑活跃、精力充沛,能力感增强的体验以及难以言表的快感。但数小时后,便进入苯丙胺沮丧期,使用者全身乏力、倦怠、沮丧。以上两种截然不同的体验驱使吸毒者反复使用造成依赖。

(2)临床表现:一般认为,ATS 很难产生躯体依赖而更易产生精神依赖。但在停用 ATS 后,可以出现不同程度的心理戒断症状,轻度时表现为情绪低落、无活力等,重度的戒断症状表现为抑郁、疲乏无力、震颤和噩梦等。如果心理渴求强烈可出现自杀想法。

长期使用 ATS 会出现精神病性症状如刻板性行为、幻视、幻听、被害妄想、躁狂－抑郁状态、焦虑状态、冲动性行为甚至出现杀人犯罪倾向。

ATS 的急性中毒主要表现为中枢神经系统和交感神经系统的兴奋症状。轻度中毒时表现为出汗、口渴、呼吸困难、血压升高、脉搏加快、瞳孔扩大、震颤、兴奋躁动等症状,中度中毒则出现精神症状如幻听、幻视、被害妄想、谵妄等,重度中毒时会出现心律失常、循环衰竭、高热、昏迷甚至死亡。

5. 氯胺酮　于1962年合成,为一种分离性麻醉药。固体氯胺酮俗称"K"粉。近年来,随着娱乐场的兴起,使用氯胺酮作为致幻剂的问题日益突出,其滥用呈现愈演愈烈的势头。2003年公安部明确将其列为毒品,属《中华人民共和国刑法》规定的其他类毒品的范畴。

(1)药理作用:氯胺酮可以抑制丘脑-新皮层系统,选择性阻断痛觉。静注氯胺酮约30秒或肌注氯胺酮约3~4分钟后即产生麻醉作用。其特点为痛觉缺失、意识模糊,呈浅睡眠状态。氯胺酮还可作用于边缘系统,出现快感。氯胺酮使用者可以表现出一种分离状态,可见偏执状态、狂喜或厌烦等,常伴有知觉损害,甚至昏迷。服用氯胺酮后常出现"去真实感"、体象改变、梦境、幻觉以及恶心、呕吐等症状。

(2)临床表现:使用者在使用氯胺酮过程中或者使用后会很快发生急性中毒现象。主要表现为兴奋、话多、自我评价过高、焦虑、烦躁不安、行为冲动等。应用剂量较大者,可出现意识清晰度降低、定向障碍、错觉、幻觉、妄想、行为紊乱、谵妄,严重者可出现昏迷。躯体症状可表现为气急、心悸、血压增加、大汗淋漓等。中枢神经系统症状可表现为眼球震颤、构音困难、肌肉强直、共济运动失调等,严重者可出现高热、抽搐、颅内出血、呼吸循环抑制,甚至死亡。

氯胺酮可引起精神病性症状,临床表现与精神分裂症相似,可见幻觉、妄想、易激惹、行为紊乱等症状。幻觉多以生动、鲜明的视幻觉和听幻觉为主;妄想以关系妄想、被害妄想多见;行为紊乱主要表现为冲动、攻击、自伤等。少数患者可出现情感淡漠、行为退缩和意志减退等症状。部分患者亦可有感知综合障碍。氯胺酮所致精神障碍可在末次使用后4~6周消失。

氯胺酮可致认知功能损害,主要表现为学习能力下降、执行能力下降、注意力不集中、记忆力下降等。这种认知功能的损害可持续数周、数月,乃至更长时间,一般较难逆转。

氯胺酮还可致泌尿系统损害,临床主要症状为排尿困难、尿频、尿急、血尿、夜尿增多等。尿常规、尿动力学检测、膀胱镜检、B超和CT等影像学检查均可见异常。"K粉"所致泌尿系统损害是一种全尿路炎性损害,医生易误诊为慢性前列腺炎或慢性膀胱炎,临床应注意询问吸毒史。

6. 烟草　中国是烟草大国,自16世纪末烟草传入我国后,香烟的产量和销售量不断增加,已成为第二大产烟大国。2011年卷烟的产量比2002年增加了41%。据估计,目前全国约有3亿多吸烟者,直接或间接受烟草危害者高达7亿人。烟草问题受到广泛关注。

在烟草众多成分中一氧化碳(CO)和尼古丁对人体的作用较强。CO对血红蛋白(Hb)有很强的亲和性。CO与Hb结合后形成CO-Hb使Hb运氧能力减弱,心血管系统受累,出现缺血性心脏病、心绞痛和呼吸困难等。烟草中的纯尼古丁是烟草致依赖的主要成分,并且尼古丁符合高依赖性物质的所有标准。烟草成瘾者对烟草有强烈的渴求感,可出现戒断症状,如心率加快、流涎、头痛、失眠、易激惹、血压下降等。小剂量尼古丁能兴奋肾上腺髓质,使之释放儿茶酚胺引起血管收缩、血压升高、心率加快、呼吸兴奋等症状。大剂量尼古丁对自主神经和中枢神经系统都起先兴奋后抑制作用。此外吸烟对呼吸道、消化道、心血管疾病及各种癌症也有影响。

三、诊断治疗和会诊联络要点

(一) 诊断

在会诊联络精神病学实践中酒精和其他精神活性物质所致的精神障碍的诊断主要是根据病史、体格检查和ICD-10诊断标准。

1. 病史　戒毒者进入治疗机构后,应由医师、护士从不同角度了解患者的物质滥用史及相关问题。

(1)物质使用史:使用物质的种类、剂量,特别是入院前5天使用物质的情况。以及每天费用、使用途径、开始使用年龄、使用时间等。

(2)治疗史:既往治疗环境(自愿、强制)、治疗方法、合作程度、期限、对治疗态度及评价等。

(3)与物质滥用有关的内科问题:包括肝炎史、颅脑外伤史、躯体损伤史、结核史、肺部感染史、性病史、艾滋病史等。

（4）心理社会史：包括家庭、社会、精神病史，生活环境、住房、经济来源、债务、法律问题、教育程度、工作史、性生活史、嗜好等。

2. 躯体检查　许多物质滥用者常有躯体问题，应予以注意。

（1）一般情况：营养状况、体重、脱水征、有无中毒或戒断症状等。

（2）生命体征：体温、呼吸、脉搏、血压。

（3）皮肤：注射痕迹、瘢痕（沿静脉走行，一般在四肢、颈部、腹股沟等处），皮肤的各种感染、立毛肌竖起等。

（4）眼睛：瞳孔大小、流泪等。

（5）鼻子：流鼻涕、鼻腔溃疡、脓鼻涕，鼻腔感染提示通过鼻内用药。

（6）口及咽喉：反复的口腔感染、溃疡提示有艾滋病可能。

（7）肺部：结核以及其他慢性感染等。

（8）心脏：有心脏杂音提示亚细菌性心内膜炎。

（9）腹部：特别注意肝脏情况。

（10）神经系统：注意腱反射、周围神经损伤、麻木等。

3. 精神状况检查　物质滥用与精神健康密切相关。酒精所致精神障碍、吸毒者往往存在心理或人格方面的问题。在询问病史时应特别注意患者的情绪，如焦虑、抑郁等，人格特征，思维形式、内容，智力，记忆力等。

4. 辅助检查

（1）血尿便常规、血电解质、肝肾功能、血脂、血糖等。

（2）必要的毒物筛查：如尿检"四合一"，包括摇头丸（MDMA）、冰毒（MA）、K粉（氯胺酮）、吗啡，也可以进行血液酒精含量的检测。

（3）胸部 X 线检查。

（4）甲乙丙肝免疫系列、梅毒、艾滋病等传染病筛查。

（5）心电图检查、腹部彩超。

（6）常规心理测验：PANSS、BPRS、HAMA、HAMD、SCL-90、MMPI、MMSE 等。

（7）非常规检查：若有认知功能损害（特别是记忆力明显下降），可针对性地选择 MRI、fMRI、PET-CT 等。

5. 诊断　ICD-10 中使用精神活性物质所致的精神和行为障碍的诊断内容繁杂。具体诊断标准及排除诊断由于篇幅有限在此不予以详述，可参阅与本书配套的知识拓展内容。

（二）治疗

患者一旦滥用物质，就会产生各种的问题，并且形成物质依赖后很难戒断，一般多采取住院治疗。总的治疗原则包括：脱毒治疗、对症治疗、支持治疗和社会心理治疗。

脱毒治疗指通过躯体治疗减轻戒断症状，预防由于突然停药可能引起的躯体健康问题。下面以阿片类物质滥用的脱毒治疗为例说明：阿片类物质滥用的脱毒治疗可分为替代治疗和非替代治疗。替代治疗的理论基础是利用与毒品有近似药理作用的药物来替代毒品，以减轻戒断症状，使患者更好的耐受。然后在一定时间内如 14～21 天，将替代药物逐渐减量，直至停用。用药原则为只减不加，先快后慢、限时减完。目前，常用的替代药物有美沙酮和丁丙诺啡两种。替代治疗的起始用量很重要，既要抑制戒断症状又不能应用过大剂量以免出现生命危险。一般情况下，美沙酮和丁丙诺啡的首日剂量分别为 30～60mg 和 0.9～2.1mg。

非替代治疗则包括 α 受体激动剂如可乐定、洛非西汀、中草药及针灸疗法等。可乐定一般用于脱毒治疗的辅助治疗，起始剂量为 0.1～0.3mg，每天 3 次，主要副作用为直立性低血压、口干和嗜睡。目前，国内已研发出不少戒毒中草药制剂。此外，针灸治疗也有一定的疗效。

对症治疗主要治疗的是戒断症状、躯体和精神症状。下面以酒精所致精神障碍的治疗为例说明：

酒精所致精神障碍的单纯戒断症状在临床中常用与酒精药理作用近似的苯二氮䓬类药物来缓解酒精戒断症状。治疗时首剂量足量，不能缓慢加药。临床一般给予口服地西泮每次 30 毫克，3 次/日，首次剂量可更大，2~3 日后可逐渐减量，单纯戒断症状的治疗不必加用抗精神病药物。用药时间不宜过长，以免发生对苯二氮䓬类药物的依赖。当发生酒精性癫痫时可使用丙戊酸类或苯巴比妥类药物治疗。此外，足量苯二氮䓬类药物可以预防癫痫的发作，故而有癫痫史的患者，在酒精戒断初期就应使用大剂量的苯二氮䓬类药物。如果在戒断后期仍有焦虑、睡眠障碍等问题，可试用 SSRIs 类抗抑郁药。出现幻觉妄想、兴奋躁动等状态时，可用抗精神病药对症治疗。临床可选用氟哌啶醇、奋乃静、利培酮、喹硫平等治疗，剂量不宜过大，幻觉、妄想控制后应逐渐减药。

支持治疗是指在治疗过程中应注意加强患者的营养，及时补充机体所需的维生素、蛋白质及矿物质等改善患者的营养，并促进大脑代谢。

社会心理治疗主要从社会和心理角度出发，有效应对复发等问题。可采取认知行为治疗、家庭治疗、群体治疗等方法。其主要目的在于改变导致适应不良行为的认知方式和吸毒行为、帮助患者应对渴求等、促进患者社会功能的恢复。

以下重点讲述酒精及其他精神活性物质滥用的几种特殊治疗方案。

1. 酒精所致精神障碍的药物治疗

（1）酒增敏药：戒酒硫的药理作用为抑制肝细胞乙醛脱氢酶的代谢，使酒精代谢停留在乙醛阶段，乙醛在体内堆积，使饮酒者产生不适症状如头痛、面部潮红、恶心、呕吐。戒酒硫引起的不适使饮酒者产生恐惧、厌恶的情绪，达到戒酒的目的。戒酒硫引起的不适严重时会出现呼吸困难和低血压，甚至出现精神错乱和休克，有死亡的危险，故最好在医疗监护下使用，剂量为 200~250mg/d。

（2）抗酒渴求药：研究发现阿片受体阻滞剂如纳曲酮，能有效减少酒依赖患者的饮酒量及复发率，当纳曲酮与心理治疗联合使用疗效更佳。纳曲酮用量为 25~50mg/d。另外，GAGA 受体激动剂如阿坎酸钙对酒渴求也有一定的作用。阿坎酸钙的应用剂量与体重有关。

2. 镇静催眠、抗焦虑药滥用的治疗

（1）巴比妥类药物：对于巴比妥类药物的戒断症状应予充分注意，脱瘾时要缓慢减量。以戊巴比妥脱瘾治疗为例，每日减量不应超过 0.1g，减药时间一般为 2~4 周，甚至更长。国外常用替代治疗的方法，即用长效巴比妥类药物替代短效巴比妥类药物，仍以戊巴比妥为例，替代治疗可用苯巴比妥替代戊巴比妥，计算用量然后每天减少 5%~10% 的剂量，减药时间也在 2~4 周。当巴比妥类药物出现急性中毒时临床处理要及时到位，包括洗胃、吸氧、使用中枢兴奋剂、血液透析等。

（2）苯二氮䓬类药物：长期使用苯二氮䓬类药物的患者在停药时要逐渐减少服用剂量，防止戒断症状的产生。戒断的疗程视情况而定。对于戒断时出现的失眠，建议用唑吡坦或曲唑酮等治疗。心理治疗在苯二氮䓬类药物依赖及戒断治疗中同样不可或缺。

3. 烟草滥用的治疗

（1）替代疗法：尼古丁替代方法主要包括两种，第一种是把尼古丁加入口香糖中，通过咀嚼尼古丁逐渐释放入血。第二种是把尼古丁加入到特制的橡皮膏上，然后把橡皮膏粘贴于皮肤上，使尼古丁缓慢吸收入血。无论使用哪一种替代疗法，最终都要停止使用。

（2）可乐定治疗：可乐定为 α_2 受体兴奋剂，能有效对抗去甲肾上腺素的兴奋作用，从而抑制或减轻戒断症状。临床研究发现，服用可乐定组的戒烟率（69.0%）明显高于服用安慰剂组（39.5%），其戒烟的戒断症状也明显高于安慰剂组。

（3）安非他酮：安非他酮是一种抗抑郁剂，可以有效抑制多巴胺、去甲肾上腺素的再摄取，对尼古丁乙酰胆碱受体也有阻断作用。应用安非他酮戒烟的头 6 天治疗剂量应为 150mg，然后维持 300mg 治疗 6~8 周，总疗程为 7~12 周。研究发现，应用安非他酮的长期戒烟率是安慰剂组的两倍。

（4）伐尼克兰：伐尼克兰是一种新型戒烟药物。伐尼克兰与神经元中 $\alpha_4\beta_2$ 尼古丁乙酰胆碱受体结合后刺激受体释放多巴胺，以缓解对烟草的渴求和戒断症状。同时，它还可以阻止尼古丁与受体的结合,减少吸烟带来的快感,从而减少复吸的可能。

（三）会诊联络要点

诊断时要注意排除其他器质性疾病,同时也要注意共病其他类精神疾病的可能。治疗时要注意不同药物间的相互作用,确保做到个体化治疗。

病例 4-6-1

患者男性,54 岁,工人,已婚,初中文化。2009 年开始出现大便带血、粪便干结、下腹部疼痛,未出现发热、呕吐、里急后重等症状。

体格检查:T 36.8℃,P 82 次/分,R 21 次/分,Hp 120/70mmHg,神志清,营养不良,查体合作。全身皮肤晦暗,皮肤黏膜无黄染及出血点,浅表淋巴结未见明显肿大,心、肺、腹、脊柱四肢及神经系统检查均无明显异常,其他躯体检查未见明显异常。辅助检查:大便隐血试验阳性。肛肠科指检:距肛门 7cm 处可触及一马蹄样肿块,肿块大小约为 2×3cm,质硬,边缘不清,活动性差,无触痛,指套退出可见暗红色血迹。

入院诊断:直肠占位,直肠癌? 入院后经过一系列检查确诊:直肠癌。

医院建议手术治疗,但患者入院后时常自己饮酒,被护士发现禁止后患者出现手指震颤、大喊大叫、行为冲动的表现。家属反映,患者自 2005 年开始饮酒,起初饮酒量不大且多为社交性饮酒,饮酒量约为每日二两左右,逐渐饮酒量开始增加,最多时每日可达到两斤左右,无社交场合也自己在家饮酒,每饮必醉,每天早上一起床就要喝酒,劝说无效。平日生活懒散,饮食较少,睡眠较好。如不饮酒就会出现头疼、恶心、呕吐等症状。

考虑为因使用酒精所致的精神和行为障碍,与患者家属商议后决定请精神科医生会诊。

（苑 杰　严 辞）

第七节　自杀及自杀行为

一、概　述

自杀既是一个社会现象,又是一个医学问题。自杀者为获得解脱以各种方式结束自己的生命,然而却给周围的亲人带来了巨大的痛苦。自杀已经成为现代社会人类十大死亡原因之一,并已经成为现代社会严重影响人类健康和寿命的主要问题之一。虽然自杀的发生率很高,但却是可以预防的。我国有必要进一步发展由国家支持、社区介入、有关学科协同运作的自杀预防机制,以便更好的降低和防止自杀的发生。

（一）基本概念

1. 自杀(suicide)　是指有意伤害自己生命的行为。根据自杀发生的情况,一般将自杀分为自杀意念、自杀未遂和自杀死亡这三种形式。

（1）自杀意念(suicide idea):指有寻死的意向,但没有采取任何实际行动。

（2）自杀未遂(attempted suicide):是有意毁灭自我的行动,但并未导致死亡。

（3）自杀死亡(committed suicide):指有意采取毁灭自我的行动,并导致了死亡。

（二）流行病学

自杀是现代社会人类死亡的 10 大原因之一。在一些国家,自杀已经成为 15 ~ 44 岁年龄阶段的前 3 位死因之一。世界卫生组织的统计数据表明,全世界平均每年约有 100 万人死于自杀,即每 40 秒左右就有 1 人死于自杀,自杀死亡率为 16/10 万。然而令人震惊的是从有自杀意念到真正发展成自杀死亡仅仅只占少数,自杀未遂的发生率约是自杀死亡率的 10～20 倍。2012 年中国自杀死亡人数约为 12 万人,占全世界自杀死亡人数的 15%,自杀死亡率约为 8.7/10 万。自杀已经成为我国 15～34 岁青壮年人群的首位死因。

（三）病因与发病机制

引起自杀的原因多种多样。现已研究证实,自杀是由心理因素、社会文化因素、生物学因素、疾病因素等综合作用的结果。

1. 心理学因素

（1）精神应激:重大的负性生活事件会导致自杀。研究发现自杀者在自杀前 3 个月内,负性生活事件的发生频率明显高于正常人。这些生活事件包括:人际冲突、被抛弃或被拒绝、丧失工作或钱财、名誉受损等。常引起个体出现明显的情绪反应,从而触发自杀。

（2）心理特征:自杀也与不良的心理素质和个性因素有一定关系。研究调查自杀未遂者发现,他们有共同的心理特征:认识事物常以偏概全走极端,易从阴暗面看问题,不能正确对待自己的过失;常常出现焦虑、抑郁、愤怒、绝望的情绪;行为冲动、盲目,做事不计后果,可有一定的攻击性。

2. 社会学因素

（1）性别:在大多数国家,男性自杀率高于女性,男性自杀率约为女性的 3 倍。而在我国女性的自杀率高于男性,男女两性的自杀率比约为 1∶1.1。

（2）年龄:一般情况下,自杀率随年龄的增加而上升,其中老年男性的自杀率最高。但近年来,很多国家的青壮年成为了自杀率最高的人群,可见自杀有低龄化趋势。

（3）婚姻:独身、丧偶、离婚、家庭不和睦者的自杀率明显高于婚姻状况稳定、家庭和睦者。在已婚者中,无子女者的自杀率往往高于有子女者。

（4）职业:研究显示,失业者、贫困、非技术工人的自杀率较高。医生、律师、作家、行政管理人员的自杀率也较高。

（5）地域:自杀率具有一定的地域性。我国城乡之间,农村自杀率高于城市。放眼世界,地中海地区自杀率较低,原苏联加盟共和国自杀率较高。

3. 生物学因素

（1）遗传:遗传学研究指出,自杀可能与精神障碍的遗传有关,如恶劣心境、精神分裂症等。此外,自杀还可能存在独立的遗传学基础,即独立于上述精神疾病之外的遗传模式。

（2）神经生物学因素:大量研究发现,自杀与脑脊液（CSF）中 5-HT 及其代谢物 5-羟吲哚乙酸（5-HIAA）的含量降低有关。自杀未遂者 CSF 中 5-HIAA 及前额叶 5-HT 转运体密度的降低程度与致死性呈正相关。此外,多巴胺、去甲肾上腺素等神经递质也可能与自杀行为有关。

4. 疾病因素

（1）精神障碍:研究证明,在自杀死亡者中约有 50.0%～90.0% 的人可以诊断精神障碍。在众多精神障碍中,抑郁症患者的自杀行为最多见,其次为精神活性物质滥用、精神分裂症及人格障碍等。抑郁症患者对生活失去信心,常常感到无助、无用、绝望,这是抑郁症患者导致自杀的常见原因。精神活性物质滥用者的自杀因素多种多样,抑郁情绪、严重的戒断反应、个性改变都可致自杀。精神分裂症患者的自杀原因最常见为幻觉、妄想。人格障碍中边缘型人格和反社会型人格的自杀行为多见。

（2）躯体疾病:在自杀死亡者中患有各种躯体疾病者约占 25.0%～75.0%。躯体疾病对于患者来说也是一种应激,起病后患者往往对疾病的原因、诊断、治疗和预后等产生过多地关注和忧虑,特别是对疼痛性疾病、恶性疾病以及慢性躯体疾病的终末期。目前已经发现的与躯体疾病相关的增加自杀风险的因素主要包括:中枢神经系统疾病,如癫痫、帕金森病、多发性硬化症、舞蹈症等,恶性肿瘤、获得性免疫缺陷综合征、其他慢性病,如糖尿病、慢性肾病、红斑狼疮、心脏疾病、前列腺疾病等。以上提及的躯体疾病都会给患者带来非常显著的心理压力,使这些患者感到痛苦。患者也往往因躯体疾病导致的生理功能障碍、剧烈疼痛、耻辱感、预后差等原因而走向自杀这条道路。此外,患躯体疾病的患者在很大程度上可能伴发抑郁障碍,这也势必增加自杀的风险。

5. 其他因素　与自杀有关的其他因素包括以往的自杀经历、服用一些药物、战争、移民、媒体对自杀的报道等引起。

引起自杀的病因多种多样,自杀行为的发生是应激因素与素质因素等相互共同作用的结果。

二、综合医院出现自杀的相关风险因素

住院患者发生自杀是医院的重大安全事件,自杀事件不仅给患者家属带来极大痛苦,给医院造成负面影响甚至也会引发医患纠纷。研究显示自杀事件可发生在综合医院的任何科室。其中慢性躯体疾病如传染性疾病、肿瘤、血液系统疾病的自杀意念检出率最高,分别为 7.9%、7.8% 和 7.2%。此外中枢神经系统疾病,如癫痫、帕金森病、多发性硬化症、舞蹈症等,恶性肿瘤、获得性免疫缺陷综合征、其他慢性病,如糖尿病、慢性肾病、红斑狼疮、心脏疾病、前列腺疾病等也可能是导致患者自杀的病因。因此内科、外科、专科、老年病科这些科室的医护人员都要提高对自杀的防范意识。

疾病的确诊对患者来说就是一个严重的心理应激,与此同时疾病给患者带来的疼痛也让他们难以忍受甚至产生抑郁情绪,加之在长期的治疗中患者对生活和预后难免丧失信心、失去社会支持和情感支持,还势必会造成一定的经济负担,有些患者甚至在获得社会帮助的同时,也会认为自己成了别人的负担,由此自责自罪最终导致患者选择了自杀。

研究发现在综合医院住院的患者自杀多选择在中午、深夜、清晨、节假日医护人员数量较少、呈疲劳、精力不足状态,或者在医护人员繁忙、查房的时间段。此时医护人员常常无法顾及到每位住院患者,致使有的患者有机可寻。因此这两个时段也是自杀的重点防范时段。住院患者自杀场所经常会选择在病房的厕所、窗台等处,或在医院的池塘、屋顶等偏僻处。最常见的自杀方式是跳楼,其次为自缢、服毒、吞异物、割腕、触电、投河等。

充分了解综合医院住院患者的自杀特点,可以更好的预防综合医院住院患者自杀行为的发生。同时,医院也应加强住院患者自杀安全防范管理,建立健全医院管理制度、应急预案等,以防自杀行为在住院患者中出现。

三、自杀的预测和干预应对措施

自杀风险评估是医生面临的最困难且责任重大的任务。只有尽早识别、发现自杀的风险,才能及时进行干预。

(一)自杀的预测

1. 保护因素与风险因素　识别可能降低或增加自杀风险的因素可以帮助医生建立健全自杀评估风险体系、制定干预治疗方案。

(1)保护因素:未患有精神障碍;怀孕;家里有孩子;对生活的满意度高;对家庭的责任感;积极的应对技巧;良好的社会支持;完整的现实检验能力等。但这些保护因素并不足以阻止自杀,更不能用来消除自杀风险因素。

(2)风险因素:社会学因素(包括易导致自杀的性别、年龄、婚姻、职业、地域特征);自杀史;患有精神疾病;个人史(躯体疾病史、家族史)、人格缺陷等。但出现这些风险因素并不一定代表患者会自杀,识别出这些风险因素只是帮助医生识别哪些人群可能有自杀风险,以便做好进一步的自杀风险性评估。

2. 自杀的动机　常见的自杀动机有:摆脱痛苦、逃避现实、追求某些信仰、惩罚自己、寻求帮助和同情等。了解自杀的动机可以帮助医生判断出个体是否会进行自杀,并进一步识别出可对其进行干预的因素或治疗方案。

3. 自杀前的心理特点　自杀者在自杀前具有共同的心理特征,分别是:①多数自杀者的心理活动是矛盾的,想尽快摆脱生活的痛苦但又有求生的欲望,因此常常显得犹豫不决。这时他们常会提及关

于死亡或自杀的话题,但他们并不是真正想死,而是希望摆脱痛苦。②自杀行为多具有冲动性,通常是被日常的负性生活事件所触发引起的。自杀同其他冲动攻击行为一样,一般仅持续几分钟或几小时。③自杀者在自杀时他们的思维、情感及行动处于明显的僵化状态之下,往往以悲观主义的先占观念对待一切,无法用其他方式考虑解决问题。

4. **自杀风险的基本线索**　自杀行为的发生并非完全是突然的和不可预测的,大多数自杀行为的发生存在一定的预兆,可以通过对有关因素的分析和评估,提高对自杀行为的预测和防范。自杀风险评估的基本线索如下:①通过各种途径流露出消极、悲观的情绪,表达过自杀的意愿。研究发现自杀者常在自杀前流露出相当多的自杀征象,如反复从亲友、同事或医务人员处打听或谈论自杀方法,在个人日记等作品中频繁谈及自杀等。另外要注意,不愿与别人讨论自杀问题,有意掩饰自杀意愿亦是一个重要的自杀危险信号。②近期遭受到难以弥补的严重丧失性事件。在丧失性事件发生的早期患者极容易自杀,在经过危机干预后自杀的风险虽然有所下降,但绝望感仍可能驱使他们采取自杀行为。③近期内有过自伤或自杀的行动,既往行为是对未来行为最佳的预测因素。当患者采取了自杀行为但并没有真正解决其问题后,再次自杀的风险会大大增加。此外,在自杀行为多次重复后,周围人常常会认为患者其实并不想死而放松警惕,此时患者的自杀成功率将大大增加。④出现人格改变,如变得易怒、悲观、自卑、冷漠,行为内向、孤僻,不与家人和朋友交往。出现自我憎恨、负疚感、无价值感和羞愧感,感到孤独、无助和无望,突然整理个人事物或写个人意愿等。⑤慢性难治性躯体疾病患者突然不愿接受医疗干预,或突然出现"反常性"情绪好转,与亲友交代家庭今后的安排和打算时要多加警惕。⑥患有精神障碍,如抑郁症、精神分裂症、酒精及药物依赖的患者是公认的自杀高危人群。这部分患者因常伴有自责自罪,被害、虚无妄想,或有命令性幻听,强制性思维,抑郁、焦虑或惊恐发作等症状而导致其自杀。此外要注意的是抑郁症患者发生自杀并不一定只出现在疾病的高峰期,在疾病的缓解期同样有较高的自杀风险。

5. **自杀风险评估工具**　由以上叙述可知,关于自杀的评估极其复杂,自杀风险评估工具为评估自杀提供了一个简单的方式。共分为三个部分,分别是个人概况、症状概况、面询概况。自杀风险评估工具见与本书配套的知识拓展内容。

（二）自杀的干预应对措施

1. **自杀的预防**　通过对自杀的预防可以提高人群心理素质,使社会结构更加合理,并加强精神服务意识。对自杀行为的预防应采取三级预防。

（1）一级预防:主要宣传教育精神卫生相关知识。开展宣传教育工作,消除对自杀的偏见,矫正错误的认知和行为,减少自杀工具的可获得性,提高对精神疾病的认识,对媒体报道做出规范限制。

（2）二级预防:对有自杀危险的人做到早发现、早诊断、早治疗。二级预防是三级预防的重点,它的任务是评估、判断自杀的危险性并及时进行干预和治疗。具体措施如下:对相关医务人员进行培训,提高对自杀危险信号的识别和处理能力;加强高危人群的心理健康维护防范自杀;建立危机干预中心,使处于心理危机的人可以获得专业的支持和帮助等。

（3）三级预防:主要是指预防自杀行为的再次出现。对自杀事件当事者进行完心理干预和治疗之后,还应进一步采取措施,减少或者避免再次自杀的发生。包括:帮助自杀未遂者分析导致自杀的原因并予以解决、进行长期的心理治疗与随访、帮助自杀未遂者重新适应社会等。

2. **危机干预**　对于陷入危机准备自杀者、自杀时被发现被终止者或被成功抢救的自杀未遂者,均应给与最快捷、最有利的心理帮助,即危机干预。危机干预常使用"六步法"。

第一步:确定问题。即从来访者的角度确定和理解自杀的核心问题。在整个危机干预的过程中专业人员应该围绕所确定的问题倾听,并应用有关技术帮助自杀者恢复平静。一般建议在干预开始时采用核心倾听技术,即同情、理解、真诚、接纳以及尊重。

第二步:保证当事者安全。在危机干预过程中,工作者应将保证当事者的安全作为首要目标。应帮助当事者尽快脱离不利处境或自杀现场。

第三步:给予情感支持。这一步强调专业人员与当事者的沟通与交流。应注意的是,专业人员此时不要去评价当事者的经历与感受是否正常。要使当事者知道专业人员是能够给予其关心帮助的人。

第四步:开发应对资源。多数情况下当事者的思维处于抑制状态,反应不灵活,不能恰当的判断什么才是解决问题的最佳途径。当事者常常认为自己走投无路了,才导致他们走向自杀的道路。故而专业人员应帮助当事者认识到有许多可变通的应对方式可供选择。这一步如果成功,危机干预工作者就能给当事者带来以极大的支持。

第五步:制订计划。这一步骤是从第四步发展而来的。危机干预工作者要与来访者共同制订行动步骤来矫正其情绪的失衡状态。计划地制订应注重它的切实可行性。当事者应与专业人员共同制定其康复计划,目的是使当事者感到制订计划并没有剥夺他们的权力、独立性和自尊,实施他自己制定的计划也不会有太大的困难。

第六步:得到承诺。这一步是承接在第五步之后的。如果制订计划完成,一定要得到当事者的明确承诺,如让他亲口陈述"我保证按照计划实施"。在这一步中,危机干预工作者不要忘记继续给予当事者理解、同情和支持,并询问、检查、核实计划的实施情况,如实施顺利要给予强化和鼓励。

3. 自杀治疗　自杀行为发生后,首要的治疗措施就是挽救生命。在急救和危重期过后应立即请精神科会诊,以便对患者的精神障碍做出准确的诊断和治疗。

(1)抢救生命:自杀行为发生后,首要的也是唯一的任务就是挽救生命。如:对过量服药或服毒自杀者应立即予以催吐、洗胃、导泻等,加快药物的排除;对割腕、跳楼、卧轨等自杀者应立即予以外科治疗。心跳和呼吸停止者,应立即行心肺复苏等抢救措施,恢复呼吸与循环功能,尽早建立静脉给药通路。此外,还应尽快纠正体内水、电解质、酸碱失衡。

(2)药物治疗:自杀与精神疾病关系密切。许多自杀者都患有精神科疾病。因此,在急救之后常根据精神症状应用一些精神药物,如抑郁症患者可使用抗抑郁药;酒依赖、人格障碍及慢性躯体病患者常在抑郁时出现自杀行为,因此也可使用抗抑郁药;严重焦虑、失眠者可适当使用一些抗焦虑药;精神分裂症患者常在幻觉或妄想等症状影响下出现自杀行为,应予以抗精神病药物治疗。但要特别注意过量服药或服毒的自杀者的用药情况。

(3)其他治疗:对自杀想法异常强烈的患者,可采用电抽搐治疗。但应用电抽搐治疗时一定要注意它的适应证和禁忌证。电抽搐治疗的特点是显效快、操作简便,但电抽搐治疗不能起到长久的效果,在急性期过后还是要采取综合方案。

病例 4-7-1

患者女,50 岁,教师,已婚,高中文化。9 年前因单位体检发现患有糖尿病(空腹血糖 10.7mmol/L)、高血压(血压最高可达 150/100mmHg),医生给予二甲双胍、格列美脲片降糖治疗,卡托普利片降压治疗。但患者服药不规律,认为自己并无大碍,日常注意饮食、休息即可,并未经医生允许擅自停药至今。每日饮水量多,饭量大,一餐就可以吃三碗米饭,夜尿增多,平均每晚要起来上 2 次厕所。平时偶有头晕、视物模糊、心烦、心情低落、情绪易激惹等现象。6 天前患者出现周身乏力、肢端麻木感,并有想死的念头。为求进一步诊治来我院治疗。体格检查:T 36.2℃,P 90 次/分,R 20 次/分,Hp 160/110mmHg。心、肺、腹部检查均无明显异常。入院后,患者接触被动,不善于交流,白天坐立不安,常来回在病房内踱步,夜间易出汗,睡眠差,睡眠维持困难,偶有早醒,自觉痛苦,自述有许多事情让患者想不开,曾经有自杀的行为,但由于当时自杀的意志并不是那么坚决导致自杀失败。考虑患者存在严重的焦虑、抑郁情绪,还出现过自杀行为,为了保证患者安全,与家属商议后决定请精神科医生会诊。

(苑 杰　严 辞)

思考题

1. 综合性医院临床医师发现患者有精神障碍表现时,必须进一步了解患者的哪些资料,才能明确患者精神障碍的表现与躯体疾病的关系?

2. 进食障碍的治疗重点。

3. 失眠症的药物治疗原则是什么?

4. 导致物质滥用的原因。

5. 自杀高危人群有哪些特征?

第五章

会诊联络精神病学在不同系统疾病中的应用

各系统疾病患者均可伴有各种精神疾病和心理问题,社会心理问题和精神障碍会使患者预后不佳,住院时间延长,死亡率增加,卫生服务资源消耗增加。在综合医院中,50%的反复就诊者伴有精神障碍,主要包括抑郁障碍、焦虑障碍、惊恐障碍、酒精和其他物质滥用等。伴有抑郁的患者消耗医疗资源是不伴有抑郁患者的2倍,花费的医疗费用是不伴有抑郁患者的2倍,总的就诊次数比不伴抑郁者高7倍;伴有惊恐障碍者的就诊次数比不伴有惊恐障碍者高10倍以上;有焦虑障碍的哮喘病人比无焦虑障碍的病人住院次数高3倍。患者住院天数与精神障碍显著相关,同时精神障碍也明显影响各科患者的功能和生活质量。因此,综合医院内的精神卫生工作与各科患者病情的康复密切相关。而为综合医院临床各科提供会诊联络服务,提高临床医师对各科患者心理和精神卫生问题的识别和处理,从心理、社会和生物医学等多维度为临床各科患者提供诊断和治疗是会诊联络精神病学的重要内容。国内外会诊联络服务工作显示,临床医学的各个科室相关疾病均有精神科医生会诊联络服务需求,其中,以内科各系统疾病最多,涉及神经系统疾病、心血管系统疾病、呼吸系统疾病、内分泌和消化系统疾病等,其次为急诊、外科等相关系统疾病。本章将对各系统疾病中精神心理问题的特点、临床表现及精神科会诊联络要点等进行分节介绍。

第一节　神经系统疾病

神经系统(nervous system)是机体起主导作用的系统,它维持、调整机体内部各器官系统的动态平衡,使机体成为一个完整的统一体;感受内外环境的信息传递,使机体主动适应不断变化的环境;可以调节机体的运动、感觉及自主神经的功能活动,管理语言、思维、记忆、判断、推理等高级功能活动;与内分泌及免疫系统构成神经-内分泌-免疫网络,共同维持生命活动的正常进行。包括中枢神经系统和周围神经系统两大部分。

脑是人类神经精神活动的支配器官,其中大脑与精神活动的关系最为密切,不同的脑区受损,会出现不同的精神症状。额叶病变多表现为记忆力和注意力减退,表情淡漠,反应迟钝,思维能力及综合能力下降,情绪易波动,欣快、易怒、冲动等。顶叶的顶上小叶受损主要出现皮质性感觉障碍;顶下小叶病变可出现体象障碍及失用症。颞叶损害时可出现感觉性及命名性失语、记忆及精神活动障碍;其中钩回受损可出现幻嗅和幻味;海马损害可出现癫痫发作,表现为幻觉、错觉、自动症、情感和(或)精神异常、内脏症状及抽搐;双侧颞叶或优势侧颞叶广泛病变,多出现人格改变、情绪异常、记忆障碍、反应迟钝、表情淡漠等。枕叶病变主要导致视觉障碍。岛叶损害多引起内脏运动和感觉的障碍。边缘系统功能复杂,且与情绪调节关系密切,参与并调节嗅觉、内脏、自主神经、内分泌、摄食、学习、记忆等功能。

另外,脑内的神经递质传递信息,调节神经功能,神经递质功能异常也会出现某些精神症状。如5-羟色胺(5-hydroxy tryptamine,5-HT)与人类行为、性格和情感关系密切,参与痛觉、睡眠和体温等生理功能的调节;乙酰胆碱(acetylcholine,ACh)与学习、记忆、睡眠、觉醒、运动、感觉、认知活动及情绪调节等关系密切,并参与摄食、饮水、体温、血压、脑电活动等的调节;肾上腺素(adrenaline,A 或 epinephrine,E)作用于肾上腺素能 α、β 受体,调节心血管活动及松弛支气管平滑肌,扩张支气管,与心血管相关症状的产生关系密切;去甲肾上腺素(noradrenaline)广泛作用于不同的脑区,调控觉醒和应激反应,与应激反应系统相关,亦与焦虑和抑郁的发病有关。

周围神经是指脑和脊髓以外的所有神经,根据分布的对象不同分为躯体神经和内脏神经。内脏运动神经又称为自主神经。一部分躯体化症状或内感性不适,如心悸、大汗、皮肤潮红、口干、血压不稳等症状又称为自主神经症状。

神经系统疾病导致精神障碍的常见疾病包括颅内感染、变性疾病、颅内肿瘤、颅脑外伤、脑血管病、癫痫等。引发精神障碍的机制包括:①直接导致脑功能区的损害,如颅脑外伤,颅内占位性病变、脑血管病及中枢神经系统感染;②由于脑组织或脑细胞变性,致脑功能受损,如阿尔茨海默病、路易体痴呆等;③代谢产物、神经递质、细胞因子等影响中枢神经系统的内稳态或平衡。

一、中枢神经系统感染性疾病与精神障碍

中枢神经系统感染是指病原微生物(包括病毒、细菌、立克次体、螺旋体、真菌、寄生虫等)侵犯脑组织的实质、被膜及血管等引起的急慢性炎性疾病。包括病毒性脑炎、结核性脑膜炎、神经梅毒等。

（一）病毒性脑炎所致精神障碍

1. 概述　病毒性脑炎是指病毒直接进入神经系统引起脑实质损伤的中枢神经系统感染性疾病,其中以单纯疱疹病毒性脑炎(herpes simplex virus encephalitis,HSE)最常见。HSE 是由单纯疱疹病毒(herpes simplex virus,HSV)感染引起的脑实质炎性反应,又称急性坏死性脑炎。HSV 最常侵犯大脑颞叶、额叶及边缘系统,引起脑组织出血坏死和(或)变态反应性脑损害。

病毒性脑炎所致精神症状可能与多种因素有关。一方面,病毒直接侵犯脑实质(主要为颞叶、额叶及边缘系统)引起脑组织的炎性改变,如脑水肿、软化、出血、坏死等直接损伤脑功能;另一方面,病毒入侵机体引起免疫功能障碍,如神经组织的免疫性脱髓鞘改变、神经外组织的淋巴结内病毒增殖、血脑屏障的破坏以及产生一些免疫抗体(如抗 NMDA 受体抗体),导致精神症状和意识障碍。

2. 临床表现　多为急性或亚急性起病,病前多有上呼吸道或肠道感染的前驱症状,如发热、头痛、乏力、全身不适、腹痛、腹泻等。

（1）精神症状:可为本病的主要表现,部分患者为首发症状,可出现在病程的各个阶段,包括:①精神病性症状:幻听、幻视、关系妄想、被害妄想等,也可见兴奋、躁动等精神运动性兴奋或不语、少动等精神运动性抑制等表现;②焦虑症状:多出现于疾病初期,如多汗,呼吸增快,颜面潮红等,也可见失眠、坐卧不宁及惊恐样发作;③情感症状:情感淡漠、抑郁,也可见欣快、情感失禁等,常与精神病样症状共存;④认知功能障碍:如记忆力、计算力、理解力减退,言语障碍,虚构,错构,逐渐可发展至痴呆;⑤意识障碍:程度轻重不一,如嗜睡、昏睡、谵妄,甚至昏迷或去皮质状态。一天中可有波动,时而认识家人,言语清晰,时而言语含糊,精神恍惚,不认识亲人,行为紊乱,可伴有幻觉及妄想。随病情的发展,意识障碍逐渐加重,严重者进入昏迷状态。

（2）神经系统症状:可出现震颤、舞蹈样动作、偏瘫等随意运动障碍;可见眼球震颤、共济失调和感觉障碍等;部分患者出现癫痫发作,以全面性发作多见,亦可见部分性发作;亦可出现颅神经的损害(如眼球运动障碍、面瘫、吞咽困难等)及颅内压增高的表现(头痛、恶心、呕吐,脑膜刺激征阳性)。

3. 诊断治疗和会诊联络要点

（1）诊断:病毒性脑炎的诊断主要依据有病前有呼吸道或消化道感染史;出现精神行为异常、抽搐发作、意识障碍及局灶性神经系统损害体征;脑脊液蛋白轻中度增加及糖、氯化物正常;脑电图以颞、

额区损害为主的弥散性异常;头颅 CT 或 MRI 发现局灶性病灶(额叶及颞叶为主);特异性抗病毒抗体检测可作为参考依据;特异抗病毒药物治疗有效支持诊断。

病毒性脑炎主要与急性播散性脑脊髓炎进行鉴别,后者多在感染或疫苗接种后急性发病,可累及脑实质、脑膜、脑干、小脑和脊髓等部位而出现相应的症状和体征,临床表现多样,因病变主要在脑白质,癫痫发作少见。头颅影像学显示脑白质多发病灶,脑室周围多见,病毒学和相关抗体检查为阴性。而病毒性脑炎病变为脑实质,精神症状突出,智能障碍较明显,一般不会出现脊髓受损的体征。

(2)病毒性脑炎多出现精神症状,且精神症状可为首发症状或主要症状,首发症状为精神症状的患者,常不易及时诊断,可能延误治疗,影响预后;精神症状为主要症状者,如果治疗不及时,影响疗效;故精神科会诊联络可以早期诊断、早期治疗,对提高疗效及改善预后有重要意义。

(3)治疗:本病的治疗主要包括抗病毒治疗和对症支持治疗,早期诊断和及时抗病毒治疗对本病的预后起着关键的作用。

1)抗病毒治疗:①阿昔洛韦(无环鸟苷,acyclovir):通常 15 ~ 30mg/(kg·d),分 3 次静脉滴注,用 14 ~ 21 天,若病情严重,可延长治疗时间或再重复治疗一个疗程,不良反应主要有血清转氨酶暂时性升高、谵妄、震颤、血尿等;②更昔洛韦(ganciclovir):对阿昔洛韦耐药者可选用,用量为 5 ~ 10mg/(kg·d),每 12 小时一次,主要不良反应是肾功能损害和骨髓抑制,与剂量相关,停药后可恢复。

2)对症支持治疗:①对于重症及昏迷患者至关重要,保持呼吸道通畅,预防压疮及呼吸道感染并发症,降温、控制癫痫发作、营养支持、维持水电解质平衡、控制精神症状等。颅内压增高者需要应用脱水剂(如甘露醇、甘油果糖、人血白蛋白)。对于病情危重者,可应用肾上腺皮质激素控制炎症反应及减轻水肿,如地塞米松 10 ~ 15mg,静脉滴注,每日 1 次,10 ~ 14 天;或甲泼尼龙 800 ~ 1000mg 冲击治疗,静脉滴注,每日 1 次,连用 3 ~ 5 天后改为泼尼松龙口服,每日 60mg 清晨顿服,逐渐减量。②对于生命体征平稳的患者,针对伴发的精神症状,可选用副作用较小的抗精神病药物,如小剂量奥氮平片(5 ~ 20mg/d,起始剂量 2.5mg/d)、喹硫平片(100 ~ 400mg/d,起始剂量 12.5mg/d)口服或应用氟哌啶醇注射液临时肌肉注射以控制其兴奋躁动症状。对于以幻觉妄想为主的精神症状,也可选用利培酮、阿立哌唑或齐拉西酮,均需要自小剂量开始,逐渐缓慢加量,治疗剂量不宜过大,同时需要密切观察病情变化,以防由于药物的不良反应而掩盖原发病的病情。

4. 预后　预后取决于疾病的严重程度及治疗是否及时。抗病毒治疗及时、充分或病情较轻者,多数可治愈。未经抗病毒治疗、治疗不及时或不充分,病情严重者预后不良,死亡率极高。大约 10% 患者可遗留智能下降、精神症状等后遗症。

病例 5-1-1

青年女性,25 岁,农民,未婚。

主诉:脑子迷糊,胡言乱语 14 天,加重伴肢体抽搐 1 天。

现病史:14 天前因"感冒"在当地服药治疗 3 天,好转后开始出现脑子迷糊,胡言乱语,当时自己走失,被送到派出所。家属见到患者时,患者抱头哭泣,说"吓死我了",家属将患者接回家中后发现患者脑子迷糊,说胡话。第二天送到当地精神病医院住院治疗,住院后查脑电图"轻度广泛异常";头颅 CT"正常",给予"喹硫平、舒必利"治疗,症状稍好转,睡眠多,说话少,家属探望时不与家属说话,进食不主动,能下床走动。1 天前患者症状加重,出现发作性四肢抽搐,口吐白沫,呼之不应,伴舌咬伤,持续 1 分钟左右缓解,共发作 2 次。为进一步诊治转来我院。既往体健,个人史、家族史无特殊。

入院体检:朦胧状态,检查不合作,双肺呼吸音清,未闻及干湿性罗音。心率 80 次/分,律齐,心音有力。问话不答。双侧瞳孔等大等圆,直径约 3.0mm,光反应灵敏。四肢肌力正常,肌力检查不合作,肢体可见自主活动。双侧巴氏征可疑阳性。脑膜刺激征阴性。入院后辅助检查:腰穿脑脊液:压力 200mmH₂O,细胞数、蛋白、糖及氯化物均正常。24 小时脑电图检测:中度广泛性异常。头颅 MRI 未见明显异常。

病例分析:本病例具有以下特点:①患者年轻女性,急性起病,病前有感冒病史;②脑部受损的表现:精神症状,癫痫发作,意识不清(朦胧状态);③查体:意识不清,查体不合作,双侧巴氏征可疑阳性;④辅助检查结果:脑脊液压力升高,脑电图中度异常。

根据患者病史、症状、特征及辅助检查结果,诊断考虑:病毒性脑炎。

治疗及病情发展:给予阿昔洛韦每次 0.5g,每日 3 次入生理盐水 250ml 中静脉滴注,同时应用奥氮平片抗精神症状、奥卡西平片抗癫痫等治疗,患者兴奋躁动时,临时给予氟哌啶醇注射液肌肉注射以镇静治疗,开始患者病情加重,不能进食,给予留置鼻饲管鼻饲匀浆膳以保证肠内营养及口服药物应用。病情逐渐稳定,阿昔洛韦应用 15 天停用,住院治疗 1 月左右病情渐好转,经口进食,能下床行走,但是话少,有时发脾气,急躁,将奥氮平逐渐加量,患者情绪渐稳定,复查脑电图显示轻度异常。住院 45 天基本恢复正常,生活自理。

(二) 结核性脑膜炎所致精神障碍

1. 概述 结核性脑膜炎(tuberculous meningitis,TBM)是由结核杆菌引起的脑膜和脊膜的非化脓性炎症。是一种严重的中枢神经系统感染性疾病,病死率及致残率均较高,常伴发身体其他部位的原发性结核感染。结核性脑膜炎所致精神障碍者常伴有明显的精神症状,而结核症状不明显,临床上常导致误诊,从而延误治疗。

TBM 伴发精神症状产生的主要原因是结核杆菌经血播散在软脑膜下形成结核结节,结节破溃后大量的结核菌侵犯脑膜所致。病理改变为脑膜广泛性炎性改变,蛛网膜下腔大量的炎性渗出物,脑膜增厚粘连,引起脑积水及颅内压升高,并继发一系列精神、神经症状。此外,机体的免疫反应亦与精神症状的发生有关。

2. 临床表现

(1)躯体和神经系统症状:常见头痛、低热、盗汗、食欲减退及全身疲倦无力等结核中毒症状;脑膜刺激征及颅内压增高体征,如头痛、呕吐,视神经盘水肿;视力减退、复视及面神经麻痹等颅神经受损的症状和体征;严重者出现去脑强直发作或去皮质状态。部分患者可出现卒中样表现,如:偏瘫、单瘫或交叉瘫等;也可出现癫痫发作或癫痫持续状态。

(2)精神症状:疾病的早期常见神经衰弱样症候群,如头晕、头痛、疲乏、情绪不稳,易怒、烦躁、精神委靡,表情淡漠等;可见焦虑抑郁症状,如坐立不安、情绪低落、少言懒动、失眠等;部分患者可出现幻觉、妄想、恐惧等症状;严重者可出现意识障碍,谵妄最多见,逐渐发展至昏睡、昏迷。

3. 诊断治疗和会诊联络要点

(1)诊断:主要根据结核病病史或结核病接触史,出现头痛、呕吐等颅内压增高的症状,脑膜刺激征,结合脑脊液压力增高、糖及氯化物降低、蛋白质增高、淋巴细胞增多等特征性改变,脑脊液抗酸涂片、结核杆菌培养等可作出诊断。

注意与以下疾病进行鉴别:

化脓性脑膜炎:婴幼儿结核性脑膜炎起病急者易误诊为化脓性脑膜炎;而化脓性脑膜炎经过不规则抗生素治疗后脑脊液细胞数不很高时,又易误诊为结核性脑膜炎。两者的鉴别需要结合结核病接触史、结核菌素试验及肺部 X 线片检查外,脑脊液检查更重要,化脓性脑膜炎 CSF 白细胞数高于 $1000 \times 10^6/L$,此外,细菌学检查可以确诊,尤其是第 1 次脑脊液涂片及培养至关重要。

隐球菌脑膜炎:两者的临床表现相近,包括神经系统症状及精神症状,而且脑脊液改变极为相似,包括压力增高、蛋白质增高、糖及氯化物降低。需要根据疾病的接触史及脑脊液病原体检查以进行鉴别。

（2）治疗：TBM的治疗主要包括系统规范的抗结核治疗及对症支持治疗。抗结核治疗的原则为早期给药、合理选药、联合用药及系统治疗。对症支持治疗包括降低颅内压、维持水电解质平衡、保持呼吸道通畅、预防压疮等。

TBM可伴有各种精神症状，尤其疾病早期容易忽视，不易发现，影响疗效。及时请精神科会诊可早期发现精神症状，给予积极处理，提高疗效。针对焦虑抑郁及失眠症状，可选用新型抗抑郁药物或苯二氮䓬类药物；对于以幻觉妄想为主的精神症状，可选用新型抗精神病药物，自小量开始，逐渐缓慢加量，注意药物的不良反应。

4. 预后 与患者的年龄、病情及治疗是否及时有关，昏迷者预后不良；临床症状完全消失，脑脊液恢复正常提示预后良好；有1/3的TBM患者即使经过正规治疗仍会死亡。

（三）麻痹性痴呆

1. 概述 麻痹性痴呆（dementia paralytica）是由梅毒螺旋体侵犯大脑实质而引起的一种晚期梅毒。可逐渐发生躯体机能衰退、最后导致麻痹以及日益加重的智能减退和个性变化。发病年龄通常在40~50岁，男性多于女性。多见于初期感染后的10~30年。

麻痹性痴呆直接原因为梅毒螺旋体侵犯大脑实质，亦与机体的反应性和功能状态有关，过度疲劳、酗酒、精神创伤等不良因素，可削弱机体的防御能力，成为发病的诱因。本病涉及的范围非常广泛，脑室扩大，脑回萎缩，以额叶、颞叶和顶叶前部最明显，大脑皮质神经细胞弥散性变性、坏死及脱失，从而导致一系列的神经、精神症状。

2. 临床表现 本病进行性病程，损害范围广泛，其临床表现复杂且多样。

（1）精神症状：①早期阶段：常表现出轻微的类似神经衰弱的症状，如头痛、头晕、失眠、易激惹、注意力不集中、易疲劳。可伴智能改变，如学习能力下降，思维活动迟缓、思考问题困难等，人格及个性可有轻微改变。此期不易察觉，通常持续数周至数月。②发展阶段：精神障碍日益明显，个性及智能方面的改变尤为明显，缺乏责任感，情绪暴躁，疏忽业务；行为方面表现轻率、举止粗鲁、羞耻感缺失、极端自私；智能障碍逐渐加重，远近记忆、理解力、判断力均显著减退；思维障碍，思维内容荒诞、夸大妄想、被害妄想，逐渐妄想内容变得更加支离破碎。情感障碍，表现为情绪不稳定，极易激惹，或者强制性哭笑无常。③晚期阶段：主要表现为严重的痴呆。痴呆日趋加重，不能理解简单的问题，言语含糊不清，零星片断，不认识家人，情感淡漠，而本能活动则相对亢进，甚至出现意向倒错。

（2）神经系统症状和体征：①瞳孔变化是常见的早期症状，约60%的病例出现阿-罗（Argyll-Robertson）瞳孔，即瞳孔对光反射消失或迟钝，而调节或聚合反射保存，是本病重要特征。②感觉异常：可出现于疾病的早期，头晕、头痛、感觉过敏等。如累及脊髓，可出现下肢的刺痛。③颅神经麻痹：视神经萎缩致视力减退；动眼神经麻痹致眼裂变宽，好似瞪目而视；面神经麻痹致使病人面部毫无表情，鼻唇沟变浅，口角下垂；舌下神经不全麻痹致伸舌偏向患侧。④其他：构音不清，书写障碍，共济失调，肢体瘫痪，眼、唇、舌及手指不自主震颤。

3. 诊断治疗和会诊联络要点

（1）诊断：主要根据冶游史、早期梅毒感染史、神经系统受损体征、精神症状，尤其是人格改变和智能障碍，结合实验室检查的阳性结果（梅毒抗体为阳性；脑脊液压力多正常，淋巴细胞增高，蛋白含量升高，糖含量减低或正常；脑电图进行性广泛性慢波增加）即可确诊。

本病需与各种病因的脑膜炎、脑炎、痴呆、神经症、双相障碍、精神分裂症、酒精中毒性精神病等鉴别。可根据详细的病史、系统的体格检查以及血清学检查可进行鉴别。

（2）治疗：包括病因治疗和对症治疗。

1）病因治疗：针对梅毒螺旋体首选青霉素G进行规范治疗。

2）对症治疗：癫痫发作者应使用抗癫痫药物；对于精神症状需要给予相应药物进行干预和治疗，一方面精神症状控制后有助于原发疾病的治疗，提高疗效，另一方面有助于患者树立战胜疾病的信心，提高治疗的依从性。

对于精神症状的治疗：抑郁症状者可用抗抑郁药；激惹、幻觉、妄想等症状可应用抗精神病药物，原则同病毒性脑炎伴发精神症状的处理。

3）注意劳逸结合，避免不良情绪的刺激，注意个人卫生，避免因性接触而传染他人。

（四）艾滋病所致精神障碍

艾滋病又称获得性免疫缺陷综合征（acquired immune deficiency syndrome，AIDS）是由人类免疫缺陷病毒-1（HIV-1）感染所致。临床常表现为全身衰竭和免疫功能低下，易出现各种不同的精神障碍。

AIDS 所致精神障碍的原因分为原发性和继发性，原发性是由于 HIV 直接侵犯中枢神经系统或 HIV 破坏免疫系统导致神经精神症状；继发性是由机会性感染、肿瘤、药物治疗的副作用等引起一系列临床症状。

1. 精神症状的临床表现　HIV 感染的患者可产生各种精神症状，包括痴呆、情感障碍、精神病性障碍、行为和人格改变、谵妄等。

（1）痴呆综合征：痴呆是 AIDS 常见的临床表现。起病潜隐，一般进展迅速，多在数周、数月发展为重度痴呆，进而死亡。起始表现为无力、淡漠、倦怠、兴趣减退及丧失。渐出现认知、行为和运动障碍，包括记忆减退、定向障碍、思维缓慢、抑郁或躁狂、共济失调、癫痫发作、帕金森综合征等。晚期出现缄默、运动不能和大小便失禁。

（2）谵妄：AIDS 病人在整个病程中都可能出现谵妄。尤其在肺部感染、发热、水电解质紊乱的情况下更易发生。还可由于病人的焦虑紧张、社会隔绝等原因而诱发。

（3）其他精神障碍：部分病人在早期可见躁狂发作、人格改变、焦虑、抑郁，痴呆出现后有时可见不典型的情感障碍及精神病性障碍。

2. 诊断治疗和会诊联络要点

（1）诊断：AIDS 伴发的痴呆、谵妄等精神障碍的诊断首先需要确定是否感染 HIV，其次要判定精神障碍与感染 HIV 具有病因学的联系。主要根据患者的流行病学资料、临床表现及病毒学检查进行综合判定。

（2）治疗

1）对因治疗：抗 HIV 治疗，通过应用药物抑制 HIV 复制和增强免疫功能，处理机会性感染和肿瘤等神经系统并发症。

2）精神症状的治疗：①谵妄、躁动不安、幻觉、妄想：避免药物加重意识障碍，尽量选用高效价药物及小剂量、短疗程治疗。如氟哌啶醇肌注，其嗜睡、低血压等不良作用较轻，而且起效快，能快速控制患者的精神运动性兴奋、躁动症状，可首先考虑。也可选用新型抗精神病药物如利培酮、奥氮平、喹硫平等；焦虑、抑郁症状：选用 5-HT 再摄取抑制剂，如舍曲林、氟西汀、西酞普兰等。均自小剂量开始，起始量可为一般剂量的 1/2 或 1/3，缓慢递增，随病因治疗症状好转时及时减量。②心理治疗：根据患者的精神障碍类型和个性心理特点选用适当的方法，如支持性心理治疗、认知心理治疗、危机干预技术等，注意预防患者自杀。③其他：加强营养，给予社会家庭支持。

二、颅内肿瘤与精神障碍

（一）概述

颅内肿瘤包括原发于颅内各种组织的肿瘤和继发于躯体部位的肿瘤，任何年龄均可发病。

颅内肿瘤伴发精神障碍是由于肿瘤直接侵犯脑实质，或压迫邻近的脑组织及脑血管，导致脑实质破坏或颅内压增高而出现精神症状、神经系统症状及体征。

（二）临床表现

脑瘤发病多缓慢，早期有时症状不典型，随着病情进展，症状渐增多。精神症状的产生及临床特点与患者的性别、年龄、病期、个性特征及肿瘤的部位、生长速度、性质、是否伴有颅内高压等因素有关。

1. 精神症状　主要包括智能障碍、躁郁样、精神分裂症样精神症状及意识模糊。

（1）智能障碍：多见于病程较久、生长缓慢的脑肿瘤患者。可表现为注意力不集中、记忆减退、思维迟缓，思维内容贫乏、空洞，严重者可出现痴呆表现，如计算、理解及言语障碍。快速浸润生长的肿瘤可在起病后不久就出现智能损害。

（2）意识模糊：可见于任何部位快速发展的肿瘤，表现为理解困难、反应迟钝、动作缓慢、嗜睡、情感淡漠及定向障碍等。一方面，颅内压显著增高，钩回疝形成，意识状态可迅速恶化。另一方面，脑干及间脑部肿瘤伤及网状结构，也会出现意识模糊，甚至昏迷。

（3）精神分裂症样症状：此类症状类似于精神分裂症，但病程短暂，妄想内容不荒诞。可出现幻觉，种类与肿瘤部位有关，如颞叶肿瘤可出现幻视、幻听、幻嗅及幻味；枕叶肿瘤可产生视幻觉。有时可见感知障碍。

（4）其他精神症状：神经症样症状，如头晕、乏力、注意力不集中、失眠等；情感障碍，如情感淡漠、抑郁、焦虑等；人格改变和行为异常，如生活懒散、不知整洁、缺乏羞耻感、缄默不语、收藏秽物等。人格改变、行为异常与智能改变常同时出现。

2. 躯体症状　颅内肿瘤扩张生长会引起颅内压增高，表现为头痛、恶心、呕吐、视盘水肿及视力减退。部分病人会出现抽搐发作及颅神经麻痹。

3. 局限性症状　精神症状与肿瘤部位有关，但并非绝对。大部分额叶肿瘤会较早出现精神症状，如人格改变、意志缺乏、木僵等，可伴有运动性失语及随意运动障碍；颞叶肿瘤会出现智力缺损，可伴有颞叶癫痫；顶叶肿瘤易导致感觉障碍，双侧顶叶病变可引起视觉空间及定向障碍；枕叶肿瘤较少见，主要表现为视觉方面的障碍，以幻视最为常见；间脑肿瘤可表现出较显著的精神症状，如记忆缺损、智能减退、人格改变等；颅后窝肿瘤易发生短暂性精神障碍，主要表现为抑郁或偏执性精神病；垂体肿瘤可造成内分泌障碍，继而出现相关的精神症状。

（三）诊断治疗和会诊联络要点

1. 诊断　主要根据详细准确的病史采集，系统的体格尤其是神经系统检查，必要的辅助检查（如脑电图、CT、MRI、脑血管造影等），可有助于明确诊断。对转移瘤需行胸片、彩超等检查寻找原发灶。

本病应与癔症、神经症、精神分裂症、双相障碍等鉴别，主要根据病史、家族史、临床表现、躯体和神经系统体征、辅助检查及治疗效果等进行鉴别。

2. 治疗

（1）对因治疗：早期发现、早期治疗对于颅内肿瘤的预后起着关键的作用，治疗愈早，效果愈好。适宜手术者应尽早进行。对因治疗可改善躯体及精神症状。不适宜手术治疗者，可通过放射治疗或化学治疗抑制肿瘤的生长和扩散。

（2）对症治疗：颅内压升高者应用甘露醇、甘油果糖、人血白蛋白等降低颅内压。癫痫发作的患者需要应用抗癫痫药物，如卡马西平、奥卡西平、丙戊酸钠等。

精神症状可选择高效价而毒副作用小的新型抗精神病药物，如利培酮、奥氮平、喹硫平、阿立哌唑等，自小剂量开始，缓慢加量；对于精神运动性兴奋、躁动症状，可应用氟哌啶醇注射液肌肉注射。密切观察药物的不良反应，避免掩盖病情。

三、颅脑外伤与精神障碍

（一）概述

颅脑外伤是外界暴力直接或间接作用于头部所造成的损伤。病情复杂、变化快，常引起严重的后果,导致不同程度的永久性功能障碍,不同区域的脑损害可引起不同的症状。脑外伤所致精神障碍非常普遍。

颅脑外伤发生精神障碍的机制包括:①由于直接伤及头部,脑组织受损、脑功能缺损,导致神经精神症状;②因颅脑外伤后引起颅内血肿、脑水肿,脑受压移位致局部功能障碍,可出现精神症状;③由于脑外伤时脑组织在颅腔内较大幅度的旋转性移动可致意识障碍。脑外伤可直接导致精神症状,也可对有精神病素质者起诱因作用。

（二）精神症状的临床表现

颅脑外伤发生精神障碍的表现包括多种,可分为急性期精神障碍(包括意识障碍和遗忘症)和慢性期精神障碍(包括脑外伤性痴呆、人格障碍、精神病性症状、神经症及脑外伤后综合征)。不同阶段的表现各异的精神症状均需要精神科会诊给予及时干预和治疗,有助于原发疾病的治疗,提高疗效。

1. 意识障碍　脑外伤后急性精神障碍的主要表现,脑震荡意识障碍程度较轻,持续时间短暂,半小时内恢复。脑挫伤意识障碍程度严重,持续时间可为数小时至数天不等,在清醒的过程中可发生定向障碍,紧张、恐惧、兴奋不安、错觉与幻觉等,称为外伤性谵妄。

2. 遗忘症　遗忘症的时间是指从受伤时起到正常记忆的恢复持续的时间。通常由数分钟至数周不等。遗忘持续时间愈长,脑损伤愈严重。部分患者可发生持久的近事遗忘、虚构和错构,称外伤后遗忘综合征。

3. 痴呆　部分严重的脑外伤可引起智能受损,出现遗忘综合征甚至痴呆。年长者和优势半球受伤者发生智能障碍的概率更大。表现近记忆、理解力明显减退,思维迟钝。并常伴有人格改变。

4. 人格障碍　多发生于严重颅脑外伤,特别是额叶损伤时,一般表现为情绪不稳、焦虑、易激惹、主动性缺乏、自我控制能力减退,固执、粗暴、丧失进取心及羞耻感等。多伴有智能障碍。如仅额叶受损,易出现自控能力差、行为放纵等症状,智力可正常。

5. 精神病性症状　部分患者头外伤一段时间后出现精神病性症状,如精神分裂症样状态,幻觉、妄想为主,被害内容居多。也可呈现抑郁、躁狂或双相状态。需要注意的是,部分患者的精神病与脑外伤并无直接关系,脑外伤与精神症状出现间隔时间越长,二者因果关系几率越低。

6. 神经症　表现为疑病,焦虑、癔症等,如痉挛发生、偏瘫、截瘫等。可能与外伤时心理因素有关。

7. 脑外伤后综合征　为各种脑外伤后最普遍的慢性后遗症。主要表现为头痛、头昏、易疲乏、注意力不集中、记忆减退、情绪不稳及失眠等,症状一般可持续数月。有的可能存在器质性基础,但多数情况下躯体及实验室检查并无异常发现,若长期迁延不愈,往往与心理社会因素和易患素质有关。

（三）治疗和会诊联络要点

1. 对因治疗　严重的颅脑外伤急性期的治疗由神经外科处理。

2. 对症处理

（1）精神障碍:意识障碍者慎用抗精神药物,幻觉、妄想、兴奋躁动者可给予苯二氮䓬类药物或氟哌啶醇注射液临时肌肉注射,必要时选用非典型抗精神病药物。焦虑、抑郁者可选用5-HT再摄取抑制剂。

（2）人格改变:可给予行为治疗,帮助患者家属正确认识及接纳患者的行为,给予家庭及社会支持。

（3）外伤后神经症:给以心理治疗配合适当的药物治疗(如抗抑郁药、抗焦虑药),避免反复的病史采集。如症状迁延不愈,应弄清是否存在社会心理因素,如工作问题或赔偿问题等。

病例 5-1-2

青年男性,23 岁,农民,已婚。

主诉:脑外伤后胡言乱语、记忆力差 4 月余。

现病史:患者 4 月前从 3 米高处坠落,导致颅脑损伤、持续昏迷,于"371 医院"住院治疗,并行

"脑外伤颅骨修补术",住院2月后患者意识逐渐好转,出现啊啊喊叫,有时冲动,不会言语,但是能够表示饥饿,能够自行上厕所,给予"奥氮平片10mg,2次/天",患者仍旧有哭喊,烦躁,到处走动,不能静坐,伴有流口水等。为求进一步治疗来我院。既往体健,个人史、家族史无特殊。

入院查体:T:36.8℃,P:88次/分,R:22次/分,BP:130/70毫米汞柱,双肺呼吸音清,心律齐,未闻及病理性杂音,腹部平坦,无压痛,双下肢无水肿。问话不答,双侧瞳孔等大等圆,直径约3.0mm,光反应灵敏,无眼震。双侧额纹对称无变浅,鼻唇沟对称,示齿口角不偏斜,伸舌居中,左侧肢体肌力5°,右上肢肌力0°,右下肢肌力5°。右侧巴氏征阳性,无脑膜刺激征。辅助检查:血常规、肝肾功能、血糖、电解质结果均正常。头颅CT:脑室扩大,基底节、颞叶多发软化灶。

病例分析:本病例具有以下特点:①患者年轻人,有明确的头颅外伤、手术及昏迷史;②精神障碍:啊啊喊叫,有时冲动,哭喊;③焦虑障碍:烦躁,到处走动,不能静坐;④神经系统症状:失语,右上肢肌力0°,右侧病理征阳性;⑤头颅CT示:脑室扩大,基底节、颞叶多发软化灶。

诊断考虑:颅脑外伤伴发精神障碍。

治疗与病情发展:将奥氮平渐加量,仍然坐立不安,加用丙戊酸镁片稳定情绪治疗,疗效不佳,逐渐调整药物,给予坦度螺酮抗焦虑治疗,苯海索片缓解锥体外系症状,病情渐好转。

四、脑血管疾病与精神障碍

(一)概述

脑血管疾病(cerebrovascular disease,CVD)是指由于各种原因导致的脑血管性疾病的总称。其中卒中(stroke)为脑血管病的主要临床表现类型,包括缺血性卒中和出血性卒中,以突然发病、迅速出现局限性或弥散性脑功能缺损为共同临床特征。有文献报道,脑血管病伴发精神障碍的发病率大于50%,可见于脑卒中的急性期、恢复期及后遗症期等各个阶段。

脑卒中患者出现精神症状的机制包括:①直接损害:脑卒中直接导致相应部位脑组织缺血缺氧、水肿、坏死,致脑功能受损,出现精神异常;②间接损害:脑卒中间接影响中枢5-HT能神经元及其传导通路,诱发精神症状;③心理应激:脑卒中患者的社会功能严重受损,生活方式发生改变,导致心理适应不良。

(二)临床表现

1. 精神症状

(1)抑郁焦虑:40%~60%的脑卒中患者出现抑郁情绪,表现为情绪低落、食欲减退、思维迟缓、悲伤、兴趣减退等,严重者可出现绝望及自杀观念,常伴有睡眠障碍;部分患者在卒中的急性期会出现焦虑障碍,如恐惧紧张、过度担心、坐立不安等。

(2)认知功能障碍:多于卒中的后遗症期或多次脑卒中后出现,表现为注意力不集中、记忆力及计算力减退,严重者出现痴呆,表现为计算、判断及理解能力丧失,言语功能障碍,二便失禁等。

(3)情感失禁:主要表现为不能自控的强哭强笑。

(4)人格改变:原有性格完全改变或更加极端化,可见敏感、易怒、行为幼稚等。

(5)精神病性症状:可见被害妄想、关系妄想等偏执症状。

(6)意识障碍:急性期常出现谵妄症状,表现为意识模糊、幻觉、错觉、摸索动作等。

(7)神经症表现及自主神经功能紊乱症状,如头晕、易疲劳、阵发性心慌不适、多汗等。

2. 神经系统症状　缺血性卒中表现出不同病变部位相一致的神经功能缺损的症状和体征,颈内动脉系统病变主要表现为偏瘫、偏盲及偏身感觉障碍,优势大脑半球可出现失语;椎基底动脉系统病变可出现共济运动障碍、同侧脑神经麻痹及对侧感觉运动障碍。出血性卒中突然出现头痛、恶心、呕吐,严重者可出现意识障碍,亦可出现偏瘫、偏身感觉障碍及失语等局灶性体征;蛛网膜下腔出血常无局灶体征,而脑膜刺激征阳性。

（三）诊断治疗和会诊联络要点

1. 诊断 根据突然起病,迅速出现局灶性神经功能缺损症状和体征,能用某一动脉供血区功能损伤解释或出现头痛、呕吐等颅高压症状,结合头颅影像学检查结果,同时参考既往存在高血压、糖尿病、心脏病、高血脂等脑卒中的高危因素,可作出诊断。

2. 治疗 针对脑卒中的不同类型给予相应的治疗,加强护理,减少并发症,预防复发,提高生活质量。

对于出现的精神症状需要早期诊断和及时恰当的处理,有助于患者树立信心,提高疗效,改善预后。

（1）药物治疗 抑郁症状可选用SSRIs类抗抑郁药,如舍曲林、西酞普兰、帕罗西汀、氟伏沙明等,也可选用米氮平、度洛西汀等其他作用机制的药物;焦虑症状可应用丁螺环酮、坦度螺酮,也可短期单独或合并应用苯二氮䓬类药物如阿普唑仑、劳拉西泮等;对于幻觉、妄想、躁动不安者可应用小剂量新型抗精神病药物,如利培酮、喹硫平、奥氮平等,一般应自小剂量开始,缓慢加量,最低个体化剂量和最短疗程应用。

（2）心理治疗 对于卒中患者焦虑抑郁症状,可给予心理行为治疗,给予疏导、解释、鼓励,增强治疗的信心。提高生活质量。

五、脑变性疾病与精神障碍

脑变性疾病是一组原因不明的慢性进行性损害神经组织的中枢神经系统疾病。病理特点是受累部位神经元萎缩、死亡和胶质细胞增生。其临床表现与受累部位关系密切,随疾病的进展,也可出现多个系统损害的症状。

（一）阿尔茨海默病

1. 概述 阿尔茨海默病（Alzheimer disease,AD）是发生于老年和老年前期、以进行性认知功能障碍和行为损害为特征的中枢神经系统退行性病变。起病隐匿,缓慢进展,临床上以智能损害为主,表现为记忆障碍、失语、失用、失认、视空间能力损害、抽象思维和计算力损害、人格及行为改变等。一般症状持续进展,病程通常为5~10年。最终常因多种并发症或因多器官衰竭而死亡。AD是老年期最常见的痴呆类型,约占老年期痴呆的50%~70%。AD发病率随年龄增长呈逐渐增高趋势,65岁以上患病率约为5%,85岁以上可达20%。

AD病因不明,可能与遗传和环境因素有关。文化程度低、吸烟、脑外伤、重金属接触史、母亲怀孕时年龄小等可增加患病风险,而长期使用雌激素和非甾体类抗炎药可能对患病有保护作用。其病理学特征包括神经炎性斑、神经原纤维缠结、海马锥体细胞颗粒样变性和神经元缺失。

AD患者精神症状的产生与大脑皮质的神经元变性有关,大脑皮质萎缩、脑沟加深、变宽,脑回萎缩、脑室扩大、神经元大量减少,以前额叶、颞叶及顶叶萎缩最常见也更明显。神经元变性或功能丧失可以影响神经递质传导而引发精神症状。另外,由于疾病导致患者的生活质量下降、人际交往不良而继发焦虑抑郁情绪、人格改变的精神心理问题。

2. 临床表现 AD通常起病隐匿,进行性加重,无缓解,主要表现为认知功能减退及伴随的社会功能减退和非认知性神经精神症状。按照最新分期,AD包括两个阶段:痴呆前阶段和痴呆阶段。

（1）痴呆前阶段:此阶段日常生活能力基本不受影响,只是出现轻度的记忆力受损,学习能力下降,注意力、语言能力、执行能力、视空间能力也可轻度受损,达不到痴呆的程度。

（2）痴呆阶段:此阶段由于患者认知功能损害导致日常生活能力下降,根据疾病的发展和认知功能损害的程度,可分为轻、中、重三度。

1）轻度:主要表现为记忆障碍,尤其近记忆障碍常为首发症状,经常遗失常用的物品,忘记重要的约会,学习新事物困难等,患者对自己记忆问题有一定的自知力,经常做记录以避免因记忆缺陷对工作和生活带来的不良影响。随着病情的发展,可出现远期记忆减退,忘记自己的工作经历及生日。部分患者出现视空间障碍,外出后迷路,找不到回家的路。计算能力减退。思维迟缓,思考问题困难,面对生疏和复杂的事物容易出现疲乏、焦虑和消极情绪。人格改变主要表现为活动减少、孤独、自私多疑,不修边幅,易激惹。此阶段尚能完成已熟悉的日常事务或家务,个人生活基本能自理。

2)中度:记忆障碍日益严重,工作和社会接触能力也减退,原已掌握的知识、技能出现明显的衰退。逻辑思维、综合分析能力减退,明显的视空间障碍,如在自己家中找不到自己的床铺。可出现错构和虚构。出现言语功能障碍,讲话无序,内容空洞,重复言语。失用和失认。此时可出现比较明显的行为和精神异常,情绪波动,幻觉,妄想(被窃妄想、嫉妒妄想多见),睡眠颠倒(白天思睡,夜晚不宁),行为紊乱(捡破烂、冲动、攻击他人)。人格改变明显,甚至羞耻感缺失:乱拿他人之物、当众裸体、随地大小便等。此阶段,患者已经不能独自生活,日常生活料理需要家人的督促或帮助。

3)重度:此阶段的患者认知功能严重受损,情感淡漠、哭笑无常,语言功能进一步退化,只有自发言语,内容单调或发出不可理解的声音,最终丧失语言功能。不能完成简单的生活事项,并逐渐丧失行走能力,终日无语而卧床,逐渐丧失与外界接触能力,大、小便失禁。四肢出现强直或屈曲等运动功能障碍。最终患者常因并发肺部及尿路感染、压疮、营养不良及全身衰竭而死亡。

3. 诊断治疗和会诊联络要点

(1)诊断:ICD-10 中 AD 的诊断要点:①存在痴呆;②潜隐起病,缓慢衰退;③无临床证据或特殊检查结果能够提示精神障碍是由其他可引起痴呆的全身疾病或脑部疾病所致(例如甲状腺功能低下、高血钙、维生素 B_{12} 缺乏、烟酸缺乏、神经梅毒、正常压力脑积水或硬膜下血肿);④缺乏突然卒中样发作,在疾病早期无局限性神经系统损害的体征,如轻瘫、感觉缺失、视野缺损及共济失调(晚期可出现)。

需要与以下疾病进行鉴别诊断:

1)血管性痴呆:多急性起病,症状波动性进展或阶梯性恶化,有神经系统定位体征,既往有高血压病或糖尿病史,可能有多次脑卒中史,影像学显示多发性梗死、腔隙性梗死或软化灶。主要表现为记忆力减退明显,人格改变不明显,患者自知力完整。

2)老年良性健忘症:属于大脑正常生理性衰老的表现,是老年人有健忘症状而无痴呆临床证据,神经心理学量表显示近记忆力正常,无人格、精神障碍,且健忘经提示可以改善,自知力良好,有主动求医、求治的愿望。

3)抑郁症:具有明显的抑郁情绪,表现为对各种事物缺乏兴趣,易疲劳无力,活动减少,注意力不集中而导致近记忆力减退,这种"假性痴呆"不是进行性进展的,经抗抑郁治疗有效。

(2)治疗:目前尚无特效治疗方法可以逆转或阻止 AD 患者的认知功能衰退,但早期的综合治疗和有效护理有可能延缓或减轻病情的发展。

1)非药物治疗:给予心理社会支持。鼓励早期患者参加各种社会活动和日常活动,可进行职业训练、音乐疗法等,尽量维持生活自理能力,以延缓衰退速度。对有视空间功能障碍、精神及认知障碍、行动困难的患者需要进行有效的护理,给予必要的帮助,以防发生意外。对重症病人应加强护理,保证适当的营养。

2)药物治疗:改善认知功能:①胆碱酯酶抑制剂(AChE-I):如多奈哌齐、加兰他敏、石杉碱甲等,其中多奈哌齐临床证据最充分,此类药物主要的副作用是胆碱能效应,如呕吐、便秘;②N-甲基-D-门冬氨酸(NMDA)受体拮抗剂,如美金刚,病情轻微的 AD 患者美金刚治疗 2 周可见效,病情严重者,经过 6~12 周治疗,症状也可有所改善;③脑代谢赋活剂:吡拉西坦、茴拉西坦及奥拉西坦等。

控制精神症状:抑郁、焦虑、易激惹等症状选用 5-HT 再摄取抑制剂,如舍曲林、氟西汀、西酞普兰等;幻觉、妄想、冲动、攻击性等症状选用非典型抗精神病药物,如利培酮、奥氮平、喹硫平等。应用此类药物的原则为:小剂量起始;缓慢加量;加量间隔时间长;尽量使用最小剂量;治疗个体化;注意药物间的相互作用。

4. 预后　AD 患者的病情逐渐进展,通常病程 5~10 年,少数患者可存活 10 年以上,最终多死于继发感染、营养不良至全身衰竭等并发症。

（二）额颞叶痴呆

1. 概述　额颞叶痴呆（frontotemporal dementia，FTD）是以额颞叶萎缩为特征的痴呆综合征，起病隐匿，以缓慢进展的人格改变、言语障碍以及行为异常为特征。通常包括以人格和行为改变为主要特征的行为异常型 FTD 和以语言功能隐匿性下降为主要特征的原发性进行性失语，后者又可以分为进行性非流利性失语和语义痴呆。FTD 的发病年龄多为 45～70 岁，无明显性别差异。

FTD 伴发精神障碍的原因可能与以下因素有关：①FTD 患者额、颞叶皮质 5-羟色胺能递质减少，脑组织及脑脊液中多巴胺释放下降，乙酰胆碱受体的数量明显减少，导致精神症状出现；②额叶、颞叶、海马、杏仁核受累，神经元呈不同程度的变性、萎缩，神经元数目减少，导致记忆、精神及行为异常。

2. 临床表现　FTD 起病隐匿，缓慢进展，临床上以明显的人格、行为改变和言语障碍为特征。可以合并有帕金森综合征和运动神经元病的症状。

（1）精神症状

1）人格、行为改变：在行为异常型 FTD 表现尤为明显，症状出现早、突出、贯穿于疾病的全过程。表现为固执、易激惹、暴怒、情感淡漠或抑郁等，渐出现行为异常、性格改变、举止不当、对外界漠然及冲动行为等。

2）认知功能障碍：FTD 较阿尔茨海默病的记忆力损害轻，空间定向力保存较好，语言能力及判断力明显障碍，表现为语言表达障碍，言语减少、词汇贫乏、刻板言语及模仿言语，甚至缄默及失语。

3）精神病性症状：患者晚期出现妄想、感知觉障碍等症状。

（2）Kluver-Bucy 综合征：部分 FTD 患者出现此综合征，表现为迟钝、淡漠；口部试探，把拿到手的任何东西都放入口中试探；饮食习惯改变，易饥饿、过度饮食；性欲增强等，伴言语少、词汇贫乏、刻板或模仿语言、缄默，甚至失语。

3. 诊断治疗和会诊联络要点

（1）诊断：主要参考 Neary 等的标准：①中老年人（通常 50～60 岁）早期缓慢出现人格改变、情感变化、举止不当，渐出现行为异常；②言语障碍早期出现，如言语减少、词汇贫乏、刻板语言、模仿语言，随后出现失语，早期记忆力障碍较轻、计算力和视空间定向力相对保留；③晚期出现智能减退、遗忘、尿便失禁和缄默症等；④CT 和 MRI 显示额叶和（或）颞叶萎缩。

本病需要与阿尔茨海默病、帕金森病、脑积水、感染、中毒等鉴别，根据病史、详细的体格检查及必要的辅助检查进行评定鉴别。

（2）治疗：本病尚无有效的治疗方法，主要是对症处理。社会支持、言语训练等可提高患者保留功能的利用，从而减轻照料者及家庭负担。

对于患者出现的各种精神行为异常，需要精神科会诊给予及时干预，避免出现冲动、伤人的意外发生。对于情绪不稳、易激惹、攻击行为者可给予小剂量抗精神病药物。晚期主要防止肺部、尿路感染及压疮等并发症，加强护理。

4. 预后　本病预后差，病程 5～12 年不等，合并锥体外系疾病或运动神经元病者，寿命短。最终多死于感染、压疮等并发症。

六、癫痫与精神障碍

（一）概述

癫痫是一种慢性反复发作性短暂的脑功能失调综合征，以脑神经元异常过度放电引起反复痫性发作为特征。具有发作性、短暂性、反复性、重复性四大特点。可涉及意识、运动、感觉、精神、行为和自主神经功能紊乱。癫痫伴发精神障碍，又称癫痫性精神障碍，指癫痫患者在癫痫发作前、发作时、发作后或发作间歇期表现出的精神活动异常，有的患者甚至表现为持续性精神障碍。

癫痫伴发精神障碍的原因与发病机制尚未完全明确。可能包括以下几种：①部分脑区异常放电直接导致精神症状的出现,如癫痫的精神运动性发作;②癫痫患者大脑的器质性或者结构性病变导致癫痫伴发精神障碍;③大脑异常放电引起大脑神经元兴奋性增高,以及大脑出现缺血缺氧,会诱发精神障碍;而癫痫反复发作导致脑功能损害,导致精神症状,人格障碍及认知功能障碍等;④社会心理因素也有一定的影响,包括经济负担、社会歧视等,患者可能有病耻感,感觉孤立和无助,长此以往,可出现精神障碍。一般认为,大脑异常放电频率越高,范围越广,对脑细胞的损害越严重,精神症状也更明显、更严重。

（二）临床表现

癫痫伴发障碍可分为发作前、发作时、发作后和发作间歇期精神障碍。而且几期难以截然分开。需要精神科联合会诊,对于需要处理的精神症状及时干预,提高患者癫痫治疗的依从性,提高疗效及生活质量。

1. 发作前精神障碍　主要指癫痫发作的先兆和前驱症状,先兆往往代表癫痫放电的起始部位;而前驱症状除预示癫痫外,无定位意义。先兆在癫痫发作前出现,通常只有数秒。可表现为感觉、运动、情感、思维异常或自主神经功能紊乱等,有时先兆不发展为癫痫发作。前驱症状多缓慢出现,持续数小时至数天。典型症状包括焦虑、紧张、易激惹、抑郁、淡漠、反应迟钝等。

2. 发作时精神障碍

（1）自动症(epileptic automatisms)：自动症与颞叶自发性电活动有关。为癫痫发作过程中或发作后意识模糊状态,出现一定程度上协调的、有适应性的无意识活动。发作时突然变得目光呆滞、意识模糊、无目的的咀嚼、咂嘴、解系纽扣、牵拉衣角、哼哼作声或来回走动,偶可完成较复杂的技术性工作。事后患者对这段时间发生的事情不能回忆。可持续数秒至数分钟。

（2）精神运动性癫痫发作：发作时意识模糊、退缩迟钝、撕扯衣服,有时双手不停地运动,可出现生动的幻觉,或错觉和幻觉同时产生,也可出现兴奋躁动甚至暴力行为。发作可持续十几分钟至数小时不等。

（3）意识模糊：发作突然,患者表现为意识障碍,可出现恐怖、愤怒等,也可表现为情感淡漠,思维及动作迟缓等,呼之无反应。持续数分钟至数小时。

3. 发作后精神障碍　患者发作后可出现意识模糊、定向力障碍、幻觉、妄想及兴奋等症状,之后患者可能逐渐入睡或意识模糊逐渐减轻。通常持续数分钟至数小时不等。

4. 发作间精神障碍　癫痫发作间歇期出现的一组精神障碍,为一种慢性精神病状态,如精神分裂症样精神病、情感障碍、神经症样症状、人格障碍和痴呆等。患者通常意识清楚,持续长达数月、数年或迁延难愈。

（1）精神分裂症样症状：多见于病程长或发作频度高的患者,幻觉多见,尤其是幻听、幻视,也可见幻嗅;部分患者可出现被害妄想、关系妄想及被控制感等,与精神分裂症相比,妄想更加荒谬;有些患者因继发于妄想或幻觉而出现冲动伤人行为,常具有残酷性、突发性。此症状最严重,是肇事肇祸的常见原因。

（2）心境障碍：通常在无明显诱因的情况下突然出现情绪低落、悲伤、焦虑、烦躁、易激惹、紧张、恐惧等,有时伴敌意、攻击行为。情感暴发时行为冲动,自伤、伤人而不能自制。部分患者可出现抑郁、躁狂、双相发作样表现。

（3）人格改变：较为常见,与遗传、脑器质性损害、癫痫发作类型、抗癫痫药、社会心理因素及原有人格特征等因素有关,以全面强直-阵挛发作者多见,表现为以自我为中心、敏感多疑、思维黏滞、固执、自私、人际关系紧张等。初发年龄越小,对智能影响越大,人格损害也更明显。

（4）认知功能障碍和痴呆：继发性癫痫、长期、难治性癫痫患者会出现认知功能障碍或智能障碍,包括记忆衰退、理解力、判断力下降,可伴有行为障碍。

（5）其他：部分轻型患者由于社会心理压力,可伴有腹痛、腹胀、心悸、胸闷、气短、震颤等神经症样症状,也可见药物过度镇静导致的类神经衰弱症状。

（三）诊断治疗和会诊联络要点

1. 诊断　癫痫伴发精神障碍的诊断主要依靠详尽的病史、临床表现、脑电图及头颅 CT 和 MRI 检查结果等综合分析。还应着重询问脑外伤、脑感染和患者的出生情况。一般需要作出分型判断以利于选择用药。

需要与以下疾病进行鉴别诊断：

（1）假性癫痫发作：又称癔症样发作，发作前常有精神刺激诱因，年轻女性多见，表现形式多样，有表演色彩，暗示性强，无意识障碍，无摔伤、舌咬伤及尿失禁，持续时间长。脑电图正常。

（2）晕厥（syncope）：因全脑缺血而引起的意识丧失和跌倒，偶尔出现肢体抽搐或尿失禁。起病和恢复均较缓慢，大多有一定的诱因，如久站、剧痛、情绪激动、排尿、咳嗽等。发作时常有头晕、眼前发黑、心慌、恶心或冷汗等症状。平卧后可逐渐恢复。

2. 治疗　主要包括控制癫痫发作和精神症状，首先是控制癫痫发作，癫痫控制后部分精神症状可自行缓解；其次是精神障碍的处理。

（1）抗癫痫治疗：包括经典抗癫痫药物，包括苯妥英钠、苯巴比妥、丙戊酸钠、卡马西平等；新型药物耐受性强、副作用较小，如拉莫三嗪、托吡酯、唑尼沙胺、左乙拉西坦等。治疗原则：依据癫痫的类型来选择药物，尽可能单一用药，定期进行血药浓度监测，并严密观察不良反应。一般在发作完全控制后 3~5 年，方可考虑减药至停药，部分亚型需终身服药。

（2）抗精神病药物：值得注意的是，此类药物会诱发癫痫发作。针对兴奋、躁动、幻觉、妄想等精神病性症状和人格改变：可应用奋乃静、利培酮、奥氮平、阿立哌唑等，宜小剂量短期使用；针对抑郁症状：可使用帕罗西汀、舍曲林、文拉法辛、米安色林等；改善焦虑烦躁：可应用苯二氮䓬类药物、丁螺环酮、坦度螺酮等。

（杜爱玲）

第二节　呼吸系统疾病

严重的呼吸系统疾病由于呼吸困难和（或）呼吸衰竭导致脑部急性或慢性缺氧时，引起的低氧血症、CO_2 潴留、酸碱平衡失调、电解质紊乱等，导致脑细胞损害，继发脑代谢及脑功能异常，从而发生精神障碍。另外，个性因素和心理应激也会诱发呼吸道症状，如气道高反应性是呼吸系统常见的病理生理症状，可见于支气管哮喘，也可见于癔症、惊恐障碍，甚至会出现于心理暗示或自我暗示下的癔症个性倾向者。心理应激因素可通过自主神经系统级神经递质，诱发血管扩张、通透性增加、炎性渗出及平滑肌收缩等，进而产生焦虑、抑郁或气道高反应性等症状。

一、肺　性　脑　病

（一）概述

肺性脑病（pulmonoencephalopathy，PE）是指由于各种慢性肺胸疾病伴发呼吸功能不全，导致高碳酸血症、低氧血症及动脉血 pH 值下降而出现神经精神症状的一组综合征。PE 是呼吸系统的急危病症，也是呼吸衰竭急剧加重的标志。

肺性脑病的原因与发病机制与以下因素有关：

（1）缺氧和 CO_2 潴留：缺氧时脑血管扩张，血管内皮受损致通透性增加，导致脑间质水肿；缺氧导致细胞氧化过程障碍，Na^+-K^+-ATP 泵功能障碍，细胞内 ATP 生成减少，致神经细胞功能障碍。

（2）电解质紊乱和酸中毒：缺氧和 CO_2 潴留可激发乳酸增多，导致酸中毒，引起脑水肿，致低渗性脑病。

（3）脑动脉硬化：慢性缺氧继发性红细胞增多，导致全血黏度增高，易诱发脑动脉硬化，使脑功能下降。

（二）临床表现

1. 精神症状　意识障碍为主，主要表现为意识模糊或谵妄状态，严重者可出现嗜睡、昏迷。呼吸衰竭的早期,轻度缺氧,$PaO_2 < 60mmHg$ 和(或)$PaCO_2 > 70mmHg$,精神症状较轻,主要表现为情绪不稳、易激惹、烦躁不安、失眠等,也可合并惊恐发作或类躁狂症状;缺氧症状渐加重,PaO_2 降至 $40 \sim 50mmHg$ 时,可出现肺性脑病的症状,表现为神志淡漠、意识模糊、精神错乱、注意力障碍,或反应迟钝、少动、昏睡;当 $PaO_2 < 30mmHg$,可出现抽搐或昏迷。

2. 躯体症状 呼吸困难、胸闷、发绀为主,严重者可出现头痛、抽搐、偏瘫、失语、嗜睡、昏迷等神经症状,也可伴有其他器官功能障碍的症状或体征。

(三)诊断治疗和会诊联络要点

1. 诊断 肺性脑病主要根据原发病呼吸衰竭的临床指征进行诊断。依据病因、病史、诱因、临床表现及体征判断是否存在呼吸衰竭,若存在呼吸衰竭合并意识障碍或精神病性症状时要考虑肺性脑病。

2. 治疗 关键是祛除病因,及时纠正呼吸衰竭状态,如保持呼吸道通畅,纠正缺氧及电解质紊乱,及时应用抗菌药物及祛痰剂等。

肺性脑病的精神病性症状随呼吸衰竭的改善可自行缓解,无需用药,对于严重的躁动不安、行为紊乱症状可小剂量或一次性使用抗精神病药物,如奥氮平、喹硫平等,慎用苯二氮䓬类药物,以免导致呼吸抑制,使病情加重。

二、支气管哮喘与精神障碍

(一)概述

支气管哮喘(bronchial asthma),简称哮喘,是一种呼吸系统常见病、多发病。以气道炎症、气道高反应性为特征。其主要病理改变是广泛的、可逆性的支气管黏膜水肿、分泌增加,以及呼吸道痉挛、狭窄、阻塞,临床表现主要是发作性咳嗽或伴有哮鸣音的吸气性呼吸困难。另外,社会心理因素为诱因导致支气管平滑肌反应性增高,可引起哮喘。

社会心理因素激发哮喘主要机制通过自主神经调节而实现。过度的恐惧和紧张感可通过大脑皮层将兴奋传导至丘脑,通过自主神经调节,促使释放乙酰胆碱及炎性介质,致使支气管平滑肌收缩、黏膜水肿,诱发哮喘。哮喘在急性反复发作时过度通气导致低碳酸血症、脑血流减少、脑供氧不足,而出现焦虑、失眠、易惊厥等反应;大剂量使用拟肾上腺素类药物或肾上腺皮质激素类药物可引起焦虑、烦躁等情绪障碍;组胺类药物可引起抑郁和嗜睡等症状。

(二)临床表现

1. 精神障碍 主要为情绪障碍,可出现焦虑不安、烦躁、情绪不稳、易激惹等,也可见失眠、惊恐发作等症状,个别患者在过度换气后出现短暂的意识丧失或抽搐症状。

2. 躯体症状 表现为胸闷、喘息、呼吸困难、咳嗽咳痰等支气管哮喘的核心症状,典型表现为发作性胸闷或伴有哮鸣音的呼气性呼吸困难,患者端坐呼吸,无法平卧。哮喘严重者常有呼吸困难、发绀、大汗、心率增快、奇脉等体征。

3. 辅助检查 主要是肺功能检查,如支气管激发试验或运动试验,支气管舒张试验、峰值呼气流速和实验性治疗等。哮喘发作时有关时有关呼气流速的全部指标均下降。哮喘间歇期肺通气功能多数在正常范围。另外,血常规和痰涂片检查发现嗜酸性粒细胞增高;血气分析 PaO_2 和 $PaCO_2$ 随疾病的严重程度而改变;胸部 X 线或 CT 发作期可见双肺透亮度高,呈过度通气状态;特异性过敏原检测等。

(三)诊断治疗和会诊联络要点

1. 诊断 对于临床症状典型者,根据患者临床症状、体征及发病特点,结合辅助检查可诊断。对于症状不典型者需要结合辅助检查进行判断。

2. 支气管哮喘患者可出现躯体症状及精神障碍,有时两者难以鉴别区分,需要精神科医师联络会诊,及时处理患者焦虑症状,避免哮喘症状加重。

3. 治疗 支气管哮喘伴发精神障碍的治疗以治疗原发病为主,如控制感染、缓解哮喘、祛除特异性过敏原等。对于焦虑抑郁情绪,以心理治疗为主,如对功能性成分较大者,暗示治疗可缓解发作;家庭治疗,如矫正家庭成员的育儿态度也颇为重要;必要时可给予小剂量抗焦虑、抗抑郁及苯二氮䓬类药物。需要注意的是 β 受体阻滞剂可诱发和加重哮喘发作,哮喘患者禁用。

(杜爱玲)

第三节 循环系统疾病

一、循环系统疾病与精神障碍

循环系统由心脏、血管和调节血液循环的神经体液组成。循环系统疾病包括心脏和血管疾病,合称为心血管疾病。心血管疾病是威胁人类健康的主要疾病之一,是世界首位的致死原因。尽管部分心血管疾病呈急性发作性病程,多数疾病呈慢性病程,显著影响患者的生活。本节的心血管疾病主要是指冠状动脉粥样硬化性心脏病、心力衰竭和高血压病,因为这些类疾病与精神障碍的共病最为常见,且这些疾病呈慢性持续性病程,几乎影响患者的一生。

冠状动脉粥样硬化性心脏病是冠状动脉粥样硬化使血管腔狭窄或阻塞,或(和)因冠状动脉功能性改变(痉挛)导致心肌缺血、缺氧或坏死而引起的心脏病。冠状动脉粥样硬化性心脏病是严重危害人民健康的常见病,在美国和许多发达国家排在死亡原因的第一位,在我国的患病率呈上升趋势。冠状动脉粥样硬化性心脏病的危险因素有:性别,年龄,家族史,高血压,血脂异常(总胆固醇过高或低密度脂蛋白胆固醇过高、甘油三酯过高、高密度脂蛋白胆固醇过低),超重/肥胖,高血糖/糖尿病,不良生活方式如吸烟、不合理膳食(高脂肪、高胆固醇、高热量等)、缺少体力活动、过量饮酒,以及社会心理因素。冠状动脉粥样硬化性心脏病的治疗方式不断发展,包括生活习惯改变、药物治疗、血运重建治疗,显著增高了患者的生存率。

心力衰竭是各种心脏疾病导致心功能不全的一种综合征。由于心脏的收缩功能和(或)舒张功能发生障碍,引起心排血量减少,组织器官灌注不足,不能满足机体代谢需要,同时伴有肺循环和(或)体循环淤血。心力衰竭并不是一个独立的疾病,而是各种心脏疾病的严重和终末阶段,发病率高,死亡率高,5 年死亡率达 50%,是重要的心血管疾病之一。常见的诱发心力衰竭的原因有:感染、心律失常、血容量增加、过度体力劳累或精神压力过重,情绪激动、环境/气候的急剧变化以及治疗不当等。心力衰竭的治疗包括一般治疗,如去除诱发因素、调整生活方式、心理和精神治疗;药物治疗,如利尿剂、β 受体阻滞剂、血管紧张素转换酶抑制剂或血管紧张素 II 受体拮抗剂和地高辛等。心力衰竭的治疗不仅缓解症状,还应改善生活质量,防止心肌损害进一步加重,降低死亡率。

高血压是指以体循环动脉血压[收缩压和(或)舒张压]增高为主要特征(收缩压≥140mmHg,舒张压≥90mmHg)的临床综合征。高血压是最常见的慢性病,也是多种心、脑血管病最主要的危险因素,影响重要脏器如心、脑、肾的结构与功能,最终导致这些器官的功能衰竭,是心脑血管疾病死亡的主要原因之一。高血压的发生主要受遗传因素、精神和环境因素、年龄因素、生活习惯因素、药物因素以及其他疾病的影响。血压值和危险因素评估是诊断和制定高血压治疗方案的主要依据,不同患者高血压管理的目标不同,医生面对患者时在参考标准的基础上,根据其具体情况判断该患者最合适的血压范围,采用针对性的治疗措施。在改善生活方式的基础上,推荐使用长效降压药物控制血压。除评估诊室血压外,患者还应注意家庭清晨血压的监测和管理,以控制血压,降低心脑血管事件的发生率。

精神疾病和心血管疾病的关系复杂,心血管系统的改变可影响精神心理状态,心理因素亦可对心脏和血管系统产生影响。心血管疾病是许多精神障碍的危险因素,且心血管疾病相关的药物和其他治疗方式也可产生精神障碍。与此同时,大量循证证据显示许多精神障碍是心血管疾病发生或进展的独立危险因素,包括焦虑,愤怒,A 型行为方式,抑郁,应激,睡眠障碍以及行为问题,如进食过多、吸烟、饮酒等。因此,在面对心血管疾病患者时,必须认识到精神心理干预在心血管疾病治疗中的作用;而由于心血管疾病的高发率,精神科医师在精神障碍诊疗中也需注意心血管疾病的共病。

二、心血管疾病中的精神障碍

（一）概述

精神障碍在心血管疾病患者中发生率高,常见的精神障碍包括抑郁障碍、焦虑障碍、创伤后应激障碍、睡眠障碍等。抑郁是心血管疾病的独立危险因素,显著增加心血管疾病的发病率和死亡率。在冠状动脉粥样硬化性心脏病患者中,31%~45%的患者有抑郁症状。在急性心肌梗死患者中,16%~20%达到抑郁症的诊断标准,是普通人群的3倍。特别需注意的是,抑郁可引起缺血性心脏疾病患者预后不良,其心血管事件的发生率和死亡率增加3~4倍。心力衰竭者中抑郁的患病率达21.5%,与不伴有抑郁的心力衰竭者相比,伴有抑郁的心力衰竭死亡率更高,继发性心血管事件发生率更高,其中11%~42%疾病严重程度更重。在心血管疾病中,抑郁障碍的研究最多,其他精神障碍在心血管疾病中亦较普遍,如广泛性焦虑障碍(24%)、创伤后应激障碍(29%)、原发性失眠(13%)。

心血管疾病患者较普通人精神障碍的患病率高,其可能的病因与发病机制包括以下几方面。

1. **遗传因素**　心血管疾病与精神障碍存在共同的遗传特征,遗传因素能预测心血管疾病中精神障碍的发生,目前已发现一些候选基因,如5-羟色胺转运体受体(5-HTTR)相关基因、脑源性神经营养因子(BDNF)相关基因,但仍需进一步研究。

2. **生物学因素**　心血管疾病与精神障碍存在共同的病理机制,相关的生物学过程包括:5-羟色胺系统功能异常、自主神经系统功能失调、炎症反应系统改变、氧化应激系统改变以及下丘脑-垂体-肾上腺轴内分泌功能紊乱等。心血管疾病的发生引起这些生物学过程发生改变,从而产生精神症状。

3. **社会心理因素**　既往身体健康的个体,发现患有心血管疾病后会产生一系列的心理反应,如患了某种躯体疾病后的焦虑、抑郁、易激惹、多疑、孤独感等。这些患者会增加对自己独立性、自主性、控制权的关注,会觉自尊心降低,会担心失去关爱,会害怕生活能力、生活质量的下降,会害怕死亡,影响精神健康。同时,这些患者会对自己的躯体不适特别敏感,只要感觉胸痛、心悸或其他轻微的身体不适,便会去医院门诊或急诊就诊。在急诊非心脏病性胸痛中,疑病症、躯体形式障碍、惊恐发作的患者占了大多数。此外,在心血管疾病患者中,年轻、女性、既往有精神疾病发作是其伴发精神障碍的危险因素,社会功能差、独居、教育程度少亦增加其患精神障碍的风险。

4. **药物因素**　部分心血管疾病治疗药物的使用可引起精神障碍,如地高辛、利多卡因、β受体阻滞剂等,具体见表5-3-1。

表5-3-1　治疗心血管疾病药物所致精神症状

药物/类别	精神症状
地高辛	视幻觉、谵妄、抑郁
β受体阻滞剂	疲劳、性功能障碍
α受体阻滞剂	抑郁
利多卡因	易激惹、谵妄
卡维地洛	疲劳、睡眠障碍
甲基多巴	抑郁、焦虑、睡眠障碍、性功能障碍
利血平	抑郁
可乐定	抑郁
血管紧张素转换酶抑制剂	心境高涨或抑郁(少见)
血管紧张素Ⅱ受体抑制剂	几乎不引起精神症状
胺碘酮	继发于甲状腺功能改变的情绪障碍
利尿剂	继发于低钾血症的厌食、衰弱、淡漠

（二）主要精神障碍的临床表现

1. 抑郁障碍　抑郁障碍是心血管疾病最常见的精神障碍，主要临床表现为显著而持久的情感低落。在情绪低落的基础上，出现自我评价降低，产生无用感、无望感、无助感和无价值感，常伴有自责自罪，认为自己的病没有希望，自己没有用，会拖累家人。思维迟缓，行为缓慢，生活被动、疏懒，不想做事，不愿和周围人接触交往，常独坐一旁，或整日卧床，对治疗不配合，不主动。伴有焦虑的患者，可有坐立不安、手指抓握、搓手顿足等症状。严重的患者常伴有消极自杀的观念或行为。消极悲观的思想及自责自罪、缺乏自信心可萌发绝望的念头，认为"结束自己的生命是一种解脱""自己活在世上是多余的人"，并会使自杀企图发展成自杀行为。这是心血管疾病伴发抑郁障碍最危险的症状。

抑郁状态常伴有认知功能损害，导致患者社会功能障碍，而且影响患者远期预后。同时，抑郁状态的出现会导致乏力、食欲减退、体重下降、便秘、身体任何部位的疼痛等躯体症状。体重减轻与食欲减退不一定成比例，少数患者可出现食欲增强、体重增加。躯体不适的主诉可涉及各脏器，如恶心、呕吐、心慌、胸闷、出汗等。自主神经功能失调的症状也较常见。

2. 焦虑障碍　焦虑障碍亦是心血管疾病中常见的精神障碍。主要包括广泛性焦虑和惊恐发作。

（1）广泛性焦虑　又称慢性焦虑。主要的临床表现有情绪症状、自主神经功能失调症状和运动性不安。情绪症状表现为与现实情境不符的过分担心、紧张害怕。患者感觉自己一直处于一种紧张不安、提心吊胆、恐惧、害怕、忧虑的内心体验中；做事心烦意乱，没有耐心；与人交往时紧张急切；遇事惊慌失措，极易朝坏处想，特别对身体的不适特别敏感，担心、害怕；即便是休息时也可能坐卧不宁，担心出现飞来之祸。自主神经功能失调症状经常存在，表现为心悸、心慌、出汗、胸闷、呼吸急促、口干、尿频、尿急等。运动性不安主要包括坐立不安、肢体发抖、全身肉跳及肌肉紧张性疼痛等。

（2）惊恐发作　又称急性焦虑，是一种突如其来的惊恐体验，表现为严重的窒息感、濒死感和精神失控感。伴有心脏症状，胸痛、心动过速、心跳不规则；呼吸系统症状，呼吸困难；神经系统症状，头痛、头昏、眩晕、晕厥。急性焦虑发作通常起病急，终止也迅速。一般持续数十分钟便自行缓解。

3. 创伤后应激障碍　心血管事件是威胁生命的、痛苦的、创伤性的，所以在部分心血管疾病患者中可以诱发创伤后应激障碍。主要临床表现为创伤性体验的反复重现、持续性的警觉性增高和持续性的回避行为。

4. 谵妄状态　各种心脏疾病导致循环障碍，使脑血流下降，脑部缺血缺氧，脑细胞代谢障碍及水肿，可出现谵妄状态。主要临床特征为意识障碍，表现为意识清晰度下降、定向力障碍；感知、思维、情感和行为障碍，表现大量生动鲜明的恐怖性错觉和幻觉（多为幻视），伴有片段妄想、紧张恐惧情绪及冲动行为，同时有理解和记忆障碍，可出现思维不连贯；睡眠周期和节律紊乱。

5. 睡眠障碍　心血管疾病可诱发睡眠障碍，主要表现为入睡困难、频繁醒转、多梦及早醒等，白天疲乏困倦、头痛头晕、注意力不集中、反应迟钝，伴有对睡眠的担心和恐惧，长时间则形成恶性循环。

（三）诊断治疗和会诊联络要点

1. 诊断

（1）心血管疾病的诊断：心血管疾病的诊断根据病史、临床症状、体征、实验室检查和器械检查作出综合分析而诊断。

（2）精神障碍的诊断：精神障碍的诊断需综合病史、症状、病程、病因和其他背景资料直接进行诊断。但是，心血管疾病的与一些精神障碍之间存在部分症状的重叠，且治疗心血管疾病的药物也会引起精神障碍的发生，所以有时精神障碍的诊断存在一定困难。如抑郁的一些表现是心血管疾病本身的表现或是对心血管疾病的正常反应，这时就需仔细分辨，分析症状特点和病程，综合进行判断。室上性心动过速发作在临床症状上表现为气促，胸部不适，恐惧，与惊恐障碍的症状存在重叠，也可能引起疾病的误诊，在临床诊断过程中需慎重辨别。

2. 治疗和会诊联络要点　精神障碍对心血管疾病的预后有着不良影响，因此心血管疾病患者中精神障碍的治疗至关重要。尽管心血管疾病患者中精神障碍的最佳治疗方法目前还没有一致结论，药物治疗、电抽搐治疗、心理治疗被证实有效。精神药物的使用可引起心血管系统的不良反应,这些反应包括心动过速、体位性低血压、传导阻滞以及心律失常,会诊联络中需予以注意。具体见表5-3-2。

表5-3-2 精神药物的心血管系统不良反应

药物/类别	心血管不良反应
三环类抗抑郁剂	心动过速、体位性低血压、房室传导阻滞、心律失常、猝死
选择性5-HT再摄取抑制药(SSRIs)	心律减慢,西酞普兰和艾司西酞普兰偶有Q-Tc延长
文拉法辛	高血压
米氮平	体位性低血压
曲唑酮	体位性低血压、心律失常
典型抗精神病药	体位性低血压、Q-Tc延长、T波改变、窦性心动过速、心源性猝死
非典型抗精神病药	体位性低血压、Q-Tc延长、窦性心动过速
锂盐	T波改变、窦房结功能障碍
丙戊酸盐	较少引起心血管副作用
苯二氮䓬类	治疗剂量对健康人心血管作用轻微,大剂量可引起血压降低、心率加快

(1)药物治疗

1)抗抑郁剂:心血管疾病患者的抑郁和焦虑障碍均可使用抗抑郁剂治疗。抗抑郁剂的使用需达到治疗剂量,而不能因为担心其副作用或代谢延长就降低使用剂量,除非严重的心衰导致肝淤血、腹水、黄疸。三环类抗抑郁剂因其心血管系统的严重不良反应,不推荐作为心血管疾病患者抑郁障碍的一线药物,且在急性心梗患者中禁忌使用。选择性5-HT再摄取抑制药(SSRIs)在健康人中的心血管作用较小,部分患者可出现心动过缓。最近有报道西酞普兰和艾司西酞普兰可引起Q-Tc延长。在心血管疾病患者中,氟西汀、帕罗西汀对心率的作用与健康人类似,缺血性心脏病者射血分数稍有增加,对血压、心脏传导、心律无明显影响;舍曲林对心率、血压、心脏传导、心律以及射血分数均无明显影响。文拉法辛、米氮平在心血管疾病患者中也有使用,但高剂量文拉法辛可引起血压升高,米氮平可引起体位性低血压。

2)抗精神病药物:在心血管疾病患者中,抗精神病药用于心血管疾病与精神分裂症或其他精神病性障碍共病,或心血管疾病所致谵妄状态的治疗。抗精神病药的使用需考虑其副作用。抗精神病药的心血管系统不良反应主要是直立性低血压和QT间期延长。直立性低血压主要在低效价抗精神病药中出现。QT间期延长需高度注意,因其是极度危险的尖端扭转型心动过速的危险因素。QT间期延长的危险因素包括年龄大于65岁、女性、心血管疾病史、心动过缓、低钾血症以及低镁血症等。抗精神病药中,甲硫哒嗪和齐拉西酮致QT间期延长的风险最高;静脉高剂量使用氟哌啶醇也可引起QT间期延长;最近其他新型抗精神病药如喹硫平、利培酮、奥氮平、氯氮平中也有报道,但没有证据显示其会导致猝死。因此,在心血管疾病患者中,对于QT间期延长的高风险患者,使用抗精神病药前和过程中需心电图监测QT间期,对药物代谢有改变的患者减缓药物加量过程,并注意监测患者电解质水平。

3)抗焦虑药物:苯二氮䓬类药物没有特殊的心血管不良反应,但其使用后焦虑水平降低,从而交感系统兴奋性降低,心率减慢,心肌兴奋性下降。

4)心境稳定剂:锂盐偶尔引起窦房结功能异常或停搏。在一般的心血管疾病患者,甚至是心输出量减少的情况下,只要注意下调剂量,锂盐的使用是安全的。但如果心衰后肾功能异常,则需进一步调整剂量;而在急性心衰、急性冠脉综合征、急性电解质和体液紊乱的患者则避免使用锂盐。其他心境稳定剂丙戊酸盐和拉莫三嗪无明显心血管系统副作用,卡马西平与三环类类似,可引起心律失常和房室传导阻滞。

（2）电抽搐治疗：在心血管疾病患者中，严重心血管病，如冠心病、心肌炎、主动脉瘤、高血压病并有代偿性心功能不全是传统电抽搐治疗的禁忌证。目前多已使用改良电抽搐，其无绝对禁忌证，但心功能不稳定的心脏疾病患者可增加治疗的风险，是改良电抽搐的相对禁忌证。

（3）心理治疗：目前关于在心血管疾病患者中应用心理治疗的研究还较少。报道显示，对心血管疾病患者进行应激干预、健康教育能改善其心血管疾病的预后。认知行为治疗、支持治疗、聚焦问题解决治疗、人及心理治疗也可应用于心血管疾病患者的治疗。此外，最近兴起的行为激活治疗、正念认知疗法对抑郁的治疗有效，也可能适用于心血管疾病患者。

（谭立文）

第四节　泌尿系统疾病

泌尿系统由肾、输尿管、膀胱、尿道及相应的血管和神经组成，肾脏不仅是人体主要的排泄器官，也是一个重要的内分泌器官，因此泌尿系统的主要生理功能包括生成尿液，排泄代谢产物，调节水电解质和酸碱平衡，维持内环境稳定及分泌激素。

肾脏疾病导致精神障碍是泌尿系统疾病中需要精神科会诊的最常见原因，如肾脏疾病或肾外疾病导致肾功能不全时可出现不同程度的精神神经症状，透析治疗中由于血化学物质迅速改变，也可以导致精神症状。本节还将简述需要精神科会诊的其他泌尿系统疾病，如泌尿系感染等。

一、急性肾衰竭

（一）概述

急性肾衰竭（acute renal failure，ARF）是由各种原因引起的肾功能在短时间内（几小时至几周）突然下降而出现的氮质废物滞留和尿量减少综合征。ARF 主要表现为氮质废物血肌酐和尿素氮升高，水、电解质和酸碱平衡紊乱，及全身各系统并发症，常伴有少尿（<400ml/d），但也可以无少尿表现。

急性肾衰竭的原因可分为肾前性、肾性和肾后性因素。肾前性 ARF 常见原因包括血容量减少（如各种原因的体液丢失和出血）、肾内血流动力学改变；肾性 ARF 常见原因是肾缺血或肾毒性物质损伤肾小管上皮细胞；肾后性 ARF 原因是急性尿路梗阻。急性肾小管坏死是 ARF 的典型表现，临床病程典型可分为三期：起始期，维持期（少尿期）和恢复期。

急性肾衰竭可引起代谢产物潴留（如尿素、尿酸、酚类、胍类和多胺类等物质）和水电解质紊乱（以代谢性酸中毒常见），及可能同时存在的药物毒性、硫胺素缺乏等因素均可引起大脑的病理生理改变，引起不同程度的精神症状。近年来，ARF 中的肾-脑交互作用越来越受到重视，目前认为 ARF 是一种全身性炎症性疾病，可伴有各种器官的实质性损伤。小胶质细胞激活和血脑屏障破坏是急性肾损伤后脑损伤的关键。与传统认为中枢神经系统免疫隔离的概念相反，已经发现神经胶质细胞和神经元对炎性细胞因子有反应，并产生炎性细胞因子。此外，肿瘤坏死因子（TNF）等细胞因子可能通过介导 AQP4 在星形胶质细胞的表达导致脑肿胀。急性肾损害的缺血-再灌注损伤使海马神经元固缩和微神经胶质增生，脑血管的通透性增加，血管蛋白渗漏，从而血脑屏障被破坏。大脑微血管的内皮细胞可释放细胞因子、炎症趋化因子和积累的有毒的自由基，如活性氧，增加缺血性脑组织损害的易感性，并引发众多的分子级联反应。这些最终导致血脑屏障通透性增加、脑水肿、出血、炎症和脑死亡。

急性肾衰竭脑病的动物模型显示脑内神经递质水平发生变化，如多巴胺转运减少，苯丙氨酸、酪氨酸和组氨酸升高，儿茶酚胺类神经递质，如 5-羟色胺、去甲肾上腺素及多巴胺等浓度明显下降，引起精神活动改变，如认知功能障碍、焦虑或抑郁等。

（二）临床表现

急性肾衰竭的精神症状可见于急性肾衰竭的各个阶段，但以少尿后期和恢复早期为多，具体临床表现如下：

1. 神经症样综合征　在急性肾衰竭早期可出现神经症样综合征,如头昏、头痛、易疲劳、乏力、注意力不集中、思维迟钝、神情淡漠、烦躁不安等非特异性症状。

2. 谵妄状态　随着肾衰竭程度的加重,患者可出现不同程度的意识障碍,表现为意识清晰度下降,时间、人物、地点定向力障碍,注意力不集中,思维不连贯,言语零乱,患者可出现错觉、幻觉,以恐怖性内容的视幻觉明显,因此而恐惧不安、行为紊乱、兴奋躁动,并伴有冲动、攻击及外走行为,难以配合治疗。且意识状态易波动,上述症状夜晚明显,患者晚上不睡,在床上摸索,或起床做病前的日常事务,如要去喂鸡等,而白天安静休息或意识状态改善。谵妄状态在老年患者、合并其他严重躯体疾病、感染、电解质及酸碱平衡紊乱的患者中容易出现,可持续数小时至数天,随着躯体情况的改善而消失。

3. 抑郁状态　患者在早期阶段出现精神活动的抑制和迟钝,在恢复期可出现情绪低落、悲观、对外界缺乏兴趣、言语缓慢、动作减少,严重者可出现消极言行。

4. 躁狂状态　少数患者出现躁狂症状,如易激惹、欣快、兴奋话多、行为增多。

（三）诊断治疗和会诊联络要点

1. 急性肾衰竭的诊断　根据原发病因,肾功能急速进行性减退,结合相应临床表现和实验室检查,一般可以做出诊断。

2. 急性肾衰竭伴发精神障碍的诊断　主要确定急性肾衰竭与精神症状的关系,精神症状出现与躯体疾病在时间上有密切关系可以帮助诊断;谵妄状态往往与 ARF 的病情严重程度变化呈平行关系,随着肾脏功能和水电解质紊乱的纠正而逐渐改善。

3. 治疗

（1）治疗急性肾衰竭:首先积极治疗引起急性肾衰竭的病因,避免使用肾毒性药物,纠正酸碱、水电解质平衡,补充营养及体液,必要时给予透析治疗。

（2）对 ARF 伴发精神症状的治疗:为避免药物蓄积及药物对肾脏的进一步损伤,对精神症状的治疗原则是尽量选择肾脏毒性较小的药物,对通过肾脏排泄的药物,剂量应偏小,或根据肌酐清除率调整药物剂量,适当延长药物使用间隔时间,避免药物在体内蓄积。有条件进行药物浓度测定的药物可监测血药浓度,根据血药浓度调整治疗剂量。如果精神症状不引起患者的功能损害,尽量避免使用抗精神病药物,在精神症状得到控制后尽早停用抗精神病药物。尽量单一用药,避免合用药物导致严重不良反应。

1）谵妄状态:对兴奋躁动、幻觉妄想症状影响患者功能和躯体疾病治疗的正常进行、或伴冲动及攻击行为的患者可选用抗精神病药物控制症状,如氟哌啶醇肌注(注意监测心电,低钾、心脏传导阻滞、QT 间期延长患者出现心搏骤停的风险增加)、小剂量新型抗精神病药物如利培酮、奥氮平、喹硫平口服(药物使用注意情况见表5-4-1)。谵妄状态避免使用苯二氮䓬类药物,后者使患者大脑皮层功能进一步抑制,加重意识障碍。保持环境安静,光线柔和,减少周围声光刺激。

2）神经症样症状、焦虑及抑郁症状:症状轻微者可予心理支持治疗,症状严重影响患者功能者可使用抗焦虑抑郁药物改善情绪。

表5-4-1　部分精神科药物在慢性肾疾病患者中的使用注意情况

药物	常见不良反应	在慢性肾疾病患者中的使用注意情况
抗抑郁药物		
SSRIs(西酞普兰、氟西汀、帕罗西汀、舍曲林)	性功能障碍,胃肠道症状,中枢神经系统(CNS)症状(如激越、镇静、眩晕、头痛、震颤等),出血风险	西酞普兰:轻到中度 CKD 起始治疗 10 ~ 20mg/天,重度 CKD 更低剂量使用(5mg) 氟西汀:药代动力学无改变;考虑到半衰期长而小心使用 帕罗西汀:重度 CKD 半衰期延长,建议使用低剂量 舍曲林:不需调整剂量,个别研究尿毒症患者半衰期延长

续表

药物	常见不良反应	在慢性肾疾病患者中的使用注意情况
SNRI（文拉法辛、度洛西汀）	性功能障碍，CNS 症状，高血压	文拉法辛：87% 由肾脏排泄，GFR 10～70ml/min 建议减少 25%～50% 剂量，Ccr＜30ml/min 建议减少起始剂量和缓慢滴定，谨慎使用 度洛西汀：蛋白结合率高（＞90%），Ccr 30～80ml/min 建议减少起始剂量和缓慢滴定，Ccr＜30ml/min 建议避免使用
SARIs（奈法唑酮、曲唑酮）	肝衰竭（奈法唑酮），CNS 症状，低血压和心律失常	避免用于心脏疾病和低血压患者
NaSSAs（米氮平）	镇静、体重增加	睡前使用，中度（Ccr 10～40ml/min）和重度（Ccr＜30ml/min）CKD 患者清除率下降 30% 和 50%，建议减少剂量
NDRIs（安非他酮）	头痛，失眠	CKD 患者安非他酮及代谢产物 AUC 下降，ESRD 患者可能诱发癫痫或降低癫痫阈值
TCAs（阿米替林、多塞平、丙咪嗪、氯丙咪嗪）	CNS 症状，抗胆碱能副反应，Q-Tc 延长，心律失常，体位性低血压	考虑到心脏毒性尽量避免使用
MAOIs（马氯贝胺）	药物相互作用，摄入富含酪胺食物可增强交感神经活性	考虑到药物相互作用尽量避免使用；常见反应是体位性低血压，可能增加与透析治疗相关的血压下降
抗精神病药物		
氟哌啶醇	锥体外系不良反应；电解质紊乱患者心律失常风险增加（Q-Tc 延长）	不需调整剂量
奥氮平	代谢综合征，镇静	不需调整剂量；注意血糖升高，后者是肾衰的常见原因
喹硫平	代谢综合征，镇静，体位性低血压	建议减少起始剂量和缓慢滴定
利培酮	锥体外系不良反应，高催乳素血症，代谢综合征	代谢产物清除率降低，建议减少起始剂量和缓慢滴定，慎重使用
齐拉西酮	QT 间期延长	轻到中度 CKD 患者不需调整剂量
阿立哌唑	胃肠道症状，锥体外系不良反应，与 2D6 和 3A4 酶代谢的药物有相互作用	不需调整剂量
氯氮平	代谢综合征，抗胆碱能不良反应，粒细胞缺乏、镇静	数据有限，剂量需滴定
心境稳定剂		
碳酸锂	肾毒性（慢性锂治疗相关 GFR 减少的患病率为 15%）；CNS 症状，代谢综合征	Ccr＜50ml/min，需减少剂量，肾损患者谨慎使用
卡马西平	CNS 症状，粒细胞缺乏，再障	不需调整剂量；与低钠血症和可能的间质性肾炎有关（肾损患者使用建议监测血钠水平）
丙戊酸盐	CNS 症状，肝脏损害，消化道症状	建议减少剂量

续表

药物	常见不良反应	在慢性肾疾病患者中的使用注意情况
加巴喷丁	眩晕,嗜睡,周围性水肿	轻至中度肾损患者 200 ~ 300mg bid,重度肾损患者 100 ~ 150mg/d(肾功能正常者 400 ~ 300mg bid)
促眠药物		
苯二氮䓬类药物	镇静,震颤,共济失调,认知障碍	不需调整剂量,根据药理特性选择适合的药物
唑吡坦	睡眠相关行为问题	严重肾衰患者建议减量
扎来普隆	头晕,嗜睡等	严重肾衰患者建议减量

CKD:慢性肾疾病　GFR:肾小球滤过率　ESRD:终末期肾病

Ccr:内生肌酐清除率　AUC:药时曲线下面积　CNS:中枢神经系统

NaSSAs:NE 能和特异性 5-HT 能　NDRIs:DA-NE 再摄取抑制剂

SARIs:5-HT$_{2A}$ 受体拮抗剂及 5-HT 再摄取抑制剂

二、慢性肾衰竭

（一）概述

各种原因引起的慢性肾脏结构和功能障碍(肾脏损伤病史 >3 个月),包括肾小球滤过率(GRF)正常和不正常的病理损伤、血液或尿液成分异常,及影像学检查异常,或不明原因的肾小球滤过率下降(GRF <60ml/min)超过 3 个月,称为慢性肾脏病(CKD)。慢性肾衰竭(CRF)是指慢性肾脏病引起的肾小球滤过率下降及与此相关的代谢紊乱和临床症状组成的综合征,简称慢性肾衰。

慢性肾衰竭伴精神障碍的病理生理机制尚未阐明,目前认为是多因素作用的结果,与神经毒性代谢产物堆积导致血脑屏障破坏,细胞水转运失调,激素紊乱(包括甲状旁腺激素水平升高)、兴奋性和抑制性神经递质失衡等有关。动物研究发现大脑炎症反应增加血管通透性也参与肾衰竭导致大脑功能改变。

1. 尿毒症毒素蓄积　随着肾脏排泄功能的下降,体内大量代谢产物和毒性物质蓄积,小分子物质,如尿素、胍类、酚类物质等抑制脑细胞正常代谢活动酶系统,酚类物质毒性较大,与尿毒症意识障碍有关,胍基化合物与运动失调、痉挛、嗜睡等有关。中、大分子物质如甲状旁腺素和 β$_2$-微球蛋白浓度升高,与神经系统病变有关,可导致尿毒症脑病。

2. 代谢紊乱　慢性肾衰竭时,酸碱平衡失调和各种电解质代谢紊乱相当常见,如代谢性酸中毒、水钠潴留、高钾血症、低钙、高磷等,低钙血症可引起焦虑、失眠、手足抽搐等症状;稀释性低钠血症导致脑细胞水肿,脑细胞代谢和功能紊乱,出现精神神经症状;代谢性酸中毒使血 pH 值下降,血脑屏障通透性增加,机械性压迫周围微血管,导致脑组织缺血缺氧。

3. 脑血管损害　脑和肾脏具有相似的血流动力学,属于高容量低阻力终末器官,血管反复暴露在高血容量压力下容易受损,微血管病理学特征包括炎症介导的血栓形成、动脉粥样硬化和氧化机制,动物模型显示慢性肾衰竭时大鼠小脑皮质可见微灶性坏死,小血管壁增厚,管腔变窄、闭塞,提示微血管病变是尿毒症脑病的病理改变之一,肾功能受损程度与脑微小血管病变程度正相关。慢性肾衰竭患者容易伴发脑出血或脑梗死,也导致精神神经症状出现。

4. 透析治疗　透析治疗中,可因血化学物质的改变而出现精神神经症状。失衡综合征常发生在透析中或透析后早期,一方面透析快速去除尿素导致血-脑尿素浓度差异,导致大量水渗入大脑;另一方面脑细胞代谢生产自发性渗透溶质,包括牛磺酸、甘氨酸和谷氨酰胺等产生渗透梯度,使细胞毒性水肿。长期透析治疗可能影响血流动力学的稳定性、流体变化、血管内容积丢失、脑缺血或脑水肿导致认知障碍。透析性痴呆见于 0.6% ~1.0% 的透析患者,可能与铝中毒有关。

5. 社会心理因素　慢性肾衰竭是严重不可逆疾病,患者易出现悲观消极,自责,情绪低落,失眠等精神心理症状,劳动能力丧失,经济压力大及社会支持不良等因素均对患者心理产生不良影响。

（二）临床表现

1. 神经症样综合征　患者容易疲劳、头昏、头部沉重感、注意力不集中、思考困难、失眠等。焦虑症状可表现为心烦、忧心忡忡、担心健康问题、坐立不安、自主神经功能紊乱症状。

2. 谵妄状态　患者在意识障碍的背景下出现定向力障碍、注意力集中困难、记忆力减退、思维不连贯,可伴有错觉和幻觉、短暂而片段的妄想、人格解体和非现实感、不协调性精神运动性兴奋或抑制,病情呈晨轻暮重的特点。谵妄状态可持续数小时至数天,随着躯体情况的好转而消失,否则进入昏迷状态。

3. 幻觉妄想状态　部分患者可出现幻听、幻视、被害妄想等类功能性精神障碍表现。

4. 情感症状　患者可出现情绪低落、悲观、兴趣减退、快感缺失、消极观念等。部分患者抑郁情绪随着病期迁延,并发症增多而逐渐加重。少数患者出现兴奋、话多、欣快、活动增加等症状。

5. 认知功能损害　患者出现日益加重的认知功能损害,早期可记忆力减退,尤以近事遗忘为主,理解力下降,工作效率减退,反应迟钝等;逐渐加重,患者出现认知功能全面减退,情感淡漠,生活自理困难,可伴有幻觉妄想等。

6. 透析失衡综合征　易发生在首次透析、诱导透析及慢性肾衰竭透析间隔太长及透析不充分、使用高效透析器患者,常出现在透析过程中或之后不久,发生率约 3.4% ~20%,症状持续数小时至 24 小时后消失。轻者头痛、乏力、困倦、恶心、呕吐、烦躁不安、视力模糊,渐加重为定向力障碍、扑翼样震颤、嗜睡、心律失常、精神异常,重者表现为癫痫发作、惊厥、木僵、谵妄,甚至昏迷。

（三）治疗和会诊联络要点

1. CRF 的精神症状治疗原则　基本与 ARF 相同。

2. 失衡综合征　首次透析者,血流速度避免过快,时间不宜过长,对血中肌酐和尿素氮水平较高者,增加透析频率;采取正确的超滤方法,严格执行诱导透析的原则;可调钠透析可以减少失衡综合征的发生。透析过程中严密观察病情变化,出现恶心、呕吐、头痛等失衡征象时,酌情使用甘露醇减轻脑水肿或予地西泮肌注,精神症状明显者可予氟哌啶醇肌注。

3. 卫生宣教　慢性肾衰竭患者应限制蛋白质摄入量,合理优质蛋白饮食避免营养不良;适当限制钾、磷、钠及水分的摄取及补充维生素。坚持规律透析治疗是维持患者机体平衡的重要方式,对透析治疗的必要性、透析中可能出现的不良反应、留置导管或动静脉瘘的自我护理都应及时给予宣教,提高患者个人应对能力。

4. 心理行为干预　心理干预治疗对于严重躯体疾病伴焦虑、抑郁情绪的患者是相对安全的可选择治疗方式之一。参与会诊联络的精神科医师应具有基本的内科知识,可与患者讨论躯体疾病建立良好的医患关系,鼓励患者表达内心想法和感受,给予解释、指导、树立治疗信心等支持性心理干预,结合放松治疗、生物反馈训练等帮助缓解焦虑,提高心理应激能力,对改善患者躯体疾病的预后有积极意义。

三、其他泌尿系统相关的精神科会诊联络

（一）尿路感染

尿路感染(urinary tract infection,UTI)是指各种病原微生物在尿路中生长、繁殖而引起的尿路感染性疾病,多见于育龄妇女、老年人、免疫力低下和尿路畸形者。典型的尿路感染有尿路刺激征、感染中毒症状、腰部不适等,结合尿液改变和尿液细菌学检查,可作出诊断。

尿路刺激征表现为尿频、尿急、尿痛、排尿不适及下腹疼痛等,症状明显时患者可出现焦虑、排尿预期焦虑、坐立不安、失眠等,症状随着尿路感染症状缓解而消失,一般不需特殊治疗。

慢性前列腺炎/慢性骨盆疼痛综合征(chronic prostatitis/chronic pelvic pain syndrome,CP/CPPS)是一组以骨盆区域疼痛不适、下尿路症状、心理、精神问题和性功能障碍为主要表现的临床症候群,

CP/CPPS病因及发病机制复杂,包括感染、解剖异常、精神心理、氧化应激、内分泌等因素,具有反复发作和药物治疗难以控制等特点,目前认为是一组异质性疾病,需要多学科的协助,制定个体化的综合治疗方案。心理、精神因素被认为在CP/CPPS的发病中占有重要地位,患者长期反复发作的疼痛、尿路刺激症状及性功能障碍严重影响其生活质量,导致患者出现一系列心理、精神问题,而这些心理精神问题又以躯体化形式表现出来,进一步加重患者的CP/CPPS症状,从而形成恶性循环。研究显示,13%男性慢性前列腺炎/慢性骨盆疼痛综合征患者和23%女性间质性膀胱炎/膀胱疼痛综合征患者伴有抑郁症或惊恐障碍,而在同性别的正常对照人群中检出率分别只有4%和3%。在另一项研究中显示慢性前列腺炎患者心身疾病患病率28.2%,神经症性障碍为26.4%,辅予心理治疗和精神科药物治疗可以改善患者的临床症状。

(二)尿道综合征

常见于已婚妇女,患者有尿路刺激症状,如尿频、尿急、尿痛及排尿不适等和疼痛症状,如尿道疼痛、下腹部疼痛、腰痛或性交痛等,但多次检查未见真性细菌尿,常呈发作性病程,发作周期不定,病期长短不一。尿道综合征病因尚不明确,可能因素有逼尿肌与膀胱括约肌功能不协调、妇科或肛周疾病、衣原体等非细菌感染及精神心理因素等。目前尚无特效药物,针对症状和针对病因的治疗显示有一定作用,研究显示在常规治疗的基础上辅予抗焦虑抑郁药物,如帕罗西汀、文拉法辛等可以明显改善尿道综合征的症状。心理行为治疗和生物反馈治疗显示良好效果,如膀胱训练和盆底肌锻炼帮助患者降低膀胱敏感性,控制排尿,延长排尿间隔时间。

(三)氯胺酮相关性尿路损害

2007年Shahani首次报道9名患者吸食氯胺酮(俗称"K粉")出现溃疡性膀胱炎,称之为"氯胺酮相关性溃疡性膀胱炎",此后国内外文献陆续报道,目前称为"氯胺酮相关性尿路损害"。

该病患者有以下特点:①长期滥用"K粉"史;②有严重尿痛、尿频、尿急、急迫性尿失禁,和(或)疼痛性血尿;③尿动力检测提示膀胱过度敏感,不稳定性膀胱;④膀胱容量缩小或膀胱痉挛;⑤尿培养和尿抗酸杆菌监测阴性,部分尿常规显示白细胞阳性;⑥影像学检查显示双肾积水、输尿管扩张和膀胱缩小;⑦膀胱镜检查显示膀胱黏膜炎性改变,可合并坏死;⑧可有不同程度的肝肾功能损害;⑨上述症状在停止使用"K粉"后多有不同程度的好转。

患者多数因严重的下尿路感染症状而就诊,对于主诉尿频、尿急、尿痛、急迫性尿失禁,检查发现膀胱容量缩小的患者,需常规询问精神活性物质使用史。

氯胺酮引起尿路损害原因尚不明确,可能为"K粉"直接毒性作用和其代谢产物对尿路黏膜损伤导致,也可能与机体对"K粉"的免疫反应有关。

目前氯胺酮相关性尿路损害尚无彻底治愈方式,主要基于间质性膀胱炎治疗的经验性治疗,可在一定程度上缓解症状。首先在不可逆尿路损害之前停止使用氯胺酮,部分患者症状可逆转;非手术治疗包括口服药物(抗生素、肾上腺素能受体阻滞剂、胆碱能受体阻滞剂、抗抑郁药物等)、膀胱水扩张、膀胱内药物灌注、经皮神经电刺激治疗等;外科手术用于保守治疗无效的膀胱痉挛患者。研究显示阿米替林[平均治疗剂量55mg/d(12.5～150mg/d)]治疗间质性膀胱炎有明确的临床疗效,其作用机制与中枢和周围抗胆碱能、阻断突触间隙NE和5-HT再摄取、镇静等有关。

(谭立文)

第五节　骨　骼　系　统

一、骨折伴发精神障碍

(一)概述

骨折(fracture)即骨的完整性和连续性中断。多见于儿童及老年人,中青年也时有发生。常见骨折病因为:①直接暴力:暴力直接作用使受伤部位发生骨折,常伴有不同程度的软组织损伤;②间接暴力:暴力通过传导、杠杆、旋转和肌收缩使肢体受力部位的远端发生骨折。

骨折患者大多既往体健,突如其来的伤害改变了患者的生理、心理及社会状况,易出现不良精神障碍反应。相关研究表明,骨折为运动系统损伤,患者产生的心理应激强度仅次于癌症,位居第二,常并发精神障碍。谵妄在骨科大手术后发生率为13%～41%。骨折患者大部分为突然遭受意外损伤,缺乏心理准备,加上骨折、创伤造成的痛楚,使患者短期内在躯体、心理上都发生了很大的变化和不适。临床意义的焦虑状态在普通人群的发生率2%～5%,而在综合性医院5%～20%的住院患者和9%～14%的门诊患者患有焦虑障碍。国内研究表明骨折患者焦虑发生率可达40%～70%,国外学者调查发现,骨折患者焦虑发生率为14%～39%。

骨折伴发精神障碍的可能机制包括以下几方面:

1. 创伤事件　骨折是生活中突发、意外的躯体性应激原,瞬间造成躯体运动功能损伤,易使人产生心理应激反应。如果心理应激反应过于强烈或持续时间过久,将对骨折患者产生各种负面影响。意外事件所导致的创伤不仅对病人躯体造成不同程度的伤害,而且对病人心理也是一种强烈的刺激,此种应激使病人出现焦虑、恐惧等负性情绪。

2. 疼痛与睡眠障碍　疼痛是机体对伤害性刺激的反应,骨折、手术创伤及急性缺氧均可致疼痛发生,而疼痛可引起焦虑、紧张、恐惧等情绪反应,最明显、最直接是影响睡眠时间和质量,持续的疼痛严重影响病人的睡眠,致使病人睡眠周期紊乱,,睡眠剥夺促使精神障碍的发生。

3. 骨折部位　下肢骨折后绝对卧床,肢体制动,相对固定于外展、中立位,易产生不适致幻觉诱发精神障碍。多发长管状骨骨折后,可发生脂肪栓塞综合征。严重的脂肪栓塞综合征主要以呼吸系统病变为主,较轻的中枢系统脂肪栓塞病变也可表现为烦躁不安、谵妄、抽搐、昏迷等症状,成为加骨折后精神障碍危险因素之一。

4. 低氧血症　创伤大,失血多,贫血、低蛋白血症,低氧血症均可引起脑水肿、缺氧。导致脑细胞丧失正常的活动能力,出现精神异常症状。因疼痛不敢用力呼吸等多种原因可致患者发生低氧血症,输液过量将进一步加重低氧,造成脑缺氧,发生各种精神障碍。

5. 性别与年龄　研究发现女性精神障碍的发病率低于男性,认为可能女性耐受挫折的能力高于男性。老年患者机体适应能力明显降低,躯体情况差,调节系统可靠性减小,对应激源敏感性增加,导致老年患者骨折后更易发生精神障碍。

6. 人格特质　不同特质的人对同一应激源会产生不同的应激反应。人格因素中情绪稳定性与心理健康关系最为密切,神经质评分高者情绪稳定性差,容易出现紧张、焦虑和抑郁,对各种刺激的反应过于强烈,情绪激发后难以平复。

(二) 临床表现

1. 应激相关障碍　急性应激障碍:通常在受刺激后立即(数分钟或数小时内)发病,症状往往在24～48小时后开始减轻,一般不超过一个月。主要表现反复出现创伤性体验(病理性重现)及反复出现创伤性内容的噩梦,不由自主地回想受打击的经历(如受撞场面)、对有关创伤性情境的回避和对外界刺激的反应迟钝,以及自主神经系统症状、烦躁不安和认知障碍,包括了警觉性增高的惊跳反应、注意力难以集中、记忆力减退、睡眠障碍。如果症状存在的时间超过4周则考虑诊断为"创伤后应激障碍"。

2. 谵妄　表现为急性认知能力下降、意识障碍、注意力缺损、知觉异常(多为视幻觉),其特点为急性发作、变化迅速(约数小时至数天)。出现兴奋、紧张、幻听、幻视、感觉混乱、被害妄想、行为紊乱、自行起床、拔管、不配合治疗等,甚至有伤人或自伤等危险行为,一般持续数小时或数天,部分可自行恢复。

病例 5-5-1

　　李某,男,56 岁,管理人员,已退休 1 年。

　　4 天前,患者不慎摔伤,导致右下肢股骨中下段骨折,前日在硬膜外麻醉下行内固定术,手术顺利,失血不多,顺利脱机拔管转入普通病房。昨夜夜间睡眠差,时有大声喊叫,诉窗帘后面有"鬼",床下面有人在喊自己。给予氯硝西泮注射剂 1mg 肌注,约半小时后入睡,间断醒来。今日上午患者嗜睡,简单问题对答尚可。下午开始明显烦躁,大声喊叫,对家人发脾气,对输液不配合要拔出输液针。精神检查:接触尚可,对答基本切题。时间、地点定向力障碍:知道年份,月份、日期不能清楚,知道在医院,但具体哪家医院、那个科室不清楚。称昨天夜里有看到窗帘后面有鬼,听到床底下有人喊自己的名字。

　　诊断:谵妄。

　　3. 焦虑、抑郁状态　　表现焦躁、紧张、恐惧、发怒、烦闷、消极、寡言、不配合治疗和护理,甚至抵制正常医疗行为等。可伴有头昏、心悸、疼痛、多汗、食欲减退、乏力等。

　　（三）治疗和会诊联络要点

　　1. 治疗病因及去除诱因　　根据骨折的部位、类型等选择适当的方法进行积极治疗。去除诱因及加重因素,如控制使用止痛剂及镇静催眠药物,减少不必要的噪音和刺激等。

　　2. 支持治疗　　维持水电解质平衡、适当补充营养等;提供安静的环境与柔和的灯光减少因光线不足产生的错觉,并可避免光线过强而影响睡眠;适当的加强运动和调整昼夜节律等。注意采取安全措施,据情安排特护或留陪,嘱病室不能有刀、剪、玻璃等危险物品,以防病人自伤、伤人。

　　3. 药物治疗

　　（1）通常谵妄患者有精神症状,如不协调性精神运动性兴奋、感知障碍、妄想等。由于谵妄患者脑内多巴胺能活动增强、乙酰胆碱能活动降低,而抗精神病药能阻断多巴胺 D2 受体,后者又与增加乙酰胆碱释放相关联,这成为抗精神病药用于治疗急性谵妄的药理学基础。氟哌啶醇较少引起嗜睡和低血压,可列为首选,常用剂量为氟哌啶醇 5~10mg 肌注。此外新型抗精神病药如奥氮平、利培酮、喹硫平、阿立哌唑及齐拉西酮等也可用于谵妄的治疗。但多数抗精神病药都有延长 QT 间期的危险,可能引起尖端扭转性室速,以致猝死,加着躯体疾病可有电解质失衡、缺氧或正使用其他心脏毒性药物,使用抗精神病药,可致使心律失常危险性增加,故使用药物时需考虑这些因素。同时,应尽量小剂量、短疗程治疗。最好不要使用苯二氮䓬类药物,因为这类药物会加重意识障碍,甚至抑制呼吸,并加重认知损害。对于老人,儿童及孕妇要慎重用药。

　　（2）对于应激相关障碍则根据症状对症处理,如表现为激越兴奋或急性精神病性症状者,应予以适当的抗精神病药物;对于焦虑、抑郁症状可选用适当的抗焦虑药物或抗抑郁药物。

　　4. 心理治疗　　创伤患者及家庭在整个救治诊疗过程中由于受到突如其来的打击,一方面思想无应激准备,另一方面也缺乏对创伤疾病的认识,很容易造成患者及家属不知所措,思想混乱。适当的心理干预,让患者认识疾病,接受现实,积极应对,树立战胜疾病和困难的信心,可改善患者的精神症状。

二、骨关节系统慢性损伤伴发精神障碍

　　（一）概述

　　运动系统慢性损伤(chronic damage of locomotion system):是一组临床常见的病损。参与运动的组织结构无论是骨、关节、肌肉、肌腱、韧带、筋膜、滑囊及其毗邻的血管、神经等,均可因反复的机械运动等而受到伤害,表现出相应的临床症状和体征。常见骨关节系统慢性损伤有颈椎病、肩周炎、腰椎间盘突出症、腰肌劳损、滑囊炎、肱骨外上髁炎等疾病。

慢性损伤可累及机体的多种组织和器官,临床表现具有以下共性:①局部长期慢性疼痛,但无明显外伤史;②特定部位有一压痛点或肿块,常伴有有特殊的体征;③局部无明显急性炎症表现;④近期有与疼痛部位相关的过度活动史;⑤部分病人有过可导致运动系统慢性损伤的姿势、工作习惯或职业病。

疼痛是一种实际或者潜在的组织损伤所致的一种让人不适的感觉和情绪体验,患者因慢性疼痛、反复治疗效果不佳等产生精神症状。

骨关节系统慢性损伤伴发精神障碍的可能机制包括以下几方面:

1. 疼痛与抑郁　疼痛能显著影响患者情绪、性格及社会关系,常伴随抑郁、睡眠障碍、疲劳及全身功能降低。即抑郁是慢性疼痛体验的直接后果或固有的一部分。慢性疼痛患者的抑郁为长期遭受疼痛及其对生活造成限制而发生的一个可以理解甚至是可预期的结果。慢性疼痛可以加重情绪障碍,至引起抑郁症的发生,一些慢性疼痛患者常有明显的认知功能扭曲和无助感。某些特殊的疼痛应付行为明显和抑郁相关。其中之一就是灾难化——反复思虑(如过度关注疼痛感受)、夸大(如强化疼痛感受的威胁)和无助(如感知自己无法应对疼痛症状)。疼痛出现后,合并存在的抑郁会明显地影响其随后的发展、转归等。慢性疼痛和抑郁通过反复的恶性循环相互影响,疼痛增加不愉快情感,促进记忆起不愉快的事情,反过来,这些不愉快的事情加重不愉快情感,从而诱发疼痛。从疼痛的中枢神经系统过程来说,情感和选择注意被包含下行通路的前脑调节,易化背侧核的神经元效应而将疼痛感受维持和固定下来,加强疼痛感受。换句话说,就是灾难化的认知可以参与到疼痛的产生和维持过程中,来产生或加强和维持疼痛感受。认知行为治疗对慢性疼痛的治疗效果也证明认知方式可以影响人体的感觉。疼痛灾难化作为一种负性的应对方式常常被各种疼痛患者所采用。

2. 疼痛与焦虑　疼痛障碍与焦虑障碍也密切相关,两者均与生理唤醒状态有关。可作为一个导致逃跑或退缩反应的保护性功能机制。严重的急性疼痛激活应激相关的脑去甲肾上腺素系统,常伴焦虑、恐惧等认知情绪反应。有学者认为疼痛、焦虑和抑郁可能在五羟色胺系统上有共同的神经生物基础,以致疼痛患者常伴有焦虑症状。焦虑障碍和以疼痛为特点的疾病有密切的联系,如焦虑敏感性就是基于他们可能会遭到一些伤害性后果的信念上,他们原来就存在的焦虑障碍可以导致慢性疼痛以灾难性的解释和生理唤醒,害怕疼痛反复发作而不敢运动,回避疼痛和警觉过度,这些反应导致的恶性循环进一步引起功能限制,疼痛和恐惧、焦虑加重。

3. 慢性疼痛与睡眠障碍　睡眠障碍也常常是慢性疼痛患者的主诉之一,慢性疼痛患者的睡眠时间短,睡眠质量差,快动眼睡眠周期减少,活动水平下降。而且同样睡眠障碍可以促发疼痛,慢性睡眠剥夺可引起正常人疼痛敏感性增高,使慢性疼痛患者症状恶化。

知识链接

国际疼痛研究协会将慢性疼痛定义为超过正常组织愈合时间(3个月)的疼痛。长期的慢性疼痛,导致一系列的社会、家庭、心理和行为问题,给患者带来巨大的痛苦,给社会造成巨大的损失。

慢性疼痛诊治范围主要有:①头痛:偏头痛、紧张性疼痛;②颈肩痛和腰腿痛:颈椎病、颈肌筋膜炎、肩周炎、腰椎间盘突出症、腰椎骨质增生症、腰背肌筋膜炎、腰肌劳损;③四肢慢性损伤性疾病:滑囊炎、狭窄性腱鞘炎(如弹响指)、腱鞘囊肿、肱骨外上髁炎(网球肘);④神经:三叉神经痛、肋间神经痛、灼性神经痛、幻肢痛、糖尿病神经痛、酒精成瘾性神经痛、带状疱疹和带状疱疹后遗神经痛;⑤周围血管疾病:血栓闭塞性脉管炎、雷诺综合征;⑥癌症疼痛、癌症治疗相关痛(主要为:手术相关痛、治疗操作相关痛如骨穿和抗肿瘤治疗相关痛);⑦艾滋病疼痛:由于感觉神经病变和Kaposi肉瘤病变引发疼痛。

(二)临床表现

1. 抑郁状态　快感缺失、疲劳感、思维和行动迟滞、食欲改变、睡眠障碍、性欲低下、日常工作及娱乐活动兴趣降低、无价值感、自责感、罪恶感和羞耻感等。

2. 焦虑状态　焦虑、易激动、紧张、不安等不良情绪,容易发生人际交往冲突,从而影响到正常的工作、学习和生活。

3. 睡眠障碍　睡眠时间短,睡眠质量差,快动眼睡眠周期减少,活动水平下降。同样睡眠障碍可以促发疼痛,慢性睡眠剥夺可引起正常人疼痛敏感性增高,使慢性疼痛患者症状恶化。

（三）诊断治疗和会诊联络要点

当病人以骨关节系统疼痛如颈痛、背痛、肌肉疼痛等疼痛为主要症状就诊时,首先应鉴别疼痛是由器质性疾病引起的还是有精神障碍所致抑或两者都有。常见以疼痛症状为主的精神障碍有抑郁症和躯体形式障碍。其特点为:①疼痛部位常常不只限于一处可以是多个部位;②疼痛常与其基础病变不相符或没有可解释的器质性病变;③其发生发展持续或加重与心理因素密切相关;④其疼痛的性质多为持续性的钝痛也可伴随情绪变化呈不规则的波动。

骨关节系统慢性损伤伴发精神障碍的处理要点:

1. 积极治疗原发疾病　根据不同疾病采取相应的治疗措施,积极治疗骨骼系统原发疾病。

2. 对症治疗　使用解热消炎镇痛药,降低末梢感受器对致痛因子的敏感性;硬膜外间隙注射糖皮质激素来减轻颈椎病和腰椎间盘突出所引起的疼痛;痛点注药用于用固定压痛点者。

3. 心理治疗　心理治疗可减轻和缓解心理社会应激源的精神症状,改善患者服药的依从性。精神动力学治疗:帮助患者认识其潜在的意识内容,从而能够自我控制情感症状和异常行为,同时能更好地处理一些应激性境遇。认知疗法:减轻或消除功能失调性活动,同时建立和支持适应性活动,鼓励患者检查内在的相关因素就,即导致焦虑、抑郁及睡眠障碍的想法、行为和情感。其他常用的心理治疗方法还有行为治疗、支持性心理治疗等。

4. 药物治疗　抑郁患者可选用适当的抗抑郁药治疗、焦虑患者可选用适当的抗焦虑药或抗抑郁药进行治疗,睡眠障碍宜选用苯二氮卓类及其他有镇静作用的药物进行治疗。

（1）三环类抗抑郁药（TCA）:常用的有丙咪嗪、阿米替林、氯丙咪嗪和多塞平。剂量应从小剂量开始,25～50mg/d,1～2周内逐渐增加至治疗量150～250mg/d。TCAs各药物的特点有:①丙咪嗪有振奋作用,适用于迟滞性抑郁,且不易夜间服用,以免引起失眠;②阿米替林有镇静及抗焦虑作用,适用于激越性抑郁,对失眠有改善作用;③多塞平抗抑郁作用较弱,但镇静及抗焦虑作用强。

（2）选择性5羟色胺再摄取抑制剂（selective serotonin reuptake inhibitor,SSRIs）:这是新一代的抗抑郁剂,目前用于临床的有6种:氟西汀、帕罗西汀、舍曲林、氟伏沙明、西酞普兰和艾司西酞普兰。其疗效虽未超过传统的抗抑郁剂,但大多无抗胆碱副作用,心血管副作用轻,过量较安全。这一点对于老年人相当重要,因为老年人比年轻人更容易发生中枢抗胆碱能反应和心血管反应。SSRIs常见的不良反应是胃肠道反应、头痛、失眠、嗜睡,减药可缓解。清晨给药能有效减轻SSRIs所致的焦虑症状。SSRIs由于副作用轻、安全性高,目前有取代传统的抗抑郁药的趋势。

（3）选择性作用于去甲肾上腺素和5羟色胺的药物及其他抗抑郁药:文拉法辛、度洛西汀和米氮平相对单纯的作用于NE和5-HT。安非他酮有多巴胺摄取抑制作用。曲唑酮作用于5-羟色胺及多种神经递质。这些药物可用于治疗各型抑郁状态,多数药物具有抗焦虑和改善睡眠的作用,适用于伴有焦虑、激越和失眠的抑郁症患者。不良反应与SSRIs类似。文拉法辛可影响血压;米氮平可镇静、食欲和体重增加;度洛西汀对抑郁所伴有的躯体症状以及慢性疼痛症状的改善更为明显。

（4）苯二氮䓬类药:能缓解焦虑、紧张与恐惧等症状,并能改善睡眠。用于治疗焦虑障碍的常用药有地西泮、劳拉西泮、阿普唑仑和氯硝西泮。用法为每次1～2片,每日2～3次。而镇静催眠作用以氟西泮、硝西泮、地西泮和艾司唑仑为主,睡前1～2片。

5. 物理治疗　改良电抽搐治疗使用严重抑郁障碍者,经颅磁刺激使用于失眠、焦虑及抑郁患者。

（谭立文）

第六节　内分泌系统和营养代谢性疾病

为了适应不断改变着的内外界环境并保持机体内环境的相对稳定性,人体必须依赖于神经、内分泌和免疫系统的相互配合和调控,使各器官系统的活动协调一致,共同担负起机体的代谢、生长、发育、生殖、运动、衰老和病态等生命现象。内分泌系统除其固有的内分泌腺(垂体、甲状腺、甲状旁腺、肾上腺、性腺和胰岛)外,尚有分布在心血管、胃肠、肾、脂肪组织、脑(尤其下丘脑)的内分泌组织和细胞。内分泌系统不仅独立地行使自己的职能,也与神经系统和免疫系统一起,共同发挥整体性调节功能。内分泌系统主要对机体代谢活动所致的化学刺激起反应,神经系统更多的是对物理性刺激起反应,而免疫系统则对生物性刺激起反应。这三个系统虽然各具独特功能,却可通过某些传讯分子和受体相互交联,优势互补,形成神经-内分泌-免疫网络(neuroendocrine-immune-network),感受各种形式的刺激,整合信息,共同维护机体内环境稳态,为生命活动正常运转提供基本保障。

新陈代谢指在生命机体中所进行的众多化学变化的总和,是人体生命活动的基础。通过新陈代谢,使机体与环境之间不断进行物质交换和转化,同时体内物质又不断进行分解、利用与更新,为个体的生存、劳动、生长、发育、生殖和维持内环境恒定提供物质和能量。营养物质不足、过多或比例不当,都能引起营养疾病。中间代谢某一环节出现障碍,则引起代谢疾病。

精神疾病和内分泌疾病、营养代谢疾病的关系复杂,内分泌系统的改变可影响精神心理状态,心理应激因素亦可对内分泌系统产生影响。内分泌疾病与代谢性疾病是许多精神疾病的危险因素,大量循证证据显示许多精神疾病是内分泌疾病与代谢性疾病发生或进展的危险因素,包括焦虑障碍,抑郁障碍,睡眠障碍以及进食障碍。因此,在面对内分泌疾病患者时,必须认识到精神心理干预在内分泌疾病治疗中的作用;同时精神科医师在精神障碍诊疗中也需注意内分泌疾病的共病。

不同的内分泌疾病和不同的疾病阶段伴发的精神症状不同,病因与发病机制也不完全一致。首先,一些严重的内分泌疾病可直接损害中枢神经系统产生精神症状,如糖尿病酮症酸中毒或者低血糖所致谵妄状态,这组症状的发生与脑组织缺氧、水肿等导致的脑细胞代谢紊乱有关。其次,一些慢性内分泌病,可因并发症引起神经系统损害,如甲状旁腺功能亢进引起脑组织的钙沉着、营养代谢性疾病糖尿病的并发症之一末梢神经痛等。另外,一些生物活性分子通过受损的血脑屏障进入中枢神经系统也是引发精神症状的机制之一。心理应激因素与内分泌系统疾病伴发精神症状之间可能存在互为因果的关系。如持续的心理应激可诱发或加重糖尿病,而长期罹患糖尿病的负性生活事件又可成为慢性心理应激因素,因而心理应激与内分泌疾病之间关系复杂。

一、下丘脑和垂体相关疾病与精神障碍

下丘脑与垂体在结构与功能上密切联系,形成下丘脑-垂体功能单位(hypothalamus-hypophysis unit),包括下丘脑—腺垂体系统和下丘脑—神经垂体系统两部分(图5-6-1)。下丘脑内一些神经元兼有神经元和内分泌细胞的功能,可汇集和整合不同来源的信息,将神经活动的电信号转变为激素分泌的化学信号,协调神经调节与体液调节的关系,广泛参与机体功能调节。因此,下丘脑-垂体功能单位不仅是内分泌系统的调控中枢,也是神经内分泌功能的高级枢纽。

(一)垂体瘤与精神障碍

垂体瘤是一类来源于垂体及颅咽管残余上皮细胞的肿瘤,临床上常见的垂体分泌过多的疾病包括巨人症与肢端肥大症、库欣综合征、闭经-泌乳综合征、垂体性甲状腺功能亢进症等。垂体瘤所致的垂体分泌减少一般症状较轻,进展较慢,直到腺垂体功能损害3/4以上后才会出现腺垂体减退状。

1. 临床表现　垂体瘤尤其是具有功能的激素分泌瘤可有两种表现:

(1)周围组织压迫症状:如视力减退、视野缺损、尿崩症、睡眠异常、食欲亢进或减退、体温调节障碍、自主神经功能失常、性早熟、性腺功能减退、性格改变、睑下垂、眼外肌麻痹和复视。如发生垂体瘤

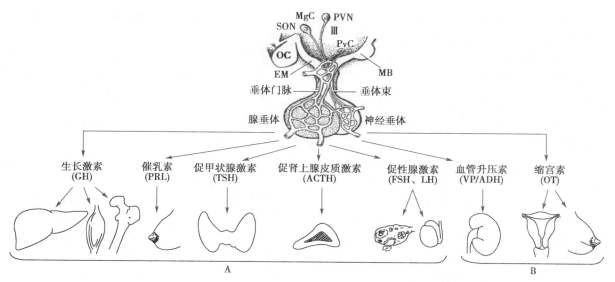

图 5-6-1　下丘脑—垂体系统与外周内分泌腺及器官组织的功能联系

A. 下丘脑—腺垂体系统；B. 下丘脑-神经垂体系统

Ⅲ：第三脑室；EM：正中隆起；MB：乳头体；MgC：大细胞神经元；

OC：视交叉；PVC：小细胞神经元；PVN：室旁核；SON：视上核

内出血,引起严重头痛、视力急剧减退、眼外肌麻痹、昏睡、昏迷、脑膜刺激征和颅内压增高。

（2）激素的异常分泌症状：表现为继发性性腺、肾上腺皮质、甲状腺功能减退症和生长激素缺乏。

2. 诊断治疗和会诊联络要点　垂体瘤的病人常常伴有精神症状,精神症状的临床特征与肿瘤的大小、受压的部位及激素的异常分泌等因素有关。①垂体激素分泌增多症状：可见库欣综合征及垂体性甲状腺功能亢进症状,早期以情绪不稳为主,易激惹、焦虑、不安、急躁、易怒等,个别患者可有短暂的类躁狂或抑郁症状,也可见精神萎靡、呆板迟钝、淡漠、少语少动等症状；②垂体激素减少症状：可有性欲减退,也可有领悟困难、记忆减退和计算力障碍及认知功能障碍；③下丘脑受压症状：当肿瘤以损害丘脑为主时可有嗜睡、睡眠节律紊乱,也可有贪食症状；还可见意识范围狭窄等谵妄症状,也可有过度兴奋、话多、联想混乱等精神病性症状,多提示有严重的合并症,也可能是下丘脑外侧核受压产生的精神症状。

（1）诊断：根据症状体征、实验室及辅助检查结果,如 CT 或 MRI 发现垂体瘤,可确定诊断。

（2）治疗：本病的治疗以先解决原发病、纠正内分泌功能紊乱和治疗合并症为主,精神症状轻或者历时短暂者可不做处理。失眠焦虑严重时可选择苯二氮䓬类药物对症治疗,焦虑、抑郁严重时可选择小剂量抗抑郁药,如 SSRIs、SNRIs 类,疗程也不宜过长,一旦症状缓解,即可撤药。针对严重的精神病性症状,可选择喹硫平、奥氮平等控制其兴奋躁动行为,也可选用利培酮、阿立哌唑、齐拉西酮等改善妄想症状,所有抗精神病药的使用均提倡以小剂量开始,逐步递增,根据个体情况适当调整,一般不宜超过抗精神病药物的常规剂量,其中齐拉西酮建议饭后服用效果更佳。

（二）腺垂体功能减退症与精神障碍

脑垂体功能减退症（hypopituitarism）指腺垂体激素分泌减少,可以是单种激素减少,也可为垂体激素同时缺乏。成年人腺垂体功能减退症又称为西蒙病（Simon disease）,生育后妇女因产后腺垂体缺血性坏死所致者称为席汉综合征（Sheehan syndrome）,儿童期发生腺垂体功能减退可因生长发育障碍而导致垂体性矮小症。

1. 临床表现　腺垂体功能减退症临床表现各异,无特异性,往往取决于原发疾病、腺垂体破坏程度、各种垂体激素减退速度以及相应靶腺萎缩程度。腺垂体功能减退主要表现为各靶腺（性腺、甲状腺、肾上腺）功能减退。促性腺激素、生长激素（GH）和催乳素（PRL）缺乏为最早表现；促甲状腺（TSH）缺乏次之；然后可伴有促肾上腺皮质激素（ACTH）缺乏。

2. 诊断治疗和会诊联络要点 腺垂体功能减退症伴发的精神症状往往无临床特异性。可以包括以下的几大类型：①神经衰弱综合征为常见的症状，多发生于早期或轻型患者，不易被发现，表现为持久的乏力、疲倦、嗜睡或失眠、少语、呆滞、厌食、迟钝、记忆减退等；②情绪症状可表现为焦虑、紧张，坐立不安、疑病、情绪低落、无助、无望等；病人可有恐怖性视幻觉及听幻觉，思维不连贯，也可以存在妄想，以被害妄想多见，妄想内容可继发于幻听，行为可表现为兴奋躁动等；④少数患者可在分娩数年后出现情感淡漠、迟钝、懒散、人格改变等，孤僻、自笑、冲动、生活懒散或意向减退、情感平淡、缄默、违拗、木僵；⑤也可见突然出现的朦胧状态、梦样体验，如不积极抢救可致昏迷或死亡。

（1）诊断 腺垂体功能低下诊断需依据下丘脑-垂体-性腺轴功能检查、下丘脑-垂体-甲状腺轴功能检查、下丘脑-垂体-肾上腺轴功能检查等。

（2）治疗 腺垂体功能减退以替代疗法为主，对于精神症状的控制应在替代疗法的基础上进行，仍以对症治疗为主。针对幻觉妄想及精神错乱症状，可使用奥氮平、喹硫平、利培酮、阿立哌唑、齐拉西酮等非典型抗精神病药。针对抑郁症状使用SSRIs抗抑郁药，如舍曲林、艾司西酞普兰、帕罗西汀等，也可使用其他新型抗抑郁药物。针对焦虑症状或睡眠障碍，也可使用半衰期较短的苯二氮䓬药。上述药物的选择，均需遵守最小剂量、单一用药的原则，建议以治疗剂量的1/4～1/2为宜，提倡个体化最低剂量用药。另需特别说明的是，席汉综合征伴发精神障碍的患者禁用镇静作用强的抗精神病药物或苯二氮䓬类药物，如氯丙嗪、氯硝西泮等，因这类药物有诱发垂体危象的风险。

二、甲状腺疾病与精神障碍

甲状腺是人体最大的内分泌腺，甲状腺的主要功能是合成甲状腺激素，具有促进新陈代谢，提高中枢神经系统的兴奋性，促进生长发育的作用，尤其对脑、长骨和生殖器官的发育生长至关重要。此外，还有加强和调控其他激素的作用及加快心率、加强心肌收缩力和增加心输出量等作用。与精神障碍关系密切的甲状腺疾病包括甲状腺功能亢进症和甲状腺功能减退症。

（一）甲状腺功能亢进症与精神障碍

甲状腺功能亢进症（hyperthyroidism），简称甲亢，是指甲状腺腺体本身产生甲状腺激素过多而引起的甲状腺毒症，引起以神经、循环、消化等系统兴奋性增高和代谢亢进为主要表现的一组临床综合征。其病因主要是弥漫性毒性甲状腺肿（Graves病）、多结节性毒性甲状腺肿和甲状腺自主高功能腺瘤（Plummer病）。

诊断治疗和会诊联络要点 甲状腺功能亢进症主要表现为高代谢综合征，甲状腺激素分泌增多导致交感神经兴奋性增高和新陈代谢加速，患者常有疲乏无力、怕热多汗、皮肤潮湿、多食善饥、体重显著下降等。心血管系统可表现为心悸气短、心动过速、第一心音亢进。收缩压升高、舒张压降低，脉压增大。

甲状腺功能亢进所致精神障碍可表现为注意力不集中、记忆力下降、多言多动、紧张、焦虑、易激惹、心悸、胸闷，严重者可出现躁狂状态，但与典型的躁狂相比，其情绪感染性不强。部分患者可出现精神萎靡、抑郁症状。在感染、应激时可出现甲状腺危象，此时的精神症状以意识障碍为主，可有焦虑不安、嗜睡或谵妄，严重者出现昏迷。

（1）诊断：甲状腺功能亢进的诊断需要依靠临床症状、体征及实验室检查，其次才是对伴发的精神症状进行分析。一般情况下，精神症状的表现及严重程度与甲状腺功能变化一致。

（2）治疗：以治疗甲状腺功能亢进为主，其次才是精神障碍的处理。对有焦虑失眠症状的患者，可应用苯二氮䓬类抗焦虑药物。对于伴有幻觉妄想者可给予抗精神病药物治疗，如利培酮1～4mg/d，或奥氮平2.5～20mg/d。对情感高涨者可用情感稳定剂，如碳酸锂0.5～1.0g/d、丙戊酸盐0.5～1.0g/d等。对抑郁症状者可应用小剂量抗抑郁药物。这里需要注意的是有些甲亢病人首先就诊于精神科，如果发现病人同时存在心悸、消瘦、多汗等体征并存，且实验室检查支持甲亢诊断，应按照"先器质后功能"的原则，诊断"甲状腺功能亢进伴焦虑状态"，启动内分泌科和精神科交叉会诊的程序，为病人制定更加合适的治疗方案。

（二）甲状腺功能减退症与精神障碍

甲状腺功能减退症（hypothyroidism）是由多种原因引起的甲状腺激素合成、分泌或生物效应不足所致。疾病若始于胎儿期或婴幼儿期，可导致精神发育迟滞及躯体发育不良，临床上称为呆小病（cretinism）。儿童期发病若未得到及时治疗仍可导致智力发育低下；成年发病主要表现为记忆减退、反应迟钝、抑郁、嗜睡、木僵及特征性的黏液性水肿。

诊断治疗和会诊联络要点　成人甲状腺功能减退时可合并存在以下精神症状：①运动抑制症状群：多见于疾病的早中期，表现为迟滞少动、寡言少语、疲倦嗜睡、意志活动减退等，也有患者表现为抑郁、情绪低沉、兴趣减少等；②认知功能障碍：表现为注意力不集中、记忆减退、迟钝、思维贫乏等，病程长且严重者可导致计算力、理解力及判断力减退，即轻中度痴呆症状；③幻觉妄想状态：部分患者可有幻觉、关系及被害妄想等精神病性症状，较少见；④意识障碍：病程长及老年患者，在寒冷的环境和季节时可发生谵妄，表现为短暂的错乱状态、低体温、嗜睡、心动过缓、四肢肌肉松弛、反射减弱或消失等严重甲减症状，可向昏迷发展，称为甲减危象或黏液水肿性昏迷，有的患者会出现心、肾衰竭，危及生命。

儿童期出现甲状腺功能减退时以呆小症伴发精神障碍最为常见。临床表现以智力低下和躯体矮小为特征，存在明显的智力发育障碍，其中以中重度智力障碍最常见，可伴有精神运动性抑制，行为孤僻、情感反应迟钝或淡漠，意志活动减退等精神症状，其社会功能明显降低。

（1）诊断：临床症状辅助实验室检查对于诊断甲状腺功能减退症尤为重要。TSH 是主要的诊断依据，TSH 升高，伴有 T_3、T_4 减低考虑为甲减，不伴有 T_3、T_4 减低者可考虑亚临床甲减，TSH、T_3、T_4 都减低可能是垂体性甲减，下丘脑性甲减的诊断依赖于 TRH 兴奋试验呈延迟反应的结果。需要提醒的是单次实验室结果不足以确定诊断，需要复查。

（2）治疗：甲状腺功能减退的治疗以对症治疗（如补充叶酸、铁剂、维生素 B_1）和替代治疗（补充甲状腺素）为主。对于短暂的精神心理症状，一般不需特殊处理，特别是儿童或老年甲减患者伴发的精神症状，应以心理行为治疗为主，必须使用药物时也应遵守低剂量、短疗程的原则。甲状腺素治疗具有良好效果，抑郁严重时可用 SSRIs 或者 SNRIs 类抗抑郁药治疗。临床需要注意的是，许多抑郁障碍患者伴有甲状腺功能减退或亚临床的甲状腺功能减退，此时的治疗需兼顾抑郁障碍和甲状腺功能减退。

三、糖尿病与精神障碍

糖尿病（diabetes mellitus）是一组以慢性血葡萄糖（简称血糖）水平增高为特征的代谢性疾病，是由于胰岛素分泌和（或）作用缺陷所引起。长期碳水化合物以及脂肪、蛋白质代谢紊乱可引起多系统损害，导致眼、肾、神经、心脏、血管等组织器官的慢性进行性病变、功能减退及衰竭；病情严重或应激时可发生急性严重代谢紊乱，如糖尿病酮症酸中毒（DKA）、高血糖高渗状态等。本病使患者生活质量降低，寿命缩短，病死率增高，应积极防治。

（一）诊断治疗和会诊联络要点

由于长期血糖增高，致使血管内皮细胞损伤，导致中枢神经系统产生进行性全面损伤，产生的精神症状包括：焦虑和抑郁发作；认知功能受损，部分患者导致痴呆；精神病性症状；影响自主神经系统，产生自主神经系统功能紊乱的症状；影响神经内分泌系统，导致内分泌系统进一步受损。精神药物影响代谢，治疗过程中影响血糖，控制困难。此外，还有几种情形容易导致精神障碍。①糖尿病酮症酸中毒：可能出现意识障碍，其临床表现个体差异较大。早期表现为精神不振，头晕、头痛，继而烦躁不安或嗜睡，逐渐进入昏睡，各种反射迟钝，甚至消失，最终进入昏迷。意识障碍的原因尚未阐明。严重脱水、血浆渗透压增高、脑细胞脱水及缺氧等对脑组织功能均产生不良影响。②糖尿病高渗性昏迷：患者原有胰岛素分泌不足，在诱因作用下血糖急骤上升，致细胞外液呈高渗状态，发生低血容量高渗性脱水，原有动脉硬化使大脑皮质供血不足和缺氧，以致造成精神神经症状及昏迷。③低血糖症：血葡萄糖低于正常的一种临床现象。凡血糖利用过度和生成不足时均可导致低血糖症,如胰岛素瘤、降血糖治疗药物、特发性低血糖、胃肠手术、严重肝病等。当脑细胞葡萄糖供应不足时可出现功能障碍,受累部位可从大脑皮层开始,逐渐波及间脑、中脑、脑桥和延髓。临床表现开始为焦虑、心悸、烦躁不安、易激惹、头昏随后出现精神萎靡、注意力不集中、记忆力下降、思维效率下降、兴奋躁动、抽搐、意识障碍。长期反复发作可导致人格改变及智能障碍。治疗原则是针对导致低血糖的原因进行治疗,低血糖发作时立即静脉注射高渗葡萄糖。

1. 诊断　本病的诊断首先是确定是否患糖尿病,并对有无并发症作出判定,其次对伴发的精神心理症状进行分类诊断,如焦虑、抑郁、谵妄或认知功能损害等,以便拟定治疗方案。需提醒的是,有的患者先有精神疾病,而后又出现了糖尿病,应并列诊断。

2. 治疗　在治疗方面,要以积极纠正高血糖、预防并发症、预防酮症酸中毒和高渗性昏迷为第一原则,如何用药、如何检测血糖应在内分泌科医生的指导下完成。精神症状以对症治疗为主,需要注意支持性治疗、心理治疗和护理工作,应密切关注伴抑郁情绪的糖尿病患者,严防自杀行为的发生。

(1)病因治疗:积极治疗糖尿病,将血糖控制在比较理想的范围,这是治疗的关键血糖的控制,许多继发性症状将自动减轻,甚至消失。

(2)支持治疗:包括保证营养,维持水、电解质和酸碱平衡,促进脑细胞功能恢复,改善脑部循环。

(3)精神症状的处理:根据临床症状对症给予中小剂量的抗焦虑、抗抑郁及抗精神病药物等。焦虑症状的治疗,主要使用苯二氮䓬类药物,抗抑郁药推荐使用新一代抗抑郁剂 SSRIs、SNRIs 等。除谵妄外,针对糖尿病的各种症状,选择行为和心理治疗都十分重要。

(毕　波)

第七节　免疫系统疾病

免疫系统(immune system)主要由免疫器官或组织、免疫细胞和免疫分子组成,具有免疫防御、免疫监视、免疫自身稳定三大基本功能,是机体执行免疫应答及免疫功能的物质基础,是防御病原体侵犯人体最严密而有效的系统。免疫系统能识别和清除外来入侵的抗原、体内突变的肿瘤细胞、衰老细胞、死亡细胞及其他有害的成分,并能通过自身免疫耐受和免疫调节来维持机体内环境的稳定和平衡。免疫应答是把双刃剑。一方面,免疫功能给机体带来免疫保护作用;另一方面,当免疫应答的水平过高或过低,或针对自身的免疫耐受被打破,或免疫调节功能发生紊乱时,所出现的异常免疫应答可导致免疫相关疾病的发生,其种类非常多,常见的肿瘤、感染性疾病、超敏反应、免疫缺陷病、自身免疫性疾病以及移植排斥反应等均属免疫相关疾病,而且这类免疫性疾病多涉及全身,包括中枢神经系统功能及精神活动,因此免疫系统疾病与精神医学的联络会诊也很必要。

神经-内分泌-免疫网络功能紊乱是免疫系统疾病患者产生精神症状的生物学基础。神经免疫学研究发现,免疫细胞、免疫分子和神经元及一些内分泌细胞之间存在一些共同的受体或神经调质,如干扰素、白介素,这些免疫分子既有免疫调节功能,也可作为神经调质影响神经递质的化学信号转导,也就是说神经内分泌系统与免疫系统之间存在双向往返的反馈联系,这就是所谓的神经-内分泌-免疫网络。该网络在维持机体的内稳态中起重要作用,其中某一系统出现异常,必然会不同程度地影响到另外两个系统功能的正常运行。免疫细胞表面存在多种激素受体和神经递质受体、如促肾上腺皮质激素受体、肾上腺能受体、多巴胺受体、5-羟色胺受体等,这些受体也可成为免疫分子作用的靶点,是精神症状产生主要免疫学机制。另外,一些细胞因子的合成与分泌也受神经-内分泌-免疫的调控,如 IL-1、IL-2、IL-6、IFN 等,这些细胞因子神经生物学效应复杂、与人的睡眠、情绪等精神活动关系密切。

一、自身免疫性疾病与精神障碍

自身免疫性疾病是指机体对自身抗原发生免疫反应导致自身组织损害所引起的疾病。自身免疫性疾病可导致多种免疫物质发生变化，包括免疫调节基因、细胞因子、补体、激素、免疫球蛋白等，这些免疫中介可直接或间接损伤神经系统诱发精神症状。常见的自身免疫性疾病包括系统性红斑狼疮、类风湿关节炎、干燥综合征等，其中以系统性红斑狼疮伴发的精神障碍最为常见。本小节主要介绍系统性红斑狼疮与精神障碍。

（一）系统性红斑狼疮概述

系统性红斑狼疮（systemic lupus erythematosus, SLE）是一种累及多系统多器官，临床表现复杂，病程迁延反复发作的慢性疾病，由于血清中含有多种自身抗体，可造成多系统的损害。本病女性多见，常起病于青壮年，早期出现低热、关节痛等症状和皮肤、浆膜、肾脏等部位和脏器的损伤，同时常常伴有中枢神经系统的直接损害和功能障碍。神经精神狼疮（neuropsychiatric lupus, NP-SLE）又称狼疮脑病，中枢神经系统表现包括无菌性脑膜炎、脑血管病变、脱髓鞘综合征、狼疮性头痛、运动障碍、脊髓病、癫痫、急性意识障碍、焦虑状态、认知功能减退、情绪障碍及精神病等。外周神经系统表现有格林巴利综合征、自主神经病、单神经病、重症肌无力、颅神经病变、神经丛病及多发性神经病等。引起狼疮脑病的病理基础为脑局部血管炎的微血栓，来自心瓣膜赘生物脱落的小栓子，或有针对神经细胞的自身抗体，或并存抗磷脂抗体综合征。腰穿脑脊液检查以及磁共振等影像学检查对 NP-SIE 诊断有帮助。

（二）诊断治疗和会诊联络要点

由系统性红斑狼疮直接引起精神症状多发生于疾病的活动期或晚期，其原因多与神经系统伴有局灶性损害、脑血管病变或重要器官功能衰竭有关，是病情严重的标志之一，另外因为上述疾病病程时间长，病情迁延，病人多伴有抑郁焦虑情绪。狼疮脑病患者容易出现乏力、头晕、头痛、注意力不集中、记忆力减退、思维迟缓、情绪不稳定、睡眠障碍等精神症状，也可出现听或视幻觉、妄想、轻躁狂等症状，病情进展而严重时出现意识障碍，通常表现为谵妄状态，发作可能持续几小时或几天病程，较长者可出现全面的智能损害。

1. 诊断　目前普遍采用美国风湿病学会（ACR2009）年推荐的 SLE 分类标准修订版。该分类标准的 11 项中，符合 4 项或 4 项以上者，在除外感染、肿瘤和其他结缔组织病后，可诊断 SLE。SLE 伴发精神障碍的诊断需要在确诊为 SLE 的基础上进行。根据临床表现，需要对 SLE 伴发精神障碍、肾上腺皮质激素所致精神障碍和 SLE 引起的心理应激反应进行分类判断，但有时这三种情况也可能同时存在，不容易区分。

2. 治疗　SLE 目前尚无根治的方法，除对症治疗外，也可选择非甾体类抗炎药、肾上腺皮质激素、环磷酰胺等，由于 SLE 是一种高度异质性疾病，临床医生应根据病情轻重，掌握治疗效益与风险比，制订具体的治疗方案。

（1）针对神经精神狼疮的治疗需遵循以下原则：①控制可使病情加重的因素（感染、脱水、代谢异常和高血压等）；②治疗原发病（肾上腺皮质激素及免疫抑制剂）；③抗血小板治疗。

（2）针对谵妄和躁狂症状：可酌情给予有镇静催眠作用的非典型抗精神病药物，如奥氮平、喹硫平，也可选择利培酮、阿立哌唑等。一般主张小剂量开始，逐步递增的原则，最大剂量应在药物说明书推荐剂量以下。由于抗精神病药物起效较慢，需要观察等待。在应用抗精神病药物的同时还应密切注意其他躯体并发症，要根据肝肾功能等及时调整抗精神病药物的剂量。

（3）当患者合并焦虑、抑郁或其他神经症性症状时：可行抗焦虑、抗抑郁治疗，以新型抗抑郁药物为主，包括选择性 5-HT 再摄取抑制剂（SSRIs）以及其他抗抑郁药物。根据具体情况适当选择，需密切注意合并用药的风险。有焦虑失眠者可联合应用抗焦虑药及苯二氮䓬类药物。以上药物均应从小剂量开始，视个体耐受情况，逐渐加量。同样，在治疗过程中，需密切关注患者的肝肾功能。

（4）当患者有躁狂发作或癫痫发作时：需要选择使用抗癫痫药物。一般以丙戊酸盐为主，也可选择奥卡西平、卡马西平类。如果躁狂症状严重，则需与抗精神病药物联合应用。由于抗癫痫药物对肝肾功能影响较大，药物代谢之间的相互影响也大，因此躁狂状态时单一使用抗精神病药物治疗可能更好。

（5）对于 SLE 引起的心理反应：应当以心理治疗为主，特别是支持性心理治疗需要贯穿始终。应与患者建立良好的医患关系，鼓励患者表达内心想法和感受，给予解释、指导、树立治疗信心等支持性心理干预，结合放松治疗、生物反馈训练等帮助缓解焦虑，提高心理应激能力，对改善患者躯体疾病的预后有积极意义。另外，通过家庭心理治疗，帮助患者构建积极的社会支持系统，对改善抑郁焦虑等症状和 SLE 的康复都有积极意义。

二、纤维肌痛综合征与精神障碍

纤维肌痛综合征（fibromyalgia syndrome，FMS）是一种以全身弥漫性疼痛及发僵为主要临床特征，并常伴有疲乏无力、睡眠障碍、情绪障碍和认知功能障碍等多种其他症状的慢性疼痛性风湿病。其患病率约为 2%，其中女性为 3.4%，男性为 0.5%。该病的患病率与年龄存在线性增加的关系，患者的平均年龄为 49 岁，其中 89% 为女性。

FMS 病因不清，目前认为与情绪障碍、睡眠障碍、神经内分泌变化、免疫紊乱、神经递质紊乱及心理因素有关。继发于外伤、骨关节炎、类风湿关节炎及多种非风湿病者称为继发性 FMS。如不伴有其他疾病，则为原发性 FMS。该病发病机制不清，有研究证明，FMS 患者肌肉的疼痛来源于神经末梢，即疼痛感受器。机械性的牵拉、挤压、P 物质、缓激肽、钾离子等化学刺激及缺血性肌肉收缩都会刺激神经末梢，引起肌肉疼痛。另外，FMS 还可继发于骨性关节炎、椎间盘突出症等疾病，这些疾病引起的外周伤害性疼痛如反复刺激脊髓背角神经元，能导致中枢敏化作用，最终出现 FMS 的典型慢性疼痛。

诊断治疗和会诊联络要点

纤维肌痛综合征的主要临床表现为广泛的、弥漫性的疼痛及压痛，并伴随有多种其他躯体症状及情绪障碍，其中尤以睡眠障碍、晨僵、疲劳及记忆力减退最有意义。约 90% 的患者伴有睡眠障碍，表现为失眠、易醒、多梦及精神不振。一半以上患者出现严重的疲劳，甚至感觉无法工作。晨僵见于约76% ~91% 的患者，其严重程度与睡眠及疾病活动性有关。另可出现头痛、胸痛、头晕、腹痛、感觉异常、呼吸困难、抑郁或焦虑等。患者常自诉关节肿胀，但无客观体征。以上表现在天气潮冷、精神紧张和过度劳累时加重。约 30% 以上的患者可出现肠激惹综合征，部分患者有虚弱、盗汗以及口干、眼干等表现，也有部分患者出现膀胱刺激症状、雷诺现象、不宁腿综合征等。

1. 诊断　2010 美国风湿病学会（ACR）对 FMS 的新的诊断标准指出，诊断 FMS 需要同时满足 3条：①弥漫性疼痛指数（WPI）≥7 分且症状严重度评分（SS）≥5 分，或 WPI 3 ~6 分且（SS）≥9 分；②患者的症状持续在相似程度至少 3 个月；③没有其他可以解释疼痛的疾病。

2. 治疗　抗抑郁药为治疗 FMS 的首选药物，其中 SSRIs 和 SNRIs 应用最为广泛，主要代表药物为文拉法辛和度洛西汀。此外，第二代抗惊厥药普瑞巴林是首个被美国食品药品监督管理局（FDA）批准用于 FMS 治疗的药物。镇痛药非阿片类中枢性镇痛药曲马多也对 FMS 有一定疗效。非药物治疗，如认知行为治疗、水浴疗法、有氧运动等也可以提高疗效，减少药物不良反应。

（毕　波）

第八节　消化系统疾病

由口腔、食管、胃、十二指肠、空肠、回肠、结直肠、肛门、肝、胆囊、胆道及胰腺构成了体内拥有最多脏器的消化系统。消化系统的基本功能是摄取、转运和消化食物，吸收营养物质，还能排泄某些代谢产物。肝脏是体内最大的消化腺，也是体内新陈代谢的中心站。胃肠道是机体内唯一由中枢神经、肠神经和自主神经系统共同支配的系统,既有感觉又有运动。

各种致病因素可通过胃肠道局部引起神经和肌肉的功能改变或作用于肠神经,也可以通过中枢神经系统作用于肠神经系统,进而引起胃肠道动力的变化,所以消化系统疾病与精神疾病往往相互作用,相互影响,消化科与精神科的联络会诊就显得尤为重要。临床常见以下几种情况:消化系统疾病及其并发症伴发的精神症状,如慢性胃炎伴抑郁情绪、胃溃疡伴焦虑以及肝性脑病等;与精神心理因素密切相关的消化系统症状,如功能性胃肠道疾病、肠易激综合征、神经性呕吐、神经性贪食厌食综合征等;重大的消化系统疾病导致心理压力和应激,如肝硬化晚期的失眠与焦虑,或者重大消化疾病伴发的抑郁情绪等。还有精神科疾病容易伴发的消化系统症状,如抑郁障碍的食欲减退、焦虑障碍伴发进食增加、进食减少、胃肠疼痛感、不适感等等。

发生以上现象的主要机制在于胃肠道接受中枢神经系统、胃肠神经系统及弥散性分布的自主神经系统支配,其中胃肠神经系统主要控制肠道的收缩运动,自主神经和中枢神经系统主要起调节作用。下丘脑是自主神经的皮层下中枢,是联络低位中枢和大脑的重要环节。肠道内有两组神经节丛,即黏膜下神经丛和肌间神经丛,参与调节胃肠活动和腺体分泌。中枢神经系统、自主神经系统、肠神经系统(EMS)之间的神经传导通路称为"脑-肠轴",有学者认为"脑-肠轴"失调是胃肠症状产生的神经解剖学基础,其中胃肠神经系统弥散性分布的特征可能与消化系统症状的不确定性有关,如疑病症的内感性不适,抑郁障碍的腹胀、反酸、嗳气及难以表述的胃肠不适感等。脑-肠轴活化主要是由神经内分泌和免疫因子介导大脑和胃肠道通过自主神经系统和下丘脑-垂体-肾上腺轴(HPA)进行双向调节。有学者认为,功能性胃肠病患者存在自主神经功能障碍,表现为内脏高敏感和动力异常,特别是精神刺激对内脏的反应增强;由于 HPA 对应激或精神刺激的高反应性,皮质激素或炎性细胞因子的水平增加,诱发消化道黏膜低水平的炎症反应和免疫应答,进一步诱发肠神经系统的重塑,从而使患者产生持久的疼痛症状和内脏高动力状态。同时重大躯体疾病导致的应激可使下丘脑-垂体-肾上腺轴兴奋性增强,胃肠道小动脉痉挛,使胃肠黏膜缺血、坏死进而出血或因肾上腺皮质激素分泌增多,降低黏液细胞的分泌,黏膜因缺少保护,胃蛋白酶及其他水解酶使胃肠道黏膜自我消化,导致溃疡出血。综上所述消化系统和神经系统两者相互协调、相互影响,当两者的平衡被破坏时,就会表现为各种各样的临床症状,以下逐一介绍。

一、肝 性 脑 病

肝性脑病(hepatic encephalopathy,HE),是由严重肝病引起的、以代谢紊乱为基础、中枢神经系统功能失调的综合征,其主要临床表现是意识障碍、行为失常和昏迷。导致 HE 的肝病可为肝硬化、重症肝炎、暴发性肝功能衰竭、原发性肝癌、严重胆道感染及妊娠期急性脂肪肝,确定这些病因通常并不困难。肝性脑病发生以肝衰竭为基础,感染、消化道出血、发热、饮酒和镇静麻醉剂的应用为其诱发因素,临床上常需在肝病基础上寻找诱发 HE 的因素。氨是促发 HE 最主要的神经毒素,健康的肝脏可将门静脉输入的氨转变为尿素和谷氨酰胺,使之极少进入体循环。肝功能衰竭时,肝脏对氨的代谢能力明显减退;当有门体分流存在时,肠道的氨不经肝脏代谢而直接进入体循环,血氨增高。同时 GABA 和一些内源性苯二氮䓬类递质均可激活大脑 GABA/BZ 受体复合物,导致氯离子大量内流,产生抑制性突触后电位,使神经传导抑制;血氨过高可抑制丙酮酸脱氢酶活性,干扰脑的能量代谢;一些毒素作为拟神经递质(也称假性神经递质),影响正常神经递质的化学信息传递。以上因素均可能是精神症状产生的重要原因。

(一)诊断治疗和会诊联络要点

肝性脑病发生在严重肝病和(或)广泛门体分流的基础上,临床上主要表现为高级神经中枢的功能紊乱(如性格改变、智力下降、行为失常、意识障碍等)以及运动和反射异常(如扑翼样震颤、肌阵挛、反射亢进和病理反射等)。根据意识障碍程度、神经系统体征和脑电图改变,可将肝性脑病的临床过程分为四期。分期有助于早期诊断、预后估计及疗效判断。

一期(前驱期):焦虑、欣快激动、淡漠、睡眠倒错、健忘等轻度精神异常,可有扑翼样震颤。此期临床表现不明显,易被忽略。

二期(昏迷前期):嗜睡、行为异常(如衣冠不整或随地大小便)、言语不清、书写障碍及定向力障碍。有腱反射亢进、肌张力增高、踝阵挛及 Babinski 征阳性等神经体征,有扑翼样震颤。

三期(昏睡期):昏睡,但可唤醒,各种神经体征持续或加重,有扑翼样震颤,肌张力高,腱反射亢进,锥体束征常阳性。

四期(昏迷期):昏迷,不能唤醒。由于患者不能合作,扑翼样震颤无法引出。浅昏迷时,腱反射和肌张力仍亢进;深昏迷时,各种反射消失,肌张力降低。

1. 诊断　肝性脑病,主要依据是既往有严重肝功能损害或广泛的门体侧支循环的基础,临床表现以急性发病的精神错乱、意识障碍为主,结合脑电图和血氨的检查结果即可作出判断。一旦发现是肝性脑病,需要根据症状、体征及辅助检查作出分期判断,以利治疗决策。

2. 治疗　及早识别并去除诱因,减少或去除肠道氮源性物质的摄入,包括低蛋白饮食、肠道清洁等,促进体内氨的清除,拮抗神经毒素对神经递质的抑制作用,同时还需针对肝功能异常进行支持及对症治疗,为肝移植创造条件。一般不主张使用镇静催眠药或抗精神病药物,因这类药物有加重或掩盖昏迷的风险。

二、功能性胃肠病

功能性胃肠病(functional gastrointestinal disorders,FGIDs)是以消化系统症状为临床表现,反复发作的慢性消化道的各种不适,如腹痛、腹胀、嗳气、恶心、呕吐,进食和排便功能障碍等,应用生化学、影像学和内镜等检查等并未发现有器质性疾病或不能用器质性疾病解释症状的一组胃肠道疾病,常常伴有焦虑、抑郁、睡眠障碍等症状。国内外研究表明,FGIDs 的发病与胃肠动力障碍、内脏高敏感或者感染、脑-肠相互作用、肠道通透性增加、自主节律紊乱以及脑-肠肽分子异常变化和异常精神心理因素有关,但是什么因素在 FGIDs 的发病中其决定性作用,仍然存在很大争论。目前,临床医师对于FGIDs 认识及临床诊治主要思路是:FGIDs 是一种个体生物行为系统的紊乱,应当有针对性对整个个体生物行为系统进行调节,而不是单纯对症治疗。

诊断治疗和会诊联络要点

1. 消化症状与体征　主诉以消化系统症状为主,可涉及食管、胃肠、胆道胰腺和肝脏等多个部位,并分别表现出相应的综合征。主要包括:①功能性食管紊乱、功能性胸痛、胃灼热和吞咽困难;②功能性胃肠紊乱,如功能性消化不良、功能性呕吐、嗝逆;③功能性肠病,包括 IBS、功能性腹胀、功能性便秘和腹泻等,其中 IBS 最为常见;④功能性腹痛,临床上可见性质、位置均不固定的疼痛,常伴腹胀、食欲缺乏、恶心呕吐等症状,这些症状持续时间长,进展缓慢,缺乏可解释症状的形态学改变和生化指标。

2. 精神症状　与消化系统症状相似,其精神症状也无特异性,常见以下表现:①抑郁焦虑情绪:常有易激惹、紧张、恐惧、疑病观念、情绪低落、兴趣减少等;②疾病超价观念:坚信自己患有胃肠疾病,包括对疾病过度关注和恐惧、躯体不适感等;③睡眠障碍可表现早醒、易醒、入睡困难等;④神经衰弱样症状群:头痛、头昏、记忆力减退、注意力不集中等;⑤其他躯体化症状:胸闷、气短、肌肉疼痛不适、尿频、尿急、尿感、性功能下降等其他全身性症状。

3. 求医行为特征　这类患者求医行为比较积极,常反复就医检查,不相信阴性结果,或放大一些"轻度异常"的结果,反复纠缠医生,反复更换医生,要求解释;在治疗方面,或过度关注医疗保健信息,或过度关注药物说明书,寻求灵丹妙药,有时使用"偏方"后多只见短期疗效,无长期收益。

4. 诊断　有关 FGIDs 的诊断目前尚无"金标准",没有特定的检查方法,但内镜检查、B 超、X 线检查对排除肝、胆、胰等器质性疾病有重要意义,因此临床上仍有必要应用。大部分功能性肠病患者的检查结果正常,少部分可见轻度非特异性改变,如轻度糜烂性胃炎,浅表性胃炎,一般不具诊断意义,也就是说,这些病理改变不足以解释临床症状。一般依据以下特征作出判断:①有胃肠道不适的症状,在过去 6 个月内症状持续或反复发作时间累计超过 12 周;②实验室、B 超、X 线、内镜检查,排除胃肠、肝、胆、胰等器质性疾病;③无腹部手术史。关于 IBS,消化科学界目前多应用国际上通用的罗马Ⅲ标准,指出 IBS 是一种功能性胃肠紊乱,在过去四个月内至少累计有 12 周(不必是连续的),表现为与排便或排便习惯相关的腹痛或不适感,并有排便紊乱的对于功能性胃肠病的诊断标准。

5. 治疗　功能性胃肠病是一种生物-心理-社会医学模式的典型疾病;正常人体通过脑-肠轴接受外界各种信息,并在不同水平上影响着胃肠的运动和感觉,胃肠道各种信息也同时反馈到大脑中枢,影响着人们情绪及躯体功能。FGIDs 的治疗应针对患者不同的实际情况,对于不同水平的脑-肠轴进行合理调节,具体治疗应当采用综合治疗和个性化的治疗原则。治疗过程中,除了对症治疗患者的各种躯体症状,还应当注意患者心理、精神状况的调节。药物治疗主要以 SSRIs 和 SNRIs 为主,效果不佳时可小剂量合用非经典抗精神病药物。

三、蕈 中 毒

野生食用菌蛋白质、氨基酸含量丰富、脂肪含量极低、维生素及微量元素较多。尤其是云南,野生食用菌生长在林区,生长的环境受污染少,雨季来临,大量野生菌上市,受到人们的喜爱,然而在享用天然美食的时候也要小心食物中毒。

2012—2015 年云南省通过“食源性疾病暴发监测系统”报告的食源性疾病暴发事件中,野生蕈中毒报告情况如下:2012 年共报告野生蕈引起食源性疾病事件 102 起,发病人数 410 人,死亡人数 25 人;2013 年共报告野生蕈引起食源性疾病事件 139 起,发病人数 645 人,死亡人数 24 人;2014 年共报告野生蕈引起食源性疾病事件 200 起,发病人数 870 人,死亡人数 29 人;2015 年共报告野生蕈引起食源性疾病事件 373 起,发病人数 1569 人,死亡人数 33 人。可见野生蕈引起食源性疾病呈逐年上升趋势。2015 年野生蕈引起食源性疾病事件占总报告食源性疾病暴发事件和发病人数比例分别为 68.57% 和 40.52%。2016 年仅第一季度野生蕈引起食源性疾病事件 4 起,占总报告事件的 12.12% 发病人数 66 人,暂无死亡报告。

毒蕈的毒性主要是由其所含的毒素所致,毒素种类很多,往往交叉存在,毒肽、毒伞肽、毒蝇碱、光盖伞素、鹿花毒素等毒素单独或联合作用,潜伏期一般 1~12 小时,临床表现复杂,一般可分为 5 种类型:①胃肠炎型:腹痛、恶心、呕吐、腹泻等;②神经精神型:副交感神经兴奋症状,如多汗、流涎、流泪、脉搏缓慢、瞳孔缩小,精神症状主要为“小人幻视”,幻听,烦躁不安,恐惧,谵妄,被害妄想,抑郁或躁狂,表情淡漠,木僵状态等症状;③溶血型:有溶血现象,血红蛋白尿可致急性肾衰竭;④多脏器损伤型:肝脏、肾脏等功能衰竭;⑤光过敏皮炎型:全身被光照射处发生瘙痒、皮疹等。

通常误食有毒菌出现上述症状,患者常常到急诊科,会诊应与急诊科医生一起协商,明确毒蕈食用史后立即洗胃,并给予保肝、对症支持等治疗,出现精神症状可给予小剂量奥氮平、氯丙嗪、奋乃静、氟哌啶醇等,精神症状持续时间短暂,预后良好,严重患者可转入精神科住院治疗。

误食有毒菌菌中毒在每年雨季都是高发,要注意以下几点:

1. 误食有毒菌类　常见的野生菌有上百种,但能食用的菌子只有 10 余种。有些野生菌外观类似,肉眼难以鉴别,采摘者误将其混入食用菌中加工,极易引起食物中毒。

2. 加工不当　食用野生菌加工过程中,如果时间不够或者未熟透的菌子粘到其他器皿上,也可能发生中毒。

3. 野生菌生长的地方发生了污染,或者地下含有磷之类有毒的矿物误食这种菌子,也很容易导致中毒。

因此,应当防患于未然,加强宣传教育,避免误食毒蕈,尽早识别食物中毒症状,及时就诊。食用菌虽然美味,不可过量食用,忌同时饮酒,一般每次食用在 200g 以内较为安全,不将种类不明的菌类混合食用。

四、有机磷中毒

有机磷化合物是一种常用的杀虫剂农药,在我国农业生产中广泛应用,但其对人畜毒性较大,在使用过程中操作不准确或者防护设备不完善,通过呼吸道或皮肤侵入人体,以及误服或自杀,易引起有机磷中毒。

有机磷进入人体后,与胆碱酯酶迅速结合,形成磷酰化胆碱酯酶,抑制体内胆碱酯酶活性。受到抑制的胆碱酯酶不能起到分解乙酰胆碱的作用,造成乙酰胆碱的蓄积,引起胆碱能神经的过度兴奋,导致神经系统功能紊乱,临床上产生一系列的症状和体征。

急性中毒时可出现:①毒蕈碱样症状,如食欲减退,恶心呕吐,腹痛腹泻,多汗流涎,胸闷,心悸心慌,视力模糊等;②烟碱样症状,如肌肉跳,肌肉痉挛,抽搐,癫痫样发作,肢端发麻的。早期较为典型的表现是瞳孔缩小,腺体分泌增加和肌肉纤维挛缩。精神症状主要为头痛,乏力嗜睡,记忆力减退,癔症样发作,兴奋,言语活动增多,烦躁不安,抑郁状态,以及幻觉妄想等。

中间综合征(intermediate syndrome, IMS)是指有机磷毒物排出延迟、在体内再分布或用药不足等原因,使胆碱酯酶长时间受到抑制,蓄积于突触间隙内,高浓度乙酰胆碱持续刺激突触后膜上烟碱受体并使之失敏,导致冲动在神经肌肉接头处传递受阻所产生的一系列症状。一般在急性中毒后 1~4 天急性中毒症状缓解后,患者突然出现以呼吸肌、脑神经运动支支配的肌肉以及肢体近端肌肉无力为特征的临床表现。患者发生颈、上肢和呼吸肌麻痹。累及颅神经者,出现睑下垂、眼外展障碍和面瘫。肌无力可造成周围呼吸衰竭,此时需要立即呼吸支持,如未及时干预则容易导致患者死亡。

有机磷农药急性中毒一般无后遗症。个别患者在急性中毒症状消失后 2~3 周可发生迟发性神经病,主要累及肢体末端,且可发生下肢瘫痪、四肢肌肉萎缩等神经系统症状。目前认为这种病变不是由胆碱酯酶受抑制引起的,可能是由于有机磷农药抑制神经靶酯酶,并使其老化所致。

治疗上以输液、洗胃、利尿等促进毒物排出体外;阿托品减轻毒蕈碱样症状,解磷定等胆碱酯酶复活剂解除烟碱样症状,以及新型长效抗胆碱药物长托宁,是救治重度有机磷农药中毒或合并阿托品中毒时的首选剂;精神症状可根据不同情况给予地西泮、奋乃静、氯丙嗪等;以及对症支持治疗。

五、与消化系统疾病相关的其他精神医学问题

多数消化系统疾病如溃疡性结肠炎、胃溃疡、十二指肠溃疡、神经性呕吐、神经性厌食、幽门痉挛、过敏性结肠炎等,其发病及进展均与心理因素有关,又被称心身疾病,这些疾病一般不难诊断。另有一些精神或心理疾病,常常伴发消化系统症状常首诊于消化科,特别是由应激导致心理或消化系统问题,需要引起临床医生的重视。

(一)躯体形式障碍

伴消化系统症状躯体形式障碍是一种以持久地担心或相信各种躯体症状的优势观念为特征的精神障碍。患者因这些症状反复就医,各种医学检查阴性和医生的解释均不能打消其疑虑。躯体形式障碍患者常主诉反酸、嗳气、消化不良、胃痛不适,症状酷似胃炎、消化性溃疡,但查体无对应的阳性发现,部分患者即使有一些辅助检查的阳性结果,与其临床特征不相称,如浅表性胃炎患者诉长年反酸嗳气、胃痛不适等。

诊断躯体形式障碍,需首先排除躯体疾病,病程短者,否则即使症状符合也不宜过早诊断,为此,精神科以病程达 2 年以上作为病程判断标准。躯体形式障碍以抗抑郁药、抗焦虑药治疗为主,可选择如度洛西汀、文拉法辛、米氮平、氟西汀、舍曲林等药物,可配合阿普唑仑、氯硝西泮等苯二氮䓬类药物,也可使用小剂量抗精神病药,如舒必利 100~200mg/d、利培酮 1~2mg/d、奥氮平 1.25~5mg/d 等。同时辅助心理治疗治疗,伴发的消化症状根据严重程度给予对症治疗。

(二)抑郁障碍伴消化系统症状

抑郁障碍以显而持久的心境低落为主要临床特征。临床观察发现,80%以上的抑郁障碍患者有

食欲差、胃部不适、反酸、嗳气、腹痛、腹胀、便秘等消化系统症状,部分患者则以消化不良为主诉反复就诊消化科,但按消化系统疾病治疗效果不好,需考虑抑郁障碍的诊断。虽然从主观症状无法直接进行鉴别诊断,从促发因素、伴发症状、病程特征以及抗抑郁治疗的效果方面可资鉴别,抑郁障碍伴发的消化症状可随抑郁症状的缓解而消失。

（三）焦虑障碍伴功能性肠病

焦虑障碍常伴 FGID 或 IBS,如果病程冗长,应以精神科治疗为主。近年来,新型抗抑郁或抗焦虑药物的使用在这类疾病的治疗方面获得了理想效果。针对焦虑障碍的消化系统症状,可参照躯体化障碍的治疗原则进行,根据症状选择抗焦虑、抗抑郁的药物,SSRIs 和 SNRIs 类抗抑郁剂有可能有治疗初期的胃肠道副作用,例如恶心、反酸、食欲下降,应减少初始治疗剂量,缓慢加量治疗。

（毕　波　曾　勇）

第九节　感官系统疾病

一、口腔科疾病

（一）灼口综合征

灼口综合征(burning mouth syndrome,BMS)是一种以口腔内烧灼样疼痛、口腔黏膜感觉异常为主要临床表现,且不伴有明显临床及病理损害的一组综合征。BMS 好发于舌部,女性中较为多见,尤其是围绝经期及绝经后期的中老年女性的发病率更高。BMS 是临床上常见的口腔黏膜疾病,近年来由于生活节奏逐步加快、心理问题逐年增多等原因,BMS 的发病率逐年攀升,特别是青壮年人群发病率的增加更为显著。BMS 病因复杂、发病机制不明,现在仍然缺乏特异有效的治疗方法。

既往研究表明,精神因素是 BMS 的重要诱因。一方面,BMS 患者多有恐癌心理,在长期无法治愈的疼痛影响下,患者不可避免地出现相关精神和心理方面的问题,因而诱发精神疾患;另一方面,抑郁、焦虑等精神疾病也可能会导致如口腔灼烧感等躯体化症状的出现。部分学者将 BMS 归为一种神经性疼痛,有人则认为 BMS 是一种精神疾病的躯体化表现。

灼口综合征的治疗一直有很多争论,目前有多项研究对 BMS 患者应用治疗神经病理性疼痛(neuropathic pain,NP)的药物,并取得一定的效果。常用药物有三环抗抑郁药、5-羟色胺和去甲肾上腺素再摄取抑制药、钠通道的抗癫痫药(如卡马西平,拉莫三嗪等)、钙通道药物、阿片类药物、外用利多卡因、辣椒素和大麻素等。除了药物治疗,BMS 患者常接受非药物治疗方法,包括物理治疗(经皮神经电刺激等)、行为治疗和辅助心理治疗,这些方法起到重要的辅助治疗作用。

（二）颞下颌关节紊乱病

颞下颌关节紊乱病(temporomandibular disorder,TMD)是口腔科的一种常见病和多发病。该病部分病例病程迁延,反复发作,严重影响咀嚼和言语功能,而且本病的诊断和治疗涉及多学科的知识,应引起临床医师重视。该病是一种综合征,是一组病因尚不完全清楚的临床症状和疾病的总称。一般认为有颞下区关节区的疼痛、下颌运动异常、弹响和杂音三大症状,而又不属于其他临床或病理上诊断已很明确的颞下颌关节疾病者。

颞下颌关节紊乱患者主要的临床表现为:①关节区或关节周围肌群持续性钝痛,可以放射至同侧耳颞部及头部。疼痛多为继发性,少数也有自发痛。②下颌运动异常表现为开口度过大,下颌下降速度加快;开口度过小,严重时可能只有 0.5cm;开口型出现偏斜、曲折或绞锁样歪曲口型。③弹响和杂音常见的异常声音有 3 种:弹响音,即开口或闭口运动时发出的"咔、咔"样声音,多为单声,有时为双声,响度较大,能被患者自己或旁人听见;破碎音,即开口或闭口运动时发出的"咔吧、咔吧"样声音,多为双声或多声,响声小,必须借助听诊器才能发现。这种杂音常提示关节盘有破裂或穿孔;摩擦音,即开口或闭口运动时发出的连续的似揉玻璃纸样的声音,为多音。这种声音的出现常提示颞下颌关节发生了骨质改变。④其他 TMD 还常常伴有许多其他症状,如头痛、各种耳症、各种眼症,以及吞咽困难、语言困难、慢性全身疲劳等,其中头痛十分常见。

以往的研究表明,TMD 患者伴有不同程度的焦虑、抑郁和躯体化等症状。TMD 患者大多伴有心理上的变化,TMD 患者的情绪随着关节的不适症状而变化,而心理上的焦虑和抑郁反过来又加剧了 TMD 的病情发展,周而复始形成恶性循环,最终导致病情反复,迁延不愈。治疗上口服抗焦虑抗抑郁的药物,如 SSRIs、SNRIs 抗抑郁药物和苯二氮䓬类抗焦虑药物,也可以辅助止痛药,维生素和中草药等。

(三) 牙科焦虑症

牙科焦虑症(dental anxiety,DA)是指患者在治疗牙齿时呈现出各种紧张、焦虑状态,包括行为异常、肌肉紧张、心动过速、出冷汗乃至晕厥。部分严重的患者甚至出现有牙病拒绝治疗或根本不愿就诊的情况。DA 是一种对牙科诊治环节所产生的情绪障碍,在人群中普遍存在,其危害值得重视,是医患双方必须面对的问题。

陌生的就诊环境和就诊过程以及治疗器械对于病人本身就是一个重要的恐惧因素,DA 的发病因素复杂,主要包括以下常见诱发因素:①牙科医生:对于多数患者来说,牙科医生是来检查、预防及治疗牙齿的人,往往很可怕,这种误区常常自儿童时代就医开始;②穿刺针、注射针:患者对针害怕是常见且难以对付的恐惧表现,在穿刺针、注射针进入牙龈或面颊皮肤黏膜时很难通过转移注意力而镇静下来;③疼痛:疼痛的回避是人之本性,儿童时期就医的疼痛记忆会阻止其长大后再次就医,疼痛敏感患者更容易发生 DA;④牙科器械:牙钻是牙科治疗的象征,是牙科恐惧中最具体的实物,其独特的声音足以使得恐惧症患者接受到足够的刺激而产生害怕的心理。

对患者进行一定的心理干预可缓解其紧张恐惧的心理,并且具有缓解其疼痛,提高诊治接受行为的作用,主要包括注意力分散法、系统脱敏法和催眠法等。通过调节牙科诊室的灯光效果,加入声乐刺激,改变诊室环境等可改善焦虑症状并使其放松。系统脱敏法是指建立一个诱导性恐惧刺激体系,患者按照一定顺序接受刺激,如先用口镜,再用探针,逐渐过渡到龋洞充填。疼痛是病人产生牙科焦虑的主要原因,医生应通过适当的行为管理方法加上药物干预将其痛觉降到最低。近年来无痛麻醉仪得到广泛应用,其注射针头较细,在计算机的控制下边进针边给药,麻醉药始终位于针头的前方,对牙龈达到预先表面麻醉,若麻醉前预先使用表面麻醉膏,可达到几乎无疼痛感。如果上述办法效果不佳的情况下可小剂量给予口服咪达唑仑镇静治疗,甚至在全身麻醉下进行牙齿治疗是其他行为管理方法失败情况下的选择,全身麻醉前应进行各项术前检查,包括各项血液指标检测、X 线胸片、心电图、心率、血压等,排除手术禁忌证。

二、眼 科 疾 病

(一) 视疲劳

视疲劳(asthenopia)即由于各种病因使得人眼视物时超过其视觉功能所能承载的负荷,导致用眼后出现视觉障碍、眼部不适或伴有全身症状等以至不能正常进行视作业的一组症候群。视疲劳以患者主观症状为主,眼或者全身因素与精神心理因素相互交织。因此,它并非独立的眼病。

视疲劳的临床症状多种多样。主要表现为用眼后出现:①视觉障碍:近距离工作或阅读不持久,出现暂时性视物模糊或重影;②眼部不适:眼胀、眼痛、眼干、眼烧灼感、流泪、眼痒、眼异物感及眼眶疼痛;③全身症状:易疲劳,头痛、头晕,记忆力减退,严重时甚至恶心、呕吐,并出现焦虑、烦躁以及其他神经官能症的症状。一般认为,症状局限在眼部为轻度视疲劳,而兼有全身症状则为重度视疲劳。

视疲劳的治疗必须在明确病因的情况下进行,因此,消除病因疗法是治疗视疲劳的关键。药物治疗主要为改善眼调节功能药物:由于大部分视疲劳患者是由于眼调节功能异常所致。因此对于这类患者需首要解决的最根本问题即改善眼调节功能。主要代表性药物:七叶洋地黄双苷滴眼液。它能作用于睫状肌,通过增强睫状肌的功能和增加睫状肌的血流量来改善眼的调节功能。从而达到治疗视疲劳的目的。或者选用睫状肌麻痹药物:例如复方消旋山莨菪碱滴眼液和山莨菪碱滴眼液等。其主要成分作用与阿托品相似或稍弱,具有明显的外周抗胆碱能作用。能使乙酰胆碱引起痉挛的平滑肌松弛,并解除血管(尤其是微血管)痉挛,改善微循环。当病人伴有抑郁、焦虑症状时可考虑给予SSRI类抗抑郁剂,如氟西汀、舍曲林、艾司西酞普兰等改善临床症状。

(二)原发性青光眼

原发性青光眼是眼科常见的不可逆性致盲眼病,发病率随着年龄增长不断升高,其发病机制尚未完全阐明。近年来医学模式逐渐从生物医学模式转向生物-社会-心理模式,社会心理因素在青光眼发病、诊疗过程中的作用逐渐引起人们的关注。青光眼的发病、发展及预后与社会心理因素密切相关,并且已有研究初步尝试通过心理干预来辅助治疗青光眼。

目前发现,闭角型青光眼在原发性青光眼中所占的比例有逐渐增高的趋势,此病多见于女性,发病率约为男性的 2 ~ 4 倍,是老年期常见的眼疾。本病的发病原因十分复杂,从体质解剖学角度看,它属一种遗传性眼病,患者出生后眼部就存在着患病的解剖学基础。从发病的个性心理因素看,患者个性偏于内向,对外界社会环境适应能力差,并且偏于忧虑、抑郁、情感稳定性差。而开角型青光眼患者在个性方面与正常人却无任何区别。另有报道,闭角型青光眼患者的 A 型行为占优势。从环境因素看,患者大多是长期在暗处工作,或持续看电视、电影的时间太长,由于瞳孔大而使周边部虹膜增厚、向前,阻塞了原来就较窄的房角,导致青光眼的急性发作。至于社会生活事件影响作用则更为明显,一些患者常因偶发生活事件引起情绪剧烈波动而使眼压升高,症状发作。一旦情绪稳定下来,有时即使未用降眼压药物,眼压也能自然回落。故在本病治疗中,心理疗法有特殊意义,尤其是情绪调节对发病和预防都有良好的作用。

心理治疗虽不能取代手术及药物治疗,但通过对青光眼患者的心理支持、疏导和宣泄对于稳定情绪,缓解症状确有重要作用。心理治疗的方法很多,医生应根据患者的具体情适当选用。如果病人伴随焦虑抑郁情绪,情况严重时可给予抗焦虑抗抑郁药物。三环类抗抑郁药选择性低,对很多受体有阻断作用,对胆碱能受体的影响引起抗胆碱反应,容易引起口干、尿潴留和眼压升高,所以闭角性青光眼的病人慎用。

三、耳鼻喉科疾病

在耳鼻喉科就诊的一些疾病,其本质上属精神心理疾病,但表现为耳鼻喉症状,例如突然的失声,突发的耳聋,以及咽喉部不适等,许多症状常被误诊为躯体疾病。此类疾病常见的有急性心理应激引起的心因性耳聋和癔症性失声,慢性心理应激引起的咽喉部不适感以及伴有严重心理反应的耳鸣等。

(一)咽喉异感症

咽喉部感觉异常是耳鼻咽喉科门诊最常见的疾病症状之一。患者咽部有种恼人的异物感,但检查起来却不见器质性病变。祖国医学称之为"梅核气"。虽然器质性和功能性疾病均可诱发,但心理社会刺激引起的种种不良情绪,如焦虑、悲伤、抑郁及恐惧等情绪是诱发该病的首要原因。该病以中年人发病居多,尤其是 30 ~ 40 岁的女性多见,大多数患者伴有对自己患有恶性疾病的恐惧情绪。

患者常感到中线位置胸骨上窝与口咽部之间有团块阻塞,感到吞咽唾液时出现或更加明显,而进食并无阻挡感。阻塞位置常固定,也有呈移动性者,有的感到团块自下而上升到咽喉形成阻塞。有时表现为咽部有贴叶感、虫爬感、僵痒感、痰黏着感。一般无疼痛或仅咽部轻微疼痛,症状的轻重往往与情绪变化有关。多数病人往往同时伴有心慌、胸闷、胸部窒息感、前胸后背疼痛等症状,也可以存在全身不适感,如蚁爬感、灼热感、过电感等等,病人如果情绪症状突出例如心烦意乱、坐立不安、担心害怕、恐惧、恐慌等焦虑症状明显的话,此类病人可以考虑诊断为焦虑障碍。

该病诊断为排除性诊断,首先排除躯体疾病所致的咽喉异感症,耳鼻喉科医生无法找到咽喉部疾病的客观证据时,可以请精神科会诊,通过精神检查确定是否有焦虑障碍、抑郁障碍或躯体形式障碍等疾病。如果上述疾病诊断成立的话,可以给予 SNRIs 类抗抑郁剂,如文拉法辛或者度洛西汀等治疗。

（二）耳鸣

耳鸣是没有外界声源时所感知的声音，虽然耳鸣本身并非疾病，但它实际上是一种与多种病因以及多种因素相关的症状，耳鸣可以发生在头颅的一侧或双侧，这种感觉可以来源于颅内或颅外。耳鸣音质表现多样，常被患者描述为铃铃声、嘶嘶声、咔嗒声、搏动声以及其他噪声。

心理社会因素在耳鸣发病的过程中起着重要作用，耳鸣神经生理心理学模式在国际上得到了较为广泛的认同，耳鸣的感受会自动产生紧张、心烦和害怕的情绪，而不良情绪状态又会再次诱发对于耳鸣的感知，造成耳鸣和不良情绪之间的恶性循环。耳鸣与心理因素紧密相关，耳鸣可使患者产生一系列精神心理障碍，精神心理障碍又可以反过来使耳鸣加重。

对于耳鸣的处理，耳鸣临床应用指南建议：临床医生应该：①在首次检测疑为原发性耳鸣患者时，进行有针对性的病史采集和身体检查，确诊那些可通过及时诊治减缓耳鸣影响的相关病症；②立即对单侧耳鸣或持续性耳鸣（≥6个月）或有听力损失的耳鸣患者进行全面听力学检查；③区分新发耳鸣和持续性（≥6个月）耳鸣患者，决定干预的优先顺序，鼓励对患者病史及后续治疗的讨论；④为持续恼人耳鸣患者提供治疗方法的咨询；⑤向已确认有听力损失且有持续性恼人耳鸣患者推荐助听器验配；⑥向持续恼人耳鸣患者推荐认知行为疗法。当病人伴有严重的焦虑抑郁症状时，考虑将抗抑郁药、抗惊厥药、抗焦虑药或鼓室内给药作为治疗持续恼人耳鸣的疗法，例如SSRIs或者SNRIs类抗抑郁药物。

（毕　波）

 思考题

1. 病毒性脑炎所致精神障碍的临床表现包括哪些方面？治疗要点是什么？
2. 肺性脑病的病因及治疗原则是什么？
3. 肾衰竭所致精神障碍的处理原则是什么？
4. 疼痛与焦虑抑郁的关系是什么？
5. 糖尿病患者请精神医学科会诊的常见原因有哪些，并且谈谈根据不同的情况该如何处理？

第六章

会诊联络精神病学在特定人群中的应用

这一章中,将讨论在综合医院中的特殊医疗病房、特殊疾病和特殊患者群体的会诊联络服务,这些会诊地点包括门诊和病房。之所以单列一章,是因为在重症监护病房、患者手术前后(包括特殊手术如截肢术和器官移植)、恶性肿瘤患者、传染性疾病患者的精神科会诊联络所针对的问题具有相似性;其次,儿童青少年、老年、妇女特殊时期的精神卫生问题有其特殊性;而美容整形的个体或经历灾难后的人群也有可能出现不同程度的精神障碍,如何甄别并制定相应的治疗策略是重要的临床问题。上述这些问题在临床过程中没有得到足够的重视,期望通过学习这一章节,对在临床过程中制定整体而个体化的医疗决策有所帮助。

第一节 会诊联络精神病学在重症医学的应用

重症医学是随着医疗及护理学科的发展、新型医疗设备的诞生和医院管理体制的改进而出现的一种集现代化医疗护理技术为一体的对重症患者进行加强的医疗护理的临床医学。重症监护室(intensive care units,ICU)是重症医学学科的临床实践基地,它运用先进的仪器和专业的医护团队,为各种原因导致的器官与系统功能障碍、危及生命或存在潜在高危因素的患者,提供系统的、高质量的医学救治。

ICU 在人力、物力和技术上给予危重患者最佳的保障,但由于患者病情危重、进展迅速、变化不定,并且置身于陌生环境,面临各种复杂仪器及多种药物的使用,接受各种侵入性操作,承受着各种疼痛或躯体不适的煎熬,加之对死亡的恐惧,自我控制感的丧失,与亲人的分离,以及疾病本身造成的一系列病理生理过程和心理反应,构成了在 ICU 中威胁个体心理健康的重要因素。ICU 患者最常出现的是焦虑、抑郁、睡眠障碍、谵妄等精神症状,可加重原发疾病,增加并发症和病死率,延迟康复。本章节就 ICU 常见精神障碍及会诊联络要点进行简要介绍。

一、概　　述

(一)流行病学

有关 ICU 精神障碍发生率的报道不一,与每项研究的研究对象选择、精神症状评估方法、是否采用机械通气及其维持时间、术前术后有无并发症及其严重程度、应用药物种类、ICU 或麻醉复苏室环境等有关。谵妄、焦虑、恐惧、抑郁等症状往往是 ICU 中需要精神科医师会诊的常见精神症状。

(二)病因与发病机制

重症监护室中危重患者发生各种精神障碍的原因较为复杂,通常是多因素综合作用的结果。

1. 严重的脑和躯体疾病　任何引起脑功能改变的因素如缺血、缺氧、感染、手术、外伤、中毒、机体内环境紊乱、主要器官功能不全、疼痛不适等均可导致精神障碍的发生。

2. 环境因素　①生物节律破坏:持续光线刺激、特殊环境、疼痛不适等导致患者生物节律被破坏,出现睡眠剥夺状态或睡眠紊乱;②感觉剥夺:ICU 内环境特殊,远离亲人、朋友,活动受限,缺乏沟通及交流等。

3. 药物因素　在 ICU 中使用的药物常可产生明显的精神毒性作用,可导致少数患者的精神异常,如麻醉药(丙泊酚、利多卡因、盐酸布比卡因等)、镇痛药(枸橼酸芬太尼、盐酸哌替啶、吗啡等)、抗菌药物(青霉素、头孢菌素类、四环素类、大环内酯类、喹诺酮类、氨基糖苷类、单环 β-内酰胺类、咪唑类、碳青霉烯类等)、抗胆碱能药(阿托品等)、三环类抗抑郁药、抗高血压药(马来酸依那普利、肼苯哒嗪、甲基多巴、地尔硫䓬等)、抗心率失常药(盐酸维拉帕米、盐酸美西律等)、抗惊厥药(卡马西平、氯硝西泮、苯巴比妥、苯妥英等)、H_2 受体拮抗剂(法莫替丁、雷尼替丁等)及其他。

4. 心理因素　置身于 ICU 并经历被救治或看到他人被救治都是巨大的心理应激,患者承受着死亡威胁、对医疗过程的恐惧、自我控制能力的丧失、对疾病转归的不可预知性等应激因素;同室病友呻吟、抢救或去世都会给患者带来巨大的精神压力。

5. 其他因素　①年龄:老年患者生理功能减退,尤其是肾上腺皮质功能低下,使患者对原发病和手术打击的应激反应能力下降;②经济状况:患者的经济收入、医药费报销比例、吸烟饮酒史等均可成为诱发或加重精神障碍的相关因素。

二、临 床 表 现

ICU 为危重患者提供了最先进的技术设备和治疗手段,但大多数进入 ICU 的患者面临着死亡的威胁,可出现各种心理问题或精神症状。

（一）焦虑

焦虑是意识清晰的危重患者最常见的心理变化,表现为紧张、担忧、烦躁、易激惹、犹豫不定,同时伴有自主神经功能紊乱症状,如心悸、多汗、震颤、恶心和排便困难等。

（二）恐惧

因生命受到威胁可使患者产生惶惶不可终日甚至大难临头的恐慌感;心肌梗死发作时持续性的剧痛可使患者产生濒死感;大出血患者可有害怕再次出血或失血场景的闪回所带来的强烈恐惧感;严重的恐惧可导致拒绝治疗、逃避检查等非理性行为。有人称 ICU 为"高度恐惧病房"。

（三）抑郁

抑郁也是危重患者中较常见的精神症状,以心境低落、兴趣和愉快感丧失、精力降低为主要表现,若持续时间短,可视为对疾病和环境的心理反应,此时,支持性和解释性心理治疗可部分解决患者的问题。若抑郁持续时间较长,可增加躯体疾病的恶化和死亡率,尤其伴有轻生观念甚至自杀企图或行为时,则需要及时干预。

（四）谵妄

谵妄是 ICU 中精神科会诊最常见的急性器质性精神障碍,核心症状是意识障碍,常有注意力和觉醒程度的改变,还常伴随精神运动异常、睡眠觉醒周期紊乱、妄想、情绪异常等症状。急性起病,波动性病程。又称"急性脑病综合征"。

三、诊断治疗和会诊联络要点

（一）ICU 患者精神心理状态的快速评估

危重患者病情来势迅猛,变化快,患者心理反应复杂多变,因此应该对患者的心理状态进行动态快速评估。ICU 的医师、护士、陪护者提供的患者行为、言语、睡眠等资料对判断患者的精神状态十分重要。

由于病情的特殊性,许多危重患者不能自主表达真实的心理感受,如需要呼吸机辅助呼吸的患者,因此国际上进行的精神障碍发病率调查多采用他评量表进行测量。

针对谵妄的评估主要有三种:

1. ICU 意识模糊评估法（confusion assessment method for the intensive care unit, CAM-ICU）是现在最为常用的一种诊断工具，具有良好的信效度。

2. NEECHAM 意识模糊量表（Neelon and Champagne Confusion Scale, NEECHAM）：能够准确反映患者的 ICU 综合征的严重程度，并将其进行等级的划分，但是要求患者具有言语交流能力并且能够遵从指令，因此对进行机械通气患者的诊断时存在困难。

3. ICU 谵妄筛查表（the Intensive Care Delirium Screening Checklist, ICDSC）：灵敏度较高，能够全面的筛出 ICU 综合征的患者，然而特异度较低，误诊率较高。

针对焦虑抑郁的评估主要有：汉密尔顿抑郁量表（Hamilton Depression Scale, HAMD）、汉密尔顿焦虑量表（Hamilton Anxiety Scale, HAMA）、综合性医院焦虑抑郁量表（Hospital Anxiety and Depression scale, HAD）等。

（二）ICU 患者的会诊联络要点

重症监护室中出现的精神症状的原因主要是脑器质性疾病或躯体疾病，但不可忽视药物及治疗过程中疾病的变化。积极治疗原发疾病尤为重要，但更需要关注在整个治疗过程中患者整个躯体和精神的变化，此时整合的医疗原则就十分重要。要针对患者出现的精神症状寻找和明确器质性病因及/或危险因素，进行对症处理。

1. 谵妄的处置

（1）与多学科医师一起讨论明确导致谵妄的危险因素。

（2）针对导致谵妄的最重要因素进行针对性治疗。

（3）对患者的不协调精神运动性兴奋给予相应的药物治疗。

（4）在治疗决策中要考虑尽可能恢复患者的生物节律。

2. 焦虑惊恐的治疗

（1）与患者沟通，明确焦虑惊恐产生的心理社会因素，针对性给予保证及支持性的心理治疗，并对患者的疾病及预后给予恰当的解释。

（2）在充分考虑到患者躯体情况及其治疗的条件下，积极给予抗焦虑治疗，可酌情选用苯二氮䓬类药物，日间可使用半衰期长的药物如地西泮，夜间可将抗焦虑和镇静催眠的效应合并考虑。惊恐发作常常需要给予静脉滴注地西泮。

（3）如果需要长期治疗，可使用 SSRIs、SNRIs 治疗，剂量则要根据患者的状况个体化考虑。

3. 抑郁的治疗

（1）对患者进行全面和全程评估，特别关注其是否有消极观念和可能的消极行为，并进行相关防控。

（2）给予心理治疗，短程 CBT 可使患者抑郁情绪有所改善。

（3）抗抑郁药物要尽可能在明确诊断后积极使用，药物的选择应该根据患者的躯体状态，和其他学科医师进行讨论决定。

4. 其他干预措施

（1）保持昼夜节律：限制白天睡眠，夜间光线柔和（减少错觉）；在不影响疗效的情况下，尽可能减少夜间治疗和护理的次数。尽可能改善患者失眠，中短半衰期的苯二氮䓬类药物最常用。

（2）积极治疗疼痛：在护理中帮助患者减轻不适。

（3）减少噪声：有调查发现，危重病房是医院噪声最强的地方，环境产生的干扰就会使人烦躁不安。噪声主要来自于各种机械报警声、气管吸痰声甚至医护人员夜间谈话及走路的声音。

（4）保护患者和其他人：收走潜在危险物品，尽量不使用医学保护性约束或约束时间尽可能短。

（5）辅助时间、地点定向：在患者的视野范围之内放置钟表和日历，定期告诉其时间、所在位置。

（6）改善感知：患者若平时佩戴眼镜或助听器，可予提供。

（7）避免不良刺激：护理操作时进行必要的解释；抢救其他危重患者时，用布帘遮挡，做到忙而有序;避免在患者床旁讨论病情。

（8）提前与患者讨论离开 ICU,回到普通病房的事宜,消除其对 ICU 依赖的心理。

（韩笑乐）

第二节 会诊联络精神病学在围术期的应用

一、概　述

手术是治疗疾病的主要手段,但手术施行过程中的麻醉、对躯体的损伤甚至导致躯体的缺失、术后可能导致的功能障碍和外观变化、疼痛、手术导致的社会功能和社会角色的改变、手术失败、危及生命等均是被手术者在术前需要考虑的问题,手术后所导致的相应后遗症也是患者需要面对及适应的。因此围术期精神障碍是会诊联络和精神病学研究的主要问题。

术前患者常常有焦虑,这与个体的性格、对疾病的认知、对治疗效果的担忧等有关。

术后精神障碍多数在手术后 2~5 天发病,以谵妄多见,危险因素包括高龄、轻度认知损害、脑卒中史、睡眠剥夺、缺氧、代谢异常、感染、酒精依赖及物质滥用等,手术的难度和种类也会增加危险性,如心脏手术或髋关节置换术,术中加用麻醉剂,术后并发症等,某些药物也会使谵妄的危险性增加。

部分患者术后可有抑郁、焦虑、睡眠障碍等,病程约 1~3 周。危险因素主要与患者术后的护理、被关怀、对手术的满意度、康复的程度、疾病是否被治愈、术后的功能障碍及外观改变的程度等。

手术患者因经历影响自身外观、影响性角色相关行为、导致重要功能障碍、术后存在慢性威胁生命的情况等,部分患者会出现急性应激障碍,少数出现创伤后应激障碍。

二、临床表现

（一）手术前患者的心理特点

1. 术前焦虑　焦虑是对预期的心理威胁的一种情绪反应,表现为紧张不安、恐惧害怕、惶惶不可终日,似大祸将临头。伴有交感神经功能亢进,如心跳加快、血压升高、呼吸加速、脸色苍白、皮肤发冷、出汗、四肢震颤和坐卧不宁。

2. 术前恐惧　Regal(1985)系统评估了 150 位术前患者,发现其中 54% 的患者对手术感到恐惧,近 1/3 的患者害怕麻醉,担心麻醉作用过早地消退或是再无法从麻醉中醒来;约 10%~21% 的患者存在针具恐惧感,对医疗设备的恐惧也很常见。

（二）手术后患者常见的精神障碍

1. 术后谵妄　谵妄是外科病房中患者手术最常见的精神症状,有研究显示,术后谵妄的发生率为 73%,平均持续时间为 3 天。总体而言,谵妄是住院时间延长、使用机械通气及死亡率升高的较强预测因素,从而加重医疗成本负担。在美国,每年与谵妄相关的医疗成本高达 380 亿~1520 亿美元。

2. 术后焦虑　术中留取组织标本做病理检查的患者在术后病理确诊之前往往坐卧不宁、食欲缺乏、失眠、焦虑,存在一方面期待早点看到结果,一方面又害怕得到癌症诊断的矛盾心理。

3. 术后抑郁　女性和老年患者、社会支持系统不佳的患者、期望值过高、有严重失落感和认为手术效果不理想的患者、家庭经济困难、负担手术费用有限的患者较易出现术后抑郁症状,常常伴有大量躯体不适,如疼痛、易激惹、活动减少、睡眠障碍及食欲减退等,严重时可出现自杀、自伤行为。

4. 术后持续疼痛　手术后疼痛是一种复杂的生理心理反应,是临床上最常见的症状之一。当手术后患者的疼痛超出用已知的病理生理学理解的范畴,精神科医师的会诊就变得非常重要。此时患者的疼痛不仅是躯体受到有害刺激的结果,而且是精神、心理状态和社会、经济因素交互作用的结果。

5. 术后创伤后应激障碍　有些患者出现急性应激障碍,长期得不到解决可迁延为创伤后应激障碍(PTSD)。多项研究表明,创伤患者(尤其是烧伤患者)、车祸受害者、乳腺切除、截肢、心脏手术和神经外科手术的患者更容易出现创伤后应激障碍。

三、诊断治疗和会诊联络要点

手术前应对患者进行心理教育,消除其紧张焦虑,必要时给予抗焦虑和短效催眠药物;对手术后出现的精神障碍应该认真分析相关病因,并积极去除,对精神障碍者可选用相关精神病药治疗。

(一)术前心理教育及焦虑失眠的治疗

为预防和减少术后不良心理反应,术前对患者心理状态进行评估和必要的干预十分重要。要了解患者的心理状态及需求,使其保持在最佳心理状态,才能达到预期的治疗效果,并减少术后并发症及各种精神障碍的发生。有研究表明,在术前对患者进行心理评估,并给予心理教育及焦虑失眠治疗可降低患者术后情绪障碍的发生率,减轻患者的医疗、家庭经济负担。

耐心细致地向患者讲解实施手术的必要性、手术方式、大致过程、注意事项、术后可能出现的不适、并发症及对应方法,消除其恐惧心理。

做好家属工作,争取家属的理解和配合。避免家属产生不合理的态度和情绪,而对患者产生不利影响。让家属从精神上、生活上给予患者更多的关心和体贴,增强其战胜疾病的信心。

由于不良心理会直接影响手术效果及手术后病情的恢复,所以针对于已经存在严重焦虑和失眠的患者,其处理包括抗焦虑药和镇静安眠药的使用、相应手术麻醉与疾病知识的教育、行为治疗(如放松与生物反馈)等。

(二)术中心理干预

手术室里陌生的环境、纷繁复杂的医疗仪器和监护设备都会给患者带来不良的视觉与听觉刺激,手术进程中麻醉的过程以及各种药物的使用也会使清醒患者出现急性应激反应,因而关注清醒患者的情绪变化,随时随地做好心理安抚和正性暗示都是必要的。

(三)术后心理干预及相关精神障碍的治疗

术后因麻醉效果逐渐消失,使患者产生恐惧心理,担心疼痛加剧,难以忍受,这种不良心理会刺激内分泌系统,产生血压升高、烦躁不安,甚至造成引流管脱落、输液针头滑出或刺破血管壁而影响治疗效果。根据患者具体病情和心理反应,着重在以下几个方面进行:

1. 正确识别并恰当处理谵妄　除了病因治疗和支持治疗外,用氟哌啶醇、非典型抗精神病药或结合用苯二氮䓬类药物对症治疗也有一定效果,使用原则为短期小剂量。此外还可以使用脑代谢促进剂及神经营养剂等。

2. 正确处理术后疼痛　首先要根据手术类型排除术后并发症的可能,如开颅手术后继发脑水肿引起的头痛、腹部手术后的腹膜炎、腹痛等,在排除并发症后进行心理治疗。术后疼痛不仅与手术部位、切口方式和镇静剂使用是否得当有关,而且与每个个体的疼痛阈值、耐受能力和对疼痛的经验有关。如果患者注意力过度集中、情绪高度紧张、烦躁疲倦、周围噪音过大、光线过强等都会加剧疼痛。因此,医护人员应体察和理解患者的心情,从每个具体环节来减轻患者的疼痛。结合心理疏导和暗示疗法,鼓励患者运用术前训练的深呼吸等放松技术,让患者听自己喜欢的音乐,告知患者如何正确咳嗽吐痰、翻身及活动四肢的方法,运用多种手段来缓解术后疼痛。

3. 及时反馈手术完成情况　术后患者一回到病房或麻醉苏醒后,应立即告知手术已顺利完成,达到了手术的目的,让患者放心。多向患者传达有利信息,给予鼓励和支持,以免患者术后猜疑,心理负担过重。以通俗易懂的语言结合患者的病种,深入浅出地讲解术后注意事项,对手术可能留置的氧气导管、引流管、胃肠减压管、胸腔引流管、导尿管等的重要性均作详细介绍,同时还可邀请已做过同类手术的患者介绍配合治疗的经验,帮助患者寻找手术成功的内在动力,增强康复信心。

4. 积极治疗抑郁和应激反应　因手术未能解决患者疾病、或是姑息性手术、或手术给患者带来"丧失"感,部分患者会出现抑郁发作、急性应激障碍的症状,少数会导致创伤后应激障碍。及早的正确诊断和治疗是争取良好预后的关键,因此,只要患者病情允许,根据其症状和治疗手段的适应证,积极给予抗抑郁药物等相应治疗,并开始给予专业的心理治疗是非常重要的。同时应加强监护,严防自杀、自伤等意外事件的发生。

四、截肢术后患者的心理特点及会诊联络要点

（一）截肢术后患者的心理特点

1. 焦虑恐惧　失去肢体必然会对患者今后的生活造成巨大影响,尤其是下肢截肢后,大多数患者会担心以后的生活无以为继;或是伤后与其熟悉的人和物分开所引起分离性焦虑;或是对陌生的环境和人以及病情的认识产生焦虑、恐惧。

2. 自我形象紊乱　对于截肢后造成的不同程度的躯体残疾和功能缺陷,无法接受。形象上的缺失和社会角色的改变都令患者处于低自尊状态,出现悲观沮丧,沉默寡言、厌恶社交,不想出门,不想见人,有的甚至绝望轻生,出现自杀行为。

3. 疾病角色行为强化　部分患者在康复阶段仍安于患者角色,有退缩和过分依赖心理,表现为被动、顺从、缺乏主动性,不能配合每日的康复训练或动作不到位,甚至拒绝配合治疗。

4. 幻肢痛　截肢后患者对自己的身体敏感性有所增高,绝大多数截肢患者在术后相当长一段时间内对已经切除部分的肢体存在着一种虚幻的感觉,尤其是术前曾有长期严重疼痛病。

5. 抑郁发作、急性应激反应和创伤后应激障碍对出现抑郁发作、急性应激反应和创伤后应激障碍等相关症状的患者要明确诊断,制订治疗方案。

（二）截肢术后患者的会诊联络要点

1. 舒适恰当的环境　应将术后的患者置入舒适的、适合残障患者生活的病房,只要患者情况允许,在术后就要及早鼓励患者开始康复训练。情况相似、年龄相仿的患者安置在同一病房,让患者们进行经验交流有益于康复。

2. 对日后的康复和患者的生活给予恰当的解释,解除患者对未来的不确定感。

3. 自我概念重塑　自我概念对个人的心理及行为起着极其重要的调控作用,包括身体及自我形象、社会认同、自我认同和自尊四个方面。大部分患者因躯体缺陷而导致自我概念降低。医务人员应帮助患者对自己的身体重新认识,对别人的反应也要重新评价。而且必须适应与接受这些改变,以符合其形象,才能重新适应自我概念。

4. 幻肢痛的处理　术前应向患者作好解释,如果出现幻肢痛,要恰当解释疼痛的机制;心理治疗、物理治疗和恰当使用镇痛药可使多数患者症状获得缓解。对顽固性疼痛患者,可行封闭、交感神经阻滞或交感神经切除术。

5. 严重焦虑、抑郁、急性应激障碍及创伤后应激障碍　患者按相关治疗原则进行规范治疗,同时应加强监护,严防自杀、自伤行为。

6. 与康复科医师一起制定患者的康复计划　随时解决康复中可能遇到的精神障碍和心理问题。

五、器官移植患者的心理特点及会诊联络要点

（一）器官移植患者的心理特点

1. 器官移植前相关心理问题及精神障碍

（1）焦虑和抑郁反应:慢性疾病的终末期患者往往都存在焦虑或抑郁症状,在等待器官移植中,焦虑和抑郁会有所加重并持续存在;移植前受体患者担心供体器官是否能配型成功;较高的焦虑抑郁水平和易激惹是移植前的普遍体验,流行病学调查显示移植前这些症状高达80%。国外有学者提出,在移植患者中存在一种特殊的焦虑反应,称为矛盾心理或双价症,即患者对移植既有渴望的一面,又有

排斥的一面,这种情绪明显的加重了患者的焦虑情绪,降低了患者治疗的依从性。

（2）绝望感:在等待供体器官的过程中,尤其在有死亡威胁时,患者会经历希望、期待、焦虑、绝望等心理变化。

2. 器官移植后相关心理问题及精神障碍　移植手术的最终成功与否取决于患者严格接受药物治疗的依从性和处理移植后心理问题的能力。常见的与精神科联络会诊相关的问题有术后谵妄、抗排异药物相关的精神问题、焦虑和抑郁、认知功能障碍及神经系统症状等。

（1）术后谵妄:临床表现与其他术后谵妄类似。

（2）皮质激素、免疫抑制剂导致的精神障碍:患者以不协调精神运动性兴奋为主要临床表现,有皮质激素或免疫抑制剂（如他克莫司等）的使用,并且是在术后意识清醒后再出现。

（3）焦虑:特别是对移植物失功能（allograft dysfunction）而产生的焦虑。

（4）心理排异:患者置换了一个不知名的遭受不幸事故的供体器官的事实会对患者心理造成精神上的困惑,有的患者甚至产生负罪感。患者要经历一个过程,才能渐渐适应全新的包含有他人器官的自我形象。但少数患者不能完成这一过程,出现心理排异,要求医生去除移植物。

（二）器官移植患者的会诊联络要点

谵妄的处理与术后谵妄是一致的,这里要强调两点:一是要更加关注移植器官的功能及恢复情况,二是关注抗排异治疗与精神障碍的关系,同时这些问题也与非谵妄的不协调精神运动性兴奋相关,并且常常相互转化,此时与其他专科医生相互协商,共同作出诊疗决策就非常重要,兼顾患者各个方面的情况进行动态的诊疗是这个时期重要的工作。

对患者产生的焦虑要进行必要的治疗,同时要关注是否有心理排异,此时系统的认知行为治疗是可行的,必要时给予抗焦虑药物是可行的。

（韩笑乐）

第三节　会诊联络精神病学在肿瘤患者中的应用

一、概　　述

肿瘤的发生发展与患者的行为方式和心理社会因素有一定关系,罹患恶性肿瘤后的患者面临严重的应激,包括对疾病的认知、对疾病角色的适应、应对诊疗过程的痛苦和丧失、应对治疗后的残疾和康复、面临死亡的威胁和面对死亡等。因此在肿瘤的治疗中发展一种心理肿瘤学模式的照料（psycho-oncology model of care）是十分必要的。在这个模式中,肿瘤治疗医师和精神科医师、心理学家、职业治疗师等组成治疗小组对患者进行协同诊疗。

在这一模式指导的治疗原则中,应该切实贯彻患者、家属、照料者为中心的理念;所有肿瘤患者均有权得到将他们的肿瘤、相应的心理问题、社会支持、功能康复作为治疗的目标;在治疗全过程中要考量使患者心理社会功能获得安宁,患者的隐私需要得到有效保护,所有参加治疗的医师都应遵循心理肿瘤学模式的照料,并且为之作出努力,同时影响其他的照料者。医师需要对肿瘤治疗进行有效的整合,包括考虑到患者的心理社会层面;鼓励在这个领域工作的医师发展行之有效的与患者交流的技巧,并评价患者的心理社会状态,在整个治疗过程中甄别会给患者导致不良应激的因素并尽量避免;同时,在此领域工作的医师需要进行如何进行心理社会支持的训练;在心理社会照料中要将有循证证据的方法和策略提供给患者及其家属;肿瘤患者要有机会参与到提高肿瘤治疗和照料的服务中并为提高服务作出努力;与文化相关的治疗方法在肿瘤患者心理社会照料中应该被纳入,但应包括临床监管、干预有效性的临床评估,并建立服务目标和服务操作标准;在精神科医师会诊的支持下,积极对患者相关的精神症状进行药物治疗。

因此,针对肿瘤患者的会诊联络精神病学工作内容非常之多,以下仅针对最常见的情形进行讨论。

二、临 床 表 现

（一）脑肿瘤的精神症状

脑肿瘤可分为原发和转移两类，但它们导致的精神症状是相似的。一般而言，发展较快的脑肿瘤易导致认知功能紊乱，迅速发展的脑瘤常产生急性脑器质性综合征，谵妄常常是突出的表现；发展缓慢的脑肿瘤较少发生精神障碍，如果发生，常常是不典型的精神症状，这些精神症状使医师很难用其他精神疾病来解释，可有认知功能障碍、抑郁、躁狂、焦虑、精神病性症状等，后期可有痴呆综合征或人格改变。

尽管如此，脑肿瘤患者早期出现的精神症状仍然具有定位意义，以后随着病情发展，肿瘤使邻近及远处脑组织发生水肿、推移、挤压，脑室系统受压变形，脑脊液动力学改变、血循环受阻等，脑部损害范围复杂化，导致临床症状的复杂化。

不同脑区肿瘤的症状仍然有一定的特异性：

（1）额叶：精神症状较其他部位多见，往往在早期及神经系统体征尚未显现之前发生，主要有始动性缺乏，情绪障碍，认知功能下降，人格改变；若肿瘤影响皮质运动区可出现言语零乱、运动性失语、缄默等症状。这些症状常常导致诊断精神分裂症或情感障碍。

（2）颞叶：除出现酷似额叶肿瘤的持续性精神症状外，还可有发作性症状，如出现幻嗅、幻味；可有非真实感、旧事如新症、似曾相识症、感知综合障碍等；有时出现梦样状态，谈话或活动中止，双目凝视，突然的情绪变化，伴有伸舌、舐唇、咀嚼、摸衣等不自主动作；不在发作时仔细甄别很难发现患者可能出现了短暂的意识障碍。

（3）顶叶：精神症状较少，可出现抑郁，主动性减少，思维缓慢，理解困难。此外作为顶叶症状有失用与失认。损害在优势侧时，可有 Gerstmann 综合征（即手指失认、计算不能、书写不能和左右不分），非优势侧的症状有半侧身体失认。

（4）其他：枕叶肿瘤可出现幻视。胼胝体肿瘤可于早期出现严重且多样的精神症状，表现智力减退、记忆障碍、人格改变等。间脑肿瘤可出现显著的记忆障碍，也可有痴呆、人格改变、情绪障碍、嗜睡等。垂体肿瘤除内分泌机能障碍外，可有精神迟钝，行为被动、性欲减退、嗜睡等。

在会诊联络中一定牢记：只有有明确的证据排除脑部的占位性病变，才能拟诊其他脑疾病。

在治疗脑肿瘤患者时，与精神症状相关的治疗要考虑肿瘤、手术、放化疗等综合因素，在对因治疗的基础上进行对症治疗。

（二）非神经系统肿瘤的精神症状

1. 胰岛素瘤 可导致低血糖，出现各种精神症状，如焦虑、惊恐发作等，发作通常与饥饿相关，反复发作。血糖监测及胰腺影像学可明确诊断。

2. 类癌综合征 主要发生于胃肠道的嗜银细胞瘤引起的以发作性皮肤潮红、水肿和腹泻为主要临床表现的综合征，病程一般为 10～15 年。类癌细胞可产生 5-羟色胺、缓激肽、组胺及前列腺素等，5-羟色胺的主要作用是使血管扩张，支气管平滑肌痉挛，胃肠道蠕动增加，可致皮肤潮红、喘息、腹痛、腹泻，部分患者可出现精神症状，此外可刺激成纤维细胞增殖，引起心脏内膜及其他部位纤维化，同时可导致胃酸增加而发生消化道溃疡。部分小细胞肺癌也可出现类癌综合征。

三、诊断治疗和会诊联络要点

（一）如何告知患者及其家属坏消息

告诉患者真实的信息非常重要，但不是一成不变。一旦患者的癌症诊断准确无误，医生和患者家属面临的问题就是是否将诊断结果告诉患者。实践中，问题并不在于"告诉或不告诉患者不幸的消息（诊断和预后）"，而最重要的是"什么时间和怎样去告知"。

告知不幸的消息通常引起患者和告知人的痛苦,故需要对患者可能出现强烈的情绪反应做好准备。首先,应该告知患者的亲属,邀请他们来进行共同决策和共同面对告知患者后出现的问题。有必要了解患者对自己病情的知情和理解的状态,找出患者想要知道的问题。在临床中医生总是低估患者对自己病情的理解程度,但常常双方均不愿意挑明,因此要根据患者的反应来酌情告知不幸的消息。如果患者直接或间接地表示他不希望作为一种不幸来让自己的疾病得到关心,表明患者正在应用否认的方式处理这一问题;如果患者表示他们宁愿"把问题留给医生",这种意愿应作为当前的立场被接纳。但是应该告知患者在他们希望的任何时间、他们可以随意询问任何他们想要知道的问题。

在告知不幸的消息过程中,要同时提供积极的信息。如肿瘤的分级分期,是否转移,治疗的效果等。同时让患者了解治疗过程中出现的各种副作用和并发症,这有利于患者配合治疗,使患者对治疗有一个较好地心理适应。

总之,告知坏消息的同时,要给予患者解决问题的方法和希望。

（二）处置肿瘤患者的急性应激反应及其他精神症状

尽管现代医学已经对癌症的诊断和治疗有了很大的进展,但癌症仍然是死亡率高的疾病。当患者得知自己患病后,可能出现显著的心理变化,部分可能出现相应的精神症状。其心理反应大致分四期:

1. 休克-恐惧期　当患者初次得知自己身患癌症的消息时,常常表现为震惊和恐惧,同时会出现一些躯体反应,如心慌、眩晕及昏厥,甚至木僵状态。此期< 1 周。

2. 否认-怀疑期　当患者从剧烈的情绪反应中平静下来后,开始怀疑诊断的准确性,幻想出现各种原因导致的诊断误差,这些想法能部分缓解诊断恶性肿瘤所带来的紧张和痛苦。此期持续 1 ~ 2 周。

3. 愤怒-沮丧期　当诊断明确后,患者的情绪变得易激惹、愤怒,有时出现攻击行为;同时,悲哀和沮丧的情绪油然而生,患者常常感到绝望,有的患者甚至产生轻生的念头或自杀行为。此期出现在诊断确定 2 周后。

4. 接受-适应期　患病的事实无法改变,患者最终会接受和适应患癌的事实,但多数患者很难恢复到患病前的心境,常进入到慢性的抑郁和痛苦中。这种情形常常发生在 4 周后。

部分患者在明确癌症诊断后可能出现急性应激反应,其诊断标准和治疗与急性应激反应相似,给予患者支持性心理治疗,维持其生理需求的睡眠和饮食,根据症状必要时给予其他对症处理如抗焦虑、抗抑郁和抗精神病药物治疗,如果患者相关的精神症状突出时,这种治疗更加必要。在主要症状获得改善后,纠正患者的认知,增加患者治疗的依从性是十分重要的。

对于处在否认-怀疑期的患者,应允许患者在一段时间内采用否认、合理化等心理防御机制,让患者有一段过渡时间去接受严酷的事实。但是,长时间的"否认"则可能延误治疗。研究表明,对于癌症患者,真正意义上的"否认"并不多见,大多数属于情感压抑。支持性的心理治疗可帮助患者宣泄压抑的情绪,减轻紧张和痛苦的情绪。

（三）术后的应对:躯体的缺失与创伤后应激障碍

肿瘤手术后通常可能出现以下问题:术后所涉及的部位或器官的功能障碍。影响到患者体像、外观及自我认同的部位发生改变,如内脏造瘘、乳房切除、截肢、子宫切除、颜面部外观改变等均可导致心理创伤,产生自卑、悲观和抑郁等情绪变化。这些改变在初期可能符合急性应激障碍的诊断标准,随后可能出现创伤后应激障碍,部分患者则可出现抑郁症及焦虑障碍。

手术带来的面部畸形是头颈癌最重要的应激源。面部在建立自我形象感、人际关系和沟通中起重要作用,因此面部癌症相关的功能失调(如言语、咀嚼、吞咽困难)和畸形会给人的自我形象、情爱、家庭、其他人际关系和心境带来负面影响。因此,焦虑、抑郁、自杀和婚姻功能受损是头颈癌中研究最广泛的心理社会问题。

乳腺癌患者有三个主要心理反应:一是对乳腺癌的情绪反应,包括焦虑、抑郁和愤怒,乳癌患者术后约 1/3 有中度以上的焦虑及抑郁;调查显示患者在乳房再造后,抑郁症状可减轻,信心增加;其次是由于躯体不适、婚姻或性关系破裂所带来的行为改变;再次是与体像、复发和死亡相关的恐惧和担忧。

有些女性担心切除子宫会改变妇女的性别、身份,性功能减退和消失,减少女性的魅力,影响性生活,影响夫妻关系等,若同时卵巢切除可能影响性腺功能,后者对精神活动会有一定影响,以上这些均构成了心理应激。

结肠癌手术后造瘘、癌性截肢等,因体像毁损、功能丧失而损害患者的自尊,患者的反应常常取决于躯体的应激水平和对自尊心冲击之间的复杂的相互作用。

（四）康复中的患者管理

精神科医师在患者康复过程中的职责有:帮助患者增加持续治疗、复诊、检查的依从性;对康复过程中出现的焦虑、抑郁、睡眠障碍等问题进行及时的治疗;从心理层面帮助患者适应肿瘤治疗后的躯体外形改变和功能障碍,鼓励其进行康复治疗。帮助患者进行肿瘤治疗后的人际关系重建,如乳腺癌术后的夫妻关系。

（五）面对死亡:终末期与尊严

对于处于终末期的患者,以支持患者、理解患者、体贴患者、控制症状、姑息治疗与全面照护为主。作为精神科医师,要与肿瘤科医师一起对疼痛进行治疗。尽管世界卫生组织的三阶梯止痛法在临床得到广泛的应用,但疼痛除器质性因素外常常有心理因素的参与,有时需要精神科医师与相关科室医师共同合作来对导致疼痛的原因进行甄别,然后共同决策,更好地治疗患者的疼痛。对于患者伴有的睡眠障碍、焦虑、抑郁等精神症状,要进行积极的治疗。重视家属及社会在患者临终关怀中的作用,尽可能改善患者的生存质量,减少生活中的痛苦度,增加舒适感。满足患者需求,为患者心灵寻求归属,使临终患者在真正人间温情的照顾下,舒适、安详、有尊严地度过人生的最后阶段。

（许秀峰）

第四节　会诊联络精神病学在感染性疾病患者中的应用

感染性疾病(infectious diseases)是威胁人类生命的主要疾病。致病的病原体包括细菌、病毒、真菌、寄生虫、支原体、衣原体等。尽管通过多年的努力,感染性疾病得到很好的控制,但有些隐匿起病的感染性疾病因为其病原体、疾病过程和治疗方式的特异性和感染方式的特殊性,症状常常与精神障碍相关,故需要联络会诊精神病学的参与。

感染性疾病导致的精神障碍有 3 个疾病机制:①病原体直接导致的神经系统功能障碍;②对感染性疾病的心理反应,如焦虑、抑郁、内疚、绝望等;③与治疗相关的精神障碍。

一、病毒性肝炎相关精神障碍

（一）病因与发病机制

在慢性病毒性肝炎患者中,由于疾病具有一定传染性、难治疗和预后不确定性,在社会生活中可能遭受一定的歧视,患者往往隐瞒病情,与人群过度隔离,在此过程中可能影响人际关系,并担心肝硬化及肝癌的产生,患者可能出现焦虑、抑郁等情绪。

若病毒性肝炎呈急性或慢性化,特别是乙型和丙型肝炎,可能导致肝功能从代偿期向失代偿转变,肝脏解毒功能下降,血氨升高,氨基酸代谢紊乱,苯乙胺及酪胺羟化生成苯乙醇胺和 β-羟酪胺,它们与多巴胺、去甲肾上腺素结构相似,又不能正常地传递神经冲动,称假神经递质,作用于大脑网状系统导致抑制,出现意识障碍;在黑质纹状体通路中使乙酰胆碱作用占优势,出现扑翼样震颤。此时临床称为肝性脑病。

（二）相关精神症状

1. 焦虑与抑郁　诊断慢性病毒性肝炎后,多数患者都会出现紧张、焦虑和恐惧,担心传染给周围人,担心肝硬化、癌变,有的患者表现情绪低落、兴趣缺乏、生活懒散、少语少动,甚至感到生活无望,有轻生想法。此时症状可能与慢性肝炎所导致的疲乏重叠。如果患者使用干扰素长期治疗,干扰素本身就可能导致抑郁障碍。此外,部分患者伴有失眠。

2. 肝性脑病（hepatic encephalopathy,HE）　在肝功能失代偿期出现意识障碍、不协调精神运动性兴奋或抑制、双手扑翼样震颤。

（三）会诊联络要点

1. 确定是否存在焦虑及抑郁障碍,分析导致焦虑和抑郁的原因,然后制定合适的治疗方案。对于心因为主的患者,支持和解释性心理治疗非常重要,但这必须建立在对病毒性肝炎有效治疗的基础上,必要时可给予抗焦虑、抗抑郁药物治疗,但要以不进一步导致肝功能受损为选药原则,尽管多数患者能够耐受 SSRIs 和 SNRIs 的不良反应,但由于患者肝功能受损,使用的药物剂量可能要低于正常群体,密切监测其肝功能和药物血浓度是必需的。对于干扰素治疗所导致的精神障碍时,需要对是否继续使用干扰素或是否改变干扰素剂量进行评估,同时给予相应的对症治疗。对于失眠患者,短期使用苯二氮䓬类药物治疗是可行的策略。

2. 早期识别和及时治疗肝性脑病　会诊联络中,精神科医师的重要性在于及时尽早发现患者的意识改变,并确定这种改变是否与肝性脑病相关,然后与相关科室医师整合治疗方案。

二、结核所致精神障碍

（一）病因与发病机制

1. 结核的病因　结核是由结核分枝杆菌引起的感染性疾病,主要受累器官为肺,因此肺结核占各器官结核感染总数的 80% ~ 90%,但结核也可累及其他器官,感染中枢神经系统可导致结核性脑膜炎或脑膜脑炎,出现谵妄、意识障碍及相应神经精神症状。大量结核菌播散入血,或肝结核可导致高热及谵妄状态。

2. 抗结核药物导致神经精神障碍　长期服用异烟肼可出现焦虑、抑郁情绪,部分患者出现躁狂发作。其发生机制可能是异烟肼与维生素 B_6 结构相似,而维生素 B_6 缺乏时谷氨酸生成 GABA 障碍,使中枢抑制性递质 GABA 减少,产生中枢兴奋、失眠、烦躁不安,甚至惊厥和癫痫发作。

3. 焦虑抑郁　与结核的疾病状态、对疾病的心理反应、或抗结核药物的不良反应等相关,在临床过程中要认真甄别。

（二）精神症状

1. 意识障碍　多为谵妄状态,合并颅内感染者可出现昏迷。多见于结核菌血液播散、结核性脑膜炎或脑膜脑炎、肝结核、粟粒性肺结核等重症感染期。

2. 躁狂发作　表现兴奋话多、烦躁易怒、手舞足蹈,多与使用抗结核药有关。

3. 焦虑抑郁　最为常见,表现为敏感多疑、紧张焦虑、恐惧害怕、精神不振、抑郁沮丧、悲观绝望、甚至自杀观念,可出现在肺结核各个时期或使用异烟肼的早期。

（三）会诊联络要点

1. 认真判断目前的精神症状与结核病的相关性,此时积极治疗原发疾病最为重要,抗结核治疗宜遵循早期、规律、联合、适量、全程的原则。

2. 判断目前的精神症状与抗结核药治疗的相关性,如果相关,与感染性疾病专家讨论换药的可能性。

3. 针对持续的精神病性症状可用小剂量抗精神病药,如氟哌啶醇、利培酮、奥氮平等。针对抑郁症状可予 SSRIs 或其他抗抑郁药,需注意与抗结核药无交叉副作用。针对失眠焦虑症状可选择对呼吸抑制作用小的药物,如佐匹克隆、丁螺环酮等,应慎用长效苯二氮䓬类药物,如氯硝西泮、地西泮,以免引起呼吸抑制。且利福平、异烟肼、吡嗪酰胺等抗结核药与苯二氮䓬类药联用时有导致药源性肝炎或肝细胞坏死的风险。

三、狂犬病所致精神障碍

在我国,近几年来,随着饲养宠物现象的日益普遍,动物咬伤事件频频发生,狂犬病的发病率和死亡率也呈直线上升趋势。每年死亡例数居所有法定报告传染病之首,狂犬病疫情日趋严峻。人患狂犬病主要为狂犬或带病毒犬(或其他动物)咬伤,感染狂犬病毒所致。人体皮肤黏膜创面在接触含狂犬病毒的唾液后,就有可能发病,甚至在轻微皮肤擦伤处被带毒动物舔舐后也可发病。儿童与感染动物玩耍,经常未意识到危险而被感染。

（一）病因与发病机制

狂犬病是一种侵害中枢神经系统的急性病毒性传染病,由于狂犬病毒侵入机体,通过病毒及其毒素作用产生全身反应及脑神经细胞损害,进而引起脑功能障碍。

感染狂犬病毒后,局部小量病毒在伤口附近肌细胞内缓慢繁殖,约4~6日内侵入周围神经,然后沿传入神经上行达脊髓背根神经节后,大量繁殖后侵入脊髓和中枢神经系统,主要侵犯脑干及小脑等。

此后,病毒从中枢神经向周围神经扩散,侵入各组织与器官,以唾液腺、舌部味蕾、嗅神经等处较多。其中迷走、舌咽、舌下脑神经核受损,吞咽肌和呼吸肌痉挛,出现恐水、吞咽和呼吸困难;交感神经受累,导致唾液分泌和出汗增多;迷走神经节、交感神经节、心脏神经节受损,出现心血管功能紊乱,最后猝死。

（二）精神症状

1. 狂犬病的症状　狂犬病的症状为脑脊髓炎,表现为特有的恐水、怕风、恐惧不安、吞咽肌痉挛、进行性瘫痪等。临床分型有狂躁型和麻痹型。

2. 临床过程　分为三期:①前驱期:症状有低热、倦怠、头痛、恶心、全身不适。在愈合的伤口及神经支配区有痒、麻和蚁走感,这是最有意义的早期症状。本期持续2~4天。②兴奋期:高度兴奋,突出表现有极度恐惧、胸闷、恐水、怕风、抽搐、怕光、流涎、发作性咽肌痉挛。本期持续约1~3天。③麻痹期:肌肉痉挛停止,进入全身弛缓性瘫痪。患者由安静进入昏迷,最后因呼吸、循环衰竭死亡,此期一般仅为6~8小时,整个病程通常为3~4天,一般不超过6天,最长不超过10天。

（三）会诊联络要点

在会诊过程中,遇到表现为惊恐发作,但发作呈阵发性,发作中出现血氧饱和度明显下降时,要高度怀疑是否是狂犬病,有动物接触并受伤史支持本诊断。狂犬病发病后无特效治疗,病死率几乎为100%。故重点在于预防发病,有动物接触史并受伤一定要注射狂犬病疫苗。一旦发病,只能以对症支持治疗为主。

四、HIV感染所致精神障碍

艾滋病(AIDS)是由人类免疫缺陷病毒(human immunodeficiency virus,HIV)引起的全身传播性疾病,主要通过性接触、注射吸毒、输血与血制品和母婴垂直传播导致感染。临床表现本身无特殊症状,主要是各种机会性感染,常见有口腔念珠菌感染、卡氏肺孢子虫病(pneumocystis carinii pneumonia,PCP)、肺结核、隐球菌脑膜炎、巨细胞病毒感染等。亦可见各种肿瘤,如淋巴瘤、卡波西肉瘤(Kaposi sarcoma)等。在HIV阳性者及艾滋病患者中常见有焦虑障碍、心境障碍、适应障碍、睡眠障碍、艾滋病痴呆综合征、谵妄等表现。

（一）病因与发病机制

人类免疫缺陷病毒(HIV)感染是一种慢性传染性致死性疾病,主要通过性行为、血液接触及母婴途径感染。近年来不安全性行为导致感染的比例已经超过静脉注射毒品感染的比例。HIV能直接侵犯中枢神经系统,引起脑膜和脑实质水肿、充血和炎细胞浸润等,直接损害中枢神经系统功能;HIV 进入人体后可选择性感染并大量吞噬、破坏人体的 CD4$^+$T 淋巴细胞、单核细胞和巨噬细胞,引起严重的细胞免疫缺陷导致中枢神经系统继发性感染;还可破坏神经-内分泌-免疫网络的调节功能;部分抗艾滋病药物及联合用于治疗 HIV 感染的其他药物,也可引起焦虑、失眠、精神错乱等不良反应;AIDS 的高度传染、难以治愈,特别是"性传播"的特殊性也给患者带来更多的心理压力,甚至可出现自杀或报复性行为;AIDS 患者伴有的酒精、毒品等物质滥用也容易出现各种精神症状。

由于 AIDS 的致死性,患者一旦被确认感染艾滋病后常产生以下心理反应:

1. 否认　最初,被感染者大多不愿意接受被感染的现实。

2. 厌恨、自责　对导致其感染的人产生厌恨,对自己的不良行为悔恨不已,部分出现迁怒于他人的行为,甚至出现恶意传播。

3. 焦虑与抑郁　不少感染者常常出现严重的焦虑和抑郁情绪,害怕发病,害怕被遗弃,害怕死亡,部分可能出现消极观念和行为。

4. 妥协与接受　随着情绪的渐趋平静,一些被感染者能冷静对待感染现实,开始寻求治疗。部分被感染者可能成为预防艾滋病的志愿者。

5. 对社会生活和人际关系的适应　艾滋病感染者在诊断明确之后面临的重要问题是适应周围环境和人际关系,此时的知情人均可能对其采取回避的态度,甚至家庭中的成员也远离感染者,患者常遭到歧视,得不到他人的宽容。

因此,HIV 感染者的精神症状包括 HIV 对神经系统的破坏和对疾病的心理反应所对应的症状。

（二）神经精神症状

HIV 感染后可出现各种不同的精神障碍,可分为原发性或继发性。原发性症状是由于 HIV 直接侵犯中枢神经系统或 HIV 破坏免疫系统所致;继发性症状是由机会性感染、肿瘤、HIV 感染导致的脑血管疾病和药物治疗的副作用等引起。患者的心理、社会因素亦可影响精神症状的发生、发展。

在患者知晓感染后可出现失眠,焦虑紧张,部分出现抑郁状态,少数患者可有自伤自杀行为,极少数患者出现主动感染他人的报复行为。随疾病进展,患者可出现认知功能下降,言行紊乱,并陆续出现各种神经系统损害的症状,这些症状与神经系统受损的部位和程度相关。

（三）会诊联络要点

1. 艾滋病的治疗　一旦确诊,抗艾滋病毒治疗、相关并发症的治疗和支持治疗应该开始。精神科联络会诊的首要问题可能是如何告知坏消息及随后的支持性心理治疗,此时最重要的目标是防止患者的社会支持系统崩溃,告知艾滋病的可治疗性,给予患者及其相关人员及时的心理危机干预,为他们提供信息,使其掌握艾滋病的传播、症状和治疗的知识,增加治疗的依从性。如果病情稳定,应鼓励患者回到正常生活中。

2. 精神症状的治疗　根据患者的症状选用相关的精神药物,在对症治疗中需要考虑患者的躯体状态及所用药物是否有药物相互作用。

3. 在会诊中还需要关注那些担心有艾滋病,实际并未罹患艾滋病的特殊个体(艾滋病疑病症或艾滋病恐惧症),及时进行甄别及对症治疗。艾滋病疑病症的患者可能有不洁性行为,或者有与他人血液、分泌物接触史,此后坚信自己已经罹患艾滋病,反复检查,要求医生确认,但对这种确认又非常恐惧,并伴有焦虑、抑郁,社会功能明显受损。艾滋病恐惧症是害怕接触患者认为可能感染艾滋病的所有物体,如公共场所的拉杆、座位等,并明显影响其社会功能。在疾病分类中艾滋病疑病症归为疑病症,而艾滋病恐惧症更像强迫症和恐惧症的结合体。尽管如此,在治疗过程中,CBT 和精神药物对症治疗均能缓解患者的症状。

五、梅毒所致精神障碍

梅毒是由梅毒螺旋体引起的一种传染性性病,可侵犯神经系统出现脑膜、大脑、血管或脊髓等损害。随着青霉素的使用,梅毒发病率显著下降。而自20世纪70年代后发病率有呈上升趋势,特别是随着艾滋病和免疫力低下患者的增多,神经梅毒患者逐渐增加。由于梅毒的神经精神症状多样化,无特异性,很难根据临床症状作出正确的诊断。

（一）病因与发病机制

梅毒患者的皮肤、黏膜中含梅毒螺旋体,未患病者在与梅毒患者的性接触中,皮肤或黏膜若有细微破损则可得病,梅毒螺旋体可通过胎盘传给胎儿。神经梅毒是由梅毒螺旋体感染中枢神经系统后出现脑膜、脑实质和脊髓损害的一种临床综合征。

（二）临床表现

一期梅毒以生殖器及其周围出现硬下疳及前哨淋巴结肿大为特征,患者知晓后可伴有焦虑、紧张、沮丧等情绪反应。

二期梅毒的全身症状发生在皮疹出现前,表现为发热、头痛、骨关节酸痛、肝脾肿大、淋巴结肿大。若侵犯中枢神经系统,可出现梅毒性脑膜炎症状,表现为头痛、颈项强直、恶心、呕吐等。

三期梅毒主要表现为皮肤黏膜损害,结节、溃疡、瘢痕交织;纤维瘤缓慢生长于近关节处;可导致主动脉瓣闭锁不全,引起梅毒性心脏病。

神经梅毒的发生率约10%,可在感染早期或数年、十数年后发生。可无症状,也可发生梅毒性脑膜炎、脑血管梅毒、脑膜树胶样肿、麻痹性痴呆和脊髓痨。这些神经精神症状是神经系统被梅毒螺旋体慢性感染导致的破坏、纤维增生,最终出现功能障碍,早期神经系统梅毒的特征是神经系统局灶症状和体征,特征性的体征是瞳孔对光反射消失而调节反射存在,即阿罗氏瞳孔。

麻痹性痴呆通常在感染后15~20年内出现,典型病程常表现为隐匿起病,初时出现构音障碍、反射亢进和癫痫样发作,可伴有记忆障碍、易激惹、情绪波动等。发生痴呆时可有多种症状,如欣快、幼稚的自夸和荒谬的夸大妄想等。

（三）会诊联络要点

1. 对于伴有神经系统特征的精神症状患者,梅毒的血清学筛查十分重要。

2. 系统治疗梅毒是消除精神症状的最重要一环。

3. 对患者的精神症状可给予对症治疗。

4. 解释和支持性心理治疗对缓解患者焦虑抑郁情绪,改变对疾病认知非常重要。

（韩笑乐）

第五节 会诊联络精神病学在儿童青少年患者中的应用

一、儿童及青少年神经系统发育特征及精神障碍特征

本节所指的儿童青少年是处于0~18岁的个体。在此时期,个体处于生长发育过程中,尤其4~6岁是中枢神经系统发育最重要时期,其认知发展不完善,语言表达能力有限,情感尚未完全分化,表达情绪问题不精细,自我对情绪问题的识别不佳,个性不稳定,外界环境对患儿的心理影响较大。尽管如此,此期所出现的精神障碍大都与神经系统发育相关,主要临床表现均是在认知功能发育不良的基础上出现行为与情绪紊乱。大龄儿童及青少年神经系统发育在逐渐完善中,此期的认知功能逐渐达到成人水平,但社会阅历不丰富,对事物的认知易受环境影响,情绪开始受到自我评价和社会评价的影响,对外界的不良刺激敏感,但对挫折和应激的耐受性和解决能力仍然较差,情绪波动大。此期出现的情绪及行为问题常是发育与环境交互作用的结果;如罹患严重躯体疾病或慢性躯体疾病,如肾病综合征、哮喘、癫痫、白血病等,可使得儿童青少年本身及其家庭都面临着极大的心理危机,尤其是对患儿自身的影响更大。

二、会诊联络精神病学在儿童青少年中的常见问题及处置

由于儿童青少年就诊主要在儿科,儿童医院基本没有设置精神科,综合医院儿科也多没有精神卫生方向医师,因此相关神经精神问题通常由儿童神经科医师解决。但在很多情况下,儿童精神科医师的专业工作仍然是不可或缺的。

（一）器质性精神障碍

1. 急性感染性疾病

（1）临床表现:脑炎是儿童青少年常见的急性感染性疾病,躯体感染性疾病出现精神障碍常常在疾病的极期。精神障碍表现为兴奋多语、烦躁、哭笑无常、失眠、行为异常、幻觉等;或表情淡漠、缄默不语、活动减少、不吃等;严重患者可有意识障碍,表现为谵妄状态。

（2）会诊联络要点:会诊的目的常常是协助治疗或明确诊断。

此时会诊的主要原则是:

1）明确患儿的精神障碍与使用的药物是否有关:如果有关,则需要与儿科医师共同讨论来权衡药物的使用与精神症状控制间的关系。

2）明确患儿的精神症状与内环境是否有关:如果有关,则主要要纠正水、电解质和酸碱平衡。

3）明确患儿精神症状与原发疾病的关系:精神症状可以发生在感染性疾病的急性加重期和疾病的极期,如果发生,说明患者疾病危重。应积极治疗原发疾病,不轻易使用精神药物,特别是具有镇静作用的精神药物。如果必须,则在 ICU 中使用安全、半衰期短的有镇静作用的药物,如异丙嗪、咪达唑仑等。如果症状发生在疾病恢复期,说明患者的疾病可能导致了神经系统器质性改变,此时对症治疗精神症状,同时应积极进行神经营养和康复治疗。

4）精神症状可能是对疾病和环境的反应:此时的精神症状不严重,临床表现似乎无法将患儿表现归入某一特定症状,且常常间歇发作,发作与周围环境相关,如无人在身旁时一般没有发作。这时,心理治疗可能对其精神症状有帮助。

5）关注临床证据不明确的病毒性脑炎:有时,患儿的主要临床表现是精神症状,诊断中枢神经系统感染缺乏有力证据,几乎所有临床检查均不支持。但是患者的主要临床表现中的精神症状不符合任何非器质性精神障碍的临床特征。此时拟诊病毒性脑炎是必需的,在控制精神症状的同时一定要密切观察,权衡抗病毒治疗的利弊,通常 2 周的抗病毒治疗常常能获得相对好的结果。

2. 慢性脑炎

（1）亚急性硬化性全脑炎

1）病因与发病机制:多于儿童或青少年发病,多为麻疹病毒的慢性感染,而麻疹病毒是否会变为缺损型并持续感染机体又与该机体的免疫调节功能缺陷有关。

2）临床表现:本病隐袭起病,缓慢发展,无发热,主要表现为行为与精神障碍,记忆减退、学习成绩下降、情绪不稳、人格改变及行为异常,可持续数周至数月,此时最易与非器质性精神障碍混淆;患儿然后出现严重的进行性智能减退、运动障碍、肌阵挛、共济失调、癫痫发作、视力障碍;继而出现反射亢进、Babinski 征阳性、去皮质或去大脑强直,可有角弓反张,最后渐进昏迷;最终肌张力低下,肌阵挛消失,常常死于合并感染或循环衰竭。血清和脑脊液中抗麻疹病毒 IgG 抗体滴度增高,脑脊液中检测到麻疹病毒 RNA,具有确诊意义。早期脑 CT 可无阳性发现,随着疾病发展,可显示皮质萎缩,脑室扩大及局灶性或多发性白质低密度影。脑 MRI 检查在疾病早期可显示局灶性 T_2 加权像的高信号区,先累及皮质、皮质下白质,随后波及脑室周围白质,并可见进行性广泛性脑萎缩,严重时白质可完全丧失,胼胝体变薄,基底节病变通常发生在疾病早、中期,以豆状核损害多见。

3）会诊联络要点:目前尚无有效的治疗方法,以支持疗法和对症治疗为主。

（2）朊蛋白病

1）病因与发病机制:近年来发现其致病与朊蛋白（prion protein,PrP）有关,因此又将这一组疾病命

名为朊蛋白病,是一种人畜共患、中枢神经系统慢性非炎症性致死性疾病,主要累及皮质、基底节和脊髓,故又称皮质-纹状体-脊髓变性(corticostriate spinal degeneration)。外源性是感染所致,内源性为家族性患者自身的朊蛋白基因突变所致,为常染色体显性遗传。这组疾病具有潜伏期长,临床表现多样,致死率高等特点。目前已经在人类及 20 余种动物中发现有自然发生或感染的朊蛋白病,其中人类朊蛋白病主要有克雅病(Creutzfeldt-Jakob disease,CJD)、Kuru 病、Gerstmann-Straussler 综合征(GSS)、家族性致死性失眠症(FFI)等。CJD 是最常见的人类朊蛋白病,全球均有发现,发病率为1/100万。

2)临床表现:尽管患者多为中老年人,但也有儿童青少年的发病报告。CJD 患者多隐匿起病,缓慢进行性发展,临床初期表现乏力、易疲劳、注意力不集中、失眠、抑郁和记忆减退等,可有头痛、眩晕、共济失调等。然后大脑皮质、锥体外系、锥体束及小脑受损的症状交替或相继出现。表现为进行性痴呆,可伴有失语;锥体外系受损的表现为面部表情减少、震颤、肌强直、动作缓慢、手足徐动、肌张力增高等;小脑受损出现眼球震颤、共济失调、步态不稳。脊髓前角细胞或锥体束损害可引起肌萎缩、肌张力增高、腱反射亢进、Babinski 征阳性;约2/3患者出现肌阵挛,可见于四肢和面部,为皮质性肌阵挛,在睡眠中仍持续存在。后期出现尿失禁、无动性缄默、昏迷或去皮质强直状态,常因褥疮或肺部感染而死亡。脑电图出现周期性高波幅 3 相复合波或双相尖波。头颅 MRI 的 DWI 及 FLAIR 相可见尾状核头、壳核高信号,并可见大脑皮质"缎带样"高信号,T_2 加权像可见丘脑枕核、背内侧核对称性高信号。

3)会诊联络要点:通过多学科会诊,明确诊断,主要给予对症支持治疗。

(二)非感染性疾病

1. 癫痫性精神障碍

(1)临床表现:癫痫性精神障碍的病因与发病机制尚不能完全明确。癫痫患者脑器质性病变、癫痫发作导致的大脑缺血缺氧、社会心理因素如病耻感等均可能与癫痫性精神障碍相关。癫痫性精神障碍可分为发作时的精神障碍、发作前后的精神障碍、发作间歇期精神障碍。

1)癫痫发作时的精神障碍:患者可经历短暂的各种异常感知如看到闪光、听到音乐片段、嗅到难闻的气味,或者出现幻视、视物变形等;可出现记忆障碍,如旧事如新感、似曾相识感等;思维障碍可表现为思维停止、思维插入、强迫性思维、被害妄想;可出现情感暴发、发作性惊恐、易怒以及躁动、攻击、破坏等狂暴行为;部分患者出现自动症,表现为突然出现意识障碍,目光呆滞、无目的咀嚼舔唇,解系纽扣、牵拉衣角或哼哼作声,动作笨拙、重复、缺乏目的性。当患者意识状态逐渐恢复时,往往不知道刚才发生了什么。

2)癫痫发作前后精神障碍:部分患者在发作前数分钟或数天前出现焦虑、紧张、易激惹、冲动、抑郁、淡漠等心境改变症状,或者一段时间内出现面红、潮热等自主神经功能紊乱症状,使患者预知癫痫发作即将来临。发作后精神障碍表现为意识模糊、定向力障碍、幻觉、妄想及兴奋等症状,之后可能逐渐入睡或意识模糊逐渐减轻。

3)发作间歇期精神障碍:在癫痫两次发作之间,患者在无意识障碍情况下出现分裂样精神障碍、人格障碍、智力障碍等。

(2)会诊联络要点:需要根据癫痫发作的临床表现和 EEG 作出临床诊断。对发作时及发作前后的精神障碍的治疗,应以控制癫痫发作为主。对发作间歇期的精神障碍应在控制癫痫的基础上进行相应的对症治疗。

2. 肝豆状核变性

(1)病因与发病机制:肝豆状核变性为常染色体隐性遗传性疾病,致病基因 *ATP7B* 定位于染色体13q14.3,编码一种 1411 个氨基酸组成的铜转运 P 型 ATP 酶。*ATP7B* 基因突变导致 ATP 酶功能减弱或消失,导致血清铜蓝蛋白(ceruloplasmin,CP)合成减少以及胆道排铜障碍,蓄积在体内的铜离子在肝、脑、肾、角膜等处沉积,引起进行性加重的肝硬化、锥体外系症状、精神症状、肾损害及角膜色素环(Kayser-Fleischer,K-F 环)等。本病通常发生于儿童和青少年期,少数成年期发病。男性稍多于女性。

（2）临床表现：神经系统症状以小脑性共济失调、病理征阳性、腱反射亢进、假性延髓性麻痹为突出表现，可有舞蹈样动作、手足徐动和肌张力障碍，可出现共济失调、病理征、腱反射亢进、假性延髓性麻痹为主，并有面部怪容、张口流涎、吞咽困难、构音障碍、运动迟缓、震颤、肌强直、癫痫发作等，精神症状表现为注意力和记忆力减退、智能障碍、反应迟钝、情绪不稳，常伴有强笑、傻笑，也可伴有冲动行为或人格改变。此外，不同程度肝脏损伤、角膜 K-F 环是重要的临床表现。

患者血清铜蓝蛋白 <200mg/L，24 小时尿铜排泄量 ≥100μg，肝肾功能异常，CT 可显示双侧豆状核对称性低密度影，MRI 见豆状核、尾状核、中脑和脑桥、丘脑、小脑及额叶皮质 T_1 加权像低信号和 T_2 加权像高信号，或壳核和尾状核在 T_2 加权像显示高低混杂信号，还可有不同程度的脑沟增宽、脑室扩大等。

（3）会诊联络要点：治疗要尽量避免进食含铜高的食物。D-青霉胺（D-penicillamine，PCA）即二甲基半胱氨酸，为强效金属螯合剂，与组织中的铜络合成铜-青霉胺复合物，从尿中排出，需长期甚或终生服药。二巯基丙磺酸（DMPS）、三乙烯-羟化四甲胺（TETA）、四硫钼酸盐（etrathiomolybdate，TM）均可选用，但这些药物均有较多不良反应，长期服药更是如此，故用药过程中需密切观察，权衡用药利弊。对神经精神症状可对症治疗。

3. 抗 NMDA 受体脑炎

（1）病因和发病机制：抗 NMDA 受体脑炎（抗 N-甲基-D-天冬氨酸受体脑炎，anti-NMDA-receptor encephalitis）是一种自身免疫性脑炎，于 2007 年被首次被报道。NMDA 受体是一种离子型谷氨酸受体，分布于海马、前额皮质，与学习、记忆和精神行为密切相关。

NMDA 受体由 NR1 与 NR2 两个亚基组成，其中 NR1 可与甘氨酸结合，NR2 可与谷氨酸酯结合。NMDA 受体的过度兴奋可引起神经细胞的兴奋毒性，与癫痫、痴呆及卒中相关有关，低活性则可出现类似精神分裂症的症状。NMDA 受体的低功能假说可用来解释抗 NMDA 受体脑炎的发生。

（2）临床表现：抗 NMDA 受体脑炎发病主要人群是患有卵巢畸胎瘤的青年女性，临床症状包括流感样症状（发热、头疼、疲劳），伴随严重的精神行为异常，如妄想、思绪混乱及幻觉等，部分患者被诊断为精神分裂症，随着时间的推移，患者出现意识不清、癫痫发作、运动障碍等症状，严重者出现昏迷、癫痫持续状态、低通气等。脑脊液检查没有特异性的改变，颅脑 MRI 可见海马、丘脑等处信号异常。尽管有癫痫经常发作，但 EEG 也只能见到弥散性的 δ 慢波，而没有发作性放电。抗 NMDA 受体是自身免疫性脑炎的特异性的标记物之一，可采用间接免疫荧光法、免疫组织化学等方法检测患者血清与脑脊液中抗 NR1 亚基细胞外位点的自身抗体。

抗 NMDA 受体脑炎的诊断基于特定的临床症状，脑 MRI、EEG 与 CSF 具有明显的变化，以及血清及脑脊液中抗谷氨酸受体抗体的检测。还应与病毒性脑炎或其他自身免疫性脑炎相鉴别。以往报道该病以青年女性伴畸胎瘤的患者为多，但也有无畸胎瘤女性、男性以及儿童患者的病例报道。如果患者抗体阳性就应该进行全面的畸胎瘤检查。

（3）会诊联络要点：对发现畸胎瘤的患者给予肿瘤切除，同时静注丙种球蛋白治疗，患者可以在 2～3 个月后完全恢复，但有的需要 1 年甚至更长时间。对于相应的精神症状给予对症治疗。

三、与发育相关的认知功能障碍

在与发育相关的认知功能障碍中，学龄前主要问题是孤独症，进入学龄期后主要是精神发育迟滞及学习障碍。

1. 儿童孤独症　儿童孤独症（childhood autism）是一种社会、心理和行为广泛发育延迟或偏离的发育障碍，是广泛性发育障碍的代表性疾病；患病率大约为（10～20）/10000，男多于女。

（1）病因与发病机制：目前病因不清，遗传度为 0.7～0.8。

（2）临床表现：症状常常发生于出生后 30 个月以前，多数患儿没有正常发育期；社会交往障碍是本病的重要表现,患儿从婴幼儿期就对人缺乏兴趣,与同龄儿童间难于建立正常的伙伴关系,喜欢自己一个人玩,与父母分离时没有依恋行为;患者很少用甚至完全不会用语言进行正常的人际交流;喜欢刻板的、无趣的活动,若行为方式改变,就可能出现明显的不愉快、焦虑、烦躁的情绪和行为;大约70%的患儿有智力缺损,精神发育迟滞是最常见的共病诊断。

(3)会诊联络要点:孤独症是一种终生性的疾病,呈现慢性病程,大数个体受疾病的影响无法独立生活,很多都处于严重功能缺陷状态,需要长期照管。治疗的目的主要是减少异常行为,促进学习,特别是语言获得和交流、自助技巧的掌握;包含教育训练、心理治疗和药物治疗等,后者的目的主要是改善其冲动行为。

2. 精神发育迟滞　精神发育迟滞(mental retardation,,MR)是一组以智力发育障碍为突出表现的疾病。

(1)病因与发病机制:精神发育迟滞是指个体在发育阶段(通常指在18岁以前)无论由于先天或后天的,生物学方面的或社会、心理方面的不利因素,使精神发育受阻或停滞,造成智力显著低下及社会适应困难。临床上表现为认知、语言、情感意志和社会化等方面的缺陷、不足,在成熟和功能水平上显著落后于同龄儿童。1985年世界卫生组织报道轻度精神发育迟滞的总患病率为3%左右,中重度为3‰~4‰。

(2)临床表现:智力水平比同龄正常儿童明显低下,即IQ小于70;社会适应能力较相同文化背景的同龄儿童显著低下;18岁或以前起病。可伴有易激惹、冲动、情绪不稳、强迫行为等。根据临床表现和严重程度可将精神发育迟滞分为轻度精神发育迟滞(IQ为50~69)、中度精神发育迟滞(IQ为35~49)、重度精神发育迟滞(IQ为20~34)和重度精神发育迟滞(IQ<20)。

(3)会诊联络要点:特殊教育和训练是对于大部分精神发育迟滞患者的首选治疗方案。对于部分病因明确的精神发育迟滞,可及早针对病因进行治疗,如克汀病、苯丙酮尿症、半乳糖血症等,应及早进行药物治疗和饮食治疗;对于先天性脑积水、先天性颅脑畸形等可及早进行手术治疗,从而改善智力障碍。如出现兴奋、冲动、伤人、活动过度、注意缺陷等情况时,可适量选用抗精神病药物,如伴癫痫发作可抗癫痫治疗。

3. 儿童学习障碍　儿童学习障碍是指智力正常儿童在阅读、书写、拼字、表达、计算等方面出现一种或一种以上的学习困难的状态。在儿童中的发生率占到6%左右,男多于女。可表现为语言理解不良、语言表达不良、阅读障碍、视空间障碍、书写困难等,可伴情绪和行为问题,神经系统软体征检查多呈阳性。有效的治疗方法主要是教育、药物疗法和心理治疗,综合应用效果更佳。

四、儿童及青少年期严重精神疾病的早期识别与干预

这里所指的严重精神疾病早期诊断和治疗主要是儿童青少年精神分裂症和双相情感障碍。

(一) 精神分裂症早期症状的识别与干预

与成人精神分裂症患者比较,儿童青少年精神分裂症的思维、情感和行为的分化尚不精细,因此造成临床症状的不典型。这些患者多缓慢起病,早期症状主要为情绪、行为改变、睡眠障碍、注意力不集中、学习困难等;部分病例早期出现强迫观念和强迫行为,而没有明确的精神病性症状。多数患者在随后的病程中逐渐出现情感孤僻、退缩、冷淡,与亲人及小伙伴疏远或无故滋长敌对情绪,无故恐惧、焦虑紧张等;言语减少、缄默、刻板言语和行为、言语含糊不清、思维内容贫乏;年长患儿可有病理性幻想内容,离奇古怪的妄想内容,并常有被害、罪恶、疑病和非血统妄想;感知障碍多较生动鲜明,以恐怖性和形象性图像为特征,可有幻视、幻听(言语性或非言语性)、幻想性幻觉以及感知综合障碍(如认为自己变形、变丑等);运动和行为异常方面常为兴奋不安、行为紊乱、无目的跑动,或呈懒散无力、迟钝、呆板、少动,或出现奇特的动作或姿势,常有模仿动作或仪式性刻板动作;少数患儿表现紧张性木僵和兴奋,冲动、伤人和破坏行为。虽然患者一般无明显智能障碍,但儿童青少年的学习成绩是逐步下降的。病程至少持续1个月。

抗精神病药物治疗是最重要的治疗,目前药物使用主要参考美国 FDA 批准的适应证。宜从小剂量开始,递增至疗效满意的治疗量,相关剂量参考儿童精神病学相关章节。治疗过程中要密切注意不良反应如代谢综合征、锥体外系症状及心血管和肝脏不良反应等;治疗分为急性期、巩固期和维持期。坚持维持期治疗,及时发现复发的先兆并及时处理是非常重要的。

（二）双相障碍的早期识别与干预

双相情感障碍是儿童青少年常见的精神障碍,此阶段儿童青少年的情感表达能力不成熟,在诊断中要注意患者的双相情感障碍表现为情感紊乱,体验不深切,甚至伴有思维混乱。患者没有明确的幻觉和相对系统的妄想可提示关注患者的诊断是否是双相情感障碍。

双相情感障碍的治疗主要是使用情感稳定剂,碳酸锂是最常用的心境稳定剂,急性期使用须在血锂浓度检测下进行,并密切注意是否会导致锂中毒;长期使用须注意甲状腺功能及肾功能;丙戊酸盐是另一个重要的心境稳定剂,但要注意所导致的肝功能受损,在女性青少年长期使用可能导致多囊卵巢综合征。

五、儿童及青少年期的抑郁障碍

儿童和青少年期的抑郁障碍原因和临床表现十分复杂,心理社会和生物学因素均可能导致他们出现情绪异常。此外慢性躯体疾病常常是导致其出现情绪障碍的重要因素。

（一）破坏性情绪失调障碍(disruptive mood dysregulation disorder,DMDD)

DSM-5 中新增的病种。患儿常起病于 10 岁前,男孩多见,以持续的易激惹和频繁发作极端的脾气爆发为临床特征,在不发脾气时心境不愉快,由于他们耐受挫折能力下降,社会功能常常严重受损,病程常持续 1 年以上。

药物治疗主要考虑 SSRIs、利培酮、丙戊酸盐等,心理治疗可采用 CBT 及父母训练干预。

（二）抑郁症及持续抑郁障碍

儿童青少年抑郁症及持续抑郁障碍多起病于学龄期和青春期,但随年龄增长患病率增加。儿童青少年抑郁症与成人表现相似,不同在于他们描述自己心境的能力不强,焦虑和躯体化症状多,常伴问题行为。抑郁症常为发作性病程,但需注意在其发作中是否有躁狂发作,要注意与双相障碍鉴别;持续抑郁障碍病程常常超过 2 年,但严重程度不及抑郁症,部分患者最终出现抑郁症发作。

抑郁症及持续抑郁障碍的治疗要慎重抉择。对于轻、中度抑郁,首选认知行为治疗。SSRIs 类药物治疗可增加患儿自杀观念,美国 FDA 批准氟西汀可用于 8 岁以上儿童的抑郁症,循证证据也表明氟西汀为最佳选择。有严重自杀倾向者可考虑无痉挛电休克治疗(MECT)。

六、儿童及青少年期的焦虑障碍

（一）分离性焦虑障碍

分离性焦虑障碍的主要临床特征是患儿在与主要依恋对象或家庭分开时表现出与年龄不相符的过分焦虑,表现惶恐不安,担心亲人会一去不复返或可能受到伤害,或过分担心自己可能遇到各种意外,因此拒绝独自就寝,不愿上学,也不能离开亲人在外玩耍,如强行分开时则哭闹、挣扎、惴惴不安,并可伴有各种自主神经功能紊乱症状,如呕吐、腹痛、头痛及睡眠障碍等。患儿常常以躯体症状就诊,但他们在父母陪伴下症状常常迅速缓解。治疗主要是对患儿进行系统脱敏训练,让父母与患儿有计划的逐渐分离。

（二）焦虑障碍

焦虑是一种担忧、紧张、不安的情绪体验,也常伴有恐惧和抑郁。

广泛性焦虑障碍患儿的担忧多无明显诱因或与现实情境不相符,其内容多半是害怕威胁自己或家庭主要成员的安全、造成重大伤害或对生存环境构成严重破坏的事即将发生,如遭抢劫、被拐骗、车祸、疾病、重大自然灾难等。由于患儿语言表达能力有限,对焦虑体验难以完全理解。多表现为烦躁不安、哭泣或吵闹,难以安抚和照料,不易抚养;学龄前儿童虽有简单语言表达能力,但词汇仍较缺乏,表现为担心、害怕、有大祸临头之感,胆小不愿离开亲人,过分依恋,惶恐不安,哭泣不宁等;学龄期儿童可有发作性的紧张、恐惧的体验,担心不祥之事发生,烦躁不安、易激惹、向父母发脾气,上课注意力不集中、坐立不安、难以完成作业,学习成绩差,常与同学和老师发生冲突,交往不良,因此不愿上学,常旷课、逃学,甚至离家出走。

患儿常伴各种躯体症状,如呼吸急促、胸闷、心慌、头晕、头痛、恶心、厌食、呕吐、腹痛、腹泻、尿频、尿急、失眠、多梦等。

恐怖症是指患儿对某些物体或某些特殊环境明知不存在对自身具有真实的危险,却产生异常强烈的恐惧,常伴有自主神经功能紊乱及回避行为。恐怖症常见的临床类型有动物恐怖如对昆虫、猫、狗恐怖;特殊环境恐怖如对学校、黑暗、广场、高空等环境的恐怖;疾病恐怖如过分担心患传染病、心脏病、癌症等;广场恐怖如害怕开放的空间、不敢离开家、害怕进入商店、人群中、空旷的场所、害怕乘火车、汽车或飞机独自旅行等;社交恐怖如害怕在小团体中被人审视,恐惧人际交往,导致对社交情景的回避。

对儿童青少年期的焦虑障碍首先要检查产生症状的原因,如患儿经常诉说头痛、腹痛等不适,应检查排除躯体疾病。心理治疗在情绪障碍治疗中起相当大的作用,常用的有支持性心理治疗、认知疗法、行为治疗及家庭治疗等。对症状显著,经过环境调整、心理治疗无明显改善的患儿,给予系统的药物治疗以尽快有效地控制症状,恢复社会功能。苯二氮䓬类可用于伴有睡眠障碍的焦虑患儿,丁螺环酮、坦度螺酮等5-HT1A受体部分激动剂能够减少儿童青少年焦虑;SSRI有抗焦虑作用,但要慎用。

七、儿童及青少年期的强迫障碍

强迫症在儿童青少年期至少有1%的患病率,以强迫观念和强迫动作为主要症状,并伴有焦虑情绪和适应困难。大部分研究表明,强迫症的平均发病年龄为6~11岁,尤以儿童早期和青少年早期为多见。临床表现主要有强迫观念和强迫行为。强迫观念可表现为强迫怀疑、强迫性穷思竭虑、强迫性回忆、强迫性对立观念、强迫性意向;强迫动作有强迫性洗手、强迫检查、强迫性仪式动作等。

在诊断强迫症时,要注意与精神分裂症鉴别;一些患儿在链球菌感染后也会出强迫症状,需要引起关注。

儿童青少年强迫症治疗的原则是认知行为治疗与药物治疗相结合,美国FDA已经批准舍曲林用于6岁以上强迫症,氟伏沙明用于8岁以上强迫症。

八、儿童及青少年期的行为问题

(一)注意缺陷多动障碍

注意缺陷多动障碍(attention-deficit/hyperactivity disorder, ADHD)是学龄期儿童最常见的精神疾患。儿童的患病率一般在3%~10%之间,男:女比例为4~9:1。

临床表现主要为活动过度、注意集中困难、情绪不稳及行为冲动、伴学习困难。诊断本病依赖患者父母、老师或其他人所观察到的行为。大多数ADHD患者重叠伴有其他的发育和(或)精神障碍。如对立违抗障碍或品行障碍、焦虑或情绪障碍、学习障碍、Tourette综合征或慢性抽动障碍等。

治疗包括父母培训,对患儿的行为进行教育和矫正中枢兴奋剂哌甲酯(Methylphenidate)是目前最广泛使用的药物,托莫西汀也有较好疗效。

(二)品行障碍

品行障碍是指18岁以下,儿童、少年出现的反社会行为及攻击行为等。攻击性行为表现为侵犯和攻击他人的行为,如殴打、伤人、破坏物品、虐待他人或动物、抢劫、强奸等,可表现为躯体攻击或言语攻击。反社会性行为是一类不符合道德规范和社会准则的行为,反复多次地发生侵犯他人的基本权利,如说谎、逃学、纵火、偷盗、欺骗、强奸、吸毒等行为。这些行为反复持续出现,不仅偏离正常儿童行为常轨,在严重程度和持续时间上超过同龄儿童所允许的范围,影响儿童少年本身的学习和社交功能,损害他人或公众利益,具有社会环境适应困难的特征,并且这些行为不是躯体疾病或精神障碍所致。

心理治疗、行为矫正和教育是治疗品行障碍的主要方法,精神药物则主要是对症处理。

(三)抽动障碍

抽动障碍(Tic disorder)是一组起病于儿童期及青春期,原因不明,表现为不自主的、反复的、快速的一个或多个部位肌肉运动抽动和发音抽动的神经精神障碍。根据症状严重性,运动及发声抽动均可以再分为简单性抽动及复杂性抽动。

抽动障碍分为三种类型:短暂性抽动障碍(transient tic disorder),慢性运动或发声抽动障碍(chronic motor or vocal tic disorder,CTD),和发声与多种运动联合抽动障碍(vocal tics and multiple motor tic disorder),后者又称为抽动秽语综合征或 Tourette 综合征(Tourette syndrome,TS)。

短暂性抽动障碍(抽动症)是抽动障碍的最常见亚型,大多为简单的运动或发声抽动,常限于某一部位一组肌肉或两组肌肉群,通常表现为眨眼、扮鬼脸、或头部抽动,或清嗓子、咳嗽、或"啊""呀"等单调的声音。本型症状较轻,治疗效果好,部分病例自行缓解,病程持续时间一般不超过一年。

慢性运动或发声抽动障碍可出现简单运动抽动障碍和复杂运动抽动障碍,或仅仅有发声障碍,运动抽动和发声抽动一般不同时存在。多起病于学龄儿童,抽动的形式及部位与短暂抽动障碍相似,对于症状已持久固定不变,且对日常工作、生活无影响者,一般无需特别治疗。

多种运动与发声联合抽动障碍(Tourette 综合征)是以进行性发展的多部位运动和发声抽动为特征的抽动障碍。首发症状是简单的运动抽动,随病程的进展,运动抽动逐渐由上向下发展,抽动形式可能从一种形式转变为另一种形式,由简单抽动发展为复杂的抽动,由单一的运动抽动或发声抽动发展到两种抽动同时并存。

对于症状轻、病程短的患者,可暂时观察而不给药物治疗;对症状重,病程长,影响学习、工作、生活者,应给予药物治疗、行为矫正、心理治疗等的综合治疗方案。其中药物治疗是最常应用和最有效的方法。常规治疗的药物中有氟哌啶醇、阿立哌唑、利培酮、齐拉西酮等。

九、儿童及青少年期的应激处置

当儿童青少年遭遇重大生活事件时,可能出现急性应激障碍。亲人的亡故、双亲离异、个体的完整性和生命受到威胁、被虐待或性侵害等均是常见的因素。临床症状在遭遇创伤性事件后几分钟至几小时出现,临床表现有较大的变异性。主要表现为有强烈恐惧体验的精神运动性兴奋或精神运动性抑制,兴奋可表现为强烈情感反应,如激越,情感爆发,有时有冲动伤人,毁物行为,抑制可出现表情呆滞,处于茫然状态,继而不动不语,呆若木鸡,对外界刺激无相应反应,呈木僵状态;部分患者可进入意识朦胧状态,出现定向障碍,对周围事物不能清晰感知,自言自语,内容零乱,表情紧张、恐怖,动作杂乱、无目的,或躁动不安、冲动毁物,事后不能全部回忆;可伴有焦虑、抑郁和自主神经功能紊乱的症状,如心动过速、出汗、脸面潮红、呼吸急促等,严重时出现自伤和自杀;可有失眠、噩梦、疲乏、注意难以集中,对生活缺乏兴趣,对未来失去信心。该病病程短暂,一般几小时至一周内症状消失,最长不超过一个月。恢复后对病情可有部分或大部分遗忘,预后良好。

治疗时首先让患者尽快摆脱创伤环境,避免进一步的刺激。亲人陪伴十分重要,在能与患者接触的情况下,建立良好的医患关系,保障患者相关的生理需求,如果有睡眠障碍,可使用药物来维持患者的睡眠时间。根据应激事件,对患者进行解释性心理治疗和支持性心理治疗,不要主动或避免和患者讨论应激性事件,要解释患者目前的心理和生理状态与遭受创伤事件相关,这是每一个人都会出现的临床表现,但都可以通过适当治疗得到缓解。要对患者强调指出,在大多数情况下,人们面临紧急意外时,不大可能做得更令人满意。

药物主要是对症治疗的,但在急性期也是采取的主要措施之一。适当的药物可以较快地缓解患者的抑郁、焦虑、恐惧、失眠等症状。

十、儿童及青少年对慢性疾病的反应与调适

在慢性躯体疾病患儿中社会适应能力损害的发生率很高。包括：

（一）生活自理能力

有些儿童由于疾病的限制使得生活自理能力减退，在行为上过分顺从，造成依赖性强，出现婴儿化；另一方面，生活自理能力差也和父母的过分保护和包办代替有关。

（二）学习困难

除了疾病本身和药物因素导致的认知功能下降外，引起学习困难更多见的是间接原因。学习困难的发生主要与患慢性病经常缺课，患儿不能或不愿上学等因素有关，特别是像语文、数学、英语这些主科课程均需要循序渐进地进行学习，一旦缺课时间长了就很难补上；有的患儿，如癫痫儿童害怕自己在学校发作被同学看见会嘲笑自己，害怕同学和教师的另眼相看，或害怕学习赶不上别人，丧失信心而不肯去上学，时间一长就导致了学习困难。

另一方面，由于患病父母降低了对儿童学业上的期望，很少在学业上对他们严加督促、帮助，儿童本身对自己的学习也无高标准要求，也是学习困难的原因。

（三）人际交往能力

患病儿童由于长期住院，和同龄儿接触的机会减少，缺乏社会交往的训练，逐渐可导致孤僻、退缩、回避社交，社会交往能力下降。如果父母的过度保护，如白血病患儿的父母因害怕感染而阻止患儿与其他儿童接触，也会加重儿童孤独、不愿与人交往；有的患儿由于疾病本身的因素不愿与人交往，如单纯性肥胖症的患儿，由于体型较肥胖，活动不灵活，他们常常成为同学们嘲笑的对象，因此对自己的身材存在自卑感，对自己的外貌感到烦恼，自我评价差，也很难交到朋友。

因此，对于患有慢性疾病的儿童，适当的照料是必需的，但在照料过程中要使患儿获得发展，包括个人生活能力及人际交往能力，同时还要关注其学业的发展，特别是那些通过治疗一段时间就能康复的疾病。在儿童慢性疾病病房中引入团体心理治疗、作业治疗等就成为治疗的重要组成部分

（许秀峰）

第六节　会诊联络精神病学在老年患者中的应用

随着社会的发展，老年人口（年龄 65 岁以上）在快速增长，根据 2005 年出版的联合国世界展望，在 2050 年，全球 60 岁以上人口可能达到 19 亿。不断增长的老年人口伴随而来的是用于老年人的医疗服务不断增加。2004 年美国卫生及公众服务部（United States Department of Health and Human Services）研究显示 38% 住院床位是 65 岁以上的老人，一项研究显示这些住院老年患者中 44.5% 达到精神障碍的共病诊断标准。

一、老年患者精神障碍的评估与诊断原则

在对老年人联络会诊服务中，首先要全面评估患者的躯体疾病，包括脑结构与功能，然后评价其精神障碍，最后试图寻找两者的联系；在诊断过程中，要理解衰老、各器官功能减退与精神障碍的关系，作出的诊断要有全面性，使患者的每一个问题都能得到关注并争取有所解决。

二、老年患者的药物问题

在治疗过程中，要与患者及其家属讨论治疗目标，在明确的治疗目标框架下选择治疗方法是十分重要的。老年人药物代谢能力下降；多种疾病常常合并使用多种药物，可能出现药物交互作用；衰老后对药物的耐受性下降，对药物治疗更容易产生副作用，因此要密切关注其不良反应。由于多数老年

患者需要长期治疗,因此长期随访是非常重要的。

三、老年期常见的精神症状、疾病与处置

（一）睡眠障碍

1. 临床表现

（1）失眠:表现为入睡、维持睡眠困难和早醒,老年人常表现为睡眠潜伏期延长,有效睡眠时间缩短和早醒,而日间容易瞌睡,睡眠总时间减少,满意度下降,生活质量受到影响;随年龄增加,睡眠的昼夜节律障碍愈明显。

（2）睡眠呼吸暂停综合征:是老年人最常见的睡眠呼吸障碍,且随年龄增加而发病率增加,多发于男性,有阻塞性、中枢性和混合性,可导致血氧饱和度显著减少、血压升高,日间烦躁不安、嗜睡、乏力、焦虑、抑郁、头痛等,重者则可出现夜间睡眠中心律失常、猝死、卒中、抽搐及认知功能下降等。其脑血管病发病率升高,尤其是缺血性卒中的发生机会增多。

（3）嗜睡:是老年人睡眠障碍的另一症状,其原因多为脑部和躯体疾病、药物不当使用等。此时明确诊断特别重要。

2. 会诊联络要点

（1）与相关科室医师一起分析患者失眠的原因,确定躯体因素是否是导致失眠的因素;认真进行精神检查,排除其他精神疾病;对患者有睡眠呼吸暂停综合征可能的,要进行多导睡眠图检查;嗜睡患者则要首先排除药源性,然后寻找是否有重要躯体或脑部疾病,与谵妄进行鉴别诊断,有时嗜睡是疾病加重的重要症状。

（2）失眠的治疗:老年患者服用安眠药物的原则是:①按需服用,安眠药仅仅能解决服药后的睡眠;②小剂量开始,达到最小有效剂量;③选择中短半衰期的药物,没有宿醉效应,如苯二氮䓬类选择艾司唑仑和阿普唑仑;也可选择新型促睡眠药如唑吡坦、右佐匹克隆、扎来普隆等;若上述药物小剂量疗效不佳时,可使用有催眠作用的抗抑郁药物如米氮平、曲唑酮等。除非患者有精神病性症状,一般不使用抗精神病药,如果使用,推荐小剂量喹硫平和奥氮平。对于难治的老年失眠患者,建议转入精神科住院治疗。

此外,积极治疗其他疾病,适当进行身体锻炼是非常重要的。

（二）焦虑障碍

1. 临床表现 老年人出现焦虑症状十分常见,其中部分达到广泛性焦虑障碍的诊断标准,而达到惊恐障碍的诊断标准者相对少见。除一部分老年焦虑是青壮年焦虑的持续外,大部分达到或没有达到诊断标准的老年焦虑常常伴有躯体疾病,其中慢性疾病如高血压、糖尿病等,很多患者还伴有睡眠障碍、烦躁、认知功能下降等等;有的患者的焦虑主要针对自身的健康,甚至害怕明天死亡;少数患者可能有物质滥用。此外明确焦虑是否是患者抑郁综合征的一部分或者是全面认知功能减退的一部分特别重要。

精神科医师在联络会诊中识别这些病因非常重要,在会诊过程中,要识别焦虑的危险因素,才能给予针对性的治疗。

2. 会诊联络要点

（1）首先明确焦虑症状的发作情况、严重程度及持续时间。

（2）判断焦虑症状是否伴有其他精神症状,如抑郁、认知功能下降、思维障碍等;这些症状是否达到其他精神疾病的诊断标准。

（3）判断其躯体疾病及目前用药是否影响焦虑症状;如果可能,首先建议治疗相关躯体疾病至控制满意或减停可能导致焦虑的药物。

（4）建议进行相关实验室检查,如血氧饱和度、脑 MRI 检查、PSG 等。

（5）治疗:可选用具有抗焦虑作用的 SSRIs 如艾司西酞普兰、帕罗西汀和 SNRIs 如度洛西汀、文拉

法辛,但文拉法辛有导致血压增高的风险,故在高血压患者中慎用。这些药物均是小剂量开始,达到治疗剂量常常需要至少 2 周。5-HT1A 受体部分激动剂坦度螺酮和丁螺环酮对焦虑有效,起效通常也在 2 周以后。在这些药物起效之前,合并使用小剂量苯二氮䓬类治疗焦虑是较佳的方案,但不宜长期使用。

心理治疗(认知行为治疗)联合药物治疗对于那些有明确心理社会因素、有明确动机、有认知能力以及愿意参与治疗的患者来说是适宜的干预方式。

如果可能,建议患者做适当锻炼,太极拳有改善焦虑的作用。

一般不使用抗精神病药或含有抗精神病药的复方制剂治疗老年焦虑,如果必须,要有知情告知,并密切观察患者是否有帕金森综合征、迟发性运动障碍和迟发性肌张力障碍。

如果患者躯体疾病不严重,而严重焦虑成为主要问题时,转入精神科住院治疗是必需的。

(三) 抑郁障碍

1. 流行病学与临床表现　老年人抑郁症的患病率比年轻人低,但总的抑郁障碍患病率增加,普通人群中老年抑郁症患病率大约是 1%～2%,但是大约 15% 老年人有抑郁症状,只是尚未达到抑郁症严重程度或病程的诊断标准,并且常常与高血压、糖尿病、帕金森氏病等共病,也是痴呆的重要危险因素。老年患者中躯体疾病合并抑郁不仅导致躯体疾病治疗困难,死亡率增加,而且增加了护理难度,疾病负担增加。

老年患者罹患抑郁的风险因素很多,如配偶或爱人死亡(在 1 年内患抑郁风险增加 24.3 %),躯体疾病如帕金森氏病、心血管疾病、阿尔茨海默病、脑血管疾病,社会支持不足等。

老年人抑郁的临床表现和年轻人是不一样的,症状常常不典型,他们通常不愿意主动讨论抑郁的体验,更多的抱怨躯体不适,厌食、体重下降、失眠、愤怒、快感缺乏。精神病性症状、认知功能损害和脑结构的改变如脑萎缩、脑室扩大、腔隙性脑梗死和脑白质脱髓鞘改变更为常见,这些改变常常导致临床中无法确定抑郁症与脑器质性抑郁的鉴别诊断分界点。

在老年人中,一些躯体疾病可能导致抑郁障碍,包括脑血管和变性疾病。25%～50% 的脑中风患者罹患重性抑郁障碍;痴呆患者中 20%～25% 患有重性抑郁障碍。

2. 会诊联络要点

(1)明确患者的抑郁症状及其严重程度;明确患者是否有消极观念和自杀危险性。如果抑郁症诊断明确,特别是伴有自杀意念者转入精神科住院治疗是必需的。

(2)与其他专科医师、患者及其家属一起讨论导致患者抑郁的心理社会及生物学危险因素。

(3)制订治疗方案

1)对可能存在的心理社会因素进行相应的心理治疗,特别是关注改变患者对目前处境、自身疾病、社会支持、对他人态度的认知。

2)和其他专科医师一起帮助患者及其家属制订康复计划,并告知患者,在实施的过程中进行总结。

3)积极治疗与抑郁相关的疾病。

4)积极改善与脑功能相关的问题:如睡眠障碍、脑缺血缺氧,如果条件允许,可适当给予神经营养治疗。

5)选择适合患者的抗抑郁药物进行治疗,SSRIs 为首选,SNRIs 可选,而 TCAs 则因有较多的不良反应,不建议在老年人群中使用。由于老年人常常因合并多种疾病而服用多种药物,故选择抗抑郁药物时要注意是否有药物相互作用,如氟伏沙明对心血管药物代谢的影响;同时也要注意是否会影响患者原来的躯体疾病,如文拉法辛对血压的影响;任何药物开始治疗均需要从小剂量起始,逐渐增加到治疗剂量。由于老年抑郁症治疗相对困难,通常需要进行急性期、巩固期和维持期的治疗;其他原因导致的抑郁障碍的治疗疗程与相关疾病的病程相关。

无痉挛电休克治疗(MECT)适应于老年抑郁障碍中自杀倾向明显者、严重激越者、拒食者及用抗抑郁药物治疗无效者,同时患者无严重心脑血管疾病。

6)对有自杀意念的患者,如果患者躯体情况允许,应该转入精神科住院治疗。

（四）老年认知功能障碍

1. 流行病学与临床特征　随着我国老年老龄化的到来,老年如认知功能减退甚至痴呆成为重要的公共卫生问题,并带来沉重的疾病负担。相关流行病学研究发现 60～65 岁痴呆的患病率为 1%,然后增加 5 岁,患病率增加 1 倍,因此在 85 岁人群中大约 30%～50% 患有痴呆。

在正常衰老和痴呆间,轻度认知障碍（mild cognitive impairment,MCI）是一种中间状态,与年龄和教育程度匹配的正常老人相比,患者存在轻度认知功能减退,但日常能力没有受到明显影响。根据受累的认知域数量,又可分为单纯记忆损害型（只累及记忆力）和多认知域损害型（除累及记忆力,还存在其他一项或多项认知域损害）,前者常为阿尔茨海默病的早期导致,后者可由阿尔茨海默病、脑血管病等引起。

上述患者临床症状进一步发展,可出现阿尔茨海默病、血管性痴呆或混合性痴呆。

2. 会诊联络要点　老年认知功能障碍常常隐匿起病,轻度认知障碍常常不被引起关注,在环境变化、心理社会因素刺激、疾病影响下,轻度认知障碍可能在相对短的时间内转化为导致患者日常生活能力受到影响、引起别人关注的痴呆,此时患者的认知功能基本是全面下降,日常生活能力和社会适应能力明显受到影响。在会诊联络中常常首先需要明确诊断,而明确诊断前需要排除其他问题:

（1）与脑器质性疾病鉴别:脑器质性疾病可能出现部分感觉性和(或)运动性失语,或有命名性失语,或出现其他类型思维障碍,此时要与痴呆进行鉴别。

（2）与老年抑郁障碍鉴别:老年抑郁症状可能影响患者的表达,或者患者抑郁比较严重而根本不愿意进行任何交谈,或者抑郁与痴呆并存,有用的方法是积极治疗抑郁,将认知功能与情绪障碍分离,然后再对认知功能进行判断。

（3）与谵妄鉴别:与其他专科医师及患者的照料者认真讨论患者的意识波动、生物节律变化、行为与言语紊乱等精神行为表现,结合可能导致谵妄疾病的临床波动与转归,通常能将谵妄与痴呆鉴别开。需要注意的是少数患者可能在痴呆的基础上出现谵妄,或者在一次谵妄后出现痴呆。

（4）与精神行为紊乱患者的鉴别:当患者以精神行为紊乱为主要症状时,在会诊时需要考虑:是否由于心理社会因素所致? 是否属于医源性,特别是药源性? 是否是躯体或某些脑器质性疾病所致? 是否是原有精神疾病的持续或加重,或是晚发精神疾病的症状? 在进行相应的拟诊过程中需要给予相应的对症治疗,当精神行为紊乱缓解后对其认知功能进行评价可明确痴呆诊断。

3. 治疗

（1）对患者认知功能障碍以外的躯体疾病和精神症状进行对因和对症治疗。

（2）乙酰胆碱酯酶抑制剂如多奈哌齐、重酒石酸卡巴拉汀、加兰他敏和 N-甲基-D-天门冬氨酸（NMDA）受体拮抗剂美金刚有改善认知功能的作用。其他可针对患者情况给予改善脑血液循环和脑细胞代谢的药物;经常服阿司匹林或消炎镇痛药物的老年人患痴呆和认知障碍的危险性明显降低。

（3）加强对患者的康复训练、管理和生活护理是治疗中十分重要的。

（五）老年患者的精神与行为紊乱

1. 会诊联络要点　老年患者出现精神与行为紊乱症状是综合医院中最需要及时会诊的情形。作为精神科医师到达后需要顺次而快速进行以下甄别:

（1）精神与行为紊乱是否与意识障碍相关:在患者意识障碍未达到昏迷前,可能出现精神与行为紊乱,这与患者原发疾病变化有关,可能是进入昏迷的前期。部分患者从昏迷中醒转也要出现一段时间的谵妄才能进入到意识清晰状态。

（2）精神与行为紊乱是否与药物治疗相关:如皮质激素、免疫抑制剂、抗生素、抗病毒药、抗结核药物、抗心律失常药、抗胆碱药、内分泌调节药、精神药物等均可导致精神与行为紊乱,需要认真排除。

（3）患者是否患有未证实的躯体或脑器质性疾病:躯体或脑器质性疾病均可能出现各种精神与行

为紊乱的症状,此时,病史、体格检查、实验室检查能够帮助医生进行进一步的判断。

(4)患者是否是原有精神疾病的加重或出现晚发的严重精神疾病:首先患者的精神症状应当符合如精神分裂症、双相情感障碍的诊断标准,并且可能有长期病史的支持,同时排除了上述各种可能,此时可进行相应的诊断。

(5)患者是否有心理社会因素:老年患者在心理社会因素的影响下可能出现精神与行为紊乱,这种紊乱通常缺乏生物学因素的支持,症状可能有一定的波动,并与心理社会因素密切相关,排除上述后,符合分离转换障碍的诊断标准时可进行相应诊断。同时要警惕诈病者。

2. 治疗 根据上述鉴别诊断后,给予相应的对因和对症治疗。

(六)谵妄

1. 流行病学 谵妄是意识障碍的特殊表现,也是器质性疾病在疾病转化重要节点出现的特殊意识状态。在美国住院老年患者中20%伴有谵妄,在某些病房这些情况发生更多,如在术后病房(15%~53%)、重症监护病房(70%~87%)及临终关怀病房(83%)。

老年患者更容易发生谵妄,因为他们罹患以下疾病的风险更大,如慢性躯体疾病、痴呆/认知功能损害、感觉障碍(视觉和听觉)、颅脑疾病、年龄相关的中枢神经系统改变、药代动力学和药效学的改变等。

2. 会诊联络要点

(1)明确谵妄的诊断:有明确导致谵妄的原因,意识障碍水平有波动,常常在日间睡眠过多,夜间出现不协调精神运动性兴奋,有时间、地点、人物定向障碍,认知功能明显下降,甚至思维紊乱,可伴短暂精神病性症状,情绪易变;加上原发疾病的症状、体征和实验室检查阳性发现,诊断谵妄并不困难。

但在部分患者,原发疾病不明确,或者疾病并没有被重视,如COPD患者伴有肺部感染,而患者并没有明显的症状;或者出现脑占位病变、缺血或出血,但症状不典型等等均可能使临床出现误诊。精神科医师在联络会诊中最重要的是对患者的意识清晰度和认知功能障碍及其关系进行确认,如果患者出现意识清晰度下降并伴有认知功能下降或紊乱,诊断可以确立。鉴别诊断要与上述如精神病状态、焦虑抑郁状态等进行鉴别。

(2)与相关科室医师一起寻找导致谵妄的危险因素,并进行对因治疗。

3. 治疗

(1)积极治疗导致谵妄的生物学因素,如感染、重要脏器功能障碍等。

(2)纠正缺氧、低蛋白,维持患者营养及内环境稳定。

(3)根据患者谵妄的特征,适当治疗其昼夜节律紊乱、不协调精神运动性兴奋和精神病性症状。对于仅仅以昼夜节律紊乱的患者,可在夜间睡前给予小剂量短半衰期的苯二氮䓬类如咪达唑仑、阿普唑仑;如果患者伴有兴奋躁动和精神病性症状,可晚间小剂量开始使用喹硫平、奥氮平等。

(李文飞)

第七节 会诊联络精神病学在女性特殊时期的应用

在女性特殊时期出现的精神障碍由于伴随着女性特有的内分泌改变,或者处于特殊的生理时期如怀孕、哺乳,在某些精神障碍的临床表现和治疗中有其特殊的方面,这是会诊联络中必须考虑的。在既往的诊断中,人们习惯将此类障碍用"时期+综合征"来表述,随着对疾病本质的认识深入,在疾病分类中已将相关障碍列入相关的疾病单元中,如DSM-5中经前期心境不良障碍归到抑郁障碍中,而不用经前期综合征;而抑郁症中有特别标注"伴围产期"来囊括产前和产后抑郁症,但因治疗考量的侧重不同,在本节中仍然分开描述;而围绝经期发生的抑郁因其临床特征和治疗并无特别之处,并没有特别给予标注。同样,在精神分裂症和双相情感障碍中也没有给予标注,但鉴于在联络会诊中要考虑围产期及哺乳期使用精神药物的特殊性,在这一节中会有相关论述,但不会重复相关疾病的临床表现、诊断和具体治疗。

一、女性特殊时期抑郁障碍

（一）临床特征

女性由于性腺功能改变的影响，抑郁障碍的发生率约为男性的 2 倍，其发病率较高开始于青春期，持续到生育期，之后缓慢下降，到围绝经期再次呈上升趋势。

1. 经前期心境不良障碍　病因学研究发现经前期心境不良障碍有家族集聚现象，单卵双生姐妹的患病率是双卵双生姐妹的两倍；黄体期低水平的雌二醇会影响脑中 5- HT 和 NE 功能。

在 DSM-5 诊断体系中，经前期心境不良障碍被纳入"抑郁障碍"中。该障碍是指女性在月经来潮前 1 周及月经期间，存在较为明显的烦躁、易激惹等症状，且这些症状在月经来潮后几天逐渐减轻，在月经结束后 1 周内几乎消失。大约 50% ~ 80% 的行经女性存在轻度的经前期情绪不佳，20% 报告有严重的经前期情绪问题需要治疗，3% ~ 8% 满足经前期心境不良障碍的诊断标准。

2. 妊娠期抑郁障碍　妊娠抑郁障碍多在怀孕前 3 个月及后 3 个月发生，前 3 个月可表现为早孕反应的加重，并有厌食、睡眠习惯改变等；后 3 个月可表现为持续加重的乏力、睡眠障碍及食欲下降、对胎儿健康及分娩过程过分担忧等。研究显示，妊娠期高达 70% 的女性出现抑郁症状，10% ~ 16% 满足重性抑郁障碍的诊断标准。

3. 产后抑郁障碍　产后心境不良（postpartum blues）发生率占产后女性的 26% ~ 85%，可能与产后雌激素水平迅速下降有关。临床表现为易哭泣，易激惹，情绪不稳定，在产后 3 ~ 5 天达到高峰，持续数天到数周，但其抑郁的严重程度没有达到抑郁发作的诊断标准。

产后抑郁障碍是分娩后最常见的精神障碍，通常指在产后 4 周内的抑郁发作，其症状、病程和结局与其他抑郁障碍相似。大约 13% 的女性产后 12 周内出现抑郁症状，而产后 1 年内出现抑郁症状的比率将达到 19.2%。产后抑郁障碍的母亲往往不能有效地照顾婴儿，患者会由此感到自责、自罪，严重患者可能有伤害自己或婴儿的危险，少数患者可伴有精神病性症状。

4. 围绝经期抑郁障碍　围绝经期抑郁障碍是指女性在围绝经期（通常指 50 岁左右）发病的抑郁障碍，曾有抑郁病史或有严重经前期烦躁障碍病史者发病率明显增高。目前认为抑郁发作与围绝经期雌激素下降有关。

（二）会诊联络要点

1. 评估与诊断　会诊时应系统评估患者的心理社会因素与抑郁障碍的关系；评估内分泌特别是性激素的周期性变化。根据患者的临床表现对其抑郁的严重程度、持续时间等作出明确的判断。

对于产后患者，爱丁堡产后抑郁量表（Edinburgh postnatal depression scale，EPDS）的自评对筛查抑郁非常常用。其包括 10 个条目，根据症状的严重度，每项内容分 4 级评分（0，1，2，3 分），10 个项目分值的总和为总分。总分在 12 ~ 13 者可能有抑郁，≥13 分达到了抑郁发作的严重程度标准。

2. 疾病教育与协商治疗　经前期心境不良障碍多为轻中度，对疾病相关知识的教育、生活方式的改变、支持性心理治疗或认知行为治疗均有帮助。

对于妊娠期抑郁，权衡治疗和不治疗对母亲和胎儿的风险很重要，向患者及家属讲清楚抗抑郁治疗与不治疗的风险与获益。治疗应根据抑郁的严重程度、复发的风险、尊重孕妇和家属的意愿来进行调整。症状较轻的患者给予健康教育、支持性心理治疗即可，如既往有过轻到中度发作，系统认知行为治疗是必要的。

产后抑郁障碍的治疗原则仍遵循抑郁障碍治疗的一般原则。但必须考虑到乳汁对胎儿影响，轻中度患者仍然以认知行为治疗为首选。

围绝经期抑郁在遵循抑郁障碍治疗原则的同时，强调围绝经期相关知识的教育以及心理治疗。

3. 药物治疗　经前期心境不良障碍：非药物干预无效和重度患者可以采用药物治疗，如 SSRIs 类药物。部分患者在月经来潮前 1 周、月经期间及月经结束后 1 周服药即可减轻症状。

对于妊娠期抑郁,抗抑郁药在孕期使用的风险与安全性尚无最后定论。重度或有严重自杀倾向的患者可以考虑抗抑郁药治疗,当前孕妇使用最多的抗抑郁药是 SSRIs 类,应尽可能单一药物,并考虑患者既往治疗情况。关于妊娠期使用抗抑郁药后产生的不良事件有诸多文献报道,主要涉及胎儿发育、新生儿发育和长期发育 3 个问题。最新研究显示孕期使用 SSRIs 类抗抑郁药并未增加患儿心脏疾病和死亡风险,但帕罗西汀除外;但可能增加早产和低体重风险。还有文献报道 SNRIs 类药物和米氮平可能与发生自然流产有关。此外,队列研究显示,孕晚期使用抗抑郁药可能与产后出血有关。

严重的产后抑郁障碍应合并药物治疗,其中 SSRIs 类抗抑郁药常作为治疗首选。多数研究报告抗抑郁药在乳汁中的浓度较低,但氟西汀除外。此外,还有研究显示哺乳可以减少产后抑郁发生风险,对母亲和孩子都有积极作用。

中、重度围绝经期抑郁可考虑合并药物治疗,可选用 SSRIs 和 SNRIs 类药物。此外,应用雌激素替代治疗也可有效缓解围绝经期抑郁障碍的抑郁症状,但需要遵循时间和个体化治疗原则,与抗抑郁药合用可能有更好的治疗效果;对于绝经期抑郁障碍伴有明显易激惹也可选用镇静作用较强的抗抑郁剂,如米氮平、曲唑酮等。

4. 物理治疗　MECT 治疗的适应证遵循重症、难治、有强烈自杀观念或行为、抑郁性木僵等。rTMS 可治疗孕期及产后抑郁障碍,但目前缺乏足够有效的证据。

二、妊娠及哺乳期其他精神障碍的联络会诊

（一）精神分裂症

尽管精神分裂症的遗传度达到 80%,影响神经发育,脑中多巴胺功能亢进是最重要的假说。妊娠期雌激素增加,雌激素具有抗多巴胺能,可降低精神分裂症复发风险。但分娩后雌激素骤降,多巴胺能反跳性增加,出现产后精神病性症状及精神分裂症复发率骤升。因此会诊联络精神病学需要从孕前到哺乳期帮助患者,管理治疗精神症状,提供咨询建议。

1. 怀孕前　精神分裂症经治疗后痊愈且低剂量巩固治疗已经超过 2 年的妇女,可以考虑停药妊娠。但要告知患者及其家属精神分裂症女性患者生育能力较低,如果决定怀孕,停止药物治疗的复发风险大于继续治疗;制定一个逐渐停药的时间表并让患者遵守,建议家属密切观察患者是否有早期复发的征兆并及时去医院就诊。对于选择怀孕的患者,告知怀孕期间使用抗精神病药物的安全性的证据,使其充分知晓药物治疗的益处和风险。如果患者继续使用有升高分泌催乳素倾向的药物,要建议测量其血浆催乳素。如果它太高,可能会妨碍生育,可以考虑更换治疗药物。

2. 怀孕期间　给予患者心理支持,产前建议服用维生素和叶酸,以减少神经管畸形的风险。

对于精神分裂症孕妇的临床治疗,紧密联系产科医生早期介入以降低患者怀孕期可能出现的各种风险,与产科医生讨论药物治疗选择的风险与收益,如果患者继续抗精神病药物治疗,应予最低有效剂量和分次服药。随着怀孕期体重、新陈代谢、排泄和体型变化,给药剂量也需要调整,但避免使用长效抗精神病药物治疗。

在怀孕期间,精神科医生应该与产科医生紧密合作,确保患者不放弃治疗,孕期常规随访所有生理健康和心理相关的指标。建议患者参加产前培训班以帮助准备分娩;评估患者照料新生儿的能力,对于照料能力受损的患者,尽早开始家属教育课程,早日建立婴儿出生后的有效支持系统。

3. 分娩前期　分娩前后要给予患者社会心理支持,以促进最好结局。产科医师要对产妇服用的抗精神病药物保持警觉:如果是典型抗精神病药物,那么在新生儿出生后的几天内应监测其锥体外系反应;如果产妇服用氯氮平,那么需要复查新生儿的血中性粒细胞;极少数新生儿可能出现头、手和脚震颤,甚至癫痫发作,可能与撤药综合征相关。

4. 产后和哺乳期　产后精神症状复发风险高,需要继续原来的药物治疗,停药者需要重新开始药物治疗。如果将开始药物治疗的时间推迟至哺乳期结束后,复发的风险会增高。

产妇服用抗精神病药物,药物会进入母乳,但浓度会大大低于母体内浓度,小于母亲的 10%,导致

婴儿出现与剂量相关不良事件的可能性不大,也可以考虑母乳喂哺,需要密切关注婴儿的发育状况和其他可能出现的不良反应(锥体外系不良反应、镇静、粒细胞减少等)。服用氯氮平者,最好避免母乳喂哺。

（二）双相情感障碍

研究发现45%～50%的女性双相障碍患者在妊娠期出现病情恶化,孕妇在躁狂或抑郁状态下的相关行为可能会给胎儿造成不利影响。因需要怀孕突然停药常常导致疾病复发,停用锂盐/丙戊酸盐治疗的患者的复发率是不停药的两倍,而且停药后很快复发。与缓慢停药相比,突然停药复发时间缩短11倍,多数的复发为抑郁与混合发作,47%发生在妊娠的前三个月。产后是双相情感障碍的高发危险期,产后3～6个月的复发率为76%～82%,尤其是既往有双相障碍病史的患者更易复发,由于产后复发的高风险,建议在产后预防性使用锂盐或者丙戊酸盐控制产后双相障碍复发。

双相情感障碍的治疗药物与较高的出生缺陷相关,处于生育期的妇女在服药期间应该采取有效的避孕措施;但卡马西平、奥卡西平、托吡酯能增加口服避孕药的代谢,服药期间应尽可能不要采用口服避孕药的方法。孕期及哺乳期药物的治疗需要权衡利弊,在医师、患者和家属的充分讨论及明确的书面知情同意后才能进行。

（三）焦虑与睡眠障碍

对于孕期焦虑者,心理治疗作为首选的治疗方法,孕妇及其亲属的教育、支持性心理治疗、孕妇经验分享等均有助于缓解焦虑;此外建议孕妇适当运动、松弛训练也有助缓解焦虑。

睡眠障碍是孕期常见的问题,有至少近一半的孕妇主诉过睡眠障碍,但在治疗方面缺乏相关的循证证据。

尽管如此,治疗前应该对患者进行睡眠评估,寻找影响睡眠的病因,制定针对性的治疗方案仍然重要。在妊娠期适当运动、规律生活、有良好的睡眠习惯是治疗失眠的基础。在妊娠后期,可短期使用催眠药物如苯二氮䓬类药物、唑吡坦及扎来普隆。

雌激素可影响呼吸道,引起黏膜水肿、充血、黏液大量分泌,增加上呼吸道阻力,因此妊娠期可能发生阻塞性睡眠呼吸暂停综合征(obstructive sleep apnea hypopnea syndrome,OSAHS),并导致妊娠高血压疾病等妊娠并发症的发生。如果诊断确立,可使用呼吸机辅助呼吸,改善通气。

三、妊娠与哺乳期精神药物使用

为妊娠妇女处方精神类药物时,医师必须认真权衡药物对胎儿的影响与精神疾病对妇女及胎儿的影响,而且怀孕时间不同影响也不同。妊娠期用药可能对胎儿造成多种不良影响,造成畸形的主要危险期是怀孕前3个月,由于妊娠前3个月常常被忽视,因此给任何育龄妇女处方时都应谨慎。

（一）妊娠期精神药物的使用

1. 抗精神病药物　美国每年大约有超过50万妊娠或准备妊娠的妇女患有精神疾病,其中1/3需要在孕期使用抗精神病药。在我国,孕期使用抗精神病药物的人群数远大于美国。抗精神病药可通过胎盘或乳汁使胎儿或新生儿出现一些不良反应,如过度镇静、锥体外系反应、中毒,严重时可导致畸形,对神经行为也可能产生远期影响。但如果不用抗精神病药治疗,妊娠期病情不稳定,不仅可能会发生潜在胎盘不完整和胎儿中枢神经系统发育不良,而且也会给患者自身带来危害,甚至自杀。故在对妊娠期患者,科学合理使用抗精神病药十分必要和重要。

高效价的抗精神病药物由于其较少的抗胆碱作用、抗组织胺作用、低血压作用,在妊娠期使用相对安全。没有证据证实氟哌啶醇、奋乃静、三氟拉嗪的致畸作用。一些资料显示氯丙嗪有轻微增加先天异常的危险。但在出生前使用,新生儿可能会出现较短时间的锥体外系反应。为避免此效应,不推荐孕妇使用长效抗精神病药物。对于新一代的抗精神病药物,如利培酮、奥氮平、氯氮平、喹硫平、齐拉西酮等,致畸作用与对新生儿的影响所知甚少。然而基于病例报告和小样本病例,尚无对胎儿有害的一致性报告。奥氮平的现有资料最多,没有危险性增加的报告。有妊娠期使用氯氮平而致先天异常的独立病例报告,但两者的必然联系尚未确定。

2. 抗抑郁药物 目前还没有发现三环类抗抑郁药物有致畸作用,但如果在预产期使用可能会导致新生儿撤药反应;此外,医师应意识到,与SSRIs相比,这些抗抑郁药物过量的致死率较高。妊娠期间突然停用氯米帕明可致早产、新生儿痉挛。病例报告显示,新生儿单剂量口服氯米帕明第3天痉挛可停止。妊娠期间使用米安色林和非选择性MAOIs的安全性研究尚不充足。

使用SSRIs的人类病例中未见畸形或发育障碍,但资料有限。有长期使用SSRIs出现新生儿撤药综合征、新生儿持续性肺动脉高压的报告。米氮平、曲唑酮、文拉法辛相关资料不多,尚未发现这些药物有明显的致畸作用,但仍需注意这些药物的安全性,同时也要注意转躁风险。分娩前母亲使用SS-RIs对新生儿5-HT有激活作用。最常见的症状是激越/神经过敏、腹泻、哺乳不足。

3. 心境稳定剂

(1)锂剂:既往研究表明,妊娠头3个月使用锂剂可致Ebstein畸形(三尖瓣下移畸形)、心血管缺陷危险率为1‰~2‰,是正常人群的10~20倍。动物实验显示了锂剂显著的致畸作用。

若使用锂剂的患者希望妊娠,应与之讨论可能出现的问题。若使用锂剂期间妊娠,必须认真权衡停用锂剂而致复发的危险性与锂剂所致畸胎的危险性。若妊娠头3个月使用锂剂,可通过超声和超声心动动态诊断法来检查心脏异常。分娩时锂可致新生儿肌张力障碍及反应迟滞。

(2)抗癫痫药:丙戊酸钠可使脊柱裂的危险性增加10倍(0.2%~2%),也增加其他畸形及血液病变的危险性。由于躁狂表现突出的情感障碍复发的患者有时用卡马西平作为锂制剂的替代物,也可显著增加脊柱裂、发育延迟及颅面缺陷的危险性。

越来越多的资料表明,拉莫三嗪(单独用药)即使在妊娠早期使用,也可能不会增加先天畸形的危险;然而,目前还不能完全确定。妊娠后期,拉莫三嗪的肾脏清除率会增加1/2,因此需要增加给药剂量,分娩后相应减少剂量。

如果决定继续用抗癫痫药,专家建议在妊娠前服用超过标准剂量的叶酸(5mg/d代替0.5mg/d)可降低胎儿神经管缺陷的危险性,妊娠36周开始服用维生素K1(20mg/d)也可降低血液病变的危险性。

4. 抗焦虑药物和安眠药 妊娠最初3个月使用苯二氮䓬类药物是否会增加唇/腭裂的危险性目前尚存在争议。联合研究表明,畸形没有增加;然而有病例对照研究表明,苯二氮䓬类与主要畸形或口裂有关。妊娠初期8周是高度危险期。

妊娠最初3个月后,对劝导睡眠措施无效的患者间歇使用低剂量的苯二氮䓬类有助于安眠。有证据表明短效的奥沙西泮或替马西泮较长效的地西泮更合适。

妊娠后期使用苯二氮䓬类药物可致新生儿困倦、呼吸抑制及肌张力不足(肌张力障碍婴儿综合征),也可见新生儿戒断症状的报道。

5. 常用精神药物在妊娠期的安全分级 美国食品和药物管理局将妊娠期用药分为A、B、C、D、X 5大类。A类药物:已有充分病例对照研究未能证明妊娠期前3个月用该类药物会对胎儿造成风险。B类药物:充足动物试验未能证明该类药物会对胎儿造成风险,但没有足够人体对照研究。C类药物:动物实验已证明该类药物对胎儿会造成不良影响,且没有充足人体对照研究,尽管有潜在风险存在,但潜在利益仍支持妊娠期使用该类药物。D类药物:人体试验已证明该类药物对胎儿会造成不良反应,尽管有潜在风险存在,但潜在利益仍支持妊娠期使用该类药物。X类药物:动物实验和人体试验均证明该类药物对胎儿会造成不良反应,且妊娠期使用该类药物的风险明显大于潜在利益,妊娠期禁用。

表6-7-1列出了精神科常用药物的FDA妊娠安全分级。绝大多数抗精神病药被划归为B或C类药物。心境稳定剂和苯二氮䓬类药物对胎儿畸形及行为影响更有密切的关系,多被归为D类,在怀孕期和哺乳期使用时需要更为慎重。

表 6-7-1 精神科药物的 FDA 妊娠安全分级

安全分级	精神科药物
A	（无）
B	氯氮平,丁螺环酮,安非他酮,马普替林,唑吡坦
C	奥氮平,帕利哌酮,利培酮,喹硫平,齐拉西酮,阿立哌唑,氯丙嗪,奋乃静,氟哌啶醇,氟西汀,舍曲林,艾司西酞普兰,西酞普兰,氟伏沙明,度洛西汀,文拉法辛,米氮平,多塞平,曲唑酮,多奈哌齐,加巴喷丁
D	丙戊酸钠,卡马西平,锂盐,地西泮,阿普唑仑,劳拉西泮,氯硝西泮,咪达唑仑,帕罗西汀,阿米替林,丙咪嗪,米帕明
X	三唑仑,艾司唑仑
不详	舒必利,氨磺必利

（二）哺乳期精神药物的使用问题

哺乳的意义重大,因此建议除非有确凿的证据表明母亲摄取的药物对婴儿有害而且没有替代疗法,否则不应中断哺乳。所有的药物都能不同程度通过乳汁分泌。在哺乳期是否继续服药同样需要权衡利弊得失。

1. 抗精神病药物的使用

（1）非典型抗精神病药物:目前尚缺乏非典型抗精神病药物的确切资料。初步研究表明:奥氮平和利培酮婴儿摄取量很低,而且母亲的不良反应低,这些药物正越来越多地在哺乳期使用。然而,其确切的安全性需进一步研究。多数专家反对哺乳期使用氯氮平（由于在母乳中浓度高）,除非母亲健康的特别需要。

（2）典型抗精神病药物:典型抗精神病药物尤其高剂量时,对摄乳的婴儿偶尔产生不良反应（如尿潴留、肌张力障碍）。低剂量时（氟哌啶醇,每天≤10mg）往往认为是安全的。

（3）长效典型抗精神病药物:多数专家赞成尽量不使用。

2. 抗抑郁药物的使用 10%～20% 的母亲患有产后抑郁,而且少部分妇女在全部妊娠期及哺乳期需要抗抑郁药物治疗。

（1）SSRIs/SNRIs 及其他新型抗抑郁药物:多数研究表明,婴儿的 SSRIs 血浆药物浓度很低,甚至低于检测界限。但氟西汀及半衰期长的代谢物可在摄乳的婴儿体内蓄积,检测出的浓度有临床意义,并且研究表明,这种药物与体重增加慢和婴儿胃肠功能障碍有关。舍曲林、西酞普兰、氟伏沙明和帕罗西汀的婴儿摄入剂量较低,可以接受。与 SSRIs 类相比,文拉法辛的婴儿平均摄入剂量更高。哺乳的母亲使用 SSRIs 和文拉法辛,对婴儿进行神经学及发育评价未见不良后果。米氮平和瑞波西汀尚需进一步研究。

（2）三环类抗抑郁药物:由于母乳转运率低,通常认为哺乳期使用这类药物是安全的。但三环类抗抑郁药物对母亲的不良反应及药物过量致死率较高限制了使用。

3. 心境稳定剂的使用 双相障碍患者停用心境稳定剂后,复发的危险性很大。需认真权衡,针对锂剂及抗癫痫药物需考虑如下。

（1）锂剂:锂盐在乳汁的浓度为血液浓度的 40%,由于锂有镇静、脱水、甲状腺功能抑制和呼吸抑制等不良反应的报告,哺乳期应禁用锂剂。已有报道婴儿血锂浓度较高,而且幼小婴儿的肾清除率降低。

（2）抗癫痫药物:目前还没有哺乳期使用丙戊酸钠导致婴儿不良事件的报道。偶见卡马西平引起婴儿黄疸和肝功能障碍的报道。患者服用拉莫三嗪期间哺乳,其婴儿血液浓度可达到母亲血浓度的 20%,因而也不推荐使用。

4. 抗焦虑药物和安眠药的使用 长期使用长效苯二氮䓬类药物（如地西泮）可在婴儿体内蓄积,

导致婴儿肌张力不足、昏睡和吸吮减少,如果哺乳期需要苯二氮䓬类药物,应选用半衰期较短者。目前没有关于哺乳期使用佐匹克隆和唑吡坦是否对婴儿有影响的资料。

(李文飞)

第八节　会诊联络精神病学在整形美容专业中的应用

在整形美容临床工作中,需要会诊联络精神病学协作的问题有:协助识别和治疗躯体变形障碍的患者;帮助性别烦躁者明确心理性别,适应社会角色。

一、躯体变形障碍

躯体变形障碍(body dysmorphic disorder,BDD)是指身体外表并不存在缺陷或仅仅是轻微缺陷,而患者想象自己有缺陷,或是将轻微的缺陷夸大,并由此产生痛苦。研究表明,躯体变形障碍在普通人群中的发病率为0.7%~1.9%,男女发病率无明显差异,常发生于青春期,有的甚至发生于儿童期。该疾患可能表现为慢性过程,自发病到患者去看医生,症状会持续10~20年。

躯体变形障碍的患者对自己外表的可能或微小缺陷有强烈的先占观念,大部分患者关注的是脸,比如鼻子、嘴唇、耳朵,也包括面部皮肤,如皱纹、肤色、瑕疵、疤痕、小血管、纹理或是毛孔的大小,对毛发的外形也特别关注。有的患者关注自己生殖器、体味等,并为此深感痛苦,感到别人在凝视自己的时候会特别注意到缺陷,为此焦虑不安,迫切改变,尽管亲朋好友和医师反复保证其外貌并无大碍,但患者深信不疑。同时自感丑陋,无法见人,出现回避行为,他们与社会隔离,不去上学或工作,甚至有些极端的患者不愿意离开家。多数患者会不停求助于美容外科或皮肤科进行手术或药物治疗。当然,那些寻求手术帮助、皮肤科或其他非精神治疗的患者,大部分人都发现他们的BDD症状没有因此得到改善,还有一部分说他们的情况更糟了,只有不到10%的人说比以前好些。

躯体变形障碍患者一生中的某段时间会伴发抑郁,自杀率大约是正常人群的45倍。可能与强迫症、进食障碍、焦虑症、拔毛癖、药物或酒精滥用共病。但如果患者没有提及躯体变形,也常常会被诊断为抑郁症、强迫症、社交焦虑障碍等。

由于上述症状,很多患者出于对症状的保密和羞耻,整形美容专业人员也常常忽视,患者很少能得到正确的诊断,更得不到合理的治疗,患者经常会对手术的效果表示不满,甚至认为手术简直是糟糕透顶,使"缺陷"更加严重,于是他们会再次寻求手术治疗,或是诉诸法律,甚至向医生实施报复。

遗憾的是,当精神科医师看到患者时,他们常常已经进行过多次矫正、手术等治疗,此时既要"合理化"患者既往的求医行为,又要指出通过治疗不良情绪如焦虑抑郁,改变自己的思维和行为方式,也可能获得比整形美容手术后更多的舒适感。

SSRIs对躯体变形障碍患者有效,包括如氟西汀、舍曲林和帕罗西汀等。认知行为疗法对于帮助患者建立正确的体像感知、与他人进行良好沟通、回归社会有非常重要的作用。

二、性别烦躁

在整形外科中,因易性症(transsexualism)而要求从性征上改变性别者需要精神科医师的参与。在DSM-5中,易性症被称为性别烦躁(gender dysphoria),是指一个人在心理上无法认同自己与生俱来的性别,相信自己应该属于另一种性别。这些患者的生理性别无任何异常;但有强烈且持续的跨性别认同感;这种认同与文化环境无关;并且对天生的性别有持续性的不适应感,或是无法适应自己所属性别的性别角色;也不能适应社交、工作环境。

易性症的治疗以心理治疗为主,首先要建立良好的医患关系,让患者确认自身问题,接受现实;学会合情合理表达自己的不良情绪,对患者的担心担忧的事件进行认知行为训练,将现实中发生的事件与自己的不良情绪分离,并且能够控制自己的情绪,消除自卑感,接纳自我。对未成年的易性癖者可采用"性别拮抗剂"药物来暂时抑制易性症者的青春期性激素分泌与性器官发育,避免其尴尬懊恼,并在药物治疗阶段辅助心理治疗,引导对方适应自身的生理特征、引导对方适应同性群体的喜好与习性,治疗成功者成年后能适应接纳自己的生理特征、适应与同性群体相处,并不再有变性的愿望。

尽管患者在整形手术方面有强烈的愿望,但精神科医师需要做的是全面评估患者进行整形手术的原因、性心理取向、对手术的期望、应对手术相关的不良反应包括没有达到患者的期望等。将这些资料呈现给整形医师后再作出是否手术的决定。

(李文飞)

第九节　会诊联络精神病学在遭遇灾难的患者中的应用

自古以来,人类一直面临着各种自然或人为灾难的侵害,不仅造成人员伤亡、财产损失、生态环境破坏和严重的社会危害,而且灾难作为应激源,对人的身心健康造成一系列影响。灾难的群体效应还会导致人们产生更大范围的负性影响,因此灾后的心理急救和长期的心理危机干预显得尤为重要。除了到灾难现场进行心理救援外,精神科医师更重要的工作场所是在各种医疗机构中进行会诊联络精神病学服务。

一、灾难性事件与心理危机概述

灾难(disaster)是指由于自然的或人为的原因造成人员财产严重损害的突发性事件。根据其发生原因,人们通常将灾难分为自然性灾难、社会性灾难、生物性灾难和技术性灾难等四个类型。我国政府将其称为突发公共事件,主要分为自然灾害、事故灾难、公共卫生事件和社会安全事件四大类,并强调上述各类事件往往是相互交叉和关联的。我国是世界上自然灾害十分严重的国家之一。地震、洪水等重大灾害频发,分布广、损失大。事故灾难是指在生产、生活领域中发生的事故,如矿难、交通伤害等。突发公共卫生事件多指突然发生造成社会公众健康严重损害的传染病疫情、重大食物和职业中毒、群体性不明原因疫情等,如2003年的严重急性呼吸道综合征(SARS)。社会安全事件是指影响社会安定、国家安全的事件,如爆炸、投毒等恶性事件。

心理危机(psychological crisis)是指个体由于突然遭受严重灾难、重大生活事件或精神压力,使生活状况发生明显的变化,尤其是出现了用现有的生活条件和经验难以克服的困难,以致使当事人陷于痛苦、不安状态,常伴有绝望、麻木、焦虑,以及自主神经症状和行为障碍。

心理危机干预(psychological crisis intervention)是指对处于心理危机状态下的个体采取行之有效的方法,使其摆脱困境,战胜危机,重新适应生活,其目的是积极预防、及时控制和减缓创伤性事件对个体造成的心理社会影响,帮助个体认识和纠正因创伤性事件导致的暂时的认知、情感、意志行为扭曲,促进心理健康的重建,因此心理危机干预对维护社会稳定和保障心理健康具有重要的意义。可以说,危机干预处理的是正常人群在灾后出现的、超出其日常应付能力的正常应激反应和困难,使处于危机中的个体重新获得心理控制,让其至少恢复到危机发生前的功能水平。危机干预实际上是一种二级预防,预防创伤后应激障碍(PTSD)、抑郁、焦虑、酒精滥用或依赖、药物滥用或依赖、自杀等严重心理问题或适应不良行为的发生。有专家认为,危机干预开始的最佳时间是遭遇创伤事件后的24小时到72小时之间。24小时内一般不进行危机干预,若是72小时后才进行危机干预,效果有所下降。

二、灾难后常见精神障碍的临床表现

(一)急性应激障碍

急性应激障碍(acute stress disorder, ASD)又称急性应激反应(acute stress reaction),通常在灾难性事件发生数分钟至数小时后快速产生,大多数患者初期表现为"茫然"阶段或"麻木",然后出现有强烈恐惧体验的精神运动型兴奋,行为有一定的盲目性,或者为精神运动型抑制,甚至木僵。部分患者

伴有自主神经功能紊乱的症状,事后不能回忆灾难事件。一般持续数小时至1周,如果应激源被消除,症状往往历时短暂,预后良好,通常在1个月内缓解。

（二）创伤后应激障碍

创伤后应激障碍(post-traumatic stress disorders,PTSD)由个体经历异乎寻常的威胁性或灾难性心理创伤,导致延迟出现和长期持续的精神障碍。主要症状有:①闪回:患者不由自主地时常出现灾害情景的可怕回忆,使其感到痛苦,并伴有噩梦,在梦中重演灾害的经历;②警觉性增高:环境中突然的小变化可使患者发生惊跳反应,出现继发紧张、焦虑、失眠等;③回避:患者回避谈论、接触与灾害和伤害相关的情境和事件,如不愿看与灾害相关的影视,不愿看亲人的遗物,感到与外界疏远、隔离,甚至格格不入,部分患者出现社会退缩行为,如回避个人的现实问题和前途,如学习、职业、婚恋等,对未来缺乏思考和规划,听天由命;④部分患者出现"情感麻痹"的现象,给人以木讷、淡漠的感觉,与人疏远、不亲切,难以接受或者表达细腻的情感,或不愿意和别人有情感的交流;部分患者出现明确的抑郁发作,有自责、有罪恶感,可出现情绪低落,兴趣索然,甚至觉得万念俱灰,生不如死,出现消极行为。

随着时间的推移,创伤后应激障碍患病人数将逐渐增加,对他们的识别和治疗是一个长期的过程。多数患者在创伤性事件后的数天至半年内发病,一般在1年内恢复正常,少数患者症状可持续多年。

（三）适应障碍

适应障碍(adjustment disorder)是指在紧张性生活事件影响下,由于个体素质等而导致的对这些刺激因素不能适当地调试,从而产生较明显的情绪障碍、行为障碍或生理功能障碍,使适应环境的社会功能(正常工作及人际关系)受损。

（四）分离（转换）障碍

分离(转换)障碍[dissociative(conversion)disorder]是一组由创伤性刺激,如重大生活事件、内心冲突、情绪激动、暗示或自我暗示等作用于易感个体导致的心理障碍,主要表现为解离症状(部分或完全丧失对自我身份识别和对过去的记忆)或转换症状(在遭遇无法解决的问题和冲突时产生的不快心情,以躯体症状的方式表现出来),还可表现为集体发病的特殊形式。

（五）其他常见需要联络会诊服务的情形

1. 对谵妄的确定及危险因素识别　在危险因素的识别中要关注颅脑外伤、颅内感染、脑外伤后癫痫、全身感染、休克、水电解质酸碱失衡、挤压综合征、急性肾衰竭、震前震后合并内脏疾病如心血管病、COPD等。

2. 对失眠、焦虑与抑郁状态、精神病性症状、冲动行为、木僵、缄默、拒食等症状和行为均必须进行评估、归因并作出诊断。

三、灾难后常见精神障碍的治疗

（一）急性应激障碍

让患者尽快摆脱创伤环境、避免进一步的刺激;建立良好的医患关系,对患者进行解释和心理支持,要告诉患者,在大多数情况下,人们面临如此巨大灾难时,不可能做得好。

药物主要用于对症治疗,对表现为激越兴奋的患者,可给予适当的抗精神病药物,如氟哌啶醇5～10mg肌内注射,或奥氮平2.5～10mg/d,或喹硫平25～200mg/d。若患者有抑郁或焦虑症状,可给予抗抑郁药物SSRIs或SNRIs,或抗焦虑药物氟哌噻吨美利曲辛每天1粒;苯二氮䓬类如地西泮、阿普唑仑等有很好的抗焦虑作用,可短期使用。入睡困难者可以短期使用小剂量的中、短半衰期的镇静安眠药,如唑吡坦每晚5～10mg,或阿普唑仑每晚0.4～0.8mg。上述药物剂量以中、小量为宜,症状缓解后可逐渐减药。

（二）创伤后应激障碍

1. 心理治疗　给予心理支持,鼓励患者表达和宣泄相关的情感。认知行为治疗、精神分析等均对患者有帮助。眼动脱敏信息再加工(患者被要求在脑中回想自己所遭遇到的创伤画面、影像、痛苦记忆、负面情绪及不适的身心反应,然后根据治疗师的指示,让患者的眼球及目光随着治疗师的手指,平行来回移动约15~20秒。完成之后,请患者说明当下脑中的影像及身心感觉。同样的程序再重复,直到痛苦的回忆及不适的生理反应(例如心动过速、肌肉紧绷、呼吸急促)被成功地递减为止;若要建立正面的认知结构,则在程序之中,由治疗师引导,以正面的想法和愉快的画面植入患者心中)。系统脱敏(可以通过想象,反复的暴露可使患者认识到他/她所害怕和回避的场所已经不再危险,假如患者能够坚持足够长的时间不逃避,害怕的情绪就会逐渐消退)。

2. 药物治疗　应激早期应用苯二氮䓬类可预防 PTSD 的发生,但长期应用易导致依赖。抗抑郁药如 SSRIs 和 SNRIs 除改善睡眠、抑郁焦虑症状外,能减轻闪回和回避症状。在运用抗抑郁剂治疗 PTSD 时,剂量与疗程与抗抑郁症治疗相同,建议症状缓解后还应给予 1 年维持治疗,直到痊愈。

(三)适应障碍

一些症状较轻的适应障碍患者在灾难过后症状可逐渐消失。如果情绪异常仍无明显好转,则需要进行心理和药物治疗,心理治疗主要帮助患者改变不良认知,发展适应性行为;可根据患者的主要症状选用抗抑郁药或苯二氮䓬类等抗焦虑药针对情绪进行治疗。

(四)谵妄

治疗原发疾病是消除谵妄的关键;对于急性谵妄所导致的兴奋躁动可每晚口服小剂量抗精神病药如奥氮平 1.25~5mg、喹硫平 25~100mg 或每次肌注氟哌啶醇 5~10mg。睡眠节律紊乱可每晚用小剂量苯二氮䓬类药物如艾司唑仑 1~2mg 或阿普唑仑 0.4~0.8mg。

(五)其他

对失眠、焦虑与抑郁状态、精神病性症状、冲动行为、木僵、缄默、拒食等症状和行为给予对症治疗。

（韩笑乐）

 思考题

1. 针对 SARS 相关精神障碍在治疗上需要特别注意哪些问题?
2. 不同脑区的脑肿瘤在精神症状上有哪些不同表现?
3. 简述高龄患者应用精神药物的基本原则。
4. 简述孕妇选择抗抑郁药物的原则。
5. 简述药物对胎儿影响的危险性分类及其特点。

第七章

精神障碍患者合并躯体疾病的会诊联络

精神障碍患者合并躯体疾病并不罕见,每个人都有可能出现躯体疾病,精神障碍患者也不例外。现代医学模式提示,躯体状况和精神状态是可以相互影响、互为因果的。当精神障碍患者合并躯体疾病时,往往会影响患者的精神状况,对精神障碍的治疗和预后产生不可忽视的影响。精神障碍患者的自身特点也对躯体疾病的治疗提出了更高的要求。精神障碍患者自身对躯体症状的反应能力有限,其躯体疾病容易被忽视,患者的不配合也使治疗难度加大,抗精神病药物的使用亦可能影响躯体疾病的进展与预后。精神障碍患者合并躯体疾病后,疾病的叠加导致治疗过程更长、更复杂,治疗费用也更高。鉴于精神科的专科局限性,大部分精神病专科医院没有设置普通内科、外科,许多精神科医生对于躯体疾病的诊疗亦欠缺实践经验。当住院精神障碍患者出现其他急症,常需请综合医院专家前来会诊或转往其他医院。因此,及时识别和积极治疗精神障碍患者合并的躯体疾病是十分重要的。

本章将从国内精神专科医院的基础设施与规范、精神障碍患者本身躯体症状的会诊联络、精神障碍患者合并常见疾病的会诊联络以及精神障碍患者意外情况的会诊联络这四个方面来阐述精神障碍患者合并躯体疾病的会诊联络,旨在使精神专科医院医生掌握精神障碍患者自身躯体症状、合并躯体疾病以及意外情况时的相关处理原则、处理流程与治疗方案等,以便精神专科医院医生根据专科医院已有的基础设施,采取积极有效的治疗措施,处理精神障碍患者合并的躯体疾病问题,从而促进精神障碍患者更有效的治疗与康复。

第一节　精神专科医院基础设施与规范

一、精神专科医院的特点及服务对象

（一）精神专科医院的特点

精神专科医院(psychiatric specialized hospital)是经登记取得《医疗机构执业许可证》,从事精神疾病诊断、治疗活动的机构。目前多数精神专科医院的管理模式仍以封闭式管理为主,部分医院设置有开放式病房,即需家属陪护辅助管理。

（二）精神专科医院的服务范围和对象

1. 单纯精神专科　传统精神专科医院的服务对象主要是精神病患者,包括精神分裂症、情感障碍、神经症等。对合并躯体疾病的患者能做一般处理,如涉及严重的躯体疾病或受诊疗技术和设施限制不能诊治的患者时需要请综合医院会诊或转诊、转院至综合医院治疗。

2. "大专科小综合"　即以精神专科为主,其他科室如内、外、妇、儿等为辅。随着市场竞争和社会发展需要,某些精神专科医院在精神科为主的基础上又增设了内、外、妇、儿等综合科室,但重点发展仍以精神科为主,故而在医疗设备、药品配备及人员安排上仍较综合医院薄弱,对许多疑难杂症仍需要请综合医院会诊或转至综合医院诊治。

二、精神专科医院的基础设施

国家卫生和计划生育委员会对各级精神专科医院规模、科室设置、人员配备、医疗设备配置等均有要求。

（一）一级精神专科医院

1. 规模　编制床位≤199 张，应设有门诊区和住院区。门诊区：应设有导医台、挂号室、收费处、药房、临床检验科、心电图室、影像科、候诊室、精神科门诊、诊查室、治疗室、处置室、留置观察室。住院区：应设有病室、护士站、监护室、急救室、治疗室、处置室、康复训练活动室、医护办公室、值班室。不设置检验科、消毒供应室者，应与经登记取得《医疗机构执业许可证》的二级以上医疗机构签有书面协议，委托其承担该方面的业务工作。还需配有与医疗机构业务工作正常运行相适应的业务行政、业务管理科室。

2. 人员配置　每床应至少配有 1 名卫生技术人员。每床应至少配有 0.10 名精神科医师，0.35 名注册护士。每病区应至少配有 3 名注册精神科医师、6 名注册护士，其中应至少各有 1 名中级职称资格以上的医师和护士。应配有与开展的诊疗业务相应的卫生技术人员。宜配有心理治疗师。

3. 医疗设备配置　应备 X 光机、B 超仪（超声诊断仪）、心电图机、脑电图仪、五官检查器、检眼镜、气管切开包、导尿包、灌肠包、洗胃机、电动吸引器、供氧装置、简易呼吸器、除颤仪、体疗设备、多媒体设备、救护车及车载急救设备、常用处置器械、储存柜、器械柜、洗涤设备及与开展精神科诊疗项目相应的其他设备。

（二）二级精神专科医院

1. 规模　编制床位 200～499 张。应设有门诊区和住院区。门诊区应设有导医台、挂号室、收费处、药房、检验科、影像科、脑电图室、心电图室、B 超室、心理测查室、急诊室、候诊室、精神科门诊、心理科门诊、诊查室、治疗室、处置室、留置观察室。住院区应设有病室、护士站、监护室、急救室、治疗室、处置室、康复训练活动室、配膳室、保管室（患者用物）、医护办公室、值班室、营养科。不设置消毒供应室者，应与经登记取得《医疗机构执业许可证》的二级以上医疗机构签有书面协议，委托其承担该方面的业务工作。还需配有与医疗机构业务工作正常运行相适应的业务行政、业务管理科室。

2. 人员配置　每床应至少配有 1 名卫生技术人员。每床应至少配有 0.15 名精神科医师，0.35 名注册护士。每病区应至少配有 1 名中级职称资格以上的精神科医师和护士。应至少配有 2 名具有副主任医师以上职称的精神科医师。应配有与开展的诊疗业务相应的卫生技术人员。宜配有心理治疗师、精神康复治疗师及社会工作者。

3. 医疗设备配置　应备 X 光机、B 超仪（超声诊断仪）、心电图机、脑电图仪、脑电地形图仪、脑血流图仪、经颅多普勒超声仪、显微镜、PH 计、分析天平、电动振荡器、自动稀释器、超净工作台或生物安全柜、离心机、冰箱、干燥箱、恒温箱、血球三分群计数仪、分光光度计、尿十项分析仪、生化分析仪、检眼镜、五官检查器、气管切开包、导尿包、洗胃机、电动吸引器、供氧装置、心电监护仪、简易呼吸器、除颤仪、无抽搐电休克治疗仪、生物反馈治疗仪、超声治疗仪、体疗设备、多媒体设备、救护车及车载急救设备、心理救援应急设备、输液泵、常用处置器械、储存柜、器械柜、洗涤设备。

（三）三级精神专科医院

1. 规模　编制床位≥500 张。应设有门诊区和住院区。门诊区应设有导医台、挂号室、收费处、药剂科、检验科、影像科、脑电图室、心电图室、心理测查室、观察室、急诊室、候诊室、普通门诊、健康宣教室、诊查室、治疗室、处置室、留置观察室。住院区应设有病室、护士站、监护室、急救室、治疗室、处置室、康复训练活动室、配膳室、保管室（患者用物）、医护办公室、值班室、营养科。不设置消毒供应室者，应与经登记取得《医疗机构执业许可证》的二级以上医疗机构签有书面协议，委托其承担该方面的业务工作。还需要与医疗机构业务工作正常运行相适应的业务行政、业务管理科室。

2. 人员配置　每床应至少配有 1.2 名卫生技术人员。每床应至少配有 0.20 名注册精神科医师，

0.4 名注册护士。每病区应至少配有 1 名具有副主任医师以上职称的精神科医师。应至少配有 1 名具有副主任护师以上职称的注册护士。高级技术职称人员应占专业技术人员 10% 。应配有与开展的诊疗业务相应的卫生技术人员，各医技科室应至少配有 1 名中级职称资格以上的卫生技术人员。每床宜配有 0.01 名心理治疗师。宜配有精神康复治疗师和社会工作者。

3. 医疗设备配置　应备 X 光机、CT、B 超仪（超声诊断仪）、心电图机、脑电图仪、脑电地形图仪、脑血流图仪、眼球运动检查仪、经颅多普勒超声仪、显微镜、PH 计、分析天平、电动振荡器、自动稀释器、细菌培养箱、超净工作台或生物安全柜、离心机、冰箱、台式灭菌器、干燥箱、恒温箱、尿十项分析仪、全自动生化分析仪、血球三分群计数仪、五分类血球分析仪、酶标仪、分光光度计、高压液相色谱仪、化学发光分析仪、PCR 分析仪、五官检查器、检眼镜、气管切开包、导尿包、洗胃机、电动吸引器、供氧装置、心电监护仪、简易呼吸器、除颤仪、无抽搐电休克治疗仪、生物反馈治疗仪、超声治疗仪、诱发电位仪、经颅磁刺激治疗仪、睡眠脑电分析系统、体疗设备、多媒体设备、救护车及车载急救设备、心理救援应急设备、输液泵、常用处置器械、储存柜、器械柜、洗涤设备以及与开展精神科诊疗项目相应的其他设备。

三、精神专科医院的急诊概述及诊疗流程

精神专科医院急诊医疗是急诊医学的一门分支学科,其急诊精神病学问题是指患者因发生意识、感觉、知觉、思维、智能或情感等方面的精神障碍而出现各种行为异常,导致患者急诊。临床上常见的有冲动、伤人自伤、毁物、出走、噎食、情感爆发、木僵等。目前精神专科医院急诊科发展还处于初级阶段,而且发展很不平衡,国内仍有许多精神专科医院未设置急诊科。

（一）精神专科医院的急诊服务对象

1. 精神障碍患者急性发作出现伤害自身或他人生命安全行为　如反应性意识障碍、妄想发作、兴奋状态等。需要采取迅速、有效的紧急措施,控制病情,预防伤害行为再次发生。

2. 精神药物过量或中毒　常见的如过量服用安眠药、误服抗精神病药等,需要洗胃、催吐、导泻、促进排泄等急诊处理。

3. 精神药物所致急性不良反应　急性肌张力障碍、静坐不能、排尿困难、麻痹型肠梗阻等。

4. 酒和精神活性物质滥用问题　如急性醉酒、戒断综合征等。

5. 心理危机　由于突然遭受严重灾难、重大生活事件或精神压力,当事人可表现绝望、麻木呆滞、焦虑,以及自主神经症状和行为障碍。

6. 其他　如儿童和青少年的行为问题、老年性痴呆等。

（二）精神科急诊的医护人员职责

1. 医生　精神科急诊医生应具备较丰富的精神科临床经验,以及内科、神经科的临床基本知识和基本技能。急诊时,首诊医生主要责任是尽快完成病史收集、查体和精神检查,并迅速作出诊断和处理(首诊负责制)。如需住院,应与病房的医生和护士联系妥善,并将患者送到病房,向值班医生和护士交代病情和注意事项。如需转诊,应请对应科室医生会诊后,作进一步诊治。如需要患者回家治疗,应安排好有关诊疗和随访工作。

2. 护士　精神科急诊护士应训练有素、责任心强、具有良好应变能力。急诊护士负责接待患者,做好登记工作。尽快通知医生检查,做好急救准备。如需转诊,应尽快将患者转到相应科室。护士应严格执行急诊医生的诊疗计划,协助抢救患者。护士也应接听急诊电话,并详细记录要求急诊者的地址、姓名和简要的急诊原因,必要时及时安排出诊。

（三）急诊科仪器设备及药品配置标准

精神卫生专科医院急诊科内应设有接诊室、分诊、抢救室、监护室、观察室等五个基本单位,有独立的急诊医务人员,有完善的应急流程,确保医疗活动不受干扰、快速进行,同时急诊科应配有精神心理问题专家,负责解决患者心理问题。此外,还应配置当今先进的医疗器械及设备,为突发急诊患者

提供服务。

1. 仪器设备　各级医院所需的仪器设备见本节以上内容。

2. 急救器械　一般急救搬动、转运器械,各种基本手术器械。

3. 急救药品　中枢神经兴奋剂;升压、降压药、强心药、利尿及脱水药;抗心律失常药;血管扩张药;镇静剂;止痛、解热剂;止血剂;解毒药、止喘药、纠正水电解质酸碱平衡失调类药、各种静脉补充液体、局部麻醉药、抗生素类药、激素类药物,各类敷料、包扎固定用材等。

（四）精神专科急诊服务流程

1. 符合精神科急诊范围的患者,根据病情立即开通绿色通道。

2. 紧急情况下,免挂号,先治疗,后交费;分诊护士直接将患者带到急诊科。

3. 询问病史、体格检查和精神状况检查,同时做出风险评估。风险评估是精神科急诊医学的重要组成部分。良好的风险评估主要依赖全面的病史采集和认真的查体和精神检查。风险评估内容包括:冲动伤人自伤行为评估、自杀风险倾向评估、出走风险评估及重性精神病等级评估;患者行为能力评估;躯体状况评估;自愿、非自愿入院评估;疾病预后评估等。

（1）确定是否存在疾病:是躯体疾病还是精神障碍? 确定急诊患者是否需要精神科的处理,如急诊入院、药物治疗、非药物治疗等。

（2）结合查体和辅助检查:判断精神障碍是器质性还是功能性? 如存在躯体疾病,优先处理躯体疾病。

（3）判断是轻性还是重性精神障碍:有无精神病性症状,意识和自知力是否受到损害?

（4）评估心理社会因素在发病中的作用:必要时结合量表评估。

（5）存在的主要症状和综合征:难以作出疾病诊断者,可先行处理、继续观察,待以后诊断。遇兴奋、躁动患者,立即采取保护措施,去除危险物品,防止患者自伤或伤人;对于服毒患者、伴有严重躯体疾病需到综合科治疗的精神障碍患者,由精神科医师评估、完善会诊记录,协助治疗。

（6）根据病情特点,急诊留观或直接住院,必要时请相关科室会诊,协助诊治。

4. 知情告知　诊疗中履行告知义务十分重要,包括初步诊断、病情的严重程度、患者的自伤自杀或出走等风险评估结果、初步的治疗方案等。如需药物治疗应告知其药物治疗的必要性,具体的药名、剂量和调整方案,药物相关不良反应及应对措施,药物治疗的疗程及其他相关注意事项。如需无抽搐电休克、经颅磁刺激等特殊治疗时需告知治疗风险、费用及治疗效果评估等。

5. 文书书写　完善医疗文书,尊重客观事实,详尽记录,思路清晰,切忌前后矛盾。注意事项:

（1）精神科门急诊是高风险科室,其面临的风险既有医疗风险,更有涉及法律相关问题的风险和医务人员自身的安全风险。故精神科医护人员在工作时需做好风险评估和自身安全及健康保护。

（2）患者转入病房时应做好交接,对于高风险患者应要求病房给予关注。将患者置于严密的观察之下以及与患者建立良好的关系。对于有冲动伤人、自伤、毁物及出走风险的患者,在知情告知情况下可给予保护性约束,必要时急诊给予镇静作用相对较强的抗精神病药暂时处理,如小剂量氯丙嗪、氟哌啶醇肌注。

（钱丽菊）

第二节　精神障碍患者伴随躯体疾病的会诊联络

精神障碍虽然以知、情、意、人格、智能等损害为主要临床表现,但也可以在疾病的过程中出现短暂的或永久的躯体症状,如神经性厌食症出现的营养不良、躯体形式障碍伴胃炎、酒精中毒性脑病等。因此,作为精神科医师不仅要牢固地掌握精神疾病的症状学,而且还要充分地认识到:症状不具有特异性;一种疾病可出现多个症状,一种症状见于多种疾病;精神疾病的临床表现不仅有精神症状,还有躯体症状,躯体症状可能是精神疾病的一部分也可能是精神疾病的并发症、继发症状或伴随症状。诊断精神障碍时必须结合临床所有资料,综合分析。会诊联络的目的不仅仅是治疗已经明确诊断的疾病,更重要的是辅助鉴别排除躯体疾病。如针对躯体形式障碍患者,必须首先评估患者躯体状况、排除有无躯体疾病,避免漏诊、误诊,再如营养不良可由神经性厌食引起,也可因为长期饮酒、癌症等原因引起,故临床上需避免先入为主,应考虑全面。以下主要介绍几种常见精神科疾病伴随或合并躯体疾病的临床表现、诊断、实验室检查、治疗及会诊联络要点等,包括神经性厌食、躯体形式障碍、酒精所致精神障碍、病毒性脑炎所致精神障碍合并躯体疾病等。

一、神经性厌食伴有的躯体疾病

神经性厌食(anorexia nervosa,AN)为精神性的进食障碍,指个体通过节食等手段,有意造成并维持体重明显低于正常标准为特征的一种进食障碍。其主要特征是强烈害怕体重增加和发胖,常有体重明显下降、营养不良、代谢和内分泌紊乱。严重患者可因极度营养不良而出现恶病质状态、机体衰竭从而危及生命,5% ~15%的患者最后死于心脏并发症、多器官功能衰竭、继发感染、自杀等。增加神经性厌食症患者体重、改善营养状况是神经性厌食症治疗的主要目标。

（一）营养不良

1. 概述　营养不良(protein-energy malnutrition,PEM)是指慢性营养物质全面缺乏,以致能量不足,临床表现为皮下脂肪减少或消失,进行性消瘦,生长发育停滞,伴有全身各系统的功能紊乱及抵抗力低下,可引起各种并发症。随着疾病的发展,营养不良是神经性厌食症的主要并发症。

2. 临床表现　常有三种典型临床表现,包括:①消瘦型,由于热能严重不足引起,表现为皮下脂肪消失,皮肤缺少弹性,头发干燥易脱落、体弱乏力、萎靡不振等;②水肿型,由严重蛋白质缺乏引起,周身水肿,眼睑和身体低垂部水肿,皮肤干燥萎缩,角化脱屑,或有色素沉着,头发脆弱易断和脱落,指甲脆弱有横沟,无食欲,肝大、常有腹泻和水样便;③混合型,介于两者之间,并都可伴有其他营养素缺乏的表现。

3. 诊断、治疗及会诊联络要点

（1）诊断:主要依赖病史、体格检查及实验室检查。体格检查除与疾病相关的临床检查外,应注意有无牙齿松动或脱落、口腔炎、舌炎、水肿、腹水、恶病质、皮肤黏膜和毛发的改变、伤口愈合的表现等。常见的实验室检查包括:血常规检查观察贫血程度、肝功检查观察蛋白质含量、血清电解质检查排除有无电解质紊乱、心电图检查排除心脏功能障碍、颅脑 CT 或核磁共振检查观察有无脑萎缩等,另尚需检测骨密度排除骨质疏松。

（2）治疗

1）治疗原则:消除病因、调整消化功能、补充营养;积极治疗原发病、恢复器官功能、提高食欲、促进消化。

2）对症支持治疗:保证进食量,每天摄入不低于3kcal,期望每周增加体重0.5~1kg。

3）纠正水电解质紊乱及伴发的躯体并发症:①纠正水电解质的平衡:监测电解质变化,根据化验结果采用口服、静点并用的方式补充血钾、钠、氯,并进行监测。②补充水解蛋白、鲜血浆等:水肿的患者常常存在血浆蛋白低下,有条件者可静脉补充水解蛋白、鲜血浆等。③纠正贫血:根据病情相应补充铁剂、叶酸、维生素等。④增加进食量,促进消化:长期不进食的患者,胃肠功能减弱,重新进食应从软食、少量多餐开始。必要时可鼻饲或静脉补充营养。患者的体重每周增加 1 ~1.5kg 为宜。在促进患者进食恢复期间,可合并助消化药:多酶片、乳酶生等,也可用小量胰岛素促进食欲及消化功能恢复。⑤改善骨质疏松:激素替代疗法或口服避孕药常作为神经性厌食症的辅助治疗,借此改善患者骨量减少或骨质疏松。

（3）会诊联络要点:会诊目的主要是帮助确立营养不良诊断、评估患者躯体状况及分辨营养不良与神经性厌食的相关性。在厌食症治疗中抗抑郁药及抗精神病药的使用注意事项给予相应建议。

（二）低血糖症

1. 概述　低血糖症是一组多种病因引起的以静脉血浆葡萄糖（简称血糖）浓度过低，临床上以交感神经兴奋和脑细胞缺糖为主要临床特点的综合征。低血糖症是神经性厌食患者常见的并发症。

2. 临床表现　低血糖症早期症状以自主神经尤其是交感神经兴奋为主，表现为出汗、心悸、乏力、饥饿感、面色苍白、震颤、恶心呕吐、紧张、焦虑、软弱无力、四肢冰凉、收缩压轻度升高等，较严重的低血糖常有中枢神经系统缺糖的表现，如意识模糊、精神失常、视物不清、肢体瘫痪，大小便失禁、昏睡、昏迷等。

3. 诊断、治疗及会诊联络要点

（1）诊断

1）根据低血糖典型表现（Whipple 三联征）可确定：①低血糖症状；②发作时血糖低于 2.8mmol/l；③供糖后低血糖症状迅速缓解。少数空腹血糖降低不明显或处于非发作期的患者，应多次检测有无空腹或吸收后低血糖，必要时采用 48～72 小时禁食实验。

2）评价低血糖症的实验室检查包括：①血浆胰岛素测定：低血糖时应同时测定血浆葡萄糖、胰岛素和 C 肽水平，以证实有无胰岛素和 C 肽不适当分泌过多。②口服葡萄糖耐量试验（OGTT）：欲确定是否存在空腹低血糖，OGTT 没有意义。如糖耐量试验延长至 4～5 小时，对于诊断餐后低血糖有一定价值。③血浆胰岛素原和 C 肽测定：参考 Marks 和 Teale 诊断标准：血糖＜3.0mmol/l，C 肽＞300pmol/L，胰岛素原＞20pmol/L，应考虑胰岛素瘤。④胰岛素抑制试验：无症状性空腹低血糖或不稳定性或边缘性高胰岛素血症，可用抑制试验鉴别是否为内源性胰岛素分泌过多所致。

（2）治疗：包括解除神经缺糖症状和纠正导致低血糖症的各种潜在原因。对轻中等程度的低血糖，口服糖水、含糖饮料、饼干、面包、馒头等即可缓解。重者或疑似低血糖昏迷的患者，应及时测定毛细血管血糖，甚至无须血糖结果，及时给予 50% 葡萄糖液 60～100ml 静脉注射，然后给予 5%～10% 葡萄糖液静脉滴注，必要时可加用氢化可的松 100mg 和（或）胰高血糖素 0.5～1mg 肌内或静脉注射。神志不清者，切忌喂食以避免呼吸道窒息。反复严重低血糖发生且持续时间长者，可引起不可逆转的脑损害，故应早识别、及时防治。对于神经性厌食患者应督促患者合理膳食，坚持体育锻炼。

（3）会诊联络要点：确立低血糖症的诊断，解决如何治疗和预防低血糖的发生。

（三）继发感染

1. 概述　由于患者体质下降、营养不良，导致患者抵抗力、免疫力下降，容易继发感染。出现感染后应尽早查明病原体，及时给予营养支持、根据敏感菌或病毒感染情况，给予抗菌、抗感染治疗。

2. 临床表现　感染的主要表现是机体的体温升高超出正常的体温界限。口腔温度 ＞37.8℃ 或直肠温度 ＞38.2℃ 或简单地体温高于每天的正常变化值。根据感染部位表现为特征性的症状，如肺部感染可有咳嗽、咳痰、胸闷、憋喘等。

3. 诊断、治疗及会诊联络要点

（1）诊断：应包括热型的观察，详细病史和体检，实验室检查以及非损伤性或损伤性措施。实验室检查包括血常规、痰培养、血培养、胸片、脑脊液检查等。全面重复的体检，特别是皮肤、眼、甲状腺、淋巴结、心、腹等很重要。

（2）治疗：①一般治疗：对症降温，补液支持治疗；②抗感染治疗。

（3）会诊联络要点：确立感染原因和程度、给予治疗处理意见及预后判断等。

（四）闭经

1. 概述　闭经（amenorrhea）是妇科疾病中常见症状，通常将闭经分为原发性闭经和继发性闭经。继发性闭经是指以往曾建立正常月经，但此后因某种病理性原因而月经停止 6 个月，或按自身原来月经周期计算停经 3 个周期以上者。神经性厌食患者体重低于正常体重的 25% 时可能发生闭经。中枢神经系统对体重急剧下降极为敏感，神经性厌食通常由于内在情感的剧烈矛盾或为保持体型而强迫节食引起的下丘脑功能失调。由于下丘脑-垂体功能紊乱及体重减轻的共同作用引起闭经。长期闭经的并发症包括雌激素减少和脱毛症。

2. 临床表现　神经性厌食症患者的闭经多属于功能性下丘脑性闭经,临床表现为:①闭经或不规则月经;②常见于青春期或年轻女性,多有节食、精神紧张、剧烈运动及不规律生活史;③体型多瘦弱;④TSH 水平正常,T_3 和 T_4 较低;⑤FSH 和 LH 偏低或接近正常,E_2 水平偏低;⑥超声检查提示卵巢正常大小,多个小卵泡散在分布,髓质反光不增强。

3. 诊断、治疗及会诊联络要点

(1)诊断:①询问月经史、婚育史、用药史;②体格检查:重点评估体重、第二性征、乳房发育、皮肤色泽、毛发分布等;③辅助检查:孕激素实验,雌、孕激素序贯实验,子宫、卵巢功能检查,子宫附件 B 超、基础体温测定、垂体功能检查等。

(2)治疗:体重恢复是月经恢复正常的重要条件。在治疗过程中,人工周期治疗仅为综合辅助治疗的一种手段,可根据体重恢复情况和卵巢功能情况来选择使用。

(3)会诊联络要点:会诊目的是确立闭经的诊断、了解闭经对患者身体的影响程度,指导闭经治疗措施、预后判断及指导抗精神病用药注意事项等。治疗过程中需注意抗精神病药物使用对月经的影响,需监测血清泌乳素、雌激素、孕激素水平及子宫附件结构变化等。

（五）多器官功能衰竭

神经性厌食患者因为长期营养不良,可导致多器官功能衰竭,严重可致死。如果患者发展至多器官功能衰竭则患者需转入综合医院救治,必要时转入 ICU 治疗。对该并发症重点是识别、及早干预。

（六）预防

神经性厌食症为慢性迁延性疾病,40% ~60% 预后良好,5% ~15% 的患者死于代谢严重失调,躯体衰竭,以致感染不能控制而致命。最低体重出现的次数和持续时间较长与不良预后相关。加强宣传和教育,提高民众对神经性厌食症的认识,及早发现和干预,树立民众正确的审美观和价值观将有助于减少神经性厌食症的发生。

二、躯体形式障碍伴有的躯体疾病

躯体形式障碍(somatoform disorder,SFD)是一大类以持久地担心或相信各种躯体症状的优势观念为特征的神经症,在综合医院门诊多见,因其占用较多的医疗资源而受到国内外学者重视。在 ICD-10 中躯体形式障碍主要包括了 5 个亚型:躯体化障碍、疑病障碍、躯体形式的自主神经功能紊乱、持续的躯体形式的疼痛障碍和其他躯体形式障碍。本病女性多见,起病年龄多在 30 岁之前。

躯体形式障碍患者的临床特点是:躯体不适涉及 1 ~6 个系统,按照所涉及的系统划分,排前三位的分别为胃肠道症状、皮肤疼痛症状和其他不典型症状,如咽堵感、肌肉跳动、气体在体内上下串涌等。其他几个系统包括呼吸循环系统、神经系统、自主神经系统、泌尿系统等。躯体形式障碍患者既可表现出精神症状,也可出现躯体症状。由于症状不具特异性,所以要做深入细致的评估,明确躯体形式障碍的诊断,尽量避免误诊或漏诊。临床发现,胃炎是躯体形式障碍患者常见继发症或并发症。

（一）概述

胃炎(gastritis)是指由各种刺激性因素引起胃黏膜发生炎症性改变。在饮食不规律,作息不规律的人群尤为高发。根据病程分急性和慢性两种,慢性比较常见。躯体形式障碍患者由于对本身躯体状况的过分关注,处于慢性应激状态,故而容易导致胃炎的发生或进一步加重胃炎症状。

（二）临床表现

1. 急性胃炎(acute gastritis)　不同原因所致胃炎临床表现不尽一致。急性糜烂性胃炎轻者大多数无症状,仅有少数有上腹部疼痛、胀气、食欲减退等消化不良的表现。胃部出血常见,一般少量,间歇性、可自止。有些患者可表现为中上腹不适、疼痛,以至剧烈的腹部绞痛,厌食、恶心、呕吐,因常伴有肠炎而有腹泻,大便呈水样,严重者可有发热、呕血和(或)便血、脱水、休克和酸中毒等症状。体检有上腹部或脐周压痛。肠鸣音亢进。

2. 慢性胃炎(chronic gastritis)　慢性胃炎最常见的症状是上腹疼痛和饱胀。空腹时比较舒适,饭后不适,进食虽不多但觉过饱。多数患者诉食欲缺乏。出血也是慢性胃炎的症状之一,尤其是合并糜烂。可以是反复小量出血,亦可为大出血。

（三）诊断、治疗及会诊联络要点

1. 诊断　主要依据临床表现及实验室检查。

（1）胃镜检查及活组织检查:胃镜检查及做活组织检查是最可靠的诊断方法。

（2）胃液分析:测定基础胃液分泌量(BAO)及增大组织胺或五肽胃泌素后测定最大泌酸量(MAO)和高峰泌酸量(PAO)以判断胃泌酸功能,有助于萎缩性胃炎的诊断及指导临床治疗。

（3）幽门螺旋杆菌(Hp)检查:对慢性胃炎患者做 Hp 检查是必要的。

（4）胃肠钡餐透视:利用钡剂附着在胃肠道的内壁和钡剂的不透射线的特性来判断胃肠道的器质性和某些功能性病变。一般主要用于检查食道、胃部和小肠的疾病。

2. 治疗

（1）急性胃炎的治疗:①应去除病因,卧床休息,停止一切对胃有刺激的食物或药物,给予清淡饮食,必要时禁食,多饮水,腹泻较重时可饮糖盐水。②腹痛者可行局部热敷,疼痛剧烈者给予解痉止痛药,如阿托品、复方颠茄片、山莨菪碱等。③剧烈呕吐时可注射甲氧氯普胺(胃复安),每次 10mg,2～3 次/天;④必要时给予口服 H_2 受体拮抗药,如雷尼替丁 300mg/d、西咪替丁 1.2g/d,减少胃酸分泌,以减轻黏膜炎症;也可应用硫糖铝(0.75 克/次,3 次/天)或铝碳酸镁(6～8 片/天)等抗酸药或黏膜保护药。⑤抗感染治疗:由细菌引起尤其伴腹泻者,可选用呋喃唑酮(痢特灵)、小檗碱(黄连素)、诺氟沙星(氟哌酸)、庆大霉素等抗菌药物,但需注意药物的毒副作用。⑥维持水、电解质及酸碱平衡水、电解质紊乱时,轻者可口服补液,重者应予静脉补液,可选用平衡盐液或 5% 葡萄糖盐水,并注意补钾;对于有酸中毒者可用 5% 碳酸氢钠注射液予以纠正。

（2）慢性胃炎的治疗:慢性胃炎尚无特效疗法,一般主张无症状者无须治疗。若有症状可参考下列方法进行治疗:①避免引起急性胃炎的因素,如戒烟酒,避免服用对胃有刺激性的食物及药物如非甾体抗炎药等。②饮食治疗:少食多餐,软食为主,避免生冷及刺激性食物。③药物治疗:主要是对症治疗,Hp 相关性胃炎需进行根除 Hp 的治疗;十二指肠-胃反流引起的胃炎可使用助消化药、改善胃肠动力等药物;如系胃黏膜营养因子缺乏引起的胃炎可补充复合维生素等,改善胃肠营养;④改善贫血:缺铁性贫血应补充铁剂;恶性贫血需终生注射维生素 B_{12}。

（3）预防:应及早去除引起急性胃炎的病因,避免单独使用非甾体抗炎药物,如阿司匹林、吲哚美辛等,禁烟、酒。尽早治疗口腔及咽部的慢性感染。应避免过硬、过冷、过辣、过粗糙和刺激性食物,不酗酒,饮食应节制,易消化,定时定量,并能保证营养的供给。对患有慢性肝、胆疾病,尿毒症或全身性疾病患者,应针对原发病进行治疗。

3. 会诊联络要点　会诊的目的是胃炎诊断的确立,进一步与躯体化障碍的胃部不适症状做出鉴别,给予治疗意见和预防措施,提供用药注意事项意见。躯体形式障碍合并胃炎的治疗注意事项如下:①药物使用原则:首选用对胃黏膜刺激作用小的药物;②合并用药时,按照个体化用药原则,寻找适宜的药物剂量,保证临床疗效,同时与患者说明药物可能存在的药物反应,以免引起患者恐慌,导致躯体症状加重;③长期合并使用药物的过程中,应定期评估药物的相互作用和风险利益,适时修改合并用药决策;④SSRIs 类抗抑郁药物包括帕罗西汀、氟西汀、氟伏沙明、舍曲林和西酞普兰等药物不良反应中均有可能对胃黏膜造成刺激,餐后服用可减少对胃黏膜的刺激,出现恶心、呕吐等不适可给予维生素 B_6 片对症治疗。

三、酒精所致精神障碍伴有的躯体疾病

酒精是一种亲神经性物质,一次相对大量饮酒即可导致精神异常,如果长期饮用可以引起各种精神障碍,包括依赖、戒断综合征以及精神病性症状。慢性饮酒对患者躯体的影响比较明显,包括酒精

中毒所致脑病、神经系统损害、营养不良、胆囊炎、胃炎、胃溃疡、心肌炎和酒精性肝病等均可发生。酒精中毒性肝硬化是重要的死亡原因之一。

（一）酒中毒性脑病（alcoholic encephalopathy）

1. 临床表现　在慢性饮酒基础上一次大量饮酒可引起中枢神经系统功能和器质性病变，出现各种不同的临床表现。神经系统代谢旺盛，葡萄糖和氧的消耗量大，易受毒物的干扰。脑病理变化可有弥漫性充血、水肿、点状出血、神经细胞变性、坏死、神经纤维脱髓鞘，病变由大脑皮质向下扩展。大脑皮质如有广泛损害可出现脑萎缩。

（1）韦尼克脑病（Wernicke encephalopathy，WE）：是慢性酒中毒常见的一种代谢性脑病，一般在慢性酒中毒基础上，连续几天大量饮酒，又不进饮食，引起硫胺素缺乏所致。WE 发病年龄常见于30～70 岁，平均42.9 岁。男性比女性稍多。临床上以突然发作的神经系统功能障碍为主要表现，急性 WE 患者可出现三组特征性症状：眼肌麻痹、精神异常和共济失调。仅有 10.0% ～16.5% 患者同时表现出这三组症状。

（2）科萨科夫精神病（Korsakoff psychosis）：又称遗忘综合征，多在酒依赖伴有营养缺乏的基础上缓慢起病，也可在震颤谵妄后发生。临床以近事记忆缺损、顺行性或逆行性遗忘、虚构和错构等记忆障碍为主要表现，还可表现为幼稚、欣快、时间定向力障碍。往往经久不愈，仅有少数患者可恢复正常。

（3）慢性酒精中毒性痴呆：缓慢起病，有严重的人格改变，记忆减退及智能障碍；社会功能及生活自理能力下降或消失。脑电图可有低波幅慢波；脑 CT 示脑室扩大，大脑皮质特别是颞叶显著萎缩。

2. 诊断、治疗及会诊联络要点

（1）诊断：依靠饮酒史结合全面体检，及做神经系统检查及精神检查。检验包括血常规，肝、肾功能，血电解质，酶谱，血糖检查，并进行脑电图（脑电地形图）、头颅 CT 等检查。

（2）治疗：①纠正营养不良（具体可参阅神经性厌食所致营养不良处理）：高糖、高蛋白饮食和白蛋白、氨基酸及大量维生素，每天静滴一次，7 天为一疗程。②促进神经细胞功能恢复，给予谷氨酸钾或谷氨酸钠、γ-氨酪酸、ATP、辅酶 A、细胞色素 C 及 B 族维生素。③周围神经炎治疗：急性期应卧床休息，各种原因引起的多发性神经炎都可使用大剂量 B 族维生素，如维生素 B_1、维生素 B_6、维生素 B_{12}等，重症病例使用 ATP，辅酶 A。炎性脱髓鞘病变可使用肾上腺皮质激素如泼尼松、地塞米松或氢化可的松。疼痛明显者使用止痛剂、镇静剂，如卡马西平等。

（3）会诊联络要点：排除其他脑器质性脑病，明确临床诊断，提供内科治疗意见和预防措施，指导精神科临床用药。在精神科治疗过程中需注意抗精神病药、安定类药物对大脑功能及呼吸功能的影响，尽可能选择镇静作用小的药物，缓慢加药，少用或不用安定类药物，以避免造成过度镇静或呼吸抑制。

（二）胆囊炎

1. 临床表现

（1）急性胆囊炎（acute cholecystitis）：不少患者在进油腻晚餐后半夜发病，因高脂饮食能使胆囊加强收缩，而平卧又易于小胆石滑入并嵌顿胆囊管。主要表现为右上腹持续性疼痛、阵发性加剧，可向右肩背放射；常伴发热、恶心呕吐，但寒战少见，黄疸轻。腹部检查发现右上腹饱满，胆囊区腹肌紧张、明显压痛、反跳痛。

（2）慢性胆囊炎（chronic cholecystitis）：症状、体征不典型。多数表现为胆源性消化不良，厌油腻食物、上腹部闷胀、嗳气、胃部灼热等，与溃疡病或慢性阑尾炎近似；有时因结石梗阻胆囊管，可呈急性发作，但当结石移动、梗阻解除，即迅速好转。体格检查，胆囊区可有轻度压痛或叩击痛；若胆囊积水，常能扪及圆形、光滑的囊性肿块。

2. 诊断　结合饮酒史、临床表现及实验室检查。实验室检查包括：①血常规：急性胆囊炎时，白细胞计数轻度增高，中性粒细胞增多。②B 超发现胆囊肿大、壁厚、腔内胆汁黏稠等常可及时作出诊断。

③腹部 X 线平片:如系慢性胆囊炎,可发现胆结石、胀大的胆囊、胆囊钙化斑和胆囊乳状不透明阴影等。④纤维腹腔镜检查:直视下如发现肝脏和胀大的胆囊为绿色、绿褐色或绿黑色。则提示黄疸为肝外阻塞;如胆囊失去光滑、透亮和天蓝色的外观,变为灰白色,并有胆囊缩小和明显的粘连,以及胆囊变形等,则提示为慢性胆囊炎。⑤小剖腹探查是近年来新提倡的一种诊断疑难肝胆疾病及黄疸的方法。

3. 治疗

(1)急性胆囊炎:①解痉、镇痛:可使用阿托品肌内注射,硝酸甘油舌下含化、哌替啶(度冷丁)肌内注射等,以解除胆胰壶腹括约肌痉挛和疼痛。②抗菌治疗:抗生素使用是为了预防菌血症和化脓性并发症,通常以氨苄西林(氨基苄青霉素)、克林霉素(氯林可霉素)和氨基醣甙类联合应用,或选用第二代头孢霉素如头孢孟多(头孢羟唑)或头孢呋辛治疗。抗生素的更换应根据血培养、手术时的胆汁培养和胆囊壁的细菌培养,以及药物敏感试验的结果而定。③利胆药物:50% 硫酸镁口服(有腹泻者不用),去氢胆酸片口服,胆酸片口服。

(2)慢性胆囊炎:①可口服 50% 古巴酸镁、去氢胆酸片等利胆。②可用鹅去氧胆酸溶石治疗。

(3)合理选用中成药:①金胆片功能:消炎利胆,用于急慢性胆囊炎;②清肝利胆口服液功能:清利肝胆湿热。

(4)外科手术治疗:行胆囊切除术是急性胆囊炎的根本治疗。慢性胆囊炎伴有胆石者,诊断一经确立,行胆囊切除术是一合理的根本治法。如患者有心、肝、肺等严重疾病或全身情况不能耐受手术,可予内科治疗。

4. 会诊联络要点　明确胆囊炎诊断,排除其他躯体疾病,提供治疗意见,指导临床用药注意事项。

(三) 心肌炎

1. 概述　心肌炎(myocarditis)是指由各种病因引起的心肌肌层的局限性或弥漫性的炎性病变。炎性病变可累及心肌、间质、血管、心包或心内膜。

2. 临床表现　常取决于病变的广泛程度,症状的轻重变异很大。轻者可仅出现 ST-T 改变,无症状,重者在短期内发生急性心力衰竭或心源性休克。心律失常,并可能有晕厥或发展至心源性昏厥,甚至可猝死。有症状者可主诉胸闷、心前区隐痛、心悸、乏力、腹痛、恶心、呕吐、头痛、头晕、肌痛、尿少等。部分患者可有神经系统症状。慢性心肌炎患者则除常见心律失常外,多数呈进行性心力衰竭。

3. 诊断、治疗及会诊联络要点

(1)诊断:结合饮酒史、患者体质、体格检查、临床表现及相关实验室检查结果可作出诊断。实验室检查包括:①血常规加血沉:白细胞计数可升高,急性期红细胞沉降率可增速,风湿性心肌炎患者可有抗溶血性链球菌 O 增高。②心肌酶:少数患者有血清酶如转氨酶(ALT)、乳酸脱氢酶(LDH)、肌酸磷酸激酶(CK)及其同工酶 CK-MB 增高。③心电图:主要有 ST 段和 T 波变化,T 波减低或倒置,有时呈冠状 T 波变化,ST 段变化一般较轻;心律失常较常见,除窦性心动过速和窦性心动过缓外,可出现各种异位心律,约 1/3 患者可有 I ~ II度房室传导阻滞,迅速发展为 III度房室传导阻滞。传导阻滞可出现于急性期,在恢复期消失,少数患者可出现类似急性心肌梗死的 Q 波。④超声波:超声心动图检查可见心腔扩大,心室功能和舒张功能减退,舒张末期径增加,常见有局部室壁运动异常,包括心尖部、后壁和游离壁。在发病后数天数周内出现心室壁厚度增加,在数月后可消失,认为与间质水肿有关。

(2)治疗:原则上应静卧及补充营养。心电图恢复需要几个月。一般死亡原因是严重心律失常和心功能不全。治疗主要针对心力衰竭,使用利尿剂、血管扩张剂、血管紧张素转换酶抑制剂等。目前不主张早期使用糖皮质激素,但对有房室传导阻滞、难治性心力衰竭、重症患者或考虑有自身免疫的情况下则可慎用。

(3)会诊联络要点:明确心肌炎的诊断,分析病情严重程度,给予临床处理意见和用药注意事项等,如使用对 T 波、Q-Tc 间期影响小的抗精神病药,减少药物使用种类以减少药物相互作用;适当使用抗焦虑药、提供心理疏导对症改善焦虑情绪以减少对 PR 间期的影响等。

（四）酒精性肝病

1. 概述 酒精性肝病（alcoholic liver disease，ALD）是由于长期大量饮酒所致的慢性疾病。初期通常表现为脂肪肝，进而可发展成酒精性肝炎、酒精性肝纤维化和酒精性肝硬化。本病在欧美国家多见，我国成人的酒精性肝病患者发病率为 4%～6%。

2. 临床表现

（1）症状：一般与饮酒的量和嗜酒的时间长短有关，患者可在长时间内没有任何肝脏的症状和体征。

（2）酒精性脂肪肝：常无症状或症状轻微，可有乏力、食欲缺乏、右上腹隐痛或不适，肝脏有不同程度的肿大。

（3）酒精性肝炎：临床表现差异性较大，与组织学损坏程度有关。常发生在近期（数周至数月）大量饮酒后，出现全身不适、食欲缺乏、恶心、呕吐、乏力、肝区疼痛等症状。可有低热、黄疸、肝大并有触痛。严重者可发生急性肝衰竭。酒精性肝硬化临床表现与其他原因引起的肝硬化相似，以肝组织弥漫性纤维化、假小叶和再生结节为组织学特征的进行性慢性肝病。早期无明显症状，后期因肝脏变形硬化、肝小叶结构和血液循环途径显著改变，临床以门静脉高压和肝功能减退为特征，常并发上消化道出血、肝性脑病、继发感染等死亡。

3. 诊断、治疗及会诊联络要点

（1）诊断：酒精性肝病缺乏特异性临床表现，因此诊断的目的是：①确定是否酒精性肝病；②酒精性肝病在临床病理处于哪个阶段；③与其他肝病的鉴别。诊断过程中应详细询问病史，特别是饮酒史。包括饮酒的种类、量、时间、方式和进食的情况，注意了解有否贫血，周围神经炎等症状。

实验室检查内容包括：①肝功能检查：肝功能检查多在正常范围或轻度异常，早期肝硬化比较突出的是蛋白方面的异常，如白蛋白减低，球蛋白升高，血中白/球蛋白比值降低甚至倒置。失代偿期患者多较全面损害，重症者血清胆红素有不同程度增高。转氨酶常有轻、中度增高。透明质酸、层粘连蛋白、Ⅲ型前胶原、Ⅳ型胶原，其中 2～3 项有显著增高，可考虑早期肝硬化的可能。②凝血酶原时间测定：当肝功能严重受损时，凝血酶原时间测定是一项较为敏感的指标，肝硬化晚期时凝血酶原时间延长。③内窥镜检查：晚期患者要进行内窥镜检查，观察肠胃变化，并采取相应的治疗措施，内镜下止血是常用的治疗手段。④血常规：可有贫血，肝硬化时常有白细胞及血小板减少。⑤尿常规：有黄疸时可出现胆红素，并有尿胆原增加。有时可见到蛋白、管型和血尿。⑥B 超检查：可见肝大，肝硬化时有脾大。⑦CT 检查：脂肪肝的特点为全肝、肝叶或局部密度低于脾脏的改变。增强扫描时正常肝区及脾脏明显强化，与脂肪肝区的低密度对比更明显；肝硬化：其特点为肝裂增宽，肝叶各叶比例失调，尾叶相对增大，肝有变形，脾增大，大于 5 个肋单元。

（2）治疗

1）患者教育：戒酒是治疗酒精性肝病的关键。酒精性脂肪肝在戒酒 4～6 周后脂肪肝可停止发展，最终可恢复正常。

2）营养支持：在戒酒基础上给予高热量、高蛋白、低脂饮食，并补充多种维生素（如维生素 B、维生素 C、维生素 K 及叶酸）。

3）药物治疗：酒精性肝病的早期治疗包括：①终身禁酒。②高蛋白高维生素饮食，尤其维生素 B 族、维生素 A、维生素 C、维生素 K 等，应予大量叶酸。③有报告认为肾上腺皮质激素对脂肪肝、活动性酒精性肝炎有效，但也有报告认为效果不能肯定。④丙硫氧嘧啶曾被试用过，效果不能确定。治疗期间慎用伤肝药物、维护肠内营养和保护肝细胞。

4）肝移植：严重酒精性肝硬化患者可考虑肝移植，但要求患者肝移植前戒酒 3～6 个月，并且无严重的其他脏器的酒精性损害。

5）预防：①不饮用含有酒精的饮料是预防酒精性肝病的根本。不可避免的饮酒则可在饮酒后及时补充高蛋白高维生素饮食,并服用解酒药物如葛根。②对有大量饮酒及(或)长期饮酒的患者,应予以定期检查肝功能,必要时行肝穿刺组织活检,早期发现酒精性肝病,并确定其发展的程度。目前尚缺乏诊断酒精性肝病的特异的、灵敏的指标,有待于进一步研究。

(3)会诊联络要点 会诊联络目的是评估患者躯体状况,明确酒精性肝病的诊断,提供疾病的治疗意见、预防措施及用药注意事项,必要时辅助做出躯体状况的风险评估。在精神科用药时需尽量使用对肝功能影响小的药物,或使用主要通过肾脏代谢的药物。用药过程中注意监测肝功变化,及时给予用药调整。

四、病毒性脑炎所致精神障碍

病毒性脑炎所致精神障碍出现率可达81%,出现在病期的各个时期,甚至于构成本病的主要临床相。病毒性脑炎病程一般在2周左右。病情较轻时其预后往往良好,如昏迷持续的时间较长,或有频繁的惊厥时,容易留下神经精神的后遗症,危重者呈急进性过程可导致死亡。单纯疱疹病毒脑炎的病死率可达30%以上。有关病毒性脑炎的发病机制、临床表现及诊断部分内容可参阅本书第五章第一节中枢神经系统感染与精神障碍。本部分将重点介绍病毒性脑炎的诊断、治疗及会诊联络要点。

(一)诊断

(1)诊断:①急性或亚急性起病,有感染症状或明确的病前感染史;②存在不同程度的意识障碍,可随疾病进展而逐渐加重;③出现发热、头痛、嗜睡、昏迷、惊厥以及进行性加重的神经精神症状;④脑脊液有或无炎症性改变,查不到细菌(包括结核杆菌、霉菌等)感染的证据;⑤血清抗体滴度明显增高(特别是恢复期比急性期高4倍以上);⑥脑脊液查到病毒抗体或特异性抗体。

(2)鉴别诊断:①癔症:疾病早期患者可有失眠、胸闷、气憋等,如存在一定心理因素需与癔症鉴别,结合脑脊液、脑电图和神经系统查体等有助鉴别。②精神分裂症:疾病过程中出现幻觉、妄想,如幻听、幻视、牵连观念等易被诊断为精神分裂症。③其他感染性精神病及其他脑器质性疾病鉴别:急性感染中毒性脑病,可急性或亚急性地出现精神症状,但均有明显的躯体感染,在体格检查和细菌免疫学检查中,能发现感染的各种阳性所见,意识障碍以谵妄状态更为多见,精神症状往往出现在感染之后,且常随躯体疾病的变化而改变;有脑膜刺激症状时,应与各类脑膜炎相鉴别,如化脓性、结核性。后两者脑脊液改变明显,并可在脑脊液中查到相应的细菌和结核杆菌。④与颅内占位性病变的鉴别:CT检查可以发现局限性密度增高的阴影。

(二)治疗

一般病毒性脑炎的治疗应密切观察神志、体温、呼吸、脉搏、血压等的变化,加强护理,一旦发生改变,即应处理;注意纠正水、电解质及酸碱平衡紊乱,保证营养供给,防止压疮发生。惊厥时应防止窒息,避免坠床或舌咬伤。重症患者应在ICU监护治疗。

(1)控制高热、惊厥:给予物理降温或化学药物降温,给予地西泮注射控制惊厥,每次0.2~0.3mg/kg或1mg/min,静脉缓慢推注;也可选用氯硝西泮,0.03~0.05mg/kg,其作用强于地西泮,维持时间长,但有呼吸道分泌物增多、肌张力明显低下、嗜睡及抑制呼吸等副作用。

(2)及时处理颅内压增高和呼吸循环功能障碍:一般选用20%甘露醇,0.5~1.5g/kg,每4~8小时1次,必要时可联合应用呋塞米、白蛋白、糖皮质激素等。出现呼吸功能障碍时则应予以氧气疗法,必要时予以机械通气。

(3)抗病毒治疗:早期应用阿昔洛韦治疗有较好疗效,10~30mg/kg,一次最大量不超过800mg,静脉注射,每8小时1次,14~21天为一个疗程;利巴韦林具有广谱抗病毒作用,如对单纯疱疹病毒、乙脑病毒、腺病毒等均有抑制作用,常用剂量为10~15mg/(kg·d),静滴,疗程1~2周;干扰素、静脉免疫球蛋白、中药等可用于病毒性脑炎的抗病毒治疗。

(4)肾上腺皮质激素的应用原则:早期、足量、短程。病毒性脑炎的治疗以地塞米松静脉滴注为首选,根据年龄每次2~5mg,隔4~6小时重复1次,病情好转后,以每日0.25~0.5mg/kg体重静脉滴注;轻症者可用泼尼松,每日 1～1.5mg/kg 体重口服。激素应用一般不超过 7 天,以后逐渐减量至停药,一般不超过 2 周。急性期应用虽可控制炎症反应,减轻脑水肿、降低颅内压,但对其疗效仍存在争议。

（三）会诊联络要点

病毒性脑炎所致精神障碍的会诊联络要点是明确病毒性脑炎的诊断,避免漏诊误诊,提供用药注意事项,指导临床用药,并辅助躯体状况评估等。

（钱丽菊）

第三节 精神障碍患者合并常见疾病的会诊联络

如何有效治疗躯体疾病、确保精神障碍患者的躯体健康是会诊联络精神病学中的重要内容,包括精神障碍患者合并常见疾病时的临床诊断、治疗方案和处理流程,以及会诊联络要点等,在会诊联络要点中尤其应强调躯体疾病合用精神科药物时药物间相互作用问题。对于精神障碍患者合并各种常见疾病时的药物治疗中均应注意以下问题:①治疗时,应遵照躯体疾病和精神疾病的治疗指南合理用药,控制药物种类;依据躯体疾病特点和性质,优先制订治疗方案;兼顾精神疾病的临床特点,合理用药;②应特别关注躯体疾病药物和精神科药物的药理学特点及禁忌证,尤其应注意不同类药物的相互作用,使用前应请相关专科和临床药师会诊,共同制订合理的治疗方案;③在关注精神障碍合并慢性躯体疾病患者的长期用药情况的同时,还应关注慢性躯体疾病急性发作时的躯体状况及并发症,根据其急性发作可能带来的风险,及时优先进行处理。

本节将按精神障碍患者所合并的常见躯体疾病的病种分类,以精神专科医院已有基础设施为前提,将每种疾病从病因、临床表现、实验室检查、诊断标准、治疗、预防和会诊联络要点这七个方面进行介绍,为精神科医生根据专科医院实际情况积极有效地处理精神障碍患者合并的躯体疾病提供有实践价值的参考。

一、高 血 压

高血压(hypertension)以体循环血压升高为主要临床表现,可损伤心、脑、肾等重要脏器,最终导致这些器官的功能衰竭。

（一）病因

高血压可分为原发性和继发性(约占 5%)两种。原发性高血压与遗传背景有关,并有后天多种因素参与,后者包括高盐饮食、精神神经因素、胰岛素抵抗、肥胖、吸烟和酗酒等,这些因素可使血压的正常调节机制失代偿。

（二）临床表现

1. 症状 高血压起病缓慢、隐匿,早期常无症状或无特异性,往往于健康体检时或发生心、脑、肾等并发症时被发现。高血压常见的症状有头昏、头痛、颈项强直、疲劳、心悸等。高血压患者还可同时合并其他原因的头痛,但往往与血压水平无关,例如精神焦虑性头痛、偏头痛、青光眼等。

2. 体征 高血压患者可能出现的心脏体征有心尖搏动抬举感或心界扩大、主动脉瓣区第二心音增强或亢进、收缩期吹风性杂音或喀喇音等。

3. 靶器官的损害 高血压导致心脏受累的形式包括心力衰竭、心绞痛或心肌梗死以及心源性猝死;脑血管疾病的表现形式为缺血性脑梗死、短暂性脑缺血发作和脑出血;肾脏疾病的表现形式为蛋白尿、肾功能不全;外周动脉疾病的表现形式为主动脉夹层、动脉瘤、下肢动脉闭塞性病变;眼底视网膜病变可表现为渗出、出血和视神经盘水肿。

（三）实验室检查

1. 24 小时动态血压监测 目前认为动态血压的正常参考值范围为:24 小时平均血压＜130/

80mmHg,白天血压均值<135/85mmHg,夜间血压均值<120/70mmHg。动态血压监测可诊断白大衣高血压、发现隐蔽性高血压、检查顽固难治性高血压的原因、评估血压升高程度和昼夜节律以及治疗效果等。

2. 高血压常与其他心血管病危险因素共存,并可导致靶器官损害,因此应常规行血液生化(血糖、血脂、尿酸、肌酐、血钾等)、尿液分析、尿蛋白定量、心电图、超声心动图、眼底、胸部X线、踝臂指数等检查。例如心电图可能有左房负荷过重、左室肥大劳损和各种心律失常;心脏超声征象可能有左房增大、左室壁增厚、舒张功能减退等。

3. 对怀疑为继发性高血压患者,应请内分泌专科医师会诊,协助诊治。

（四）诊断标准

非同日3次测量的血压均≥140/90mmHg即可诊断为高血压。患者既往有高血压史,正在使用降压药物,血压虽然正常,也诊断为高血压。根据血压增高的水平,进一步将高血压分为1、2、3级(表7-3-1)。

表7-3-1　血压水平的定义和分类

类别	收缩压(mmHg)	舒张压(mmHg)
正常血压	<120	<80
正常高值	120～139	80～89
高血压	≥140	≥90
1级高血压	140～159	90～99
2级高血压	160～179	100～109
3级高血压	≥180	≥110
单纯收缩期高血压	≥140	<90

注:若收缩压与舒张压分属不同的级别时,则以较高的分级为准。单纯的收缩期高血压也可按照收缩压水平分为1、2、3级

（五）治疗

1. 治疗目标　高血压的治疗目标是平稳、长期地降低血压,防治靶器官受损,降低心脑血管事件发生率和病死率,改善患者生活质量并延长患者的寿命。总体高血压人群血压的治疗目标是<140/90mmHg。对于老年人特别是高龄老人,目标血压可适当地调整为≤150/90mmHg。治疗应尽早将血压降低至上述目标血压水平,但并非越快越好。对于大多数高血压患者,建议在一个月内将血压降至目标水平。

2. 生活方式干预　生活方式干预适用于所有高血压患者,包括:①减轻体重,将体重指数尽量控制在24kg/m²;②减少钠盐的摄入,每人每日食盐量以不超过6g为宜;③补充钾盐;④减少脂肪摄入;⑤戒烟限酒;⑥增加运动;⑦减轻精神压力,保持心态平衡;⑧必要时补充叶酸制剂。

3. 药物治疗　高血压治疗起始常用的降压药物分为5大类。

（1）利尿剂:常用的利尿剂为噻嗪类,代表药物为氢氯噻嗪,宜中小剂量使用(12.5～25mg/d)。如大剂量(如≥50mg/d)长期使用可导致低钾血症,并影响血脂、血糖、血尿酸代谢。痛风、严重肾功能不全患者禁用。兼有钙离子通道阻滞作用的利尿剂吲达帕胺(1.25～2.5mg/d)降压效果好,不良反应少见。利尿剂较少单独使用,常作为联合用药中的基本药物使用,以加强其他抗高血压药物的降压疗效,产生优势互补的效果。

（2）β受体阻滞剂:具有降压和抗心律失常的双重作用,对于高血压合并焦虑、交感兴奋致心率较快的患者尤其合适。有哮喘病史、心动过缓(未曾用此类药心率低于55次/分)、Ⅱ度以上房室传导阻滞的患者禁用。长期使用该类药物的患者不宜突然完全停用,以免血压和心率反跳,加重心绞痛或心衰症状。

（3）钙离子通道阻滞剂（CCB）：可用于各种形式的高血压，不受肾功能的影响，特别适用于老年人收缩期高血压。

（4）血管紧张素转换酶抑制剂（ACEI）：最多见的不良反应为干咳。对于较严重的干咳，需停药或换药处理。高血钾、妊娠和双侧肾动脉狭窄禁用，血肌酐超过 $265\mu mol/L$ 患者慎用。

（5）血管紧张素 II 受体拮抗剂（ARB）：适应证和禁忌证与 ACEI 几乎相同。该类的药物耐受性优于 ACEI，但价格较 ACEI 昂贵。

4. 降压药物的联合应用　由于单药治疗往往仅使一小部分高血压患者血压达标，多数患者需联合用药。目前推荐的二联治疗方案为 ACEI/ARB + CCB 以及 ACEI/ARB + 利尿剂。已有上述组合的多种固定复方制剂应用于临床，有利于血压更快达到目标值，并能提高患者治疗的依从性。此外，CCB + β 受体阻滞剂也是较常使用的配伍处方。

（六）预防

目前我国成人高血压患病率明显上升，而高血压的知晓率、治疗率和控制率仍处于较低水平，为我国慢性病预防控制形势带来极大挑战。因此，应加强高血压患病筛查，提高居民高血压患病知晓率，以便早发现、早诊断、早治疗。

（七）会诊联络要点

会诊联络要点主要为确立高血压的诊断，给予积极治疗和预防的建议，尤其要注意合用药物间的相互作用，具体如下：

1. 药物使用原则　首选对血压无影响或影响较小的精神科药物，同时选用和精神科药物相互作用较小的降压药物。

2. 合并用药时，建议定期监测血压；在保证用药安全的前提下，按照个体化用药原则，寻找适宜的药物剂量，保证临床疗效。

3. 长期合并使用药物的过程中，应定期评估药物的相互作用和风险利益，适时修改合并用药决策。

4. 某些非典型抗精神病药物对血压的影响相对较小，可做首选。典型抗精神病药物，如氯丙嗪，因阻断 α 受体，常导致体位性低血压，故应慎用。用药时的初始剂量宜小；合并使用的降压药物也宜从小剂量开始。

5. 少数患者使用舒必利可致血压增高，因此高血压患者应禁用舒必利；氯氮平与抗高血压药物合用有增加体位性低血压或低血压晕厥的风险，故应定期检测血压；奥氮平可致体位性低血压，属常见（1%～10%），针对 65 岁以上、使用奥氮平的患者，建议定期监测血压；利培酮与呋塞米合用可使患者的死亡率增加，因此这两个药物合并使用时需谨慎评估风险利益，利培酮还对 α 受体有阻断作用，可能会发生（体位性）低血压，尤其在治疗初期的剂量调整阶段合用抗高血压药物时，可观察到具有临床意义的低血压，故在使用时应按推荐剂量逐渐增加，若持续发生血压过低现象，应考虑减少剂量或再次评估治疗利弊；喹硫平可致血压异常，包括高血压或体位性低血压；由于齐拉西酮的 $α_1$-肾上腺素拮抗剂特性可诱发低血压，因此可能会增强某些降压药物的疗效，故对易出现低血压状况，如服用降压药物的患者应慎用；阿立哌唑可致血压增高，同时还具有 $α_1$-肾上腺素受体拮抗作用，可致体位性低血压，故与降压药物合用时有增加体位性低血压的风险，应慎用。

6. 抗抑郁药物　5-羟色胺和去甲肾上腺素抑制剂文拉法辛可导致血压改变，常见血压增高，故高血压患者应慎用，并在使用时定期监测血压。在进行文拉法辛治疗前，应对先前存在的高血压进行控制；若在使用中出现持续性高血压，应考虑减药或终止治疗；对原有基础疾病会因血压升高而恶化的患者应慎用；合并使用美托洛尔和文拉法辛时亦应谨慎。

SSRIs 类抗抑郁药物包括帕罗西汀、氟西汀、氟伏沙明、舍曲林和西酞普兰，均可致短暂的血压改变，多发生于潜在高血压患者；也可致体位性低血压，故在合并降压药物时应定期监测血压。米氮平亦可导致体位性低血压。对血压影响较小的抗抑郁药是艾司西酞普兰。

7. 相互作用　美托洛尔是一种CYP2D6的作用底物,抑制CYP2D6的药物如帕罗西汀、氟西汀、舍曲林、艾司西酞普兰等均可影响美托洛尔的血浆浓度,例如艾司西酞普兰可使美托洛尔血浆浓度升高两倍以上,故这些药物与美托洛尔合并使用时,应减低美托洛尔的剂量。舍曲林对阿替洛尔的β-肾上腺素能阻滞作用无任何影响。

二、冠　心　病

冠状动脉粥样硬化性心脏病(coronary atherosclerotic heart disease),简称冠心病(coronary heart disease,CHD),是冠脉发生粥样硬化引起管腔狭窄或闭塞,导致心肌缺血缺氧或坏死而引起的心脏病。

（一）病因

本病由多种因素作用于不同环节所致,明确的危险因素包括:年龄和性别、血脂异常、高血压、吸烟、糖尿病和糖耐量异常、肥胖以及冠心病的家族史。此外,A型性格者也易患该病。冠心病的临床表现主要分为稳定型心绞痛和急性冠脉综合征,后者又包括不稳定型心绞痛、非ST段抬高型心肌梗死(non-ST-segment elevation myocardial infarction,NSTEMI)和ST段抬高型心肌梗死(ST-segment elevation myocardial infarction,STEMI)。

（二）临床表现

1. 稳定型心绞痛　稳定型心绞痛由心肌暂时性供氧和需氧之间失平衡引起的心肌缺血、缺氧所致,以发作性胸痛为主要表现,其特点包括:①部位:常位于胸骨后或左前胸,可放射到颈部、咽部、下颌部、上腹部、左肩部、左臂内侧、左手尺侧;②性质:常呈紧缩感、绞榨感、压迫感、烧灼感、胸憋、胸闷或有窒息感、沉重感,有的患者只诉胸部不适,主观感觉个体差异较大;③持续时间:持续数分钟,一般不会超过10分钟;④诱发因素及缓解方式:发作与体力活动或情绪激动有关,停下休息即可缓解;舌下含服硝酸甘油可在2~5分钟内迅速缓解。

2. 不稳定型心绞痛　不稳定型心绞痛的临床表现可分为3种。

（1）静息型心绞痛:心绞痛发作在休息时,并且持续时间通常在20分钟以上。

（2）初发型心绞痛:1个月内新发心绞痛,可表现为自发性发作与劳力性发作并存。

（3）恶化型心绞痛:既往有心绞痛病史,近1个月内心绞痛恶化加重,发作次数频繁、时间延长或痛阈降低。

3. 急性心肌梗死　急性心肌梗死包括NSTEMI和STEMI,两者临床表现相似,胸痛常是最先出现的症状,疼痛部位和性质与心绞痛相同,但程度较重,持续时间可长达数小时,休息和含服硝酸甘油多不缓解。患者常烦躁不安、出汗、恐惧,或有濒死感。少数患者无疼痛,一开始即表现为休克或急性心力衰竭。部分患者可伴有恶心、呕吐和腹胀等消化道症状。

（三）实验室检查

1. 生化检查　血糖、血脂检查可了解冠心病危险因素;胸痛明显时需查心肌损伤标志物包括肌钙蛋白I或T、肌酸激酶(CK)及同工酶(CK-MB),上述指标明显升高及其动态变化有助于心肌梗死的诊断;查血常规注意有无贫血;必要时检查甲状腺功能。

2. 心电图检查　静息心电图通常正常或仅表现为非特异性的ST-T异常。当心绞痛发作时,可出现相应导联的ST段压低(≥1mV),发作缓解后恢复;有时出现T波倒置;24小时动态心电图记录时,如出现与症状相一致的ST-T波改变时,对诊断也有一定的参考价值。STEMI发病数小时内可为正常或出现异常高大两肢不对称的T波;数小时后ST段明显抬高,弓背向上;数小时至2日内出现病理性Q波。心电图负荷试验是通过增加心脏负荷以激发心肌缺血,对诊断冠心病有一定价值,最常用的是运动负荷试验。

3. 其他检查　超声心动图主要表现为病变冠脉供血区域的心室壁节段性运动异常。冠脉造影可明确冠脉病变的存在及严重程度。必要时行胸部X线、主动脉/肺动脉CTA等检查有助于鉴别诊断。

（四）诊断标准

根据典型心绞痛的发作特点，结合年龄和存在冠心病的危险因素，且心绞痛发作时心电图可见ST-T改变，症状消失后ST-T改变亦恢复，即可诊断心绞痛。未捕捉到发作时心电图者可行心电图负荷试验。必要时可行冠脉造影进一步明确诊断。突然发生较重而持久的胸痛或胸闷者，或突然发生严重心律失常、休克、心力衰竭而原因未明，都应考虑急性心肌梗死的可能，应短期内动态观察心电图以及心肌损伤标志物的变化以明确诊断。

（五）治疗

1. 稳定型心绞痛

（1）生活方式调整：宜尽量避免各种确知足以诱致发作的因素。调节饮食，一次性进食不宜过饱；戒烟限酒；调整日常生活与工作量；减轻精神负担，避免情绪激动；保持适当的体力活动。

（2）药物治疗：①抗血小板药物：所有患者给予阿司匹林75～100mg/d治疗；氯吡格雷主要用于支架植入后及不能耐受阿司匹林的患者；②β受体阻滞剂：从较小剂量开始，心率控制不低于50次/分为宜；③调脂治疗：他汀类药物能有效降低血胆固醇，延缓斑块进展，稳定斑块；④血管紧张素转换酶抑制剂（ACEI）：合并高血压、糖尿病、心力衰竭或左室收缩功能不全的患者应服用ACEI，不能耐受ACEI类药物者可使用ARB；上述四类药物如无禁忌均应长期服用，可改善预后；⑤其他抗心肌缺血药物还包括硝酸酯类、钙拮抗剂、尼可地尔和曲美他嗪等。

（3）血管重建治疗：对心绞痛症状经优化的药物治疗后仍控制不佳的患者，可考虑行血管重建治疗。

2. 急性冠脉综合征 一旦诊断怀疑急性冠脉综合征，应立即请心血管专科医师会诊，协助诊治。总的治疗原则包括：急性期卧床休息1～3日，吸氧、持续心电监护；加强抗血小板、抗凝以及改善心肌缺血等药物治疗；对于不稳定型心绞痛和NSTEMI患者，应进行危险分层，以决定行冠脉介入治疗的时机；对于STEMI患者，应尽早行心肌再灌注治疗，以挽救濒临坏死的心肌，改善预后。

（六）预防

冠心病的一级预防是指在正常人群中控制冠心病的多重危险因素，预防动脉粥样硬化的发生。已有冠心病和心肌梗死患者还应预防再次梗死和其他心血管事件，称之为二级预防，即ABCDE方案：A. 抗血小板治疗和ACEI；B. β受体阻滞剂和控制血压；C. 控制血脂和戒烟；D. 控制饮食和糖尿病治疗；E. 健康教育和运动。

（七）会诊联络要点

会诊联络要点主要为确立冠心病的诊断，给予积极治疗和预防的建议，尤其要注意合用药物间的相互作用，具体如下：

1. 患有心血管疾患者（心律失常、心肌梗死、传导异常、心衰）应慎用舒必利、奋乃静、氟哌啶醇、喹硫平、利培酮及阿立哌唑等抗精神病药物。

2. QT间期延长和猝死的风险 某些抗精神病药物可延长QT间期，导致猝死的风险增高，患心血管疾患（心肌梗死、缺血性心脏病、心衰或传导异常）者应慎用。与其他抗精神病药物相比，齐拉西酮有较强的延长QT/Q-Tc间期的作用，具有剂量依赖性延长QT/Q-Tc间期特征，因此心肌梗死、缺血性心脏病、心衰或传导异常的患者应慎用；具有QT间期延长病史（包括先天性QT间期延长综合征）、近期出现急性心肌梗死和失代偿心力衰竭的患者亦应禁用。

3. 碳酸锂 可延长Q-Tc间期，故禁用于严重心脏疾患者。

4. 抗抑郁药物可选用SSRIs药物 氯米帕明、丙米嗪、阿米替林和多塞平等三环类抗抑郁药物均有延长Q-Tc间期的风险，故近期有心肌梗死发作史等严重心脏病患者应禁用；有心脏疾患如传导阻滞、心绞痛或近期发作的心肌梗死者应慎用米氮平，应注意药物剂量并定期做详细检查；文拉法辛可增快心率，偶可致QT间期延长，故患心力衰竭或近期心肌梗死患者应慎用。

5. 药物相互作用 齐拉西酮不能与索他洛尔及其他Ⅰα类和Ⅲ类抗心律失常药物合用，禁止与已知会延长 QT 间期的药物合用;帕利哌酮会引起一定程度的 Q-Tc 间期延长,应避免与其他已知会延长 Q-Tc 的药物联用,包括 IA 类(如奎尼丁、普鲁卡因胺)或 Ⅲ 类(如碘胺酮、索他洛尔)抗心律失常药物,还应禁止用于先天性 QT 间期延长综合征患者及有心律失常病史者;氯米帕明与可乐定合用,后者抗高血压作用减弱;舍曲林相对较安全,与地高辛之间无相互作用。

三、糖　尿　病

糖尿病(diabetes mellitus,DM)是一组由多种病因引起的以慢性高血糖为特征的代谢性疾病,常由胰岛素分泌和(或)作用缺陷引起。

（一）病因

糖尿病的病因和发病机制极为复杂,尚未阐明。不同类型其病因不尽相同,遗传因素及环境因素共同参与其发病。

（二）临床表现

1. 常见临床特点

（1）1 型糖尿病(T1DM):①多在 25 岁前起病;②常以酮症酸中毒为首发表现;③需胰岛素或胰岛素类似物维持生存;④β 细胞功能显著低下;⑤血胰岛素及 C 肽降低;⑥对胰岛素较敏感;⑦可有"蜜月"缓解现象;⑧慢性血管并发症。

（2）2 型糖尿病(T2DM):①多见于 40 岁以上伴肥胖者;②起病缓慢;③空腹血胰岛素正常、降低或偏高;④生存不依赖外源性胰岛素,但口服降糖药失效后需胰岛素治疗;⑤急性应激可诱发非酮症高渗性昏迷或酮症酸中毒;⑥慢性并发症。

2. 代谢紊乱症群

（1）"三多一少":①多尿;②多饮;③多食;④消瘦。

（2）起病特点:①T2DM 起病隐匿,"三多一少"不明显;②T1DM 起病较急,"三多一少"典型或不典型。

（3）其他首发症状:①视力模糊;②皮肤瘙痒;③外阴瘙痒;④心脑血管事件;⑤高渗性高血糖状态或酮症酸中毒;⑥顽固性感染。

3. 慢性并发症　慢性并发症包括大血管并发症、微血管并发症(视网膜病变、糖尿病肾病)、神经系统并发症、糖尿病皮肤病变、感染并发症、糖尿病足等。糖尿病慢性并发症可累计全身多个器官,是导致成人失明、非创伤性截肢的主要原因,也是终末期肾病的常见原因,其中心血管疾病是糖尿病致残致死的主要原因。

4. 急性并发症　主要包括糖尿病酮症酸中毒、高渗高血糖综合征。

（三）实验室检查

1. 糖代谢检测

（1）血糖测定:为诊断糖尿病主要依据,可判定糖尿病病情和控制情况。应注意诊断糖尿病必须测定静脉血糖,而末梢血糖则用于随访监测。当血糖高于正常但低于诊断标准时应行 OGTT。

（2）HbA1c 和糖化血浆白蛋白:前者反应患者近 8～12 周平均血糖水平,后者反映患者近 2～3 周的平均血糖水平。

2. 胰岛 β 细胞功能检查

（1）胰岛素释放实验:反映基础和葡萄糖介导的胰岛素释放功能。

（2）C 肽释放实验:同上,但不受外源性胰岛素影响。

3. 并发症检查　包括电解质、酮体以及心血管、肝、肾、脑、眼科、口腔和神经系统的各项辅助检查。

4. 病因和发病机制检查　包括 GADA、ICA、IAA、IA-2A 检测,胰岛素敏感性检测和基因分析等。

（四）诊断标准

1. 根据中华医学会糖尿病分会 2013 年糖尿病指南,糖尿病的诊断标准如表 7-3-2 所示。

表 7-3-2　糖尿病的诊断标准

诊断标准	静脉血浆葡萄糖水平（mmol/L）
（1）典型糖尿病症状（多饮、多尿、多食、体重下降）加上随机血糖检测	≥11.1
（2）空腹血糖检测	≥7.0
（3）葡萄糖负荷后 2 小时血糖检测；无糖尿病症状者，需改日重复检查	≥11.1

注：以上三条，符合其中一条即可诊断糖尿病。空腹状态指至少 8 小时没有进食热量；随机血糖指不考虑上次用餐时间，一天中任意时间的血糖，不能用来诊断空腹血糖受损或糖耐量异常

2. 儿童糖尿病及孕妇的诊断标准　儿童糖尿病诊断标准与成人相同。孕妇产前检查或孕 24～28 周行 OGTT 检查判定有无妊娠期糖尿病，其标准为（FPG）≥5.1mmol/L，1 小时 PG≥10.0mmol/L 和（或）2 小时 PG≥8.5mmol/L。

3. 采用糖化血红蛋白诊断糖尿病在我国尚不推荐，但对于采用标准化检测方法、有严格质量控制、正常参考值在 4.0%～6.0% 的医院，HbA1c≥6.5% 可作为诊断糖尿病的参考。

（五）治疗

1. 治疗目标　糖尿病治疗的近期目标是消除糖尿病症状和防止急性严重代谢紊乱的出现；远期目标是预防及（或）延缓慢性并发症的发生和发展。

2. 治疗原则　糖尿病综合管理的五个要点：①健康教育和心理治疗；②医学营养治疗；③运动治疗；④糖尿病的自我管理及监测；⑤药物治疗。手术治疗和免疫接种是具有潜在价值的新方案。

3. 控制目标　HbA1c 控制目标是 <7%；理想的空腹血糖为 4.4～7.0mmol/L，餐后血糖≤10mmol/L。老年人或多重心血管风险的患者适当放宽标准。

4. 治疗方案

（1）口服降糖药：在饮食和运动不能使血糖控制达标时应采用降糖药物治疗。主要有磺酰脲类（如格列齐特、格列苯脲等）、格列奈类（那格列奈、瑞格列奈）、双胍类（二甲双胍）、α-糖苷酶抑制剂（阿卡波糖、伏格列波糖）、噻唑烷二酮（吡格列酮、罗格列酮）、DPP-IV 抑制剂（西格列汀、沙格列汀、利拉利汀等）和钠-葡萄糖协同转运蛋白-2（SGLT-2）抑制剂等。注射剂有胰岛素及胰岛素类似物和胰高糖素样肽-1 受体激动剂（GLP-1 受体激动剂）。

（2）T1DM 治疗方案：采用胰岛素治疗，多数 T1DM 患者每日胰岛素总量 0.5～1.0IU/（kg·d），根据血糖监测水平调整，40%～50% 为基础量，剩余按三餐 1/3、1/3、1/3 或者 1/5、2/5、2/5 分配。

（3）T2DM 治疗方案

1）药物治疗：①单药治疗：常用的有二甲双胍和磺脲类。无禁忌时二甲双胍是首选的药物，每日剂量 500～2500mg，分 2～3 次口服；磺脲类，每天一到两次，注意预防低血糖发生，依从性差时每天一次。②联合用药：噻唑烷二酮类，适用于胰岛素抵抗者；葡萄糖苷酶抑制剂，主要用于控制餐后血糖；DPP-4 抑制剂和 GLP-1 降糖作用中等，可减轻体重；二甲双胍联合其他降糖药为首选。如仍未能有效控制，考虑胰岛素治疗，每天两次预混胰岛素或"三短一长"降糖。

2）手术治疗：减肥手术，适用于 2 型糖尿病伴难以控制重度肥胖患者；胰岛移植。

3）防治并发症：调脂、降压、抗血小板、护心、营养神经等对症支持治疗。

（4）精神病患者合并糖尿病治疗方案：与普通人群相似，减轻体重药物、改善胰岛素抵抗为首选，如二甲双胍、α 糖苷酶抑制剂、噻唑烷二酮类等。DPP-4 抑制剂及 GLP-1 类似物可能对严重精神障碍患者有特殊的作用，同时减少低血糖发生。

（六）预防

糖尿病的预防应以自身保健和社区支持为依托，提倡健康的膳食，适当运动，防止肥胖。对于高危人群可行药物干预。对于精神病患者，其糖尿病易感性及发病率明显高于普通人群，并且长期服用抗精神病药物和抗抑郁药物可增加糖尿病发病风险，因此应对这类患者行糖尿病筛查；同时应加强社

会支持和心理疏导,尽可能确保患者保持良好的生活方式,鼓励患者适当运动。对于已确诊糖尿病患者,精神异常会影响血糖波动,可适当加强心理治疗,加强血糖控制,对有心血管疾病等并发症风险的患者予以相应治疗。对于已经有相应并发症的患者应加强血糖控制,提高患者(或监护人)的依从性,坚持对相应并发症的治疗。

（七）会诊联络要点

会诊联络要点主要为确立糖尿病的诊断,给予积极治疗和预防的建议,尤其要注意合用药物间的相互作用,具体如下:

1. 抗精神病药物与血糖异常　奥氮平、喹硫平、利培酮、氯氮平的糖尿病相关不良事件(包括血糖升高、2 型糖尿病和糖尿病酮症酸中毒)的发生率高于阿立哌唑、氟哌啶醇、齐拉西酮。奥氮平发生糖尿病的风险存在剂量依赖性,高剂量使用者发生糖尿病风险明显增加。喹硫平、利培酮在大剂量使用时糖尿病风险增加,在中等剂量时风险无明显增加。而阿立哌唑和齐拉西酮发生糖尿病风险与剂量关系不大。在使用抗精神病药物过程中应定期监测血糖,避免发生糖尿病或酮症酸中毒。

2. 抗抑郁药物与血糖异常　已有接受 SSRIs、三环类抗抑郁药物治疗的患者新发糖尿病的病例报告。

3. 不同类药物的相互作用　圣·约翰草(贯叶金丝桃)提取物与抗糖尿病药物合用,可引起低血糖,合用需谨慎。

四、代谢综合征

代谢综合征(metabolic syndrome,MS)指蛋白质、脂肪、碳水化合物等物质代谢紊乱发生在同一个体的临床病理状态。这些代谢异常包括糖耐量减低或糖尿病、中心性肥胖(腹型肥胖)、脂代谢紊乱、高血压等。这些代谢异常紧密联系、互为因果,严重影响了人们的健康和生活质量。

（一）病因

代谢综合征的病因与发病机制尚未完全阐明,其发生是复杂的遗传与环境因素相互作用的结果。目前一般认为,多器官胰岛素抵抗是本综合征的中心环节。一方面,胰岛素抵抗和高胰岛素血症与MS 多种疾病的发生机制有关;另一方面,胰岛素抵抗的发生机制又与肥胖及 MS 的病理变化有关,其间关系错综复杂、互为因果。

（二）临床表现

代谢综合征是一组复杂的代谢紊乱群,在临床上常常表现为高血压、糖尿病、肥胖症和血脂代谢紊乱等临床症状的综合征。

1. 高血压　一般常见症状有头晕、头痛、颈项强直、疲劳、心悸等,呈轻度持续性,多数症状可自行缓解,在紧张或劳累后加重,同时也可出现视力模糊、鼻出血等较重症状。体格检查应重点检查周围血管搏动、血管杂音和心脏杂音等。

2. 糖尿病　表现为多饮、多食、多尿和体重减轻等代谢紊乱症状群。可出现糖尿病酮症酸中毒和高血糖高渗状态,还易出现泌尿、呼吸、消化系统及皮肤感染,病程长者可伴有糖尿病肾病(出现蛋白尿)、糖尿病视网膜病变(视网膜出血、脱离等)、糖尿病周围神经病变(对称性肢端感觉异常、震动觉减弱、腱反射亢进或消失等)和糖尿病足等。

3. 血脂紊乱　最常见的表现是眼睑周围扁平黄色瘤。早发性角膜环常出现于 40 岁以下,多伴有血脂异常,出现高脂血症眼底改变。脂质在血管内皮沉积引起动脉粥样硬化,引起早发性和进展迅速的心脑血管和周围血管病变。

4. 肥胖　表现该症状者多有进食增多或运动不足病史,常有肥胖家族史。轻度肥胖多无症状,中重度肥胖症可引起气急、关节痛、肌肉酸痛、体力活动减少以及焦虑、忧郁等,同时可并发睡眠中阻塞性呼吸暂停、高尿酸血症、痛风和静脉血栓等。

（三）实验室检查

对怀疑代谢综合征的患者,可常规测血压、血糖、称体重、量身高,计算体重指数(BMI):BMI(kg/m²)=体重(kg)/[身高(m)×身高(m)]及理想体重(IBM):IBM=[身高(cm)－100]×0.9(男)或0.85(女)、测腰围和腰/臀比(男<0.9,女<0.8);检查血常规、尿常规、血胆固醇、血甘油三酯、低密度脂蛋白、高密度脂蛋白、肝肾功能、尿糖、酮体、糖化血红蛋白、血糖和OGTT、胰岛β细胞功能检查(胰岛素释放试验或C肽释放试验)、血尿酸和心电图;考虑并发症时可进一步行眼底检查、超声心动图、血、尿电解质、24小时尿蛋白;有条件者可行CT或MRI计算皮下脂肪厚度或内脏脂肪量。

（四）诊断标准

不同学术组织提出的代谢综合征的诊断标准略有差异,中华医学会糖尿病分会建议采用适合中国人群的代谢综合征诊断标准,即符合以下4个组成成分中的3个或全部者:①超重或肥胖体质指数≥25.0kg/m²;②高血糖空腹血糖:≥110mg/dl(6.1mmol/L)和(或)糖负荷后血糖≥140mg/dl(7.8mmol/L),和(或)已确诊为糖尿病并治疗者;③高血压收缩压/舒张压≥140/90mmhg,和(或)已确诊为高血压并治疗者;④血脂紊乱空腹总胆固醇≥150mg/dl(1.70mmol/L),和(或)空腹血HDL-C:男性<35mg/dl(0.9mmol/L),女性<39mg/dl(1.0mmol/L)。

（五）治疗

1. 治疗原则　代谢综合征的中心环节是胰岛素抵抗,但其三个主要环节(肥胖-胰岛素抵抗-心血管病)之间错综复杂、互为因果,因此防治MS应采取综合措施,阻止或延缓其向临床动脉粥样硬化性疾病进展。

2. 治疗方案

（1）一般治疗

1）减重:在控制饮食、增加运动的基础上,如不能达到理想体重,可考虑奥利司他(每次120mg,3次/日)和利莫那班(200mg/d)等药物治疗。对于极度肥胖者,可考虑腹部抽脂或手术治疗,常见手术方式有可调胃束带胃减容术、袖状胃切除术和胃肠转流手术。

2）治疗高血压药物:常用药物ACEI和ARB是有效的抗高血压药物,其他的如钙抗剂、利尿剂、β受体阻滞剂和α受体阻断剂等。

3）调节血脂紊乱药物:①贝特类:适用于高TG血症和高胆固醇血症患者。常用的有吉非贝齐(每次600mg,2次/日,或每次900mg,1次/日)和非诺贝特(每次200mg,1次/日);②他汀类:治疗高LDL-C血症的首选药物,常用的有辛伐他汀(每次20~80mg,1次/日)和阿托伐他汀(每次10~80mg,1次/日);③贝特类和他汀类合用需慎重,以免发生横纹肌溶解和肾衰竭等副作用。

4）治疗胰岛素抵抗和高血糖:口服降糖药物中,双胍类、α-葡萄糖苷酶抑制剂和噻唑烷二酮类有改善胰岛素敏感性的作用,较为适用;磺脲类及胰岛素有增加体重的不良反应,选用时应予以考虑;有MS或伴有其他心血管疾病危险因素者,应优先选用双胍类及噻唑烷二酮类;α-葡萄糖苷酶抑制剂适合于同时有餐后血糖高者。

（2）特殊治疗

对于精神分裂症伴有代谢综合征患者,应首选对糖脂代谢影响小的药物,如齐拉西酮、阿立哌唑和氨磺必利,同时密切监测血压(1次/日)、血糖(1次/日)和血脂(1次/月),可选用二甲双胍、吡格列酮等改善代谢状态的药物。另外,应增加每日有氧运动的强度及时间、减少吸烟、采用糖尿病饮食、适当补充维生素D和叶酸等均有益于精神分裂症伴MS的治疗。

（六）预防

代谢综合征被称为“死亡四重奏”(中心性肥胖、高血糖、高血脂和高血压),因此,积极采取措施预防或延缓其发生显得极其重要,主要预防措施如下:

1. 一般预防　一级预防:主要是生活方式的改进,包括:①中等程度的热卡限制,控制体重;②适度增加体力活动和有氧运动;③改善膳食结构:低盐、低糖、低脂饮食,少吃油炸食物,多吃蔬菜,适当补充各种维生素。二级预防：对于一些生活方式改善效果不好以及高心血管疾病风险的人，可能需要进行药物防治。

2. 特殊预防　对于精神分裂症患者，应尽量避免使用引起 MS 高风险的药物，如奥氮平和氯氮平，而应选用齐拉西酮、阿立哌唑和氨磺必利等对糖脂代谢影响较小的药物，同时应尽量避免联合用药。同时应鼓励并督促精神病患者改善饮食结构，避免高脂、高糖饮食，多食用蔬菜及高纤维谷物，并加强体育锻炼，纠正久坐不动等不良生活习惯。

（七）会诊联络要点

会诊联络要点主要为确立代谢综合征的诊断，给予积极治疗和预防的建议，尤其要注意合用药物间的相互作用，具体如下：

1. 抗精神病药物与代谢　利培酮可致食欲增加、体重增加，引发肥胖或血脂紊乱，故应注意监测血脂，鼓励运动；氯氮平亦可引起食欲增加和体重增加，应定期监测体重和血脂，警惕代谢综合征的发生；喹硫平可引起体重增加，少数患者可出现血清总胆固醇和甘油三酯增高。

2. 抗抑郁药物与代谢　文拉法辛常可致血清胆固醇增高；米氮平可致食欲增加和体重增加，故合并糖尿病的抑郁障碍或焦虑障碍患者在使用时应监测血糖；在 SSRIs 抗抑郁药物如舍曲林的使用中，有报告伴/不伴糖尿病病史的患者出现血糖控制欠佳的情况，包括高血糖和低血糖，因此应监测患者是否出现血糖波动的症状和体征。

3. 药物间的相互作用　磺脲类降糖药物、胰岛素可以增加体重，氯氮平、奥氮平、利培酮也可增加体重，合用需监测体重。二甲双胍可以改善非典型抗精神病药引起的代谢综合征，使用抗精神病药物的代谢综合征患者，如果有糖尿病，在没有使用二甲双胍禁忌的情况下，应作为首选。

五、甲状腺功能亢进

甲状腺功能亢进（hyperthyroidism）简称甲亢，是指甲状腺本身产生和分泌甲状腺激素过多而引起的以神经、循环和消化系统兴奋性增高和代谢亢进为主要表现的一组临床综合征，包括弥漫性毒性甲状腺肿（Graves 病）、结节性毒性甲状腺肿、甲状腺自主高功能腺瘤、碘致甲状腺功能亢进症、桥本甲亢、新生儿甲状腺功能亢进症和垂体 TSH 腺瘤等。85% 以上的甲亢是 Graves 病引起的。本节主要介绍 Graves 病。

（一）病因

Graves 病属于自身免疫性甲状腺病，具有显著的遗传倾向，发病机制和病因未明。一般认为，Graves 病以遗传易患性为背景，在感染、精神创伤等因素作用下，诱发体内的免疫系统功能紊乱，如免疫耐受、识别和调节功能减退和抗原特异或非特异性抑制性 T 细胞（Ts）功能缺陷等，而机体不能控制针对自身组织的免疫反应。Graves 病的主要特征为血清中存在针对甲状腺细胞 TSH 受体的特异性自身抗体（TSH receptor antibodies，TRAb）。部分 Graves 病患者在临床症状出现前有明显的精神刺激或创伤史，精神因素引起 Graves 病很可能是通过免疫系统发生的。

（二）临床表现

临床表现主要由循环中甲状腺激素过多引起，其症状和体征的严重程度与病史长短、激素升高的程度和患者年龄等因素有关。

1. 症状　主要表现为易激动、烦躁失眠、心悸、乏力、怕热、多汗、消瘦、食欲亢进、大便次数增多或腹泻和女性月经稀少等。可伴发周期性瘫痪（亚洲、青壮年男性多见）和近端肌肉进行性无力、萎缩，后者称为甲亢性肌病。少数老年患者高代谢症状不典型，相反表现为乏力、心悸、厌食、抑郁、嗜睡、体重明显减少，称之为"淡漠型甲亢"。突出而特异的表现是 Graves 病突眼与胫前黏液性水肿。

2. 体征　Graves 病大多数患者有甲状腺肿大。甲状腺肿为弥漫性，质地中等，无压痛，上、下极可以触及震颤、闻及血管杂音。结节性甲状腺肿伴甲亢可触及肿大的甲状腺。甲状腺自主高功能腺瘤可扪及孤立结节。心血管系统表现有心率增快、心脏扩大、心律失常、心房颤动、脉压增大等。少数病例下肢胫骨前可见黏液性水肿。眼部表现分为单纯性突眼和浸润性突眼(即 Graves 眼病,Graves ophthalmopathy,GO)两类。单纯性突眼包括眼球轻度突出、眼裂增宽、瞬目减少。浸润性突眼眼球明显突出,超过眼球突度参考值上限的 3mm 以上。胫前黏液性水肿见于少数 Graves 病患者,多发生在胫骨前下 1/3 部位。

(三)实验室检查

1. 血清 TSH 和甲状腺激素 促甲状腺激素(thyroid-stimulating hormone,TSH)在血清中的浓度变化是反映甲状腺功能最敏感的指标。目前 TSH 是筛查甲亢的第一线指标,甲亢时 TSH 通常 <0.1mU/L。血清总甲状腺素(TT_4)和血清总三碘甲腺原氨酸(TT_3)指标稳定,重复性好,是诊断甲亢的主要指标。血清游离甲状腺素(FT_4)和游离三碘甲腺原氨基酸(FT_3)与甲状腺激素的生物效应密切相关,所以是诊断临床甲亢的主要指标。

2. 甲状腺自身抗体 TSH 受体抗体(TRAb),是鉴别甲亢病因、诊断 Graves 病的重要指标之一;TSH 受体刺激抗体(TSHR stimulation antibody,TSAb)。

3. ^{131}I 摄取率 甲亢时^{131}I摄取率表现为总摄取量增加,摄取高峰前移。

4. CT 和 MRI 眼部 CT 和 MRI 可以排除其他原因所致的突眼,评估眼外肌受累的情况。

5. 甲状腺放射性核素扫描 对于诊断甲状腺自主高功能腺瘤有意义。

(四)诊断标准

临床甲亢的诊断标准:①临床高代谢的症状和体征;②甲状腺体征:甲状腺肿和甲状腺结节,少数病例无甲状腺体征;③血清激素:TT_3、FT_3、TT_4、FT_4 增高;TSH 降低(通常 <0.1mU/L)。

Graves 病的诊断标准:①甲亢诊断确立;②甲状腺弥漫性肿大(触诊和 B 超证实),少数病例可以无甲状腺肿大;③眼球突出和其他浸润性眼征;④胫前黏液性水肿;⑤TRAb、TSAb、TPOAb 阳性。①②项为诊断必备条件,③④⑤项为诊断辅助条件。

(五)治疗

1. 治疗原则 注意休息,失眠可予苯二氮䓬类镇静药(如安定片);补充足够热量和营养;减少甲状腺激素的分泌。

2. 治疗方案

(1)一般治疗:可选择以下三种方法之一:①抗甲状腺药物;②^{131}I 治疗;③甲状腺次全切除手术。

1)抗甲状腺药物(anti-thyroid drugs,ATD):主要有甲巯咪唑(MMI)和丙硫氧嘧啶(PTU)。MMI 30~45mg/d 或 PTU 300~450mg/d,分三次口服,当症状消失,血中甲状腺激素水平接近正常后逐渐减量。减量时大约每2~4周减药一次,每次 MMI 减量 5~10mg/d(PTU 50~100mg/d),减至最低有效剂量时维持治疗,MMI 约为 5~10mg/d,PTU 约为 50~100mg/d,总疗程一般为 1~1.5 年。

2)^{131}I 治疗:确定^{131}I剂量的方法:计算剂量法,估计剂量法。

3)手术:甲状腺次全切除,每侧保留 2~3g 甲状腺组织。

4)其他治疗:包括碘剂、锂制剂和 β 受体阻断剂等。

(2)特殊治疗

1)甲状腺危象:去除诱因。降温及支持治疗。注意保证足够热量及液体补充,每日补充液体 3000~6000ml。高热者积极降温,必要时进行人工冬眠。有心力衰竭者使用洋地黄及利尿剂;优先使用 PTU,首剂 600mg 口服或经胃管注入,继之 200mg,每 8 小时一次;或甲巯咪唑首剂 60mg 口服,继之 20mg,每 8 小时一次;使用抗甲状腺药物 1 小时后使用碘剂,复方碘溶液 5 滴,每 6 小时一次;糖皮质激素氢化可的松首次静滴 300mg,50~100mg,后每 6~8 小时静脉滴注一次。无心力衰竭者或者心脏泵衰竭被控制后可使用普萘洛尔 20~40mg,每 6 小时一次。在上述常规治疗效果不满意时,可选用腹膜透析、血液透析或血浆置换等措施迅速降低血浆甲状腺激素浓度。

2)Graves 眼病:Graves 眼病的治疗首先要区分病情程度。轻度 GO 病程一般呈自限性,以局部治疗和控制甲亢为主:①戴有色眼镜;②人工泪液;③夜间结膜遮盖;④抬高床头;⑤棱镜矫正;⑥强制性戒烟;⑦控制甲亢。中度和重度 GO 在上述治疗基础上强化治疗:①糖皮质激素:泼尼松 40~80mg/d,分次口服,持续 2~4 周,后每 2~4 周减量 2.5~10mg/d,如减量后症状加重,要减慢减量速度;糖皮质激素治疗需要持续 3~12 个月,严重者甲基泼尼松龙 500~1000mg 加入生理盐水静滴冲击治疗,隔日一次,连用 3 次;②球后外照射;③眶减压手术。

3)妊娠期甲亢治疗:首选 ATD 治疗,或者在妊娠 4~6 个月期间手术治疗。优先选择 PTU,MMI 可作为第二线药物。起始剂量甲巯咪唑(MMI)10~20mg,每日一次或丙硫氧嘧啶(PTU)50~100mg,每日三次口服,监测甲状腺功能,及时减少药物剂量。治疗初期每 2~4 周检查甲状腺功能,以后延长至 4~6 周。

（六）预防

对于未患病的人群来说,沿海地区应该注意膳食中的含碘量,尽量不使用含碘量高的食物,从根本上防止碘甲亢;坚持每年定期做甲状腺 B 超检查,实现甲亢病的早发现早治疗;养成良好的作息习惯,实现劳逸结合,进行必要的体育锻炼,从根本上提高自身的免疫力,及时预防甲亢疾病的发生;避免压力过大,减少甲亢疾病的发生率。对于精神病人,家属要让病患积极配合医生治疗,坚持按时服药,学会控制情绪和自我调节。

（七）会诊联络要点

会诊联络要点主要为确立甲状腺功能亢进的诊断,给予积极治疗和预防的建议,尤其要注意合用药物间的相互作用,具体如下:

1. 避免使用影响甲状腺功能的抗精神病药物或抗抑郁药物 例如,舍曲林可致甲状腺功能低下;文拉法辛可增加心率,可潜在影响甲亢患者的健康状况,故在甲亢患者中应慎用,并且日剂量不宜过高。

2. 在甲状腺次全切除术前后,应考虑术中的麻醉药物与精神科药物的相互作用,术前应适当减少精神科药物剂量。

3. 甲状腺危象 以处理甲状腺危象为首要治疗策略。伴发心力衰竭者,应禁用加重心衰的精神科药物(氯氮平、奥氮平、喹硫平、利培酮、齐拉西酮等等)。

4. 药物间的相互作用 β 受体阻断剂普萘洛尔可以通过抑制 β-受体功能而缓解甲亢症状,抑制甲状腺素(T_4)在周围组织转化为活性更高的三碘甲状腺原氨酸(T_3)。普萘洛尔与抗精神病药物合用,可以改善甲亢的症状并缓解抗精神病药物引起的心率增加。

六、慢性肾衰竭

慢性肾衰竭(chronic renal failure,CRF)是临床常见的内脏器官功能衰竭之一,是指慢性肾脏病变引起肾小球滤过率(glomerular filtration rate,GFR)下降及与此相关的以代谢产物潴留,水、电解质及酸碱代谢失衡和全身各系统症状为表现的一种临床综合征。

（一）病因

慢性肾衰竭的病因主要有糖尿病肾病、高血压肾小动脉硬化、原发性与继发性肾小球肾炎、肾小管间质疾病(慢性间质性肾炎、慢性肾盂肾炎、尿酸性肾病、梗阻性肾病等)、肾血管疾病和遗传性肾病(多囊肾病、遗传性肾炎)等。在我国,原发性肾小球肾炎是导致慢性肾衰竭的首要原因。

（二）临床表现

1. 水、电解质代谢紊乱 肾脏作为排泄代谢产物及调节水、电解质和酸碱平衡的重要脏器,当其功能发生衰竭时,常出现各种电解质代谢紊乱和酸碱平衡失调,其中以代谢性酸中毒和水钠潴留最为常见。轻度慢性酸中毒时,患者常可耐受,但动脉血 HCO_3^- <15mmol/L 时则有较明显的症状,如食欲缺乏、呕吐、虚弱无力、呼吸深长等。水钠潴留可表现为不同程度的皮下水肿和(或)体腔积液,同时还易出现血压升高、左心衰竭、肺水肿和脑水肿等相关症状。GFR 下降时,肾脏排钾能力下降,易出现高钾血症。高钾血症的临床表现无特异性,但可致心搏骤停,应予重视。

2. 心血管和呼吸系统症状　心血管病变在肾衰竭患者中较为常见,主要表现为高血压、左心室肥厚、心力衰竭、尿毒症性心肌病、心包病变、血管钙化和动脉粥样硬化。呼吸系统症状主要在体液过多或酸中毒时出现,表现为气短、气促、呼吸深长,体液过多或心功能不全时可出现肺水肿或胸腔积液。

3. 消化、血液、神经系统症状及内分泌功能紊乱　除了心血管系统和呼吸系统,肾衰竭尚可累及消化系统、血液系统、神经系统及内分泌功能。消化系统症状主要表现为食欲缺乏、恶心、呕吐、口腔有尿味等,严重者可出现消化道出血;血液系统主要表现为轻、中度贫血,贫血是由肾组织分泌促红细胞生成素(EPO)减少所致,称为肾性贫血;神经系统可出现震颤、肌阵挛、肌张力增高、共济失调及病理反射。此外,由于慢性肾衰竭患者的钙磷代谢紊乱及内分泌功能紊乱,可出现骨软化症、骨质疏松等骨骼病变。

4. 精神症状　慢性肾衰竭患者也可出现精神症状,但与其肾衰竭的程度不一定成对应关系,临床上常表现为易疲劳、精神萎靡、情绪平淡、抑郁、注意涣散、睡眠不佳和幻觉,部分患者可出现人格改变、偏执状态或紧张症,病情进展后可出现不同程度的意识障碍,应注意与患者原有精神障碍症状相鉴别。

（三）实验室检查

血常规有助于判断患者是否贫血,大便常规及隐血检查可发现消化道出血,尿检可见蛋白尿和(或)血尿;肾功能检查可发现血肌酐明显升高;电解质检查可发现有无电解质紊乱及酸碱失衡,必要时需行血气分析。若存在"尿毒症肺水肿",肺部 X 线检查可出现"蝴蝶翼"征。贫血、低钙血症、高磷血症、血 PTH 升高及肾脏缩小等可帮助鉴别急、慢性肾衰竭。

（四）诊断标准

慢性肾衰竭的诊断主要依据病史、肾功能检查及相关临床表现,但其临床表现复杂,各系统表现均可成为首发症状,应仔细询问病史并重视肾功能检查,以尽早明确诊断,防止误诊。目前对于慢性肾脏病主要根据 GFR 分为 5 期,而慢性肾衰竭则代表了慢性肾脏病中 GFR 下降至失代偿期的那一部分群体,主要为 CKD 4～5 期。对于既往病史不明或急性加重的患者,应注意与急性肾损伤相鉴别。

（五）治疗

1. 治疗原则　对于慢性肾衰竭患者,应将营养治疗与药物治疗相结合,尽量改善患者肾功能,促进有害物质的排出,纠正水、电解质及酸碱平衡紊乱,减轻贫血程度,控制血压,避免加速肾功能恶化的危险因素及药物。

2. 治疗方案

（1）限制蛋白饮食是治疗的重要环节,在低蛋白饮食中,约50%的蛋白应为高生物价蛋白。

（2）对于暂不进行透析治疗的患者,采用口服氧化淀粉、活性炭制剂或大黄制剂等促进尿毒症毒素从肠道排泄。

（3）纠正患者代谢性酸中毒,主要采用口服碳酸氢钠,轻者 1.5～3.0g/d,中、重度患者 3～15g/d,必要时可静脉输入。对于水钠潴留患者,可根据需要应用袢利尿剂(呋塞米每次 20～200mg,2～3 次/日)。对于高钾血症患者,应积极纠正酸中毒,血钾 >6mmol/L 时可静脉给予碳酸氢钠 10～25g,根据病情需要 4～6 小时后可重复给予;给予袢利尿剂:静脉或肌肉注射呋塞米 40～80mg,必要时将剂量增至每次 100～200mg,静脉注射;葡萄糖-胰岛素溶液静滴(葡萄糖 4～6g 中加胰岛素 1 单位);口服聚磺苯乙烯:每次 5～20g,每日 3 次。对严重高钾血症(>6.5mmol/L)应尽快行血液透析。

（4）及时合理控制血压,肾功能不全血压升高患者应使用钙通道阻滞剂(CCB)、袢利尿剂、β 受体拮抗剂、ACEI 或 ARB、血管扩张剂等。对于血肌酐 >264μmol/L 的患者使用 ACEI 或 ARB 应格外慎重,并严密监测肾功能及电解质。

（5）如排除失血、造血原料缺乏等因素,血红蛋白(Hb) <100g/L 者可考虑应用重组人促红细胞生成素(rHuEPO)治疗。一般开始用量为每次 2000～3000 单位,每周 2～3 次,皮下注射。Hb 上升至 110～120g/L 即达标。在应用 rHuEPO 时,应同时重视补充铁剂。

（6）对于低钙血症患者,若出现感觉异常、支气管痉挛、喉痉挛、手足搐搦和（或）癫痫发作等症状,可用10%葡萄糖酸钙10～20ml或5%氯化钙10ml静脉注射提高血清钙以缓解症状。对明显低钙血症患者,可口服1,25-$(OH)_2D_3$(骨化三醇),0.25μg/d,连服2～4周;如血钙和症状无改善,可将用量增加至0.5μg/d。服药期间应注意监测血钙、磷、PTH浓度,使非透析患者iPTH保持在35～110pg/ml,维持性透析患者保持在150～300pg/ml。

（7）如有严重心血管、呼吸、消化和神经系统明显尿毒症症状,应于必要时行肾脏替代治疗。

（六）预防

应提高对慢性肾脏病的重视,每年定期检查尿常规、肾功能等,努力做到早期发现、早期诊断。同时,对已有肾脏疾患或可能引起肾脏损害的基础疾病(如高血压、糖尿病、蛋白尿等)应进行及时有效的治疗。慢性肾脏病的防治是一个长期的过程,应详细向患者及其家属做好宣教工作,安抚和疏导患者情绪,劝导患者早期长期配合治疗。积极预防对延缓慢性肾脏病发展为慢性肾衰竭具有重要作用。

（七）会诊联络要点

会诊联络要点主要为确立慢性肾衰竭的诊断,给予积极治疗和预防的建议,尤其要注意合用药物间的相互作用,具体如下:

1. 几乎所有抗精神病药物均有增加肾脏疾病患者恶性综合征发生的风险,应避免使用易造成肾损害或加重肾损害的药物。

2. 尽量避免使用主要经肾脏排泄的抗精神药物(奋乃静、舒必利、氯氮平、喹硫平、利培酮、齐拉西酮、帕里哌酮)。

3. 如因精神障碍需要使用经肾脏排泄的药物,原则上使用剂量要小,连续使用时间要短,两次用药的间隔时间要长,避免因药物蓄积作用加重不良反应。

4. 抑郁症患者伴发慢性肾脏病时可试用SSRIs类抗抑郁药物,慎用三环类抗抑郁药物;碳酸锂禁用于慢性肾衰竭患者。

5. 药物间相互作用　氧化淀粉、活性炭制剂与抗精神病药物同时服用,前者有吸附作用,可影响后者的吸收,建议间隔2小时以上服用。大黄制剂有导泻作用,与抗精神病药物合用,腹泻可减少抗精神病药物吸收,服用抗精神病药物的时间要选择每天腹泻停止的时候。

七、慢性阻塞性肺疾病

慢性阻塞性肺疾病(chronic obstructive pulmonary disease,COPD)是一种以持续气流受限为特征的可以预防和治疗的常见疾病,气流受限多呈进行性发展,与气道和肺组织对烟草烟雾等有害气体或颗粒的慢性炎症反应增强密切相关。急性加重和并发症往往会影响疾病的严重程度与疾病预后。

（一）病因

慢性阻塞性肺疾病的病因尚未完全明确,可能为多种环境因素与机体自身因素长期相互作用的结果。香烟烟雾、有毒气体和颗粒、空气污染、职业暴露以及室内生物燃料污染等是COPD的主要危险因素。其他因素还包括呼吸道感染、社会经济地位、遗传因素、气道高反应性、肺脏发育和生长不良等。

（二）临床表现

1. 症状

（1）慢性咳嗽:初起咳嗽为间歇性,早晨较重,以后早晚或整日均有咳嗽,一般夜间咳嗽不显著。少数病例虽有明显气流受限但无咳嗽症状。

（2）慢性咳痰:可出现任何形式的咳痰。通常咳少量黏液痰,清晨较多,合并感染时痰量增多,常有脓性痰。

（3）呼吸困难:是COPD最重要的症状,是使患者体能丧失和焦虑不安的主要原因。早期仅在劳力后出现,随时间呈进行性加重,以致日常活动甚至休息时也感到气短。

（4）喘息、胸闷：重症患者可有明显的喘息，胸闷经常于劳力后发生，与呼吸费力和肋间肌收缩有关。

（5）其他症状：包括体重下降、食欲减退、外周肌肉萎缩和功能障碍、精神抑郁或焦虑、咳嗽性晕厥等。

2. 体征　慢性阻塞性肺疾病早期体征不明显，随着疾病进展，常出现以下体征：

（1）视诊：桶状胸，部分患者呼吸变浅、频率增快，严重者可有缩唇呼吸、胸腹矛盾运动等。

（2）触诊：双侧语颤减弱。

（3）叩诊：过清音，心浊音界缩小，肺下界及肝浊音界降低。

（4）听诊：双肺呼吸音减低，呼气延长。部分患者可闻及干性啰音或哮鸣音，双肺底或其他肺野可闻及湿罗音，心音遥远，剑突部心音较清晰响亮。

（三）实验室检查

1. 肺功能检查　是确诊慢性阻塞性肺疾病的必备条件，对 COPD 的诊断、严重程度的判断、疾病进展、预后及治疗反应的评价等有重要意义。患者吸入支气管舒张剂后 $FEV_1/FVC < 0.70$ 表明患者存在持续性气流受限。

2. 胸片　对确定肺部并发症以及鉴别肺部其他疾病（如肺间质纤维化、肺结核等）有重要意义，是常规检查之一。早期胸片无明显变化，以后可出现肺纹理增多、紊乱及肺过度充气的表现。

3. 胸部 CT　不作为常规检查，但对于鉴别诊断以及合并并发症或拟行外科手术治疗的患者有一定价值。

4. SpO_2 监测和血气分析　FEV_1 占预计值% < 0.4 或临床症状提示有呼吸衰竭或右心衰竭时应检测 SpO_2。若 $SpO_2 < 92\%$，应进行血气分析。

5. 其他实验室检查　合并感染时可进行痰涂片、痰培养等以指导诊治。

（四）诊断标准

诊断慢性阻塞性肺疾病时首先应全面采集病史，包括症状、接触史、既往史和系统回顾，根据临床表现、危险因素接触史、体征及实验室检查等资料，综合分析确定。肺功能检查是诊断 COPD 的金标准，吸入支气管舒张剂后 $FEV_1/FVC < 0.70$，除外其他疾病后可确诊为 COPD。凡具有吸烟史、环境职业污染及生物燃料接触史，临床上具有呼吸困难或咳嗽咳痰病史者应进行肺功能检查。其鉴别诊断包括：哮喘、支气管扩张、充血性心力衰竭、肺结核、闭塞性细支气管炎及弥漫性泛细支气管炎等。

（五）治疗

1. 稳定期治疗

（1）药物治疗：药物治疗的目的是减轻患者的症状、减少急性发作的频率和严重程度以及改善患者的健康状态和运动耐量。治疗方案应个体化，以最小的治疗副反应来实现上述目标。

1）支气管舒张剂（一线治疗）：包括 β_2 受体激动剂、抗胆碱药和茶碱类药物。

选药原则：优先推荐吸入制剂；优先选择长效吸入支气管舒张剂；推荐联合使用不同的支气管舒张剂以提高药效和减少相应的副作用；可按需使用或规律使用以预防和减轻症状。①β_2 受体激动剂：短效：沙丁胺醇、特布他林，每次 $100 \sim 200\mu g$，24 小时内不超过 $8 \sim 12$ 喷；长效：福莫特罗，每次 $4.5 \sim 9\mu g$，每日 2 次，茚达特罗，每次 150 或 $300\mu g$，每日 1 次。②抗胆碱药：短效：异丙托溴铵，每次 $40 \sim 80\mu g$，每日 $3 \sim 4$ 次；长效：噻托溴铵。$18\mu g$，每日 1 次。③茶碱类药物：可解除气道平滑肌痉挛，在治疗 COPD 中应用广泛。

2）激素治疗：不推荐长期单一吸入或口服激素持续治疗。对于重度或极重度气流受限，或使用长效支气管舒张剂不能很好控制其频繁急性加发作的 COPD 患者，推荐采用吸入激素和 β_2 受体激动剂联合制剂治疗。目前已有氟地卡松/沙美特罗、布地奈德/福莫特罗两种联合制剂。

（2）长期家庭氧疗：一般用鼻导管吸氧，氧流量为 $1.0 \sim 2.0 L/min$，吸氧时间为每天 $10 \sim 15$ 小时。目的是患者在静息状态下达到 $PaO_2 \geqslant 60 mmHg$ 和（或）使 SaO_2 升至 90% 以上。

（3）通气支持：持续气道内正压通气（CPAP）具有改善生存率和减少住院风险的明确益处。

（4）康复治疗：无论处于疾病哪一期的患者均可以从运动训练中获益，可以改善其运动耐量，减轻呼吸困难症状和疲劳感。甚至在一次康复计划完成后获益还将持续。

2. 急性加重期的治疗

（1）氧疗：治疗急性加重的血氧浓度目标值为 88% ~ 92%。

（2）支气管舒张剂治疗：急性加重治疗首选短效支气管舒张剂，病情严重者可考虑静脉滴注茶碱类药物。

（3）抗生素：适用于具有下列 3 种主要症状者：呼吸困难增加、痰量增多以及脓痰增多；脓痰增多且伴有一项其他的主要症状；需要机械通气者。

（4）糖皮质激素：住院的 COPD 患者应在应用支气管扩张剂的基础上，全身性应用糖皮质激素，这样可缩短患者的康复时间，改善肺功能，降低住院时间延长等风险。推荐剂量为：泼尼松 40mg/d，疗程 10 ~ 14 日；也可静脉给予甲泼尼龙 40mg，每日 1 次，3 ~ 5 日后改为口服。注意使用激素要权衡利弊，有时可导致一些精神症状如焦虑抑郁的出现或加重。

（5）辅助治疗：应用化痰药物、维持液体和电解质平衡；评估是否需使用抗凝剂；治疗并发症；营养支持；积极排痰治疗等。

（6）机械通气：可通过无创或有创方式实施机械通气，提供生命支持，在此条件下通过药物治疗消除 COPD 急性加重的原因，使病情得到逆转。

（六）预防

1. 教育与管理　教育和督促患者戒烟，是最重要的预防措施；同时避免吸入粉尘、烟雾及有害气体，控制或减少职业暴露、室内外空气污染，使患者了解 COPD 的病理生理和临床基础相关知识；学会自我控制病情的技巧（如腹式呼吸和缩唇呼吸）；同时保持一定量的体育活动也十分重要。

2. 药物使用　流行性感冒疫苗、肺炎球菌疫苗和抗氧化剂（N- 乙酰半胱氨酸）免疫调节剂对降低疾病反复加重的频率、降低急性加重病情的严重程度可能具有一定作用。需要注意的是，对于患有慢阻肺的患者，若出现焦虑和失眠等精神症状应慎用镇静催眠药物，因其致中枢性呼吸抑制作用可加重通气功能障碍，诱发 COPD 急性加重，甚至导致肺性脑病。

（七）会诊联络要点

会诊联络要点主要为确立慢性阻塞性肺疾病的诊断，给予积极治疗和预防的建议，尤其要注意合用药物间的相互作用，具体如下：

1. 当一线用药是抗胆碱药物时（如：异丙托溴铵、噻托溴铵），应避免合并使用抗胆碱能作用较强的精神科药物（氯丙嗪、奋乃静、氟哌啶醇、氯氮平）。

2. COPD 急性期发作时，首要治疗策略是积极控制 COPD 的急性发作。精神科药物剂量宜小，使用时间宜短。

3. 药物间相互作用，氯氮平、氯丙嗪、奋乃静、帕利哌酮与莫西沙星、左氧氟沙星合用，可增加心脏毒性的危险，不宜合用。氯氮平与大环内酯类（如红霉素）合用，可以升高氯氮平血药浓度，有诱发癫痫的报道。齐拉西酮与红霉素、克拉霉素、克林霉素、复方新诺明、莫西沙星、司帕沙星合用，可导致心脏 QT 间期延长，尖端扭转型室性心律失常、心脏停搏动等。

八、药　疹

药疹（drug eruption）是药物通过注射、内服、吸入等途径进入人体后引起的皮肤、黏膜反应。

（一）病因

发生药疹最常见的原因是免疫机制引起的超敏反应，即药物及其代谢产物作为半抗原诱导特异性细胞和体液免疫；也可能由非免疫机制引起，如毒性蓄积、过量、药物间的相互作用以及代谢的改变等。

（二）临床表现

药疹的临床表现多种多样，同一药物可出现不同的临床表现，而同一临床表现又可由不同药物引起。一般来讲，药疹多在治疗后 7～14 天出现，但如果以前接受过同种或同类结构药物治疗则可于数小时或 1～2 天内迅速出现，有些特殊药物如抗癫痫药可迟发至 3～4 周方出现药疹。

1. 发疹型　发疹型是药疹中最常见类型，约占所有药疹的 95%。皮疹常初起于躯干和上肢，渐趋融合形成弥漫性鲜红色红斑或斑丘疹，对称分布，形态如猩红热样或麻疹样。半数病人在停药 2 周后完全消退，如未及时停药，可发展为红皮病。需警惕部分病人可发展为严重药疹，如颜面水肿和明显的外周血嗜酸粒细胞增多提示药物超敏反应综合征；在皮疹发生同时出现黏膜损害和皮肤疼痛，可能提示重症多形红斑或大疱表皮松解坏死型药疹。

2. 荨麻疹及血管性水肿型　其特点为大小不等的风团，这种风团较一般荨麻疹色泽红，持续时间长，自觉瘙痒，亦可合并血管性水肿。

3. 红皮病型　该型属重症药疹之一。皮疹表现为全身皮肤鲜红肿胀，伴有渗液、结痂，继之大片叶状鳞屑剥脱，黏膜亦可充血、水肿、糜烂，眼睑外翻。此型药疹致敏期常在 20 天以上，可由发疹型药疹发展而来，也可开始就发生。病程长达数月，常伴有明显全身症状，如发热、低蛋白血症、肝肾损害，也易并发败血症，严重时可危及生命。

4. 多形红斑型　其特点为豌豆至蚕豆大小，圆形或椭圆形水肿性红斑，中央常有水疱，边缘紫色，对称性发生在四肢，常伴有发热、关节痛等，严重者累及眼、口、外阴黏膜，发生水疱糜烂，疼痛明显，重症者可危及生命。

5. 大疱性表皮松解坏死型　该型是药疹中最严重的一型。其特点是发病急，初起于面、颈、胸部，发生深、暗红色斑，很快融合成片，发展至全身，红斑基础上出现水疱及表皮松解，如烫伤样表现，黏膜亦可受累，伴有高热和内脏病变，如抢救不及时，可死于感染、肾衰竭等。

其他还有固定性、湿疹样型、光敏皮炎型、苔藓样疹型、紫癜型、血管炎型、泛发性脓疱型、痤疮样药疹等。

（三）实验室检查

目前尚缺乏确切可靠的实验室方法来诊断药疹以及确定过敏药物类型。血常规嗜酸粒细胞增多可以作为药疹诊断的参考指标。

（四）诊断标准

药疹的诊断主要根据病史及临床症状，多数药疹不易与其他原因引起的同样症状相区别，必须根据病史及发展过程加以综合分析作出诊断。

在临床上，对骤然发生于治疗过程中的全身性、对称性皮疹应警觉药疹的可能性；详细询问患者的用药史，特别注意交叉过敏及隐蔽形式给药的药物过敏；收集患者所用的全部药物、用药时间、剂量资料，特别是用药的时间表、开始用药与皮疹出现的时间。一般初次用新药的 7～21 天内出现皮疹，但以前用过同种或同类结构的药物在数小时或 1～2 天内可出现皮疹，撤药后皮疹的好转或消退，常提示药疹。在熟知各种药疹类型基础上，还应排除类似的内科、皮肤科疾病。一般药疹颜色较类似皮肤病鲜艳，而瘙痒较病毒疹明显，停用可疑药物皮疹较快好转或消退，而其他病毒疹或皮肤病则各有一定病程。

（五）治疗

1. 首先应停用或更换可疑药物，多饮水或静脉输液以促进体内药物排泄，其次是系统用药。

2. 轻症者一般用抗组胺药物及非特异性抗过敏药物如维生素 C 及钙剂对症治疗。

3. 皮损范围较广泛、病情较严重者则需加用糖皮质激素 30～60mg/d，当病情好转后，可逐渐减量至停药。

4. 重症药疹如红皮病型、重症多形红斑型、大疱性表皮松解坏死型、药物超敏综合征等则需要及早采取积极有效的综合手段治疗，减少患者的死亡率，包括：

（1）大剂量激素：甲泼尼龙 1.5~2mg/（kg·d），直至病情好转逐渐减量，减至 30mg/d 剂量时减量剂量要慢，以免病情反复。

（2）条件允许可尽快使用免疫球蛋白静脉注射，0.4g/（kg·d），连用 3~5 天；也可应用血浆置换，清除致敏药物及其代谢毒性产物及炎症介质。

（3）防止继发感染，重症药疹患者易引起系统性感染，应采取严格消毒隔离措施，如对房间、床单等无菌消毒、医护人员的无菌操作等。还应行血细菌+真菌培养加药敏，血常规、降钙素原、CRP 等动态监测系统感染征象。如并发感染则应选用适当抗生素治疗。

（4）注意补液和维持电解质平衡，必要时输血浆、白蛋白。

（5）加强皮肤、口腔和眼部的护理。

5. 外用药治疗　未破溃的红斑丘疹皮疹可用炉甘石洗剂或用外用皮质激素乳/霜剂，肿胀渗出明显可以用 3% 硼酸溶液湿敷；大疱性表皮松解坏死型药疹以暴露疗法为好。

（六）预防

严重药疹可危及生命，因此应预防与及早发现药疹的发生。

1. 杜绝滥用药物，尽可能减少用药品种，减少药疹发生的机会。

2. 用药前应详细询问患者药物过敏史，对有药物过敏史患者，应尽量避免再次用同种或化学结构相似的药物。

3. 注意药疹的前驱症状，如发热、瘙痒、轻度红斑、全身不适等症状，以便及早发现，及时停药，避免严重反应的发生。

4. 某些药物如青霉素类等，应该在使用前严格遵照操作规程进行皮内试验。

（七）会诊联络要点

会诊联络要点主要为确立药疹的诊断，给予积极治疗和预防的建议，尤其要注意合用药物间的相互作用，具体如下：

1. 几乎所有精神科药物都有产生药疹的可能，故应密切观察个体用药后的全身反应。

2. 应严格遵循精神疾病治疗指南中的用药原则，以单一用药为主，减少药疹的发生机会。

3. 药物间相互作用，抗阻胺药物与抗精神病药物、三环类抗抑郁药合用，能增加中枢抑制作用。赛庚啶与单胺氧化酶抑制药合用，可导致赛庚啶的作用和毒性增强。

九、脑　梗　死

脑梗死（cerebral infarction）是指因脑部血液循环障碍导致缺血、缺氧引起的局限性脑组织的缺血性软化、坏死。

（一）病因

最常见的病因为动脉粥样硬化，其次为心源性栓塞、高血压、糖尿病、血脂异常和其他物质栓塞等。在脑动脉粥样硬化血管狭窄的基础上，动脉壁粥样斑块血肿隆起，或因斑块表面的纤维帽破裂形成栓子，导致动脉管腔闭塞。

（二）临床表现

中老年患者多见，病前有高血压、糖尿病和冠心病等脑梗死危险因素。常表现为急性突发起病，部分患者发病前可有短暂性脑缺血（transient ischemic attack，TIA）发作。临床表现取决于梗死灶的部位及大小，主要为局灶性神经功能缺损症状，如偏瘫、偏身感觉障碍、失语等，可有头痛、眩晕、呕吐、意识障碍等症状。

1. 前循环梗死　颈内动脉系统闭塞可出现对侧偏瘫（肢体瘫痪，鼻唇沟变浅，口角下垂，伸舌偏向病灶对侧）、偏身感觉障碍和同向性偏盲，可伴双眼向病灶侧凝视，优势半球受累可出现失语，非优势半球受累可有体象障碍；大脑中动脉主干闭塞引起大面积梗死时，可出现意识障碍，脑水肿严重时引起脑疝形成，甚至死亡；双侧大脑前动脉闭塞可有淡漠欣快等精神症状，以及尿潴留或尿失禁；眼动脉受累可有单眼一过性失明。

2. 后循环梗死　椎-基底动脉系统闭塞可有眩晕、恶心、呕吐、眼球震颤、复视、构音障碍、声音嘶哑、吞咽困难、饮水呛咳、共济失调和 Horner 综合征（上睑下垂、眼球内陷、瞳孔缩小、面部少汗）等症状；脑干梗死可出现交叉性瘫痪和感觉障碍，即病灶同侧颅神经麻痹和痛温觉减退消失，病灶对侧偏身瘫痪和痛温觉减退消失；脑桥基底部双侧梗死可出现闭锁综合征，表现为双侧面瘫、延髓性麻痹、四肢瘫、不能讲话，但意识清楚，眼球可上下运动；小脑梗死可出现共济失调、眼球震颤和步态异常等。

（三）实验室检查

1. 实验室检查　血常规、肝肾功能、电解质、血糖、血脂、凝血功能、心肌酶和心电图，发现危险因素及排除其他病因。

2. 头部 CT　急诊平扫 CT 可以帮助鉴别脑梗死、脑出血及非血管性病变，是脑梗死患者的首选影像学检查。脑梗死发病 24 小时内，可无明显改变，CT 可发现大脑中动脉高密度征、灰白质分界不清、脑沟消失等轻微改变；24 小时后，梗死部位出现低密度病灶。

3. MRI　MRI 在识别急性小梗死灶及后颅窝梗死灶明显优于平扫 CT；弥散加权成像（DWI）在症状出现数分钟内即可发现缺血灶部位及大小；磁共振动脉成像（MRA）可显示动脉的狭窄、闭塞部位。

（四）诊断标准

急性脑梗死的诊断标准：①急性起病；②局灶神经功能缺损（一侧面部或肢体无力或麻木，语言障碍等），少数为全面神经功能缺损；③症状或体征持续时间不限（当影像学显示有责任缺血性病灶时）或持续 24 小时以上（当缺乏影像学责任病灶时）；④排除非血管性病因；⑤脑 CT/MRI 排除脑出血。

（五）治疗

1. 治疗原则　在一般支持治疗的基础上，酌情选用抗水肿降颅压、改善脑循环、神经保护等措施，对于时间窗内有适应证的患者行溶栓治疗。

2. 治疗方案

（1）一般处理

1）必要时吸氧；持续心电监护；维持水电解质平衡；控制体温；控制血糖在 7.7 ~ 10mmol/L。

2）调控血压，脑梗死后 24 小时内血压升高应谨慎处理，如持续收缩压≥200mmHg 或舒张压≥110mmHg，可静脉使用短效药物（如拉贝洛尔、尼卡地平等）谨慎降压治疗。

3）脑水肿及颅内压增高时，可使用 20% 甘露醇静脉滴注（125 ~ 250ml，每 4 ~ 6 小时 1 次），也可用甘油果糖（250 ~ 500ml，每日 1 ~ 2 次）。

4）营养支持，不能正常经口进食的患者可鼻饲。

（2）特异性治疗

1）改善脑血循环：①溶栓：对脑梗死发病 3 小时和 6 小时内的患者，应根据适应证严格筛选患者，尽快静脉给予 rt-PA（0.9mg/kg，10% 在 1 分钟内静脉推注，其余持续滴注 1 小时）或尿激酶（100 万 ~ 150 万单位）溶栓治疗；②抗血小板：对于不符合溶栓适应证且无禁忌证的缺血性脑卒中患者应在发病后尽早给予口服阿司匹林（150 ~ 300mg/d），急性期后可改为预防剂量（50 ~ 150mg/d），对不能耐受阿司匹林者，可考虑选用氯吡格雷（75mg/d）；③抗凝：对于活动少、长期卧床的精神障碍患者可予低分子肝素（4000 ~ 5000 单位，皮下注射，每日 2 次）预防深静脉血栓和肺栓塞；④丁基苯酞、人尿激肽原酶等可改善缺血区脑微循环。

2）神经保护：依达拉奉抗氧自由基、胞磷胆碱稳定细胞膜、脑蛋白水解物营养神经等可保护脑细胞，提高对缺血缺氧的耐受。

3）康复训练：对病情稳定的患者，应鼓励其尽早进行自主活动。对于自主运动少、心理障碍的精神病患者，应加强瘫痪肢体的被动运动，重视语言、运动、心理等多方面的康复训练。

（六）预防

一级预防包括控制干预危险因素，如戒烟、限酒、控制体重；积极治疗高血压、糖尿病、血脂异常、冠心病、心律失常等基础疾病;调整精神病患者的不合理饮食、加强体育活动、避免酗酒及药物滥用等。二级预防包括积极干预危险因素,如口服阿司匹林、氯吡格雷等抗血小板药物预防脑梗死复发;尽早手术干预颅内动脉狭窄和动脉瘤等疾病。

（七）会诊联络要点

会诊联络要点主要为确立脑梗死的诊断,给予积极治疗和预防的建议,尤其要注意合用药物间的相互作用,具体如下:

1. 长期服用精神科药物的精神障碍患者因各种原因发生脑梗死时,应首先积极治疗脑梗死及其躯体并发症,精神科药物应适时减量甚至停用。

2. 脱离危险期后,如患者原有的精神症状复燃,应根据躯体情况,适当选用安全性相对较高的、药物相互作用相对较少的精神科药物进行治疗,治疗剂量应个体化,从小剂量开始。

3. 药物间相互作用:抗精神病药物与治疗脑梗死的药物是否有相互作用,目前未见报道,需要进一步观察。

十、慢性乙型肝炎

慢性乙型肝炎(chronic hepatitis B,CHB)简称慢性乙肝,是由乙肝病毒(hepatitis B virus,HBV)持续感染引起的慢性肝脏炎症性疾病,患者乙肝病毒检测为阳性,病程超过半年或发病日期不明确而临床有慢性肝炎表现。

（一）病因

HBV 属嗜肝 DNA 病毒科,基因组长约 3.2kb,为部分双链环状 DNA。HBV 至少有 9 个基因型(A~J),我国以 B 型和 C 型为主。慢性乙型肝炎的发病机制较为复杂,迄今尚未完全阐明。大量研究表明,HBV 不直接杀伤肝细胞,其引起的免疫应答是肝细胞损伤及炎症发生的主要机制。炎症反复存在是 CHB 患者进展为肝硬化甚至肝细胞肝癌的重要因素。

（二）临床表现

急性肝炎病程超过半年;原有乙肝急性发作的病史,再次出现肝炎的症状、体征及肝功能异常者;发病日期不明确或无肝炎病史,但根据肝组织病理学或根据症状、体征、化验及 B 超检查综合分析符合慢性肝炎表现者。根据病情及临床表现的特点可以分为轻中重度、重型肝炎、肝炎肝硬化及淤胆型慢性肝炎。

（三）实验室检查

1. 肝功能检查　血清 ALT 和 AST 水平一般可敏感反映肝细胞损伤,最为常用;肝功能明显损伤患者血清胆红素可呈进行性升高,每天上升 $\geq 1 \times$ ULN,且有出现胆红素升高与 ALT 和 AST 下降的"胆酶分离"现象;血清白蛋白反映肝脏合成功能。

2. 凝血酶原时间(PT)及凝血酶原活动度(PTA)　PT/PTA 是反映肝脏凝血因子合成功能的重要指标。

3. 影像学检查　腹部超声(US)、肝脏 CT、MR 检查是肝脏病变诊断和鉴别诊断的重要影像学检查方法,用于观察肝脏形态,了解有无肝硬化,及时发现占位性病变并鉴别其性质。

4. 病理学诊断　肝组织活检的目的是评价 CHB 患者肝脏病变程度、排除其他肝脏疾病、判断预后和监测治疗应答。

（四）诊断标准

1. 流行病学资料　输血、不洁注射史,与 HBV 感染者接触史,家庭成员有无 HBV 感染者,特别是是否 HBsAg 阳性等有助于乙型肝炎的诊断。

2. 临床诊断

(1)慢性肝炎:病程超过半年或发病日期不明确而有慢性肝炎的症状、体征、实验室检查改变;常伴有乏力、厌油、肝区不适等症状;可有肝病面容、肝掌、蜘蛛痣、胸前毛细血管扩张以及肝大质偏硬、脾大等体征。

（2）重型肝炎：在慢性肝病或者肝硬化基础上出现的急性或迅速加重的肝功能严重失代偿及由此而导致的极度乏力、严重的消化道症状和迅速加深或很深的黄疸；可出现重型肝炎的各种并发症，包括肝性脑病、肝肺综合征、肝肾综合征、感染、上消化道出血。

（3）淤胆型肝炎：有慢性 HBV 感染史，起病类似急性黄疸型肝炎，主要表现为长时间持续黄疸，症状轻，有肝内梗阻的表现。

（4）肝炎肝硬化：有慢性肝炎病史；出现肝功能受损和门脉高压的表现；影像学检查支持肝硬化诊断；肝硬化基础上可以出现肝性脑病、肝肾综合征、感染、上消化道出血等。

（5）非活动性 HBsAg 携带者：血清 HBsAg 阳性、HBeAg 阴性和抗- HBe 阳性或阴性，HBV DNA 低于检测下限或 <200IU/ml；1 年内连续随访 3 次以上，每次至少间隔 3 个月，ALT 和 AST 均在正常范围。

（6）隐匿性 CHB：血清 HBsAg 阴性，但血清和（或）肝组织中 HBV DNA 阳性，并有 CHB 的临床表现。

（五）治疗

根据精神障碍患者合并慢性乙型肝炎的具体情况，应采取综合治疗的措施。

1. 一般治疗

（1）心理指导：针对不同患者采取不同的心理疏导方式，提高患者心理应对能力，保持心情舒畅，增强患者战胜疾病的信心，正确面对周围人群和社会的压力，以乐观的态度面对生活。

（2）合理饮食：适当的高蛋白、高热量、高维生素的易消化食物有利于肝脏的修复。严禁烟酒，适时适量补充维生素 B 和维生素 C。

（3）适当休息：症状明显或病情较重的患者应强调卧床休息，以降低机体的代谢率，增加肝脏血流量，促进肝功能的恢复。病情轻的患者可适当活动，以利于食物的吸收和消化、增加胃肠蠕动，但应以活动后不觉疲乏为度。

2. 药物治疗

（1）改善和恢复肝功能：包括非特异性护肝药和改善肝脏微循环药。

（2）抗病毒药物：治疗的目标是最大限度地长期抑制 HBV 复制，减轻肝细胞炎性坏死及肝纤维化，延缓和减少肝功能衰竭、肝硬化失代偿、HCC 及其他并发症的发生，从而改善生活质量，延长生存时间。

（3）抗病毒药物治疗：抗病毒治疗应综合评估患者疾病进展风险后决定是否启动抗病毒治疗。应该指出的是，在精神障碍患者合并乙肝且具有抗病毒药物治疗指征的情况下，抗病毒药物应以口服核苷类药物为主，而普通 IFNα 和 PegIFNα 治疗可致睡眠和精神障碍，不宜于合并精神障碍患者的治疗。

（4）对症支持治疗。

3. 并发症和并发症的处理　对于重型肝炎和肝硬化患者，还应积极预防和处理并发症。对于消化道症状重的患者，应给予适当静脉补液及对症处理。重型肝炎和肝硬化失代偿期的患者可通过适当补充人血白蛋白和血浆以加强培补。精神障碍合并慢性乙肝患者的抗精神病药物的选择应尽量避免使用对肝脏有损害的药物，并且在治疗过程中应该定期监测肝功能及相关指标变化，适时调整治疗方案。

（六）预防

对住院精神障碍合并慢性乙型肝炎患者进行血体液、生活隔离和治疗隔离。掌握消毒管理知识、采取自我护理措施，定期消毒常用的水杯筷碗等，防止体液、血液接触，勤晾晒被褥，预防 HBV 在院内传播。

（七）会诊联络要点

会诊联络要点主要为确立慢性乙型肝炎的诊断，给予积极治疗和预防的建议，尤其要注意合用药物间的相互作用，具体如下：

1. 慢性乙肝患者要监测肝功能，如果肝功能不全时，不推荐使用奋乃静，使用氯丙嗪、舒必利、氯氮平、喹硫平、利培酮应减少剂量，使用齐拉西酮无须调整剂量。

2. 药物间相互作用：抗乙肝病毒药药物与抗精神病药物间的相互作用，尚不明确。两种药物都要长期使用，需监测血常规、肝肾功能、凝血功能等指标。

（陈晋东　严　虎）

第四节　精神障碍患者意外情况的会诊联络

由于精神障碍的疾病性质，精神障碍患者发生意外情况的风险较高，包括自伤、自杀、抗精神病药物副作用所致的相关意外情况等，因此，积极预防和及时有效地处理精神障碍患者的意外情况非常重要。本节将通过介绍精神障碍患者常见的意外情况，如急性中毒、自缢、自伤和噎食等，阐述精神障碍患者常见意外情况的联络会诊，包括意外情况的处理流程、现场处理和急诊科处理要点以及意外情况的预防等，旨在帮助精神科医生根据精神专科医院实际情况积极有效地预防和处理精神障碍患者可能发生的常见意外情况。

一、急性中毒

急性中毒（acute intoxication）是指短时间内或一次超量暴露于某种化学物而造成人体器官器质性的损害，起病急骤，部分患者病情凶险。一般来说具有明确的量效关系，抢救不及时可能导致患者死亡。精神科常见中毒患者分为三类，一类为精神障碍患者发生精神类药物相关性中毒；另一类为精神障碍患者发生非精神类药物相关性中毒；第三类为非精神障碍患者发生精神类药物中毒。一般而言，到各专科就诊的患者往往已经脱离了中毒的外环境，但是体内涉毒物质往往存续体内需要积极处理。

（一）处理流程

1. 中毒抢救常规步骤（图7-4-1）

（1）迅速确定诊断，立即终止毒物接触，评估中毒程度。

（2）尽快排除尚未吸收的毒物。

（3）对已被吸收的毒物，迅速采取排毒和解毒措施。

（4）积极对症支持治疗。

（5）对重症或者疑难中毒的精神障碍患者应尽早联系急诊科或内科专科医生协助处理。

早期采取正确的急救措施，对急性中毒大多能取得较好的效果。

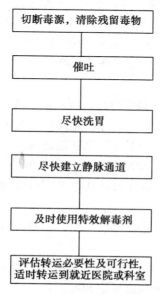

图7-4-1　中毒抢救流程

2. 精神科急性中毒处理　对于精神专科可能缺乏中毒急救的专业洗胃设备,但是在洗胃之前催吐则是最便捷的抢救措施,可嘱神清、配合的患者用食指刺激咽颚弓或舌根部,迫其频繁呕吐出残留在胃内的毒物或尚未排空的药物。嘱其大量饮用温开水,再次刺激以上部位多次,可尽早排出胃内残留的毒物及药物,有效减少毒物或过量药物的吸收。对于神志模糊、昏迷或者不配合催吐的患者不宜强行催吐,以免发生窒息加重病情。

若精神专科不具备进一步抢救条件的情况,综合性医院可以及时请相关科室如急诊科、内科各专科医生一同参与中毒的急救,如确实因条件和人员不足需将患者转运到邻近医院或科室进行抢救,则应在转运前评估患者的生命体征是否平稳,对血压过低(低于 90/60mmHg)或 2 级以上高血压(≥160/100mmHg)、严重心律失常、呼吸不平稳的患者应就地采取急救措施,使患者具备转运的条件再尽早转院治疗。

(二) 现场处理

1. 医务人员接到指令,进入现场前应初步判断患者所处环境的安全性,并事先做好相应的个人防护工作,不可贸然进入不明中毒环境,以免造成对施救人员的伤害。必要时,参与现场急救的医务人员应有熟悉中毒环境的人员引领,并配合其他部门的施救者进行团队协作性质的救助。

2. 根据不同的中毒因素,可采取最直接的方式切断中毒物的来源,如煤气、氯气、工业废气中毒等应果断切断气源。

3. 在施救人员安全抵达中毒现场后,应第一时间对患者进行现场评估,评估内容包括对患者所处小环境的评估和对患者病情的评估。对患者病情的评估包括神志状态、包括呼吸、脉搏、血压在内的基本生命体征。以上基本的评估工作应该在尽可能短的时间内完成。在评估的同时,应简单询问患者或知情者关于患者的发病过程,以便获取对中毒病因的早期判断。

4. 无论中毒病因是否明确均应尽早做相应的初步处理,如去除污染的衣物、催吐、对经皮肤吸收的毒物就近用大量的温水冲洗皮肤,同时特别注意毒物在眼、耳、鼻、口腔等部位的残留。

5. 对于中毒后出现心跳呼吸骤停患者,应就地进行规范的心肺复苏,待患者恢复心跳和呼吸后转运至有抢救条件的科室或医院。

6. 对于病因不明确或受限于发病现场的抢救条件,应及时将患者转运到就近医院进行急救处理。首诊医生应清晰记录患者初诊时的生命体征以及已做初步处理的时间,以便后续抢救。

(三) 急诊科处理

患者转入急诊科接受进一步急救处理时,应该与开展院前急救或第一目击者进行病情交接,包括发病现场情况以及可疑的物品如药瓶和既往病历资料。患者进入急诊科后,在争分夺秒进行抢救的同时也应该尽可能地详细搜集病史、采集心电图、动脉血气分析、心肌酶谱、肝肾功能、电解质,并留取呕吐物、血液和尿液以便尽早明确中毒病因和病情判断。

1. 一般处理

(1)保持气道通畅并吸氧:清除口腔异物及分泌物,将头偏向一侧,如必要可采用压舌板、口咽通气管、鼻咽通气管、喉罩等简易设备开放气道,并防止发生误吸。保持充分氧的供给,出现呼吸抑制或出现严重缺氧时应行气管插管,必要时采用呼吸机辅助通气。

(2)体温监测,避免低体温:部分化学物中毒如二硝基苯酚、水杨酸盐、三环类抗抑郁药由于直接作用体温中枢,导致高热。对于这类中毒导致高热患者应首选物理降温,在无禁忌情况下可同时用氯丙嗪药物降温。

(3)清除毒物:洗胃,并于其后给予活性炭和导泻剂;严重中毒或混合中毒者做血液透析和血液灌流。

(4)支持疗法:建议常规建立外周静脉通道,采取针对性的措施确保中毒患者生命体征稳定。必要时应持续监测患者的心电活动、血压和血氧饱和度。

2. 并发症处理

（1）低血压：用生理盐水或低分子右旋糖酐静滴扩容，扩容后持续性低血压时应用去甲肾上腺素。对合并心律失常患者慎用多巴胺升压，因其可加重心律增快甚至诱发恶性心律失常。对吩噻嗪类药物中毒导致血压降低者禁用多巴胺升压，因其可致患者外周血管进一步扩张促使血压下降。

（2）心律失常或心跳呼吸骤停：对汽油、氯仿、氟乙酸、部分精神药物等中毒导致的室性心律失常应用利多卡因或苯妥英钠，但吩噻嗪类药物中毒时禁用可致 QT 间期延长的抗心律失常药。对发生心搏骤停患者应迅速实施心肺脑复苏。

（3）肝脏损害：维生素 C 和葡萄糖醛酸或多烯磷脂酰胆碱等可能有益。

（4）急性变态反应：可应用苯海拉明或糖皮质激素，严重者出现过敏性休克则首选肾上腺素稀释后皮下注射，次选糖皮质激素静脉注射，同时应积极扩容以纠正有效血容量不足。

（5）中毒导致癫痫发作：应用安定或苯妥英钠。

（6）昏迷、呼吸抑制：纳洛酮可使患者昏迷时间明显缩短，并有加快心率、升高血压、解除呼吸抑制的作用。必要时可应用中枢兴奋剂，如哌甲酯、咖啡因或尼可刹米。

（7）促进毒物排泄、消除脑水肿：通过补充血容量，血压稳定后可应用甘露醇、山梨醇、甘油果糖、呋塞米等利尿脱水。合并肾脏损害或者利尿效果不佳的中毒患者可尽早采用血液透析技术（血液透析、血液灌流、血浆置换）促进毒物排泄。

（8）对有中枢过度兴奋或抑制、生命指征不稳或有严重锥体外系症状的病人，应收入监护病房密切观察和治疗。中毒症状改善后，为防止药物排泄不全和残留药物的重吸收引起的反跳现象，在生命体征平稳后应继续密切观察 2～3 天。

3. 使用特效拮抗解毒剂　在进行排毒的同时，应尽可能采用有效的拮抗剂和特效解毒药物治疗。对某些急性重金属中毒，如砷、汞、铬、镉、锑、铅等中毒可采用含活性巯基药物（如二巯丙醇、二巯丁二钠、二巯丙磺钠）解毒；对有机磷农药中毒应尽早采用阿托品或长托宁；对苯胺、硝基苯、亚硝酸钠等中毒应尽早用亚甲蓝解救；对氰化物中毒应习惯用 4-二甲氨基苯酚（4-DMAP）和硫代硫酸钠急救；对常见鼠药如氟乙酰胺中毒应尽早用乙酰胺，而对抗凝血杀鼠剂应在监测凝血功能的同时尽早用维生素 K₁ 解毒；对苯二氮䓬类药物过量导致的中毒早期使用氟马西尼可发挥快速解毒作用。

（四）预防

急性中毒事件是精神障碍患者常见的急诊之一，只要遵循早发现、早处理的原则，一般预后相对较好。

二、自　缢

自缢（suicide by hanging）中颈部受外力作用致气管被压扁甚至完全闭塞，压迫颈动脉使大脑缺血缺氧，也可刺激颈静脉窦反射引起心脏骤停，最终导致死亡。自缢多因心理情绪因素，亦可见于患有精神障碍伴有妄想等症状的患者，是精神科病房最严重而又较常见的意外事故，即使病房管理制度十分严密，但由于自缢取材方便，在全国各地精神病院仍有发生。

（一）处理流程

1. 立即解开自缢的绳带。如病人悬于高处，解开绳子时应同时从背部抱住自缢者，防止坠地跌伤，同时呼叫求助。

2. 将病人就地平放，解开衣领和腰带。如怀疑患者有颈椎受伤，翻转患者时应保持头颈部和躯干在一个轴面上，避免脊髓受到损伤。快速判断病人意识状态是否清晰，呼吸有无停止，颈、股动脉是否搏动。如病人有呼吸，可将病人的下颌抬起，使呼吸道通畅。

3. 如股动脉未扪及搏动，应立即进行胸外心脏按压和人工呼吸。

4. 条件不够的专科医院可通知科主任、护士长。夜间需立即报告一、二线值班医生及护理二线。建立静脉通道，吸氧，做好吸痰、冰敷等准备。需转运者由科主任报告医务科同意后、护士长和二线医生整理好病历后,由值班医生及护理二线护送病人转院。

（二）现场处理

作为一名精神科医生,掌握自缢时必要的抢救措施,如及时的心肺复苏及人工呼吸,可明显地增加患者的生存率及改善预后。如发现患者对刺激无反应、瞳孔散大、无呼吸、无脉搏,应立即按以下步骤开展抢救:

1. 观察和评估环境,确定环境安全。

2. 判断患者的意识状态。

3. 呼叫 求帮助,拨打急救电话启动应急医疗服务体系(emergency medical service system, EMSS),嘱携带除颤仪。

4. 摆放体位 去枕,摆正体位,使躯体成一直线,松解上衣。

5. 判断循环 一手食指和中指并拢,以喉结为标志,由甲状软骨向靠近急救人员一侧滑行到胸锁乳突肌凹陷处,用力不能太大,时间小于10秒。

6. 胸外心脏按压 定位:剑突上两指或胸骨中下三分之一,即乳头连线及胸骨交界处;方法:双手手指交锁,手指离开胸壁,保持肘关节伸直,按压时双臂垂直向下;深度:成人5~6cm;频率:100~120次/分;比例:按压:呼吸=30:2。

7. 清除口腔异物 头偏一侧,用手指清除口咽部异物,注意速度要快。

8. 开放气道

（1）仰头抬颌法:一手掌压低前额,另一手的食指和中指托起下颌骨。

（2）下颌前冲法:用于疑有颈椎损伤患者,无名指钩住下颌关节,双手将下颌往前往下提拉,不能抬颈。

9. 人工呼吸 球囊面罩给予2次呼吸,每次潮气量400~600ml(如第一次看不到胸廓起伏,应重新开放气道,如方法正确两次通气均未见到胸廓起伏,则提示有异物梗阻)。

10. 如除颤仪到达应尽快除颤。

11. 有效指征判断 扪及颈动脉搏动,收缩压60mmHg以上,瞳孔由大缩小,发绀减退,自主呼吸恢复。

12. 转入急诊进一步治疗。

（三）急诊科处理

高级心血管生命支持是指在基本生命支持基础上,对已有自主循环恢复或未恢复的心脏骤停患者,使用人工气道或机械通气,建立静脉液体通道并给予复苏药物的进一步支持治疗。可归纳为高级A、B、C,即A(airway),人工气道;B(breathing),机械通气;C(circulation),建立液体通路,使用血管加压药物及抗心律失常药。

1. 人工气道及机械通气 高级心血管生命支持过程中进行人工通气的目的是维持血液充分氧合和清除二氧化碳潴留。给予患者100%氧,使动脉血氧饱和度达最大化。心脏骤停最初几分钟内,心脑供氧受到血流中断的影响最大,此时胸外按压较人工通气更重要,应尽量避免因建立人工气道和检查心律等影响胸外按压。

2. 复苏药物的选择

（1）血管加压药物:有证据表明血管加压药物有助于初始阶段自主循环恢复。肾上腺素可激动α受体,提高复苏过程中心脏和脑的灌注压,推荐成人患者1mg,每隔3~5分钟可重复一次。

（2）阿托品:目前无前瞻性对照研究支持或反对在心室静止或心脏停搏(pulseless electrical activity, PEA)中应用阿托品。由于迷走神经张力过高可导致和(或)加剧心室静止,故阿托品可用于心室静止或PEA。推荐剂量:每次1mg,每隔3~5分钟重复一次。

（3）抗心律失常药物:①胺碘酮:指南推荐对心肺复苏(cardiopulmonary resuscitation, CPR)和电除颤无反应的心室纤颤/室性心动过速(ventricular fibrillation/ ventricular tachycardia, VF/VT),可首选胺

碘酮,初始剂量300mg,静脉注射,无效可加用150mg。②利多卡因:因利多卡因可降低自主循环恢复率,使心室静止发生率增加。复苏指南推荐利多卡因作为无胺碘酮时的替代药物。初始剂量为1~1.5mg/kg静脉推注。如VF/VT持续,可给予额外剂量0.5~0.75mg/kg,每隔5~10分钟静脉推注一次,最大剂量3mg/kg体重。

(4)碳酸氢钠:目前无数据支持复苏过程中应用碳酸氢钠对患者有益处,相反应用碳酸氢钠带来较多副作用。故只在特定情况下考虑应用,如心脏骤停前存在代谢性酸中毒、高钾血症或三环类抗抑郁药过量,初始剂量为1mmol/kg,应尽可能在血气分析监测的指导下应用。

3. 复苏后支持治疗 复苏后支持治疗是心肺复苏的重要组成部分。患者在恢复自主循环和状况初步稳定后,仍有很高的病死率,尽管前72小时的预后很难估计,但仍有部分患者可完全康复。

复苏后治疗的目的包括:①进一步改善心肺功能和体循环灌注;②完善措施,预防复发;③采取措施,改善远期预后。应重点加强呼吸、循环、神经系统支持,尤其是神经系统的完全康复,还应积极控制体温及调整代谢紊乱。

(1)低灌注与缺氧的处理:复苏需要维持足够灌注压、血流阻力以及合适的血氧饱和度。积极处理低血压,必要时予以补充血容量及血管活性药物治疗。在一定的高血压状态进一步提高脑血流量可能对脑复苏治疗有利,因此舒张压<120mmHg时一般不需要处理,但血压过高可促进血脑屏障损伤,加重水肿。通气过度时,二氧化碳分压降低可引起脑血管扩张而迅速减少脑血流量。通常情况下,维持二氧化碳分压在35~40mmHg是安全和合适的。

(2)体温调节:体温过高和发热可加重脑缺血损伤。体温升高不仅增加脑代谢需求,还可促进谷氨酸释放和氧自由基产生,加重脑水肿。如患者体温过高或发热,应予以退热剂或物理降温(冰帽)等方式积极处理。低体温治疗是目前唯一在临床研究中被证实有效的脑保护措施。

(3)血糖控制:自主循环恢复后的高血糖状态可加重脑血流紊乱和脑代谢紊乱,促进脑水肿形成,加重脑缺血损伤。高血糖的有害作用可能是通过谷氨酸介导的。在脑复苏治疗时积极处理高血糖,除非有低血糖发生,应避免输注含糖液体。

(4)其他对症支持治疗。

4. 后期注意事项

(1)与家人及时沟通。

(2)安排专人护理,加床栏保护病人,防止坠地。

(3)恢复意识后予以心理疏导。

(四)预防

1. 对高危病人加强监护和心理疏导 对有自杀、自缢倾向或病史的患者应开防自杀医嘱,并将该类患者安排在重点监护病房,集中管理,避免单独活动,严加防范;对有严重自杀倾向的患者安排专人看护,做到时刻不离开看护人的视线,值班医护人员对该类患者应该要重点交接班;精神障碍患者自缢多发于病房卫生间和盥洗室,因此应对该类地方勤巡视,对较长时间滞留于这类较为私密地方的患者应加强关注。病人发生自缢前多有先兆或悲观厌世的心理变化,因此除了必需的药物治疗外,还应加强心理疏导,及时与其家属取得联系,共同做好自缢的预防工作。

2. 完善病房安全管理制度 病房各级医护人员应定期或不定期地进行病房安全检查。对新入院或外出返回病房的患者、探视后返回病房的患者,护理人员应该仔细检查有无携带或暗藏可能用于自缢的布条、绳索、皮带等;住院患者的被服和约束带应该严格管理、注意清点,如果发现遗失应第一时间报告值班护士或护士长,以便及时查找;使用约束带的患者应该安排护理人员24小时看护,避免患者自行解开约束带作为自缢工具;鞋带是精神障碍患者发生自缢常用的工具,应在患者入院时即限制其鞋带长度或者统一穿着无鞋带平底鞋。

3. 加强安全教育 应定期强化各级医护人员的安全意识,特别是对轮科人员或者新入科人员应进行重点强调;严格制定病房岗位责任制,值班医护人员不得擅离岗位;严格交接班制度,各班应该清点病人数;增强医护人员的责任心,值班期间加强巡视;值班医护人员严格遵守查房制度,不能有丝毫懈怠;还应加强对无明显自杀、自缢倾向的患者的安全教育,使其在发现有类似倾向的患者或者发现有自缢患者时能尽早报告病房医护人员。

4. 掌握自缢发生规律,有针对性地预防自缢　自缢发生的时间有一定的规律,一般多发于单独活动时间段,如午休、夜间、周末或节假日值班人员较少时。有些自缢患者选择在集体活动时借口如厕而单独行动,以避开医护人员的看护。因此医护人员这些时间段应投入更多的注意力,预防自缢。

三、自　伤

自伤(self-harm)是指没有死亡动机下的伤害自体的行为,可分为:①蓄意自伤,如自杀未遂导致的自伤、蓄意自伤综合征、青春期后期发病等;②非蓄意自伤,如精神分裂(幻觉妄想)、抑郁症、精神发育迟缓、痴呆、人格障碍(边缘、表演性)、重大生活事件刺激等。可采取的方式有:用刀剪等器械切伤皮肤、抓伤、烧伤、吞食异物、过量服药等。

（一）处理流程

1. 阻止自伤行为,救治躯体　可运用心理危机干预、保护性约束、快速镇静药物等立即阻止正在进行自伤或者企图自伤行为的患者;对于已经发生自伤的患者,应快速进行必要的躯体检查,进行现场急救,恢复正常生命体征。

2. 转下一步治疗　视躯体损伤程度及医疗处理条件,决定是否转入综合性医院急诊科急救,或请其他专科会诊。如生命体征平稳,应将患者转移至安全场地,由专人看护,避免再度发生自伤行为。如在社区内缺少安全保护措施,应送往精神科门诊留院观察或紧急住院治疗。

3. 积极处理原发疾病　适时开始或调整针对原发疾病的治疗方案,了解并分析自伤的原因,予以支持性心理治疗。

（二）现场处理

1. 现场急救　现场急救是指现场工作人员因意外事故或急症,在未获得医疗救助之前,为防止病情恶化而对患者采取的一系列急救措施,包括现场评估、判断病情、紧急呼救、自救与互救、心肺复苏术和外伤现场急救基本技术(止血、包扎、固定、搬运)等。

急救原则包括:

（1）先确定伤员有无进一步的危险。

（2）沉着、冷静,迅速地对危重病人给予优先紧急处理。

（3）对呼吸、心力衰竭或心跳停止的病人,应清理呼吸道,立即予以人工呼吸和胸外心脏按压。

（4）控制出血。

（5）考虑有无中毒之可能。

（6）在海上遇难的急诊患者,受海上特殊环境的影响易出现激动、痛苦和惊恐现象,应安慰伤病员,减轻病员的焦虑。

（7）预防及抗休克处理。

（8）搬运伤病员前应对骨折及创伤部位予以相应处理。

（9）对神志不清的、疑有内伤或可能接受麻醉手术者,均不给予饮食。

（10）尽快寻求援助或送往医疗部门。

2. 评估　评估患者自伤行为本身;患者的精神状态;最近生活事件;目前的心理压力;既往内科、精神科病史;以往自伤行为;易激惹、愤怒、暴力倾向;酒精或药物滥用;自杀、自伤或精神障碍家族史;识别是否为强烈自杀意图或具有高危自杀风险。

对当前有自杀意图者:多数需要精神科住院处理,必要时强制住院;对精神障碍患者,即便当前并无自杀意图,也建议精神科住院治疗。

3. 具体处理

（1）擦伤：轻微的表皮擦伤，若创面很干净，面积较小又很浅的伤口，涂适量碘酊以保护局部不使感染，任其自然干燥即可。如果擦伤面积比较大，或伤处粘有泥土及其他不洁物时，可用凉开水或2%～3%的淡盐水冲洗干净，再涂上碘酊。

若擦伤面积大而深、伤口上沾有无法自行清洗掉的沙粒、污物，或受伤部位肿胀、严重疼痛、周边机体组织破碎、血流不止，或受伤位置很重要（如脸部），建议外科清创。

（2）割伤：割伤是刀、剪、玻璃片等锋利器具造成的损伤。被刀割伤时，应先用清洁物品止血，再用绷带固定住。当伤口流血不止时，就要用直接压迫法止血，即用手指或者手掌直接压住伤口，依靠压力阻止血流，使伤口处的血液凝成块，或用干净纱布压迫伤口止血。

若是手指出现割伤，而且伤口流血较多，应紧压手指两侧动脉，一般在施压5～15分钟后即可止血。若是其他部位割伤，均应加压止血。如仍无法止住，可用橡皮筋在出血处以上部位扎紧，阻断血流，并立即进行外科处理。每次橡皮筋止血扎紧的时间不宜超过15分钟，否则会因血流阻断时间过长而导致肢体坏死。

（3）咬伤：咬伤应彻底冲洗，可采用肥皂水、清水或洗涤剂，对可疑狂犬病毒携带者应用有可靠杀灭效果的碘制剂、乙醇等，彻底冲洗伤口至少20分钟。在彻底冲洗后，用2%～3%碘酒或75%酒精涂抹伤口，以清除或杀灭局部的病毒。

对未伤及大血管的伤口尽量不要缝合，也不必包扎。对需要缝合的较大伤口或比较严重的面部伤口，应在清创消毒后先用狂犬病免疫血清或免疫球蛋白浸润伤口，数小时后（不低于2小时）再予以缝合和包扎。若伤口比较深或大，可放置引流条，并使用抗生素和破伤风抗毒素，以控制其他感染。

（4）烧烫伤：冲、脱、泡、盖、送5步骤，是烧烫伤意外的第一处理原则。

冲：以流动的清水冲洗伤口15～30分钟，以快速降低皮肤表面热度。若无法冲洗伤口，可冷敷。

脱：充分泡湿后，再小心除去衣物，必要时可用剪刀剪开衣服，或暂时保留粘连部分，尽量避免将水泡弄破。

泡：在冷水（加冰块）中持续浸泡15～30分钟，可减轻疼痛并稳定情绪。

盖：用清洁干净纱布覆盖受伤部位。

送：送急救治疗。

（三）急诊科处理

1. 清创术

（1）清洗去污：分清洗皮肤和清洗伤口两步。

清洗皮肤：先用无菌纱布覆盖伤口，再用汽油或乙醚擦去伤口周围皮肤的油污。术者按常规方法洗手、戴手套，更换覆盖伤口的纱布，用软毛刷蘸消毒皂水刷洗皮肤，并用冷开水冲净。然后换另一只毛刷再刷洗一遍，用消毒纱布擦干皮肤。两遍刷洗共约10分钟。

清洗伤口：去掉覆盖伤口的纱布，以生理盐水冲洗伤口，用消毒镊子或小纱布球轻轻除去伤口内的污物、血凝块和异物。

（2）清理伤口：施行麻醉，擦干皮肤，用碘酊、酒精消毒皮肤，铺盖消毒手术巾准备手术。术者重新用酒精或新苯扎氯铵液泡手，穿手术衣，戴手套后即可清理伤口。

对浅层伤口，可将伤口周围不整皮肤缘切除0.2～0.5厘米，切面止血，消除血凝块和异物，切除失活组织和明显挫伤的创缘组织（包括皮肤和皮下组织等），并随时用无菌盐水冲洗。

对深层伤口，应彻底切除失活的筋膜和肌肉（肌肉切面不出血，或用镊子夹镊不收缩者，表示已坏死），但不应将有活力的肌肉切除，以免切除过多影响功能。为了处理较深部伤口，有时可适当扩大伤口和切开筋膜，清理伤口，直至比较清洁和显露血循环较好的组织。如同时有粉碎性骨折，应尽量保留骨折片；已与骨膜游离的小骨片则应予清除。

浅部贯通伤的出入口较接近者，可将伤道间的组织桥切开，变两个伤口为一个。如伤道过深，不应从入口处清理深部,而应从侧面切开处清理伤道。

伤口如有活动性出血,在清创前可先用止血钳钳夹,或临时结扎止血。待清理伤口时重新结扎,除去污染线头。渗血可用温盐水纱布压迫止血,或用凝血酶等局部止血剂止血。

(3)修复伤口:清创后再次用生理盐水清洗伤口,再根据污染程度、伤口大小和深度等具体情况决定伤口是开放还是缝合,若缝合还应决定是一期缝合还是延期缝合。未超过12小时的清洁伤口可一期缝合;大而深的伤口,在一期缝合时应放置引流条;污染重的或特殊部位不能彻底清创的伤口,应延期缝合,即在清创后先于伤口内放置凡士林纱布条引流,待4~7日后,如伤口组织红润,无感染或水肿,再作缝合;头、面部血管丰富,愈合力强,损伤时间虽长,只要无明显感染,仍应争取一期缝合。缝合伤口时,不应留有无效腔,张力不能太大。对重要的血管损伤应修补或吻合;对断裂的肌腱和神经干应修整缝合。显露的神经和肌腱应以皮肤覆盖;开放性关节腔损伤应彻底清洗后缝合;胸腹腔的开放性损伤应彻底清创后,放置引流管或引流条。

2. 止血术

(1)压迫止血法:是手术中最常用的止血方法。其原理是以一定的压力使血管破口缩小或闭合,继之由于血流减慢,血小板、纤维蛋白、红细胞可迅速形成血栓,使出血停止。压迫止血可用一般纱布压迫或采用40~50℃的温热盐水纱布压迫止血,加压需有足够的时间,一般需5分钟左右再轻轻取出纱布,必要时重复2~3次。压迫止血还可用纱布填塞压迫法,因其可能酿成再出血及引起感染,不作为理想的止血手段,但对于广泛渗血及汹涌的渗血,如现有办法用尽仍未奏效,在不得已的情况下,可采用填塞压迫止血以保生命安全。方法是采用无菌干纱布或绷带填塞压迫,填塞处勿留无效腔,要保持适当的压力,填塞时纱布数及连接一定要绝对准确可靠,填塞时要做到有序的折叠。填塞物一般于手术后3~5天逐步松动取出,并且做好处理再次出血的一切准备。

(2)结扎止血法:有单纯结扎和缝合结扎两种方法。

单纯结扎法经常使用,在手术操作过程中,对可能出血的部位或已见的出血点,首先进行钳夹,钳夹出血点时要求准确,最好一次成功,结扎线的粗细要根据钳夹的组织多少以及血管粗细进行选择,血管粗时应单独游离结扎。结扎时上血管钳的钳尖一定要旋转提出,扎线要将所需结扎组织完全套住,在收紧第一结时将提的血管钳放下逐渐慢慢松开,第一结完全扎紧时再松钳移去。特别值得一提的是,止血钳不能松开过快,这样会导致结扎部位的脱落或结扎不完全而酿成出血,更危险的是因结扎不准确导致术后出血。有时对于粗大的血管要双重结扎,重复结扎,同一血管两道线不能结扎在同一部位,须间隔一些距离,结扎时收线不宜过紧或过松,过紧易拉断线或切割血管导致出血,过松可引起结扎线松脱出血。

缝合结扎法即贯穿缝扎,主要是为了避免结扎线脱落,或因为单纯结扎有困难时使用,对于重要的血管一般应进行缝扎止血。

(3)局部药物或生物制品止血法:在手术创面进行充分止血后仍有渗血时,可用局部止血法,常用的药物或生物制品有:注射用血凝酶、肾上腺素、凝血酶、吸收性明胶海绵、淀粉海绵、止血粉、解尔分思片(gelfix)、施必止等,可采用局部填塞、喷撒、局部注射等方法,如在手术部位注射加肾上腺素的盐水或用蘸有肾上腺素盐水的纱布压迫局部均可减少创面出血和止血,但应注意监测心脏情况,另外目前使用的一些医用生物胶作局部喷撒亦有较好的止血作用。

(四)预防

1. 防止自伤　在治疗未起作用之前,需要护理人员和亲属采取适当措施,加强监护;确保安全的环境,防止患者接触到可用于自伤、自杀的物品,防止意外的发生。

2. 药物治疗　针对不同的病因给予相应的药物治疗,包括抗精神病药物、抗抑郁药和抗癫痫药等。对谵妄状态应对因治疗;对精神发育迟滞和痴呆患者的自伤行为,主要应加强对患者的监护,精神发育迟缓者应使用锂盐、丙戊酸钠盐和卡马西平;对痴呆患者可用益智药改善痴呆症状;人格障碍则应以心理治疗为主,辅助药物治疗。电抽搐治疗对于自伤和拒食是最佳治疗,可以迅速见效,是急诊理想的联合治疗手段。对有自杀企图的蓄意自伤者,需预防患者再次自杀的发生。

3. 心理治疗　与患者建立良好的医患关系,及时提供支持性心理护理;鼓励患者表达其不良心境、自杀的冲动和想法,使内心活动得以疏导;训练患者学习新的应付方式,教会患者在无法应付时如何求助,而不是采取自杀、自伤行为;充分发挥社会支持系统作用,帮助病人战胜病痛,增强对抗自伤的内外在资源。对患者家属进行自杀、自伤干预有关知识的教育辅导,促进家属参与干预治疗。

四、噎 食

噎食(choking)指食物堵塞咽喉部或卡在食道的第一狭窄处,甚至误入气管,引起呼吸窒息。当患者在进食过程中突然发生严重的呛咳、呼吸困难、双手乱抓、表情恐怖、面色青紫等症状,应立即想到噎食。精神病人发生噎食窒息者较多,其原因多是服用抗精神病药发生锥体外系副反应时,出现吞咽肌肉运动不协调而使食物误入气管。

(一)处理流程

精神病人噎食一般发生突然,轻者呼吸困难、面色发绀、双眼直瞪、双手乱抓或抽搐,重者意识丧失、全身瘫软、四肢发凉、二便失禁、呼吸停止、心率快而弱进而停止。如抢救不及时或处理不当,死亡率较高。

处理流程(图7-4-2)包括:

1. 疏通呼吸道　立即清除口咽部食物,疏通呼吸道,就地抢救,分秒必争,迅速用筷子、牙刷、压舌板等物分开口腔,清除口内积食,清醒的患者用上述物品刺激咽部催吐,同时轻拍患者背部,协助吐出食物;不清醒的或催吐无效的,要立即用示指、中指伸向口腔深部,将食物一点一点掏出,越快越好。

2. 如患者意识清晰,但不能说话或咳嗽,也没有呼吸运动时,应先观察患者的面色,让患者知道有人在身边帮助他。不要急于拍打患者背部,站在窒息患者的后面,用手臂环抱患者的腰部,找到脐和剑突部位,左手握拳,再用右手包住左拳,置于患者的脐和剑突之间,用左手拇指紧压在腹部,迅速向上向内推压,拳头推进肋缘下,朝肩胛骨方向上推压,持续此动作直到患者的气道通畅。

3. 如患者意识丧失,让患者平躺在地板上,使患者的头部后仰并抬起下颌,以便开通气道。一手放在前额上,另一只手的两指放在下颌处,使下颌向前,使舌向外移出气道,手压在前额上,使头向后倾斜,在口腔内寻找阻塞气道的异物。若能找到,将其取出;若看不到异物,用两指在口内搜寻,以便将看不到的异物取出。横跨在患者的髋部,面对其上身一手紧扣,另一手放在手背上,将掌面放在患者的腹部,双手置于患者的脐和剑突之间向上推压移动头部,用双手指清除口腔,看是否有可移动的异物;试着捏住患者的鼻子同时向口内吹气,帮助通气;重复上述动作直至气道通畅,一旦实现气道的畅通,立刻检查脉搏,若没有脉搏继续进行心肺复苏。

(二)现场处理

1. 拍背法　抢救者站立在病人的侧后位,一只手放置于病人胸部以做围扶,另一手掌根部对准病人肩胛区脊柱,用力给予连续4~6次急促拍击。拍击时应注意病人头保持在胸部水平或低于胸部水平,充分利用重力作用使异物排出。

2. 腹部手拳冲击法　美国学者海姆里斯发明了一种简便易行、人人都能掌握的急救法。其具体操作方法是:意识尚清醒的病人可采用立位或端坐位,抢救者站在病人背后,双臂环抱病人,一手握拳,使拇指掌关节突出点顶住病人腹部正中线脐上部位,另一只手的手掌压在拳头上,连续快速向内、向上推压冲击6~10次(注意不要伤其肋骨)。昏迷倒地的病人采用仰卧位,抢救者骑跨在病人髋部,按上法推压冲击脐上部位。这样冲击上腹部,等于突然增大了腹内压力,可以抬高膈肌,使气道瞬间压力迅速加大,肺内空气被迫排出,使阻塞气管的食物(或其他异物)上移并被驱出。这一急救法又被称为"余气冲击法"。如果无效,隔几秒钟后,可重复操作一次,造成人为的咳嗽,将堵塞的食物团块冲出气道。对妊娠患者禁用腹部冲击法解除上气道梗阻。

3. 自救法　如果发生食物阻塞气管时,旁边无人,或即使有人,病人往往已不能说话呼救,病人必

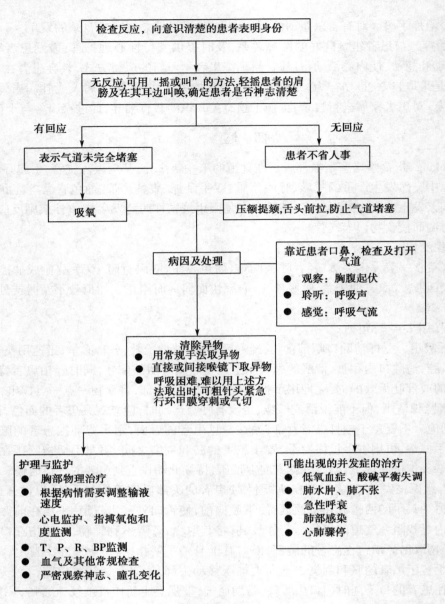

图 7-4-2　噎食的救治流程

须迅速利用两三分钟左右神志尚清醒的时间自救。此时可自己取立位姿势,下巴抬起,使气管变直,然后使腹部上端(剑突下,俗称心窝部)靠在一张椅子的背部顶端或桌子的边缘,或阳台栏杆转角,突然对胸腔上方猛力施加压力,连续向前倾压 6 ~ 8 次一般可将异物顶出体外,在自救时,病人应注意弯腰,使自己的躯干向前倾。

(三) 急诊科处理

1. 如果心跳停搏,立即进行心肺脑复苏,同时给予对症抢救处理。

2. 如果噎食部位较深或已窒息,应将患者就地平卧,肩胛下方垫高,头后仰,摸清甲状软骨下缘和环状软骨上缘的中间部位即环甲韧带(在喉结下),用粗针头(12 ~ 18 号)稳、准地刺入气管内,可暂缓缺氧状态,以便争取抢救时间。必要时行气管插管或切开进行吸引,使呼吸道堵塞物得到彻底清除。做了气管切开术的患者,要做好气管切开的护理,预防并发症的发生,安排专人守护直到患者完全恢复。

3. 食物取出

（1）气管异物：可用"守株待兔"法在直接喉镜下或麻醉喉镜下钳取。若钳取失败，可在支气管镜下钳取异物。

（2）支气管异物：用直接法或间接法导入支气管镜，用钳子夹持后取出。直接法适用于成人，间接法适用儿童。

4. 并发症处理

（1）吸入性肺炎：对于院内噎食患者，革兰氏阴性杆菌和金黄色葡萄球菌是混合性感染中的最主要成分。这些微生物易于从咳出的痰培养中发现，体外药敏试验有助于抗生素的选择。对于危重病例的抗生素经验性使用为氨基糖苷类或环丙沙星联合下述药物中的一种：第 3 代头孢霉素、亚胺培南、抗假单孢的青霉素或 β - 内酰胺-β - 内酰胺酶抑制剂。对青霉素过敏的病人可选用氨曲南加克林霉素。

（2）低灌注与缺氧的处理：复苏需要维持足够的灌注压、合适的血氧饱和度。积极处理低血压，必要时补充血容量及予以血管活性药物治疗。在一定的高血压状态进一步提高脑血流量可能对脑复苏治疗有利，因此舒张压 <120mmHg 时一般不需要急于处理。但血压过高可促进血脑屏障损伤，加重脑水肿。通气过度时，二氧化碳分压降低可引起脑血管扩张而迅速减少脑血流量。通常情况下，维持二氧化碳分压在 35 ~40mmHg 是安全和合适的。

（3）体温调节：体温过高和发热可加重脑缺血损伤。体温升高不仅增加脑代谢需求，还可促进谷氨酸释放和氧自由基产生，加重脑水肿。如患者体温过高或发热，应予以物理降温或退热剂等方式积极处理。适度低体温治疗是目前唯一在临床研究中被证实有效的脑保护措施。

（四）预防

医生对患者躯体状况应准确判断，尤其进食是否存在困难要了解掌握；针对病情应及时采取相应措施，调整饮食结构、通知家属；护理人员要掌握病情、药物相关副反应，发现问题应及时与经治医生沟通汇报；还应加强患者饮食、探视食品发放与管理；改进不良的进食习惯；做好饮食护理，吞咽困难者专人守护进食或喂食，必要时给予鼻饲流质饮食，等症状缓解后，再自行摄食；如必须进食馒头、鸡蛋等食物，将干食浸泡后再进食；进食鱼或带骨头的菜时，应将鱼刺或骨头去掉再进食并观察患者进食情况或请专人喂饭。

 思考题

1. 精神专科医院的急诊服务对象包括哪些？

2. 精神专科急诊服务流程是什么？

3. 高血压患者合用抗抑郁药物中的注意事项有哪些？

4. 精神障碍药物与冠心病药物的相互作用有哪些？

5. 精神障碍患者代谢综合征时应该怎样预防？

（陈晋东　严　虎）

附录

常用心理评定量表

医院焦虑抑郁量表（HAD）条目

（带＊的条目为反向提问条目）

1. 我感到紧张（或痛苦）

①几乎所有时候　②大多数时候　③有时　④根本没有

＊2. 我对以往感兴趣的事情还是有兴趣

①肯定一样　②不像以前那样多　③只有一点儿　④基本上没有了

3. 我感到有点害怕,好像预感到有什么可怕事情要发生

①非常肯定和十分严重　②是有,但并不太严重　③有一点,但并不使我苦恼　④根本没有

＊4. 我能够哈哈大笑,并看到事物好的一面

①我经常这样　②现在已经不大这样了　③现在肯定是不太多了　④根本没有

5. 我的心中充满烦恼

①大多数时间　②常常如此　③时时,但并不经常　④偶然如此

6. 我感到愉快

①根本没有　②并不经常　③有时　④大多数

＊7. 我能够安闲而轻松地坐着

①肯定　②经常　③并不经常　④根本没有

8. 我对自己的仪容（打扮自己）失去兴趣

①肯定　②并不像我应该做到的那样关心　③我可能不是非常关心　④我仍像以往一样关心

9. 我有点坐立不安,好像感到非要活动不可

①确实非常多　②是不少　③并不很多　④根本没有

＊10. 我对一切都是乐观地向前看

①差不多是这样做的　②并不完全是这样做的　③很少这样做　④几乎从来不这样做

11. 我突然发现恐慌感

①确实很经常　②时常　③并非经常　④根本没有

12 我好像感到情绪在渐渐低落

①几乎所有的时间　②很经常　③有时　④根本没有

＊13. 我感到有点害怕,好像某个内脏器官变坏了

①根本没有　②有时　③很经常　④非常经常

＊14. 我能欣赏一本好书或一项好的广播或电视节目

①常常　②有时　③并非经常　④很少

汉密尔顿抑郁量表(HAMD)条目

1. 抑郁情绪
2. 有罪恶感
3. 自杀
4. 入睡困难
5. 睡眠不深
6. 早醒
7. 工作和兴趣
8. 迟缓
9. 激越
10. 精神性焦虑
11. 躯体性焦虑
12. 胃肠道症状
13. 全身症状
14. 性症状
15. 疑病
16. 体重减轻
17. 自知力
18. 日夜变化 A. 早 B. 晚
19. 人格或现实解体
20. 偏执症状
21. 强迫症状
22. 能力减退感
23. 绝望感
24. 自卑感

汉密尔顿焦虑量表(HAMA)条目

1. 焦虑心境
2. 紧张
3. 害怕
4. 失眠
5. 认知功能
6. 抑郁心境
7. 躯体性焦虑:肌肉系统
8. 躯体性焦虑:感觉系统
9. 心血管系统症状
10. 呼吸系统症状
11. 胃肠道症状
12. 生殖泌尿系统症状
13. 自主神经症状
14. 会谈时行为表现

抑郁自评量表（SDS）条目

1. 我感到情绪沮丧、郁闷
2. 我感到早晨心情最好
3. 我要哭或想哭
4. 我夜间睡眠不好
5. 我吃饭像平时一样多
6. 我的性功能正常
7. 我感到体重减轻
8. 我为便秘烦恼
9. 我的心跳比平时快
10. 我无故感到疲劳
11. 我的头脑像往常一样清楚
12. 我做事情像平时一样不感到困难
13. 我坐卧不安，难以保持平静
14. 我对未来感到有希望
15. 我比平时更容易激怒
16. 我觉得决定什么事很容易
17. 我感到自己是有用的和不可缺少的人
18. 我的生活很有意义
19. 假若我死了别人会过得更好
20. 我仍旧喜爱自己平时喜爱的东西

焦虑自评量表（SAS）条目

1. 觉得比平常容易紧张和着急
2. 无缘无故地感到害怕
3. 容易心里烦乱或觉得惊恐
4. 觉得可能要发疯
5. 觉得一切都很好，也不会发生什么不幸
6. 手脚发抖打颤
7. 因为头痛、头颈痛和背痛而苦恼
8. 感觉容易衰弱和疲乏
9. 觉得心平气和，并且容易安静地坐着
10. 觉得心跳得很快
11. 因为一阵阵头晕而苦恼
12. 有晕倒发作，或觉得要晕倒似的
13. 吸气呼气都感到很容易
14. 手脚麻木和刺痛
15. 因为胃痛和消化不良而苦恼
16. 常常要小便
17. 手常常是干燥温暖的
18. 脸红发热
19. 容易入睡并且睡得很好
20. 做噩梦

症状自评量表(SCL-90)条目

1. 头痛
2. 神经过敏,心中不踏实
3. 头脑中有不必要的想法或字句盘旋
4. 头昏或昏倒
5. 对异性的兴趣减退
6. 对旁人责备求全
7. 感到别人能控制你的思想
8. 责怪别人制造麻烦
9. 忘记性大
10. 担心自己的衣饰整齐及仪态的端正
11. 容易烦恼和激动
12. 胸痛
13. 害怕空旷的场所或街道
14. 感到自己的精力下降,活动减慢
15. 想结束自己的生命
16. 听到旁人听不到的声音
17. 发抖
18. 感到大多数人都不可信任
19. 胃口不好
20. 容易哭泣
21. 同异性相处时感到害羞不自在
22. 感到受骗,中了圈套或有人想抓您
23. 无缘无故地突然感到害怕
24. 自己不能控制地大发脾气
25. 怕单独出门
26. 经常责怪自己
27. 腰痛
28. 感到难以完成任务
29. 感到孤独
30. 感到苦闷
31. 过分担忧
32. 对事物不感兴趣
33. 感到害怕
34. 我的感情容易受到伤害
35. 旁人能知道您的私下想法
36. 感到别人不理解您不同情你
37. 感到人们对您不友好,不喜欢您
38. 做事必须做得很慢以保证做得正确
39. 心跳得很厉害
40. 恶心或胃部不舒服
41. 感到比不上他人
42. 肌肉酸痛
43. 感到有人在监视您、谈论您
44. 难以入睡

45. 做事必须反复检查

46. 难以作出决定

47. 怕乘电车、公共汽车、地铁或火车

48. 呼吸有困难

49. 一阵阵发冷或发热

50. 因为感到害怕而避开某些东西,场合或活动

51. 脑子变空了

52. 身体发麻或刺痛

53. 喉咙有梗死感

54. 感到对前途没有希望

55. 不能集中注意力

56. 感到身体的某一部分较弱无力

57. 感到紧张或容易紧张

58. 感到手或脚发沉

59. 想到有关死亡的事

60. 吃得太多

61. 当别人看着您或谈论您时感到不自在

62. 有一些不属于您自己的想法

63. 有想打人或伤害他人的冲动

64. 醒得太早

65. 必须反复洗手、点数目或触摸某些东西

66. 睡得不稳不深

67. 有想摔坏或破坏东西的冲动

68. 有一些别人没有的想法或念头

69. 感到对别人神经过敏

70. 在商店或电影院等人多的地方感到不自在

71. 感到任何事情都很难做

72. 一阵阵恐惧或惊恐

73. 感到在公共场合吃东西很不舒服

74. 经常与人争论

75. 单独一人时神经很紧张

76. 别人对您的成绩没有作出恰当的评价

77. 即使和别人在一起也感到孤单

78. 感到坐立不安、心神不宁

79. 感到自己没有什么价值

80. 感到熟悉的东西变成陌生或不像是真的

81. 大叫或摔东西

82. 害怕会在公共场合昏倒

83. 感到别人想占您的便宜

84. 为一些有关"性"的想法而很苦恼

85. 认为应该因为自己的过错而受到惩罚

86. 感到要赶快把事情做完

87. 感到自己的身体有严重问题

88. 从未感到和其他人很亲近

89. 感到自己有罪

90. 感到自己的脑子有毛病

参 考 文 献

［1］本杰明·J.萨克多,等.性科学大观.李梅彬主译.成都:四川科学技术出版社,1994.

［2］陈孝平,汪建平.外科学.8 版.北京:人民卫生出版社,2013.

［3］葛均波,徐永健.内科学.8 版.北京:人民卫生出版社,2013.

［4］郝伟,于欣.精神病学.7 版.北京:人民卫生出版社,2013.

［5］江开达.精神病学.2 版.北京:人民卫生出版社,2010.

［6］杰弗瑞·S.纳维德,等.变换世界中的异常心理学.8 版.赵凯、唐莞薇主译.南京:江苏教育出版社,2012.

［7］李恒芬.会诊联络精神医学.北京:人民卫生出版社,2015.

［8］李凌江,陆林.精神病学.3 版.北京:人民卫生出版社,2016.

［9］马辛.精神病学.2 版.北京:人民卫生出版社,2014.

［10］王维治.神经病学.2 版.北京:人民卫生出版社,2013.

［11］汪向东.心理卫生评定量表手册.增订版.北京:中国心理卫生杂志社,1999.

［12］吴大兴.综合医院心理联络会诊手册.北京:人民卫生出版社,2011.

［13］徐晓阳,马晓年主编.临床性医学.北京:人民卫生出版社,2013.

［14］赵忠新.临床睡眠障碍诊疗手册.上海:第二军医大学出版社,2006.

［15］Albert FG. Leentjens,James R R,Deane L Wolcott,et al. Psychosomatic Medicine and Consultation- Liaison Psychiatry:
Scope of practice,processes,and competencies for psychiatrists or psychosomatic medicine specialists. A consensus state-
ment of the European Association of Consultation-Liaison Psychiatry and the Academy of Psychosomatic Medicine. The
Academy of Psychosomatic Medicine. 2011,52:19-25.

［16］Baghdady NT,Banik S,Swartz SA,et al. Psychotropic drugs and renal failure:translating the evidence for clinical prac-
tice. Adv Ther. 2009,26(4):404-424.

［17］Clemens JQ,Brown,SOCalhoun EA. Mental health diagnoses in patients with interstitial cystitis/painful bladder syndrome
and chronic prostatitis/chronic pelvic pain syndrome: a case/control study. J Urol. 2008,180(4):1378-1382.

［18］Dias R,Santos RL,Sousa MF,et al. Resilience of caregivers of people with dementia: a systematic review of biological
and psychosocial determinants. Trends Psychiatry Psychother,2015,37(1):12-19.

［19］Elias MF,Dore GA,Davey A. Kidney Disease and Cognitive Function. Contrib Nephrol. 2013,179:42-57.

［20］Giuseppina De Giorgiol,Roberto Quartesan,TizianaSciarma,et al. Consultation- Liaison Psychiatry—from theory to clini-
cal practice: an observational study in a general hospital. BMC Res Notes. 2015,8:475.

［21］Hedayati SS,Finkelstein FO. Epidemiology,Diagnosis,and Management of Depression in Patients With CKD. Am J Kid-
ney Dis. 2009,54(4): 741-752.

［22］Leigh H,Streltzer J. Handbook of Consultation-Liaison psychiatry. 2nd ed.［S. l.］:Springer,2015.

［23］Lu R,Kiernan MC,Murray A,et al. Kidney-brain crosstalk in the acute and chronic setting. Nat Rev Nephrol. 2015,11
(12):707-719.

［24］Michael Gelder,等.牛津精神病学教科书.5 版.刘协和,李涛主译.成都:四川大学出版社,2010.

［25］Nongnuch A,Panorchan K,Davenport A. Brain- kidney crosstalk. Crit Care. 2014 Jun 5,18(3):225.

［26］Peterson ED,Albert NM,Amin A,et al. Implementing critical pathways and a multidisciplinary team approach to cardio-
vascular disease management. The American Journal of Cardiology,2008,102(5A):47-56.

[27] Rohrbeck J, Jordan K, Croft P. The frequency and characteristics of Chronic widespread pain in general practice: a case-control study. Br J Gen Pract. 2007. 57: 109-115.

[28] Rorbert E Hales. 精神病学教科书. 5 版. 张明园, 肖泽萍主译. 北京: 人民卫生出版社, 2010.

[29] Pagoto S. Psychological Co-morbidities of Physical Illness. LLC: Springer Science Business Media, 2011.

[30] Summergrad P, Kathol RG(eds.). Integrated Care in Psychiatry: Redefining the Role of Mental Health Professionals in the Medical Setting. New York: Springer Science Business Media. 2014.

中英文名词对照索引